新编职业技能等级培训教程
全国社区营养与健康教育科普教程

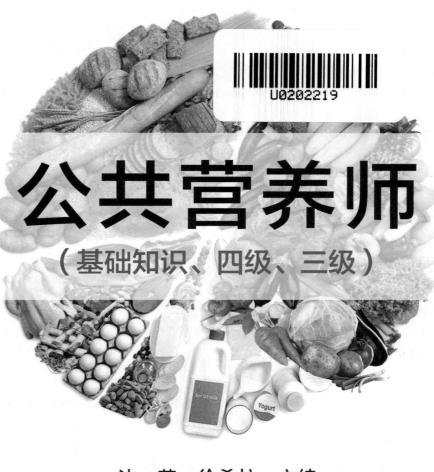

公共营养师

（基础知识、四级、三级）

沈 荣 徐希柱 主编

陈义伦 主审

海洋出版社

2017年·北京

内 容 简 介

本书参考《公共营养师国家职业标准》及教育部颁布的营养学、公共卫生等专业教学大纲编写，并将主要内容定位于四级、三级两个职业技能等级。

本书内容： 全书分为三部分：第1章～第9章为基础知识部分，第10章～第14章为基本技能四级部分，第15章～第20章为基本技能三级部分。基础知识部分涵盖职业道德、法律法规（国际、国内）、医学基础知识、营养学概论、人群营养学、食物营养与食品加工、食品卫生、膳食营养指导、营养教育与社区营养管理等内容；基本技能部分涵盖膳食调查和评价、人体营养状况的测定和评价、膳食指导和评价、膳食营养评价、社区营养管理和营养干预等内容。

本书特色： 1.将基础知识和四级、三级合为一册，递进合理，级差明显，结构清晰。2.按《中国居民膳食指南（2016）》和《国民营养计划（2017—2030年）》营养建议进行编写，全面引入新知识、新概念、新分类、新数据、新操作。3.理论知识够用为度，重点突出技能训练，融入大量案例，配以图表。4.将职业素质培养融入整个教学中，增加情景教学与训练环节。5.以二维码的形式无偿提供大量扩展知识。

适用范围： 具有一定专业基础知识、准备从事或已从事营养与健康相关的咨询、服务、培训的社会工作者；参加营养师等级考试的四级、三级的考生；面向社区开展营养和健康教育的科学普及工作者；广大医务工作者、社区工作人员、社会各类从业人员。

图书在版编目（CIP）数据

公共营养师/沈荣，徐希柱主编. —北京：海洋出版社，2017.6（2023.3 重印）

ISBN 978-7- 5027-9828-4

Ⅰ.①公… Ⅱ.①沈…②徐… Ⅲ.①营养学—技术培训—教材 Ⅳ.①R151

中国版本图书馆 CIP 数据核字（2017）第 173402 号

责任编辑：张曌嫘　张鹤凌
责任印制：安　淼
排　　版：北京润鹏腾飞科技服务中心
出版发行：海洋出版社
地　　址：北京市海淀区大慧寺路 8 号
邮政编码：100081
网　　址：www.oceanpress.com.cn
经　　销：新华书店
技术支持：（010）62100052

发 行 部：（010）62100090　62100072（邮购）
总 编 室：（010）62100034
承　　印：鸿博昊天科技有限公司
版　　次：2017 年 10 月第 1 版
　　　　　2023 年 3 月第 3 次印刷
开　　本：787mm×1092mm　1/16
印　　张：26.25
字　　数：505 千字
定　　价：88.00 元

本书如有印、装质量问题可与发行部调换

新编职业技能等级培训教程
《公共营养师》编写委员会

序　言

随着国家综合实力的飞速增长，我国越来越凸显了在国际舞台上的重要作用。与此相伴而行的是，作为国家富强、民族振兴的标志，国民的健康素质也要全面提升。《"健康中国 2030"规划纲要》明确提出，要制定实施国民营养计划，全面普及膳食营养知识，引导居民形成科学的膳食习惯，到 2030 年，居民营养知识素养明显提高，营养缺乏疾病发生率显著下降。因此，营养相关专业知识的教育与普及愈加重要。

世界卫生组织（WHO）将营养健康教育定义为"通过改变人们的饮食行为而达到改善营养状况目的的一种有计划活动"。在我国，营养健康教育尤其是公众营养教育起步较晚，但近几十年来发展迅速，尤其是《中国居民膳食营养素参考摄入量（2013 版）》《中国食物与营养发展纲要 2014—2020》《中国居民膳食指南（2016）》等一系列营养相关的纲领性文件与专业性指导材料的发布与实施，使得我国现代营养教育呈现出科学性、专业性、实践性、公众性特点。其中，作为公众营养健康教育的有效途径，公共营养师（等级）的教育与培训工作，在营养知识的宣传教育、具体实施中起到了两级传播的作用，既培养了一批专业知识的专门人才又可以对公共人群进行直接指导和传播先进的营养知识。在我国最近十年的营养健康教育工作中，起到了重要而广泛的作用。

为了进一步提高公共营养师的职业素质，加强对从业人员的规范化管理，2006 年原劳动和社会保障部根据社会发展需要和职业特点，组织专家制定了《公共营养师国家职业标准（试行）》（以下简称《标准》），把公共营养师作为一种新型职业，正式列入中国职业大典。《标准》的颁布和实施，对促进我国营养健康教育和技能人才培养，从而推动营养健康产业的规范化发展，都具有十分重要的意义。一大批从事营养健康行业的人员经过专业培训，掌握科学方法和工作技能，为社会各阶层人士提供专业指导和服务，逐步走上职业化、专业化的轨道。

本书是在人力资源和社会保障部职业技能鉴定中心有关专家的具体指导下，按《标准》最新开发的"职业技能等级培训教程"。本书以传播现代营养与健康理念为核心，以全面提升国民身体素质提供全方位指导和服务为宗旨，以培养营养与健康专业人才为目标，内容丰富，专业规范，突出了科学性、实用性和可操作性，它将成为职业教育、上岗就业的好帮手、好参谋、好老师，必将为推进我国营养与健康职业教育事业迈向科学化、职业化、规范化、系统化作出积极的贡献。

本书借鉴和吸纳国内外在营养与健康方面的新理念、新知识、新成果，详细叙述了职业道德、国内外法律法规、医学基础知识、营养学概论、人群营养学、食物营养与食品加工、食品卫生、膳食营养指导、营养教育与社区营养管理等不同领域的知识、方法和技能，具有较强的科学性和系统性，通过插图、表格、案例形成图文并茂、通俗易懂的编写风格，增强了本书的实用性和可读性，便于各类从业人员学习知识、掌握技能。

本书是专门为从事营养与健康的从业人员提供的专业性培训教材，随着我国营养健康事业的发展和实践，还有待于不断总结和加以完善。

公共营养师的工作事关千家万户。让我们携手并肩，不断提升公共营养师的职业化和专业化发展水平，为培养一支高素质、高水平的公共营养师队伍而努力奋斗！

陈宇

北京大学中国职业研究所所长、教授、博士生导师
人力资源和社会保障部职业技能鉴定中心学术委员会主任

前 言

随着我国经济建设的快速发展和城乡居民生活水平的不断提高，合理膳食、营养指导、健康体魄、高质量生活已得到社会各界的深切关注。人们迫切需要掌握营养与健康的知识和技能。因此，对于深入开展营养与健康的研究，普及营养与健康的科学知识，不断推进《"健康中国 2030"规划纲要》《国民营养计划（2017—2030 年）》的实施，培养一支职业道德素质高，职业理论熟悉，职业技能扎实，能够面向社会，服务社区基层的公共营养师队伍，是我们的努力与期盼。

齐鲁理工学院秉承为国家培养高素质应用型人才的办学定位，大力倡导在校期间学生取得国家职业资格证书。在教学模式中引入了职业资格证书培训"学分制"，在师资队伍建设方面储备了能胜任应用型人才培养的"双师型"教师。多年来承接了国家各种职业资格鉴定考试，在校学生获得"双证书"率达到 70% 以上。

近年来，齐鲁理工学院在"多学科并举，重点特色突出"的办学方针指导下，结合在校学生与社会需求，对《公共营养师》的职业培训形成了一套符合国家职业标准并方便学生通过相关鉴定考试的系统教学培训方法。积累了卓有成效的经验，产生了良好的社会效应。2016 年夏，齐鲁理工学院邀请来自全国多个高等院校、医疗和科研机构的约 30 位长期从事食品营养与公共营养教学、食品卫生管理、营养与健康指导、营养与疾病预防指导、社区营养管理、中医药营养指导、膳食营养指导、国内外食品卫生法等领域研究与教学的专家和一线技术骨干，编写了这本《公共营养师》培训教材。

一、编写依据

本书参考了《公共营养师国家职业标准（试行）》（以下简称《标准》）、教育部颁布的营养学、公共卫生等专业教学大纲，并将主要内容定位于四级、三级两个职业技能等级。

2016 年至 2017 年，国家有关部门颁布了《"健康中国 2030"规划纲要》《国民营养计划（2017—2030 年）》，中国营养学会也修订并推出了《中国居民膳食指南（2016）》。其中涉及了很多国民营养与健康方面新的理念、倡导和措施，尤其是对在中国人群中普及健康生活方式作出了具体要求，故也将这部分列入编写提纲中。

二、框架结构

（一）全书分为三部分：第1章～第9章为基础知识部分，第10章～第14章为基本技能四级部分，第15章～第20章为基本技能三级部分。

（二）为方便读者学习，在目录结构上，"章"对应《标准》中的"职业功能"，"节"对应《标准》中的"工作内容"。

（三）基础知识部分，每一节中都依据《标准》列出了相应的"学习目标""相关知识"，在每章最后，附有"本章小结"以总结全章知识。

（四）基本技能部分，除学习目标和相关知识外，还增加了工作内容与方法。

三、主要内容

（一）基础知识部分：为全书通用的基本理论和基础知识，构成各级别公共营养师的辅导和培训的理论基础。其内容涵盖了职业道德、法律法规（国际、国内）、医学基础知识、营养学概论、人群营养学、食物营养与食品加工、食品卫生、膳食营养指导、营养教育与社区营养管理等内容。

（二）基本技能部分：重点讲解了相关技能操作的要点、原则、方法、公式与步骤。其内容涵盖了膳食调查和评价、人体营养状况的测定和评价、膳食指导和评价、膳食营养评价、社区营养管理和营养干预等。

值得指出的是，从目录上看，四级与三级各章虽对应主线基本一致，但其基础知识和基本技能方面均展现了各自的要求并呈一个延伸和提高态势，体现了公共营养师等级考试的区分与难度。

四、编写特色

编写团队认真、系统地总结了近年来公共营养师职业培训的成功经验，将国内外营养与健康研究领域的新理念、新技术、新研究、新法规、新标准、新数据纳入本教材中，形成立意新、起点高、内容全、覆盖面广、实操性强的编写特色。

（一）全书力求体现"以职业活动为导向，以职业技能为核心，以社区教育推广为延伸"的指导思想，突出公共营养师职业培训和社区科学普及的特色。引入自2013年以来的国际和国内有关食品卫生管理和营养管理的最新法律文本及标准。如《中国居民膳食指南（2016）》《中华人民共和国食品安全法》《中国居民膳食营养素参考摄入量（2013版）》、《健康食品管理办法》《食品标签通用标准》《食品安全国家标准 健康食品》《特殊医学用途配方食品通则》等。

（二）全书将四级、三级编入一册，既彰显了全书"三基"（基础知识、基本理论、基本技能）的连贯性，又突出了"四性"（专业性、操作性、实用性、创新性）的特点，极大地满足了各级各类培训教学需求和社区营养与健康科普活动需求。

（三）全书各章脉络明确、条理清晰、主题突出、上下贯通，并按级别的难易程度递进。

（四）全书各种图表近 300 个，所提供的数据权威、最新，归纳系统，内容丰富，方便读者查阅与记忆。

（五）本书每节中都增加了相应知识点的"工作内容与方法"，力求理论与实践的统一，以突出技能培训的职业性和操作性，有助于读者自学与练习。

（六）《"健康中国 2030"规划纲要》和《国民营养计划（2017—2030 年）》中对传统中医在营养与健康中的作用有专门的表述与要求。故本书增加了"中医理论在营养学中的应用"内容，着重阐述了祖国传统医学中"药食同源"的精辟理论、渊源及与现代人营养与健康行为的联系。

（七）引入了"二维码"阅读形式，既拓展了本书内容的广度与深度，又方便了学习，节省了较多的篇幅，降低了购书成本。

五、教学建议

在全日制学校中开展公共营养师职业培训，应根据国家职业等级培训的标准进行。教学建议如下。

（一）基础知识部分：为四级与三级共同学习的部分，应以熟悉与掌握《公共营养师》基础知识为关键。如：医学基础、营养学基础、各类人群营养基础、食物营养与加工和卫生基础、膳食营养指导、社区营养管理等。

（二）基本技能部分：呈现由四级到三级难易程度的递进，应以熟悉和运用实际操作和工作方法为关键。如：应重点强化掌握各类营养成分的计算、各类人群的膳食营养指导、食物的选择、食品卫生与安全的各种参数与计算、食谱编制与评价、社区营养与健康、宣教与咨询、入户访谈技巧等。

（三）应把握理论学习与技能训练的时间比例，尽量确保技能训练时间大于 45%。

六、自学建议

对于从事社区营养与健康教育、宣传与科普咨询的社会工作者、医务工作者以及欲参加国家职业等级考试的读者，可通过自学的形式进行学习。建议如下。

（一）基础知识部分：应紧扣每章节的学习目标、相关知识和本章小结。尽量保持其概念、原理、数据、公式、要点等的熟记和熟练应用，力求基础知识的掌握不留死角。

（二）基本技能部分：除掌握章节的学习目标和相关知识外，还应结合历年公共营养师等级国家职业资格考试的试题进行练习。反复习作，力求熟练并能够融会贯通，举一反三。

（三）自学时，如能将所学内容与社区工作实践相结合，则效果更好。

七、读者对象

（一）具有一定专业基础知识、准备从事或已从事营养与健康领域相关的咨询、服务、培训的社会工作者。

（二）参加公共营养师等级考试的四级、三级的考生。

（三）面向社区开展营养和健康教育的科学普及工作者。

（四）广大医务工作者、社区工作人员、社会各类从业人员。

八、编写团队

本书由沈荣、徐希柱担任主编，由陈义伦主审，陈立勇、张同振、高纯金任副主审，最后由徐希柱统稿、统审。参加编写工作的有：陈立勇、孟妍、黄晓莉、邬春艳、刘冠华、张同振、翟建华、张立平、王丽宁、王秀丽、何小华、赵望森、陈文军、徐坤、刘雪娜、刘东朝、曾海志、李新军、高优美、孙玉平、高纯金、王倩、宋桂花。

九、致谢

本书编写过程中得到了齐鲁理工学院的大力支持和鼎力相助，先后组织了三次专门会议，分别进行了选题论证、大纲编制和书稿审定，并成立了秘书处，指派专人负责，从而保证了书稿质量，达到预设目标，保证了编写进度，使本书能按期完成。

张延纪、杜以德、孔宪福、苏占兵、张同岳、魏兴利、丁凤、彭玉兰等专家为本书的出版作出了较大的贡献，在此谨表感谢。

由于编者水平所限，很难全面反映和借鉴我国公共营养事业发展的成果和经验。书中的疏漏、不足和缺陷之处，诚望学术界专家、同行及读者批评匡正。

新编职业技能等级培训教程

《公共营养师》编写委员会

2017 年 7 月 27 日

目　录

第一部分　基础知识

第二部分　公共营养师（四级）

第三部分 公共营养师（三级）

第一部分　基础知识

第一章　职业道德

职业道德是所有从业人员在职业活动中应该遵守的行为准则。良好的职业道德是做好工作的基础。因此，树立正确的道德和职业道德观念，用正确的职业道德理念去指导工作，对于协调社会关系，做好本职工作，具有十分重要的意义。

第一节　职业道德基本知识

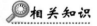 学习目标

■ 掌握职业道德的特点。

相关知识

一、道德

道德是调整人与人之间、人与社会之间特殊行为规范的总和。道德由道德观念和行为规范组成，具有认识、调节、教育、评价和平衡五大社会功能。道德是依靠社会舆论、传统习惯、内心信念和品德教育来实现的。

二、职业道德

所谓职业，是指人们在社会分工中利用专门技能所从事的，可以获取生活来源并满足精神需求的工作岗位。职业活动是人类社会生活中最普遍、最基本的活动方式。

1. 职业道德的内涵

职业道德是与劳动者的职业活动相联系的符合本行业特点的职业品德、职业纪律、职业责任和职业素质的总和。职业道德涵盖了从业人员与服务对象、职业与从业者、职业与职业、行业与社会之间的关系。它既是对行业人员在职业活动中的行为标准和要求，又是本行业对服务对象和社会、国家所应担负的道德责任与职业义务。

职业道德属于自律的范畴，它主要通过公约、守则、行规、纪律等形式，对本行业职业活动中的各个方面进行规范和协调。

2. 职业道德的特点

职业性。所有职业道德的内容，都与本行业的职业活动紧密相连，反映着特定行业的职业活动对劳动者行为的特殊道德要求，职业特色十分鲜明。

时代性。不同时代的职业间有很大差别，新旧时代的职业道德要求有显著差别。即使是同一行业，在不同的时代条件和社会环境下，职业道德也不一样。

继承性。职业道德是在长期的社会实践中发展形成的，同一行业的职业道德的核心内容，在不同的社会发展阶段具有前后继承和发扬的关系。

实践性。职业道德，是在职业发展实践中逐步形成的。没有本行业的职业实践活动，就不会形成职业道德。职业道德的充实完善，也离不开职业实践活动。

多样性。在复杂的社会生活和各行各业职业生活中，不同行业与职业，都需要各不相同的行业规范和职业道德。职业道德具有明显的多样性。

有限性。每一个行业规范和每一种职业道德，只能在各自行业与职业的特殊范围内发挥调节作用，也只能规范本行业和同岗位从业人员的职业行为。

3. 职业道德的作用

职业道德有助于调节行业内部各种关系以及行业从业人员和服务对象的关系；维护和提高本行业的社会信誉，扩大本行业的社会知名度和职业影响力；促进本行业的工作进展和事业发展；提高全行业乃至全社会的思想道德水平。

第二节　公共营养师职业守则

学习目标

■ 理解公共营养师的职业定义。

■ 知道公共营养师的工作任务。

■ 明确公共营养师的职业守则。

相关知识

一、公共营养师的职业定义

公共营养师是从事社会人群的营养咨询与指导、营养评价与管理、合理膳食、营养与健康、食品安全知识的宣传与普及教育的专业技能工作者。公共营养师应具有丰富扎实的营养基础理论和实用可行的营养技能操作能力。公共营养师是国民营养与健康的促进者和践行者。

二、公共营养师的职业守则

公共营养师职业守则是对从事公共营养师职业的人员在职业品德、职业纪律、职业责任、职业义务、专业理论与技术能力等方面的要求，是每一位公共营养师都应该遵守和履行的工作守则。

（1）**遵纪守法，诚实守信，团结协作**。公共营养师在工作中要严格遵守国家相关法律、法规，用社会主义职业道德基本规范自觉约束自己的行为。在职业工作中，应实事求是，尊重科学，信守承诺，履行自己的权利和义务。要树立正确的世界观、人生观和价值观，主动协调好各方面的关系。不得诋毁同事、同行、及损害协作单位的利益。

（2）**爱岗敬业，忠于职守，钻研业务**。爱岗敬业是从业者的主人翁责任感和为人民服务的意识，在职业道德观念中的自然体现。作为一名公共营养师，应该牢固树立提高全社会科学营养和健康水平的观念，爱岗敬业。在工作中应及时解决困难和发现问题，一丝不苟做好本职工作。严格遵照工作规范和技术规程，精益求精，善始善终，坚决杜绝粗枝大叶和敷衍塞责。要加强专业学习，钻研业务，不断充实与完善自身专业知识和专业技能。

（3）**服务群众，一视同仁，平等待人**。公共营养师要以为人民服务为核心。把不断满足人民群众需要作为本职工作的奋斗目标，时时处处为服务对象着想，一切以服务对象的正当利益为重。要对服务对象一视同仁，平等相待，尊重服务对象的合法权利。特别是对老少边穷地区的基层群众和社会弱势群体更应给予更多的关心和重视。

（4）**科学求实，精益求精，开拓创新**。公共营养师应当以科学的平衡膳食理论为引领，开拓创新，挖掘和汲取我国历史悠久的中医饮食养生文化遗产之精华，加强学习，充实和完善自身的专业素养和知识结构。结合社区工作实际、勤于思考、精益求精，以高质量的服务满足社会需求。

本章小结

本章介绍了道德的概念、职业道德的内涵、特点和作用；讲解了公共营养师的职业定义；重点讲述了公共营养师的四项职业守则。

本章编写：延安大学　刘东朝　教授

第二章　医学基础知识

公共营养师需要掌握的医学基础知识主要包括人体解剖生理基础知识、食物的消化和吸收以及不同人群的生理特点等内容。该部分内容是理解营养物质的消化、吸收、代谢过程，学习人群营养等相关知识的基础。

第一节　人体解剖生理基础知识

人体解剖学和生理学是研究正常人体形态结构和生理功能的科学，主要包括人体的构成和人体各器官的形态、结构、位置、毗邻及其生理功能等内容。

学习目标

■ 简单了解人体的基本结构。
■ 掌握人体各系统及其重要脏器与营养相关的结构和功能。

相关知识

一、人体基本结构

人体包括细胞、组织、器官和系统等不同层次的结构功能单位。

细胞是构成人体的基本结构和功能单位，一般由细胞膜、细胞质和细胞核构成（红细胞等少数细胞除外）。

组织是许多形态相似、功能相近的细胞借细胞间质结合在一起构成的细胞群。人体由上皮组织、结缔组织、肌组织和神经组织四大基本组织构成。

器官是几种不同的组织结合在一起形成的具有一定形态和特定功能的结构，如心、肺、胃、肠、膀胱和子宫等。

系统是多个器官结合成的共同完成某种连续生理功能的组合，如口腔、咽、食管、胃、肠、肝和胰等多个器官构成了消化系统，能够完成对食物的消化和吸收这一连续生理功能。

人体包括运动、消化、呼吸、泌尿、生殖、循环、感觉器、神经和内分泌九大系统。各系统具有不同的构成和功能，在神经、体液的调节下，相互联系，密切协调，共同构成了人体这一完整的有机体。

二、消化系统

消化系统包括消化管和消化腺两部分。消化管包括口腔、咽、食管、胃、小肠（十二指肠、空肠、回肠）和大肠（盲肠、阑尾、结肠、直肠、肛管）。通常将口腔至十二指肠称为上消化道，空肠以下称为下消化道。消化腺包括唾液腺、肝、胰等大消化腺和位于消化管壁内的小消化腺（如胃腺、肠腺）。消化腺可分泌消化液，参与食物的消化。消化系统的主要作用是消化食物和吸收营养（图2-1）。

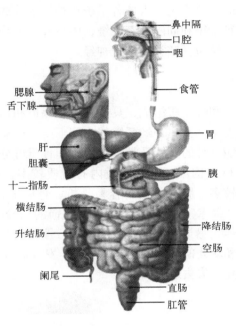

图2-1　消化系统

三、呼吸系统

呼吸系统包括呼吸道和肺两部分。呼吸系统的主要功能是进行气体交换，即从外界环境摄取机体新陈代谢所需要的氧气，排出机体产生的二氧化碳。呼吸道是气体进出肺的通道，包括鼻、咽、喉、气管和支气管。通常将鼻、咽、喉称为上呼吸道，气管和各级支气管为下呼吸道。肺主要由支气管树（支气管入肺后反复分支而成）和肺泡组成。肺泡是进行气体交换的场所。

四、循环系统

循环系统是人体内密闭的管道系统，包括心血管系统和淋巴系统。循环系统的主要功能是物质运输，可将消化系统吸收的营养物质和呼吸系统吸收的氧气送到全身，同时将全身组织和细胞产生的二氧化碳等代谢产物以及多余的水运送到肺、肾和皮肤等排泄器官排出体外。另外，血液循环还将内分泌细胞分泌的各种激素和生物活性物质运送到相应靶细胞。

五、泌尿系统

泌尿系统由肾、输尿管、膀胱和尿道组成。肾生成的尿液经输尿管输送至膀胱，经尿道排出体外。泌尿系统的主要功能是产生尿液，排出机体新陈代谢产生的废物和多余的水分。

六、神经系统

神经系统是人体主要的调节系统，人体各系统在神经系统的调控下完成统一的生理功能。神经系统包括中枢神经系统和周围神经系统，中枢神经系统包括脑和脊髓，分别位于颅腔和椎管内；周围神经系统包括脑神经和脊神经。

七、运动系统

运动系统由骨、骨连接和骨骼肌组成，具有支持、保护和运动功能。各骨借助骨连接相连。骨骼肌附着在骨的表面，并在神经系统的支配下产生运动。

骨由骨质、骨膜、骨髓、骨的血管及神经等构成。骨质可分为骨密质和骨松质，骨密质和骨松质由有机质和无机质构成。幼儿骨质内有机质较多，富有韧性和弹性，不易骨折；老年人骨质内无机质较多，脆性较大，容易骨折。骨质中含有人体99%的钙和85%的磷，是人体的"钙库""磷库"。骨膜是被覆于骨表面的结缔组织膜，含有丰富的血管、神经和淋巴管，对骨的营养、感觉和再生有重要作用。骨髓包括红骨髓和黄骨髓。红骨髓有造血和免疫功能，胎儿和幼儿的骨髓均为红骨髓，5岁以后长骨骨干内的红骨髓逐渐被脂肪组织替代而成为黄骨髓，失去造血功能。

八、生殖系统

生殖系统分为男性生殖系统和女性生殖系统，主要功能是产生生殖细胞、分泌性激素、繁衍后代、形成并维持第二性征。

九、感觉系统

感觉系统是机体感受环境刺激的装置，由感受器及其附属器组成，主要包括视器、前庭蜗器和皮肤等。

1. 视器

视器又称眼，由**眼球**和**眼副器**组成。

眼球为视器的主要部分，近似球形，位于框内，后部借视神经与脑相连，由眼球壁及其内容物构成。

眼球壁由外向内依次为纤维膜、血管膜和视网膜。视网膜通过感光细胞接受外界光线的刺激。感光细胞包括视杆细胞和视锥细胞，视锥细胞接受强光刺激，视杆细胞接受暗环境中的弱光刺激。视紫红质是视杆细胞内的感光物质，被光照射后可分解为视蛋白和视黄醛，经过复杂的变化和信号传递，产生感受器电位。维生素A在细胞内氧化为视黄醛，从而补充视紫红质的分解与再合成所消耗掉的视黄醛。

眼副器包括眼睑、结膜、泪器和眼球外肌等，具有保护、支持和运动眼球的作用。

2. 前庭蜗器

前庭蜗器又称耳，包括外耳、中耳和内耳三部分。 外耳包括耳廓、外耳道和鼓膜。中耳包括鼓室、咽鼓管、乳突窦和乳突小房，鼓室内有三块听小骨以关节相连，形成听小骨链。听小骨链将声波的振动传至内耳。

3. 皮肤

皮肤覆于身体表面，由**表皮**和**真皮**构成。表皮为复层扁平上皮，神经末梢丰富，具有感觉和保护等作用。真皮由致密结缔组织构成，富有弹性。另外，皮肤还有毛发、皮脂腺、汗腺和指（趾）甲。汗腺分泌汗液，有排泄和调节体温等作用。

十、内分泌系统

内分泌系统包括内分泌腺和分布于其他器官的内分泌细胞组成，通过分泌激素对机体发挥调节作用，与神经系统共同维持机体内环境的平衡和稳定，见表2-1。

表2-1 人体主要内分泌腺及作用

腺体	位置结构	分泌激素	主要作用
垂体	颅底垂体窝内，为灰红色的椭圆形小体，直径0.8~0.1cm	催乳素	促进乳腺的发育和泌乳
		生长激素	促进生长发育
		促甲状腺激素	促进甲状腺组织增生和甲状腺激素分泌
		促肾上腺皮质激素	促进肾上腺皮质分泌糖皮质激素
		促性腺激素	促进生殖腺的发育和分泌
		促黑激素	促进皮肤黑色素的合成
		抗利尿激素	浓缩尿液，升高血压
		催产素	促进胎儿娩出和乳腺分泌
甲状腺	喉下部和气管颈部的前外侧	甲状腺激素	促进生长发育和新陈代谢，提高神经兴奋性
甲状旁腺	甲状腺左右叶的背面	降钙素	降低血钙和血磷
		甲状旁腺素	增高血钙、降低血磷
肾上腺	两肾内上方，与肾共同包于肾筋膜内	盐皮质激素	调节钠、钾和水的平衡
		糖皮质激素	调节蛋白质、脂肪和糖的代谢
		肾上腺素	使心率加快、心肌收缩力加强、小动脉收缩等
		去甲肾上腺素	
胰岛	散布于胰实质内	胰岛素	降低血糖
		胰高血糖素	升高血糖
免疫器官胸腺	胸骨柄后方	胸腺素	促进T淋巴细胞成熟

第二节 食物的消化吸收基础知识

人体维持正常生命活动，需要从食物中摄取碳水化合物、蛋白质、脂肪、维生素、无机盐和水6类营养素，其中前三类为大分子物质，需经消化液分解后方能被吸收，后三类为小分子物质，可直接被吸收。未被吸收的食物残渣则以粪便的形式排出体外。

食物的消化是指食物在消化道内被分解为可吸收的小分子物质的过程。其中，消化道的运动使食物与消化液充分混合，并将食物不断推向消化道的远端，称为机械性消化；消化液中的消化酶把碳水化合物、蛋白质和脂肪等大分子物质分解为可吸收的小分子物质，称为化学性消化。食物的吸收是指经过消化的营养成分透过消化道黏膜进入血液或淋巴液的过程。

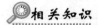 **学习目标**

■ 掌握胃和小肠对食物的消化吸收作用。
■ 知道口腔和大肠对食物的消化吸收作用。

相关知识

一、口腔内的消化

食物在口腔中通过咀嚼和唾液中酶的作用得到初步消化。咀嚼可通过切割、研磨等形式对食物进行机械性加工，使食物与唾液充分接触而产生化学性消化。咀嚼动作还能反射性地引起胃、胰、肝和胆囊的活动加强，为食物的进一步消化做好准备。

唾液是各唾液腺分泌的无色无味近于中性的混合液。唾液中 99% 为水，其余为黏蛋白、唾液淀粉酶和溶菌酶等有机物以及 Na^+、K^+、Ca^{2+}、Cl^- 等无机物。唾液的主要作用为：湿润食物以便于吞咽；杀菌、稀释和中和有毒物质，以保护和清洁口腔；唾液淀粉酶可将淀粉初步水解为麦芽糖。

二、胃的消化和吸收

1. 胃内消化

食物在胃内主要通过胃的运动研磨和胃液的水解形成食糜。

（1）胃液的成分。胃液为无色酸性液体（pH 值为 0.9 ~ 1.5），主要成分为盐酸、胃蛋白酶原、黏液、内因子、水、HCO_3^-、Na^+、K^+ 等。正常成年人每日分泌胃液 1.5 ~ 2.5L。

（2）胃液的消化作用。胃液中的盐酸又称胃酸，由壁细胞分泌，其作用为：激活胃蛋白酶原，并为胃蛋白酶提供适宜的酸性环境；使食物中的蛋白质变性以利于水解；杀灭随食物进入胃内的微生物；进入小肠后可促进胰液、胆汁和小肠液的分泌，并利于小肠对铁和钙的吸收。

2. 胃的吸收

胃的吸收功能较弱，仅吸收乙醇和少量的水。

三、小肠的消化和吸收

1. 小肠内消化

小肠是消化管中最长的一段，小肠内消化也是消化过程中最重要的阶段。食糜在小肠运动以及胰液、胆汁和小肠液的作用下基本完成消化过程。

胰液为胰腺分泌的碱性液体（pH 值为 7.8~8.4），正常成人每日分泌胰液为 1.0~2.0L，主要成分为胰淀粉酶、胰脂肪酶、胰蛋白酶原和糜蛋白酶原等多种消化酶以及 HCO_3^-、Na^+、K^+ 等离子。

胆汁为金黄色、味苦、较稠的液体，主要由肝细胞分泌，储存于胆囊，进食后排入十二指肠，正常成人每日分泌胆汁 0.8~1.0L，主要成分为胆盐、卵磷脂、胆固醇、胆色素、HCO_3^-、Na^+、K^+、Ca^{2+} 和 H_2O 等。胆汁的主要作用是促进脂肪的消化和吸收。

小肠液为小肠黏膜层的小肠腺分泌的弱碱性液体，正常成年人每日分泌小肠液为 1.0~3.0L。小肠液具有消化食物和保护肠黏膜的作用；另外，小肠液不断分泌和重吸收的交流循环也为小肠吸收营养物质提供了媒介。

2. 小肠的吸收

小肠黏膜上的环状皱襞、绒毛和微绒毛等结构大大增加了小肠的吸收面积。食糜在小肠内的停留时间长达 3~8h，食物经过小肠内的消化已经分解为可被吸收的小分子物质。小肠对营养物质的吸收有被动转运和主动转运两种途径。

碳水化合物、蛋白质、脂肪、胆固醇、维生素、无机盐（Na^+、Fe^{2+}、Ca^{2+} 以及各种负离子）和水等大部分营养素在小肠被吸收。

四、大肠的消化和吸收

大肠是消化管的末段，其黏膜对水和电解质有很强的吸收能力。另外，大肠中的细菌能合成 B 族维生素（如硫胺素、核黄素及叶酸等）和维生素 K，经大肠吸收后可补充食物中维生素摄入的不足。

食物在消化管不同部位的消化吸收情况见表 2-2。

表 2-2 食物在消化管不同部位的消化作用和吸收

部位	消化作用	吸收作用
口腔	初步消化，淀粉可被唾液淀粉酶水解为麦芽糖	基本无吸收功能
胃	进一步消化形成食糜，蛋白质可被胃蛋白酶水解	吸收功能较弱，仅吸收乙醇和少量的水
小肠	消化过程最重要的阶段，淀粉、蛋白质、脂肪在各种消化酶的作用下完成消化	吸收的主要场所，碳水化合物、蛋白质、脂肪、胆固醇、维生素、无机盐（Na^+、Fe^{2+}、Ca^{2+} 以及各种负离子）和水等均可在小肠吸收
大肠	无重要消化功能	吸收水分以及少量维生素 B 复合物和维生素 K，使食物残渣形成粪便

第三节 不同人群的生理特点

机体从出生到衰老是一个连续的过程，包括婴儿期、幼儿期、学龄前期、学龄期、青春期、成年期和老年期 7 个阶段。对于某些人群，还会有妊娠、哺乳以及疾病等特殊生理时期。不同人群的生理特点不同，对营养的需求也不同。本节主要介绍孕妇、乳母、婴儿、幼儿、学龄前和学龄期儿童、青少年、老年人以及围绝经期妇女等特殊人群的生理特点。

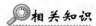 **学习目标**

■掌握不同人群生理特点。

相关知识

一、孕妇的生理特点

孕妇指处于妊娠生理状态下的人群。为适应孕育胎儿的需要，孕妇的生理状态有较大的改变。读者可扫描**二维码**1了解孕妇生理特点相关内容。

二、乳母的生理特点

乳母，即哺乳期妇女。因既要补充妊娠、分娩过程中的营养消耗，促进各器官和系统的功能恢复，又要分泌乳汁哺育婴儿，乳母较一般妇女需要更多的热量及营养素。

1. 乳汁的分类

哺乳期不同阶段乳汁的营养成分也不同。

产后第一周分泌的乳汁被称为初乳。初乳富含蛋白质，但乳糖和脂肪含量较少。产后第二周分泌的乳汁为过渡乳。过渡乳乳糖和脂肪含量增多，蛋白质含量降低。产后第三周开始分泌的乳汁为成熟乳。成熟乳富含乳糖、蛋白质和脂肪等多种营养素。

2. 泌乳量的调节

哺乳期前 6 个月，乳母每天平均泌乳约 750mL。泌乳量受到多种因素的影响。分娩后乳母雌激素、孕激素等激素水平急剧下降，催乳素持续升高，以促进乳汁分泌。催乳素为影响泌乳的最重要激素，婴儿对乳头的吮吸动作可刺激催乳素的分泌。良好的环境和愉悦的心情可促进乳汁分泌；紧张、焦虑等不良情绪可抑制乳汁分泌。乳母营养不良可使乳汁分泌量减少或营养素含量不足。

三、婴儿的生理特点

婴儿期指从出生到满 1 周岁前的时期，其中从出生至 28 天为新生儿期。婴儿期是一生中生长发育最快的时期，是机体由子宫内发育到子宫外发育、由喂养母乳到进食普通食物的过渡时期。读者可扫描**二维码** 2 了解婴儿生理特点相关内容。

四、幼儿的生理特点

幼儿期是指 1 周岁到满 3 周岁之前的时期。此期生长发育较迅速，是由婴儿食品逐步过渡到普通食品的时期。可扫描**二维码** 3 了解幼儿生理特点相关内容。

五、学龄前儿童的生理特点

学龄前期指 3 周岁至 6、7 岁入小学前的时期。与婴幼儿相比，该期生长发育速度减缓而进入稳步增长。

1. 体格发育

下肢增长速度超过头颅和躯干，形成匀称比例。体重年均增长 2kg，身高年均增长 5cm。2 周岁至青春期前体重、身高估算公式为：

$$体重（kg）= 年龄 \times 2 + 7$$
$$身高（cm）= 年龄 \times 7 + 70$$

2. 消化系统

学龄前儿童在 6 岁左右第一颗恒牙萌出，咀嚼能力达到成人的 40%，但消化功能尚不完善。这一阶段饮食应做到软、细、碎和易消化。另外，该阶段良好的饮食和卫生习惯有待形成，饮食上容易挑食和偏食，从而导致营养不良。

六、学龄期儿童的生理特点

学龄期儿童指从入学（6～7 岁）起到进入青春期前（12 岁）的时期。这一时期身高和体重快速增长，体重每年平均增加 2kg，身高每年平均增加 5cm。

学龄期儿童呼吸系统发育完善，循环系统发育较慢。乳牙开始脱落，各恒牙逐步长出。神经系统在结构上基本发育成熟，接近成人水平，在功能上则需继续发育。想象力、记忆力和语言表达能力进一步增强。

七、青春期的生理特点

1. 青春期生长发育一般特点

青春期（女孩 9～11 岁、男孩 11～13 岁开始）为体格发育的第二次高峰，体重每年增加 4～5kg，身高每年增加 5～7cm。这一时期骨骼逐渐融合，器官体积增大、功能逐步成熟，大脑机能及智力、心理的发育进入高峰。青春突增期后生长速度再次减缓，女性在 17～18 岁、男性在 20～22 岁身高停止增长，成年后男性身高比女性平均高 10cm。

2. 内分泌的变化对青春期生长发育的影响

进入青春期，生长激素的分泌增加。生长激素促进蛋白质合成和脂肪分解、抑制葡萄糖氧化、促进软骨的增殖和骨化使长骨增长，从而促进骨骼、肌肉和内脏的生长发育。生长激素的分泌与睡眠关系密切，充足的睡眠可促进生长激素的分泌。另外，性激素和甲状腺激素可与生长激素配合，促进骨骼的发育和成熟。

八、老年人的生理特点

国际上规定 65 周岁以上者为老年人，我国以 60 周岁以上者为老年人。老年人机体各项机能均有不同程度的降低，且个体之间的差异更显著。

1. 代谢功能降低

老年人在代谢上的改变，首先是合成代谢降低，分解代谢增高，体内蛋白质等营养素含量降低，体成分改变。其次，老年人肌组织减少，脂肪组织相对增加，基础代谢下降。

2. 消化功能减退

老年人牙齿脱落，咀嚼功能受限；味觉和嗅觉减退，食欲下降；胃肠道消化酶（胃蛋白酶、胰酶等）分泌减少，胃肠蠕动减缓等皆会导致老年人消化吸收功能降低。

3. 骨的改变

骨组织中矿物质和骨基质减少，骨密度降低，易出现骨质疏松和骨折。

4. 器官功能改变

肝功能降低，胆汁分泌减少，食物消化及代谢相关蛋白类酶合成减少，进一步降低了消化和代谢能力。肾功能降低，影响维生素 D 在肾脏中的活化和利用。心律减缓，心脏泵血功能降低，血管硬化，易发高血压。胰腺功能降低，对糖代谢的调节能力下降。免疫系统功能下降，易罹患感染性疾病。

九、围绝经期妇女的生理特点

围绝经期（曾称更年期），指妇女绝经前后的一段时间，即从 45 岁开始至停经后 12 个月。但这一时期的开始和结束时间个体差异较大，可始于 40 岁，历时 10～20 年。最明显的生理改变是卵巢萎缩、生殖功能衰退、内分泌紊乱，出现围绝经期综合征。另外，绝经后雌激素水平的下降，使女性更易罹患心血管疾病、骨质疏松和钙缺乏症等。

本章小结

本章介绍了人体基本的解剖生理知识，侧重于营养相关的生理结构，重点讲述了食物消化系统和食物在人体内的消化吸收过程。以消化器官为单位，介绍了三大产能营养素的消化过程和整个营养成分的吸收利用过程。简单介绍了不同人群的生理特点，并与营养的消化吸收利用结合，达到预防营养不良的目的。

本章编写：山东大学　　　　张立平　教授

齐鲁理工学院　赵望森　讲师

第三章 营养学基础

营养和人体的健康是密不可分的。人体通过食物的消化、吸收和利用来满足机体新陈代谢的需要。人体的各种生理活动都需要食物代谢产生的能量作为动力，如胃肠的蠕动、呼吸运动及神经的传导等，来维持人体的生长发育、组织细胞的新陈代谢等各种生理功能。这些功能主要是通过食物的各类营养素、植物化学物等营养成分实现。

本章主要从营养素的角度认识营养的价值，并作为后续章节中食物营养与评价、人体营养状况的测定与评价、特定人群的营养、膳食指导与评估和营养干预的基础。

第一节 营养与健康概论和营养学发展史

人类从发现食物的药用价值到认识、分析和应用食物中的营养成分经历了漫长的发展阶段，在这个时期中人类认识了营养素，明确了营养与健康的关系，确立了营养学的发展地位。

学习目标

■ 知道营养学的发展史及人群健康的指导。
■ 了解营养与健康的关系。
■ 掌握营养、营养素和健康的概念。

相关知识

一、营养学相关概念

营养和机体的健康是密不可分的，食物在体内的消化、吸收和代谢过程中会分解成营养素，这些营养物质被机体所利用。

营养是指机体通过外界摄取食物，经过体内的消化、吸收和代谢以其营养成分来构建组织器官、维持与调节机体的生理功能和活动需要的生物学过程。

通常把食物中能给机体提供能量、构成机体组成成分、修复组织以及调节生理功能的化学成分称为营养素。研究膳食中的营养成分对机体健康影响的学科称为营养学。

二、营养与健康的关系

1. 健康的概念

健康是指在躯体健康、心理健康、社会适应良好和道德健康4个方面皆健全。此定义体现了生命的复杂性和社会的多元性的特点，适应了由生物医学模式向生物—心理—

社会医学模式转变的需要，也强调了健康不仅仅是每个人的事，而关系到整个社会和全人类。

2. 营养与健康的关系

（1）营养是维持健康的基础，人体的任何组织细胞都离不开营养成分的滋养，充足及合理的营养为人体提供重要的健康保障。

营养过程可以提供给人体维持生命活动的能量，为机体健康提供动力。食物中的碳水化合物、蛋白质和脂肪3种营养素经过机体的生物氧化过程产生大量的能量，这些能量维持着机体的各组织、器官的生理功能，如心脏的跳动、胃肠的蠕动、神经的传导和肌肉的收缩等。

各种营养素为机体不同的组织细胞提供必要的原材料，满足机体生长、发育、更新、修补的需要。如：磷脂为细胞膜的重要组成成分，钙是构成骨骼和牙齿的主要成分等。

在酶、激素和神经系统的调节作用下，营养素使机体内环境正常运行，从而保证机体健康，如酶的催化作用，使机体的物质和能量的代谢具有高效性；激素的分泌保证了机体各种生理变化维持在正常的范围内；神经传导的调节作用可以加速各个组织器官间生理活动的需要。

（2）机体的健康状态直接影响营养成分的消化、吸收和代谢过程。人在不同的情绪状态、生理、健康状况等方面对营养素的消化吸收利用率亦会不同。

（3）营养与健康相互影响、相互促进。

三、营养学发展史

营养学经历了古代营养学和现代营养学两个发展时期。

1. 古代营养学发展

古代营养学起源于公元前400年，食物作为膳食、化妆品或药品被人们所应用，但人们当时并不了解食物的营养价值。在膳食研究方面，古希腊医学之父希波克拉底（Hipporcrates）发现了膳食与健康的关系，并提出适宜和卫生的饮食是健康的保障。

这个时期在我国主要是食物药用价值的发展时期。公元前1046—公元前771年的西周时期在官方医政制度中出现最早的"公共营养师"，即食医；战国至秦汉时期成书的《黄帝内经》提出最早的"膳食指南"，即"五谷为养，五果为助，五畜为益，五菜为充，气味合而服之，以补精益气"；东汉时期的《神农本草经》中，记载了许多食物既可以食用，还可以药用。如上品中就有大枣、葡萄等22种食品；李时珍在《本草纲目》中，将350种食物列入具有治疗作用的范围，并区分为寒、凉、温、热、有毒和无毒等物质，以便对症使用。

2. 现代营养学发展

现代营养学发展起源于18世纪中叶。1783年，拉瓦锡（Lavoisier）对氧和生物氧化过程的发现揭开了营养素研究的序幕，大批化学工作者陆续发现了碳水化合物、蛋白质、脂肪和部分的常量矿物质元素。营养化学家李比希（Liebig）提出机体营养过程是蛋白质、脂肪和碳水化合物的氧化过程，并对其进行了有机分析。人们开始意识到了营养过程对机体的重要性，1934年，营养学被美国营养学会确定为一门学科。1943年，美国第一次发布"推荐膳食供给量（RDA）"，它为人们较为合理地制订膳食计划提供了标准。

1945 年，营养学的发展随着工业革命带来的科学方法和实验技术的发展开始有了深入的研究。在这个时期，40 多种营养素被陆续识别及定性，1973 年，世界卫生组织（WHO）确定了 14 种微量元素为必需的微量元素，随后 1977 年美国发布第一版"美国膳食目标"用于指导人们日常膳食。

1985 年，分子生物学手段的运用将营养素的研究推入了微观领域，开始探讨营养素生理功能机制、营养缺乏症的发病机制和防治手段等。德国科学家布洛克曼（Brockmann）人工合成了维生素 D_3，因此获得诺贝尔化学奖。1990 年联合国粮食及农业组织（FAO）、国际原子能机构（IAEA）和 WHO 联合委员会确定了 8 种人体必需微量元素。营养素基础研究的深入为人们日常膳食指导的应用奠定了坚实的理论基础。1992 年美国发布了第三版"膳食指南"与"膳食指导金字塔"，1997 年美国又提出了"膳食参考摄入量（DRIs）"的概念。20 世纪末，人们又发现了植物化学物质的营养价值，扩宽了人们认识食物中有效的营养成分的范畴，目前分子营养学成为很多学者研究的热点。

在我国，营养学研究的发展最早开始于 20 世纪初，最初的研究主要为食物营养成分分析和人群膳食调查方面的研究，如大豆及其产品营养价值研究。根据中国国情，1939 年，中华医学会提出了中国历史上第一个"中国人民最低营养需要量建议"，此建议的提出推动了营养学在指导人们合理膳食上的应用。1945 年，中国营养学会正式成立，它的成立推动了营养学科的发展。1946 年《中国营养学杂志》创刊。1952 年中央卫生研究院营养学系出版了《食物成分表》。1956 年《营养学报》创刊。1959 年中国进行首次全国性膳食调查，之后共有 5 次膳食调查，并在第五次调查后强调慢性病的调查研究。1988 年中国营养学会出版《推荐的每日膳食中营养素供给量（RDA）》。1989年中国营养学会发布《中国居民膳食指南》。1992 年中国预防医学科学院食品卫生研究所主编《食物成分表》出版。2000 年中国营养学会发表《中国居民膳食营养素参考摄入量》，2013 年重新修订。2016 年中国营养学会重新修订出版《中国居民膳食指南》。该指南的出版适应了目前我国居民营养健康的需要，在指导居民采用平衡膳食、改善营养状况及增强健康素质方面具有重要的现实意义。目前，对营养素的基础研究又有许多新的研究进展，如膳食纤维的生理作用及其在疾病防治方面、食物中非营养素生物活性物质对健康的促进作用等。

第二节　能量与宏量营养素

能量是一切生物维持生命活动的动力，它既不能被创造也不能被消灭。人体所需的能量主要由食物中的碳水化合物、蛋白质和脂肪来供应，用以满足人体的基础代谢、体力活动消耗、食物的热效应和生长发育的能量消耗，并在人体各种生理活动中发挥着重要的作用。

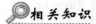

学习目标

■知道各宏量营养素的消化吸收过程。

■熟悉宏量营养素主要的理化性质、生理功能、推荐摄入量、主要的食物来源及营养缺乏症。

■掌握能量的单位及换算、能量来源、产能营养素的生理卡价和机体能量消耗的决定因素。

相关知识

一、能量

1. 能量的单位及其换算

国际上通用的能量的单位是焦耳（J），营养学上常用千焦耳（kJ）或兆焦耳（MJ）表示，我国常用卡（cal）或千卡（kcal）来表示（本书也采用此用法）。1kcal 是指 1 标准大气压下，1000g 纯水的温度从 15℃上升到 16℃所需要的能量。千卡与千焦的换算关系为：1kcal = 4.184kJ。

2. 人体的能量消耗

一般成年人的能量消耗主要用于基础代谢、体力活动和食物的热效应，对于特殊的个体能量的消耗还需增加生长发育方面的能量，如婴幼儿、儿童、青少年、孕妇和乳母。

（1）基础代谢（Basal Metabolism，BM）是指维持人体基本生命活动必需的能量消耗。即在 22～26℃恒温下，经过空腹 10～12h 和良好睡眠后，清醒静卧，没有体力活动和紧张的思维活动、全身肌肉松弛时所需的能量。研究发现，成人需要总能量消耗的 60%～70% 用于基础能量消耗。

基础代谢水平用基础代谢率（Basal Metabolism Rate，BMR）来表示，是人体在基础代谢状态下，每小时每平方米体表面积（或每千克体重）的能量消耗，单位表示为 kJ/（m² · h）或 kcal/（m² · h）。

（2）基础代谢能量消耗（Basic Energy Expenditure，BEE）的确定。

方法一：身高体重法。采用哈里斯（Harris）和本尼迪克特（Benedict）提出的公式，根据身高、体重和年龄可直接计算出 BEE。

男性：**BEE = 66.5 + 13.75 × 体重（kg）+ 5.003 × 身高（cm）- 6.775 × 年龄（岁）**

女性：**BEE = 655.1 + 9.563 × 体重（kg）+ 1.850 × 身高（cm）- 4.676 × 年龄（岁）**

方法二：体表面积法。根据赵松山等人 1984 年提出的符合中国人的体表面积公式计算出每日基础代谢的能量消耗。

BEE = 体表面积（m²）× BMR［kJ/（m² · h）］或［kcal/（m² · h）］× 24h

体表面积（m²）= 0.00659 × 身高（cm）+ 0.0126 × 体重（kg）- 0.1603

公式中 BMR 值可按表 3 - 1 依年龄、性别查表查找。

表 3 - 1　中国人正常 BMR 平均值 （kcal/m^2·h）

年龄/岁	11 ~ 15	16 ~ 17	18 ~ 19	20 ~ 30	31 ~ 40	41 ~ 50	50 以上
女	41.2	43.4	36.8	35.1	35.0	34.0	33.1
男	46.7	46.2	39.7	37.9	37.7	36.8	35.6

（3）影响人体基础代谢的因素有很多，主要有以下几点。

①体格。即体表面积与体型。一般体表面积越大，基础代谢越高；在同等体重下，一般瘦高者基础代谢高于矮胖者。

②年龄。一般成年人的基础代谢随着年龄的增长而降低，30 岁以上个体每 10 年基础代谢降低 2%。婴儿的基础代谢最高，儿童、孕妇的基础代谢较高，老人基础代谢较低。

③性别。研究表明，男性基础代谢高于女性 5% ~ 10%，但女性在孕产期、哺乳期基础代谢会升高。

④环境条件。不同的环境条件基础代谢不同，寒冷时基础代谢会升高。

⑤生理状况。不同的生理状况基础代谢不同。内分泌疾病，如甲亢、糖尿病等，创伤、感染等都会使基础代谢升高；过多摄食、精神紧张基础代谢会升高，而禁食、少食、饥饿时基础代谢则会降低。

不同体力活动消耗的能量不同，一般体力活动的能量消耗约占成人总能量消耗的 15% ~ 30%。影响体力活动能量消耗的主要因素有：劳动强度越大，持续时间越长，能量消耗越大；体重越大，能量消耗越大；肌肉越发达，能量消耗越大；工作或劳作的熟练程度越小，能量消耗越大。

3. 食物的热效应

食物的热效应（thermic effect of food，TEF）是指因摄食而引起的能量的额外消耗，又称食物的特殊动力作用（SDA）。食物热效应的能量消耗约占总能量消耗的 5% ~ 10%。不同营养素的热效能不同，脂肪的热效能为 0 ~ 5%，碳水化合物的热效能为 5% ~ 10%，蛋白质的热效能为 20% ~ 30%。

成人的能量消耗主要用于基础代谢、体力活动消耗和食物的热效应三个方面，对于婴幼儿、儿童、青少年、孕妇和乳母的能量消耗还需增加生长发育的能量消耗。

4. 能量的来源

人体所需的能量主要由食物中的碳水化合物、蛋白质和脂肪转化而来，这三种营养素被称为产能营养素。WHO 和 DRIs（2013）推荐成人适宜膳食能量构成比是碳水化合物占总能量的 50% ~ 65%；脂肪占总能量的 20% ~ 30%；蛋白质占总能量的 10% ~ 15% 为宜。

产能营养素在机体内产生的能量是不同的。每克产能营养素在体内氧化实际产生的能量称为能量卡价，也称能量系数。即 1g 碳水化合物、1g 脂肪和 1g 蛋白质在体内氧化分别产生 4kcal（16.81kJ）、9kcal（37.56kJ）和 4kcal（16.74kJ）能量。另外，1g 乙醇在体内氧化可产生 7kcal（29.68kJ），的能量。

二、宏量营养素

从营养学角度，营养素可分为七大类：碳水化合物（糖类）、蛋白质、脂类、矿物质、维生素、水和膳食纤维；从人体对营养素的需求量来看，可分为宏量营养素和微量营养素，其中人体对碳水化合物、蛋白质、脂类的需求量相对较大，称为宏量营养素，而人体对维生素和矿物质的需求量相对较小，称为微量营养素。

1. 蛋白质

蛋白质（protein）是由许多氨基酸通过肽键相连形成的高分子含氮化合物。蛋白质含量高，占人体干重的 45%，在脾、肺及横纹肌等组织器官中可高达 80%；分布广，几乎所有器官、组织都含有蛋白质。进入人体的蛋白质主要以氨基酸和少量的短肽形式在小肠内被消化吸收。

1）蛋白质的元素组成及分类

蛋白质主要由碳、氢、氧、氮和硫元素组成，有些蛋白质还含有少量磷或金属元素铁、铜、锌、锰、钴、钼等，个别蛋白质还含有碘。各种蛋白质的含氮量很接近，平均为16%，每克氮相当于 6.25g 蛋白质，即折算系数或蛋白质的换算因子。根据凯氏定氮等方法测定出氮的含量，可计算出蛋白质含量。

蛋白质的含量 = 蛋白质含氮量 × 100/16 = 蛋白质含氮量 × 6.25

蛋白质根据必需氨基酸的种类和数量的多少可分为完全蛋白质、半完全蛋白质和不完全蛋白质，三者具体特点见表 3 - 2。其中，完全蛋白质又称优质蛋白质，是必需氨基酸含量及比值接近人体需要模式的蛋白质。

表 3 - 2　蛋白质的分类及特点

分类	特点	举例
完全蛋白质（优质蛋白质）	必需氨基酸种类齐全，数量充足，比例适当。	动物蛋白、大豆蛋白
半完全蛋白质	必需氨基酸种类齐全，但有的氨基酸数量不足，比例不适当，可以维持生命，但不利于生长发育	小麦中的麦胶蛋白
不完全蛋白质	必需氨基酸种类不全，不能维持生命，不能促进生长发育	玉米中的玉米胶蛋白

蛋白质的基本组成单位是氨基酸，自然界中的氨基酸有 300 余种，但组成人体蛋白质的氨基酸仅有 20 种，且均属 L - 氨基酸（甘氨酸除外）。营养学上根据氨基酸的必需性分为必需氨基酸、条件必需氨基酸和非必需氨基酸（表 3 - 3）。

表 3 - 3　人体氨基酸分类

氨基酸	举例
必需氨基酸	苏氨酸（Thr）、赖氨酸（Lys）、缬氨酸（Val）、亮氨酸（Leu）、异亮氨酸（Ile）、苯丙氨酸（Phe）、蛋氨酸（Met）、色氨酸（Trp）、组氨酸（His）
条件必需氨基酸	半胱氨酸（Cys）和酪氨酸（Tyr）
非必需氨基酸	谷氨酸、谷氨酰胺（Gln）、丙氨酸（ALa）、天门冬氨酸（Asp）、天门冬酰胺（Asn）、甘氨酸（Gly）、脯氨酸（Pro）、丝氨酸（Ser）、精氨酸（Arg）、胱氨酸（Cys-Cys）

说明：必需氨基酸中，组氨酸为婴儿生长所必需，其余 8 种为成人必需氨基酸。

决定食物中蛋白质的营养价值的评价指标之一是氨基酸模式，即蛋白质中各种必需氨基酸的构成比例。研究发现，氨基酸比例越接近人体，蛋白质就越易消化吸收。鸡蛋常作为参考蛋白质，因为它的氨基酸模式与人体的氨基酸模式最为接近（表 3 - 4）。通常把食物中的必需氨基酸组成与参考蛋白质相比较，缺乏较多的氨基酸称为限制性氨基酸。缺乏最多的氨基酸为第一限制氨基酸，以此类推。如非粮谷类中大豆的第一限制性氨基酸是蛋氨酸，粮谷类食物中第一限制性氨基酸是赖氨酸。

表 3 - 4　人体和几种食物蛋白质氨基酸模式

氨基酸种类	人体	全鸡蛋	牛奶	猪瘦肉	牛肉	大豆	面粉	大米
异亮氨酸	4.0	3.2	3.4	3.4	4.4	4.3	3.8	4.0
亮氨酸	7.0	5.1	6.8	6.3	6.8	5.7	6.4	6.3
赖氨酸	5.5	4.1	5.6	5.7	7.2	4.9	1.8	2.3
蛋氨酸 + 半胱氨酸	2.3	3.4	2.4	2.5	3.2	1.2	2.8	2.8
苯丙氨酸 + 酪氨酸	3.8	5.5	7.3	6.0	6.2	3.2	7.2	7.2
苏氨酸	2.9	3.4	3.1	3.5	3.6	2.8	2.5	2.5
缬氨酸	4.8	3.9	4.6	3.9	4.6	3.2	3.8	3.8
色氨酸	1.0	1.0	1.0	1.0	1.0	1.0	1.0	1.0

数据来源：食物成分表（2009）。

2）蛋白质的生理功能

（1）**构成和修复机体组织**。蛋白质作为构成和修复机体组织的主要原料，参与机体重要的生理活动。正常成年人的蛋白质占体重的 16% ~ 19% ，这些蛋白质始终处在不断分解和合成的动态变化中，分解释放的氨基酸大部分可被机体再利用，但有一部分会丢失，这就需要机体摄入一定量的蛋白质用于组织的更新和修复，每天约有 3% 的蛋白质参与更新。

（2）**调节生理功能**。蛋白质以多种不同的形式参与机体重要的生命活动。如参与机体催化反应的酶；多种调节生理功能的激素；调节机体酸碱平衡和运输氧及二氧化碳的血红蛋白；具有免疫功能的抗体等。

（3）**供给能量**。通常情况下，机体每天所需能量的 10% ~ 15% 来源于蛋白质，但它不作为机体供给能量的主要来源，只有当糖和脂类摄入不足时，蛋白质才加强分解以满足机体所需的能量。

3）食物蛋白质的营养评价指标

不同食物的蛋白质的化学组成和消化率不同，所以要评价一种食物蛋白质质量的优劣，就需要测定食物中蛋白质的含量、蛋白质的消化率、蛋白质的利用率或氨基酸分等营养评价指标（具体的测定方法详见第十九章相关内容）。

4）蛋白质的互补作用

蛋白质互补作用是指几种蛋白质混合食用，其所含的氨基酸可以互相补充，从而提高蛋白质的营养价值的作用。如大豆中的赖氨酸含量较高，蛋氨酸较低，而玉米和面粉的情况则正好相反。玉米、面粉和大豆可混合食用可促进这几种氨基酸的吸收。

食物中蛋白质营养价值的评价需要遵循蛋白质的互补作用，其原则是：搭配的食物种类多样化，食物搭配的品种越多，氨基酸种类越完全；食物的生物学种属越远越好，如植物食品与动物食品搭配，谷物与豆类食品搭配，谷类、豆类与动物食品搭配；食用时间越近越好，间隔不要超过 4 小时。

5) 氮平衡

氮平衡常作为蛋白质代谢和蛋白质需要量研究的依据。它是指氮的摄入量与排出量关系（表3-5）。蛋白质在体内分解产生的含氮物质主要以尿液和粪便的形式排出，这些排出的氮中有一小部分是在未摄入含氮膳食时人体仍会代谢分解出的含氮物质，通常把在无蛋白质膳食时所丢失的氮量称为必然丢失氮（obligatory nitrogen losses，ONL）。根据大量研究结果表明：食用无氮膳食10～14天后平均每天尿氮排出量为37mg/kg，粪氮约为12mg/kg，由皮肤及其他次要途径损失的氮量：成人每天为8mg/kg，12岁以下的儿童每天为10mg/kg，即每天氮的损失总量为约57mg/kg，相当于每天排出蛋白质0.36g/kg（57mg×6.25）。因此，为了弥补人体丢失的这部分蛋白质，一般推荐人群的摄入氮应高于排出氮5%为宜。

表3-5　氮平衡分类

分类	关系	举例
零氮平衡	摄入氮 = 排出氮	健康成年人
正氮平衡	摄入氮 > 排出氮	处于生长发育期的儿童、孕妇、乳母、疾病恢复患者、运动员
负氮平衡	摄入氮 < 排出氮	饥饿、应激状态、慢性消耗性疾病

6) 食物来源及参考摄入量

蛋白质来源分为动物性蛋白质和植物性蛋白质。动物性蛋白质主要来源于肉、蛋、鱼、乳类；植物性蛋白质主要来源于豆类和谷类。常见食物的蛋白质含量见表3-6。一般来说，动物性蛋白质利用率高，植物性蛋白质的利用率较低，大豆蛋白质除外。通常动物性蛋白质和大豆蛋白质常被作为优质蛋白质的良好来源，一般成年人的营养配餐中推荐其占蛋白质总供给量的20%～30%。根据氮平衡实验，中国营养学会推荐蛋白质的RNI为轻体力活动水平的成人男性65g/d，女性55g/d，具体参见DRIs（2013）。

表3-6　常见食物的蛋白质含量（g/100g可食部）

食物名称	蛋白质	食物名称	蛋白质	食物名称	蛋白质
猪肉（肥瘦）	13.2	全脂牛奶粉	20.1	小麦（标准粉）	11.2
猪蹄筋	35.3	鸡蛋（白）	12.7	粳米（标三）	7.2
牛肉（肥瘦）	19.9	青鱼	20.1	黄豆（大豆）	35.0
羊肉（肥瘦）	19.0	小黄花鱼	17.9	豆腐皮	44.6
鸡（肥瘦）	19.3	对虾	18.6	蘑菇（干）	21.0
鸭（肥瘦）	15.5	虾米	43.7	紫菜（干）	26.7
牛乳	3.0	墨鱼干	65.3	西瓜子（炒）	32.7

数据来源：食物成分表（2009）。

2. 脂类

脂类（lipide）是脂肪和类脂的总称。脂肪又称三脂酰甘油或甘油三酯，属于中性脂肪，是三大产能营养素之一。类脂包括磷脂、固醇和糖脂等。正常人体的脂肪占体重的14%～19%，难溶于水而溶于有机溶剂。脂类物质主要以脂肪酸的形式在小肠被消化吸收。

1）脂肪酸

脂肪酸（fatty acid）是甘油三酯的基本组成单位，常见分类及特点见表3－7。其中，必需脂肪酸（EFA）是指机体不能合成或合成量很少，必须从食物中摄取的脂肪酸。目前发现n-6系列中的亚油酸和n-3系列中的α-亚麻酸是人体的两种必需脂肪酸。在机体的代谢中，亚油酸可在体内转变成γ-亚麻酸和花生四烯酸，α-亚麻酸可转变成二十碳五烯酸（EPA）和二十二碳六烯酸（DHA），另外，DHA是维持视网膜光感受功能所必需的脂肪酸。

必需脂肪酸的主要功能有：构成细胞膜和线粒体的成分；作为前列腺素的前体；维护视力、参与胆固醇代谢和精子的形成等。

表3－7　脂肪酸分类及特点

	分类	特点
碳链长短	长链脂肪酸（14碳原子以上）	一般食物含有的脂肪酸类型，如棕榈酸（软脂酸）、油酸、亚油酸和硬脂酸等
	中链脂肪酸（含8～12碳原子）	降低脂肪沉积、改善胰岛素敏感性、调节能量代谢，同时还具有抑菌效果，如羊脂酸、月桂酸等
	短链脂肪酸（2～6碳原子）	挥发性脂肪酸，人结肠细菌发酵产物，如乙酸、丙酸、丁酸等
碳链饱和程度	饱和脂肪酸	无不饱和键，室温下呈固态，多为动物脂肪，牛油、羊油、猪油等
	不饱和脂肪酸	2个或2个以上不饱和键，常温液态，如亚油酸等，花生油、豆油、菜籽油等含量丰富
空间结构	顺式脂肪酸	氢原子位于同一侧，食用的植物油的脂肪酸基本上都是顺式脂肪酸，不稳定，液态，易变质
	反式脂肪酸	直链，比较稳定。奶油面包、冰淇淋中常含有
必需与否	必需脂肪酸	必须从食物中供给的，亚油酸［C18：2，n-6（或ω-6）］和α-亚麻酸［C18：3，n-3（或ω-3）］
	非必需脂肪酸	可自行合成

2）脂类的生理功能

（1）**储存和供给能量**。脂肪主要储存于脂肪组织中，人体需要时可分解供能。1g脂肪在体内氧化可以释放出37.56kJ（9kcal）的能量，是三大产能营养素中产热效率最高的营养素。

（2）**构成机体组织**。脂类是构成机体细胞重要的组成成分，在维持细胞的结构和功能中有不可替代的作用。如磷脂、胆固醇和糖脂等，其中磷脂作为各种细胞膜的组成成分参与人体的物质交换，在物质代谢中发挥重要作用。

（3）**促进脂溶性维生素的吸收**。膳食中的脂肪是脂溶性维生素良好的溶剂，这种维生素可以和脂肪一同被机体消化吸收，一旦机体吸收出现障碍或脂类摄入不足时就会影响脂溶性维生素的吸收。

（4）**维持体温和保护脏器**。由于脂肪的导热性差，可起到隔热保温的作用。另外，分布在脏器周围的脂肪对脏器也可起到固定和防震的作用，保护机体免受损害。

（5）**增加饱腹感，改善膳食感官性状**。脂肪进入十二指肠后刺激产生肠抑胃素，延迟胃的排空，增加机体的饱腹感。同时，脂肪可以赋予食物特殊的香味，增进食欲。

（6）**食物来源及参考摄入量**。脂类的主要食物来源是动物性食物和植物油、油料作物种子等植物性食物，见表3－8。脂肪含量丰富的食物有植物油、猪肉、花生、鸭肉等。人体所需的必需脂肪酸来源于不饱和脂肪酸，因此食物中的不饱和脂肪酸的含量比例也是脂肪营养价值评价（详见第十九章）的主要指标之一。

表3－8　常见食物的脂肪及脂肪酸含量

食物名称	脂肪（g/100g 可食部）	总脂肪酸（g/100g 可食部）	不饱和脂肪酸/总脂肪酸（％）
猪肉（肋条肉）	59.0	56.2	57.7
牛肉（肥瘦）	4.2	3.8	48.1
牛肉干	40.0	38.1	0
羊肉（肥瘦）	14.1	12.9	52.6
鸡	9.4	8.9	66.2
鸭	19.7	18.6	69.5
牛乳	3.2	3.0	43.8
奶油	97.0	91.7	53.2
鸡蛋（白皮）	9.0	7.5	61.5
草鱼	3.3	2.3	63.0
豆油	99.9	95.5	83.1
花生（炒）	48.0	45.6	77.2
黄豆（大豆）	16.0	14.9	84.5

3. 碳水化合物

碳水化合物（carbohydrate），也称糖类，是由多羟醛或多羟酮类及其衍生物或多聚物构成的一类有机化合物。糖类主要以葡萄糖的形式在小肠被消化吸收。

1）碳水化合物的分类及特点（表3－9）

表3－9　碳水化合物的分类及特点

分类（按单糖分子数分类）		举例	特点
糖 （1～2）	单糖	葡萄糖、半乳糖、果糖	不能再水解
	双糖	蔗糖、乳糖、麦芽糖	分解成两个分子单糖
	糖醇	木糖醇、山梨糖醇	相应的糖经氢化得到。木糖醇甜度与蔗糖相当，可作为糖尿病人食品的甜味剂
寡糖 （3～9）	麦芽低聚糖	麦芽糊精	麦芽糊精甜度低，易消化，稳定性好，特别适宜作为病人和婴幼儿童食品的基础原料
	其他寡糖	低聚果糖	低聚果糖可调节肠道内微生物种群平衡，促进微量元素的吸收

续表

分类（按单糖分子数分类）	举例		特点
多糖（≥10）	淀粉	淀粉	淀粉是葡萄糖分子聚合而成的，膳食中最为丰富的碳水化合物就是淀粉
	非淀粉多糖	纤维素、半纤维素、果胶	纤维素是膳食纤维，具有吸附大量水分，增加粪便量，促进肠蠕动，加快粪便的排泄的作用。

2）碳水化合物的生理功能

（1）**供给和储存能量**。碳水化合物是机体获得能量的最重要和最经济的来源。1g 碳水化合物在体内可以氧化产生 4kcal（16.81kJ）的能量。碳水化合物主要以糖原的形式储存在肝脏和肌肉中。当机体需要时，则分解产生葡萄糖供能；但当体内糖类不足时，通过糖的异生作用由其他的物质转化为葡萄糖满足机体的需要。中枢神经系统只能靠碳水化合物来供能，对于胎儿和婴儿，葡萄糖是脑细胞唯一可利用的能量形式，如果缺乏会影响胎儿和婴儿的脑细胞的代谢、生长和发育。

（2）**构成机体组织**。碳水化合物在体内约占人体干重的 2%，参与细胞的组成和多种生命活动。它以多种形式存在于组织细胞中，如构成细胞膜组成成分的糖脂，构成结缔组织的蛋白多糖，构成核酸组成成分的核糖和脱氧核糖，参与重要调节功能的某些激素糖蛋白等。

（3）**节氮作用**。摄入足够的糖类物质可以防止因其不足而调用蛋白质产能，从而减少了机体对蛋白质的消耗。

（4）**抗生酮作用**。当膳食中糖类物质缺乏时，机体会加速分解脂肪满足机体能量的需要。分解中会产生过多的酮体并蓄积在体内导致酮血症或酮尿症。因此充足的糖类物质可以抵抗酮类物质过多产生的作用。

（5）**保肝解毒作用**。储存在肝脏内的肝糖原能增加肝细胞的再生能力，对某些化学毒物有解毒作用。如肝中的葡萄糖醛酸能与毒性物质结合代谢并排出体外，起到解毒的作用。

（6）**促进肠道蠕动消化功能**。糖类中一些非淀粉多糖类，如纤维素、低聚多糖类、抗性淀粉等，虽不能被小肠吸收，但可以促进肠道蠕动，增强其排泄功能。

3）食物中碳水化合物的评价

食物中碳水化合物营养价值的高低主要依据血糖生成指数或血糖负荷来评价。血糖生成指数（Glycemic Index，GI），简称血糖指数，是用来衡量食物对血糖影响的指标，血糖是指血液中的葡萄糖。GI 越高，代谢后血糖浓度越高，反之血糖波动较小。因此 GI 常作为糖尿病、高血压、肥胖症患者膳食管理的参考依据。也可以使用血糖负荷（GL）值体现糖类数量对血糖的影响。（此部分内容详见第十九章）

4）食物来源及参考摄入量

碳水化合物主要来源于谷薯类食物。中国营养学会推荐，碳水化合物的参考摄入量占总能量的 50%～65%，精制糖不超过总能量的 10%。

第三节　矿物质

人体正常运转还需要一类营养素，它们含量较少，但在调节生理功能等方面有重要作用。通常把在人体内除以有机物的形式存在的碳、氢、氧、氮元素之外的元素统称为矿物质，也称无机盐或灰分。人体内矿物质的含量占总体重的 4%。按照含量分类，矿物质可分为常量元素和微量元素（表 3 - 10）。

表 3 - 10　矿物质的分类

分类	含量	元素
常量元素	>0.01%（占体重）	钙、磷、钾、钠、氯、镁、硫等
微量元素	<0.01%（占体重）	铁、碘、锌、铜、硒、钴、钼、铬、锰、硅、硼、矾、镍等

说明：目前发现铁、碘、锌、铜、硒、钴、钼、铬为必需的微量元素，锰、硅、硼、矾、镍为可能必需的微量元素。

矿物质在人体中发挥着重要的生理功能：构成机体组织的重要成分、调节生理功能、某些活性成分的原材料。

学习目标

- 了解矿物质的消化吸收过程。
- 熟悉矿物质概念、主要的理化性质及其营养缺乏症。
- 掌握矿物质的分类、生理功能、推荐摄入量及其主要的食物来源。

相关知识

一、常量元素

常量元素，又称宏量元素，是指在有机体内含量占体重超过 0.01% 的元素。

1. 钙

钙（Ca）是体内含量最多矿物质元素，占体重的 1.5% ~ 2%，成人体内含钙量约 1000 ~ 1200g，99% 集中在骨骼和牙齿中，1% 游离在血液、组织和细胞外液中。

（1）钙的生理功能包括以下几项。

构成骨骼和牙齿的主要成分。钙主要以羟磷灰石及磷酸钙的形式沉积于骨基质上形成骨骼和牙齿，是机体中 Ca^{2+} 与 PO_4^{3-} 进行生物钙化的结果。

维持神经肌肉活动。机体中神经递质的释放、神经冲动的传导、肌肉的收缩和心脏的跳动等均需要钙的参与。

调节或激活体内某些酶的活性。如钙离子可激活鸟苷酸环化酶和色氨酸羧化酶等。

其他功能。钙离子可参与凝血，维持细胞膜的稳定性，维持体液酸碱平衡，参与激素分泌以及调节细胞的正常生理功能等。

（2）促进钙吸收的因素有乳糖、蛋白质或氨基酸、维生素 D、胃酸和胆汁等；而抑制其吸收的因素主要有植酸、草酸、脂肪酸、膳食纤维等。

（3）儿童缺钙易患佝偻病，成年人缺钙易患软骨病或骨质疏松症等。同样，钙摄入过量也会损害机体，可能引起高钙血症、肾结石，影响其他矿物质如铁、锌、镁、磷的吸收。

（4）奶及奶制品、虾皮、芝麻酱、海带、紫菜等是钙的良好来源，含量丰富，吸收利用率高。豆类、坚果、绿色蔬菜也作为钙的较好来源。常见食物的钙含量见表 3 – 11。根据 DRIs（2013），成人钙的 RNI 为 800mg/d，UL 为 2000mg/d，孕妇的 RNI 为 800 ~ 1000mg/d，乳母为 1000mg/d。

表 3 – 11　常见食物的钙含量

食物名称	钙/mg	食物名称	钙/mg
黄豆	191	紫菜（干）	264
豆腐丝	204	花生仁（炒）	284
豆腐干（小香干）	1019	猪肝	6
芸豆（红）	176	牛乳	104
扁豆	137	鸡蛋	56
香菜（脱水）	1723	虾皮	991
木耳（干）	247	绿茶	325
发菜（干）	1048	芝麻酱	1170

2. 磷

人体内含磷（P）量约占体重的 1%。其中 85% ~ 90% 的磷存在于骨骼和牙齿中，剩余的 10% ~ 15% 分布于神经组织等软组织和体液中。

（1）磷是构成骨骼和牙齿的主要成分；参与机体能量代谢，磷作为三磷酸腺苷（ATP）的重要原料参与机体的能量代谢；参与构成多种酶，磷通过改变酶的活性对物质代谢进行调节；构成机体生命物质的成分，如遗传物质核酸的合成离不开磷元素，磷脂是构成所有细胞膜的组成成分并参与代谢；调节酸碱平衡，以磷酸盐缓冲对的形式调节机体的酸碱平衡。

（2）食物中磷含量丰富，营养性磷缺乏的情况很少见；磷摄入过量会出现高磷血症，并干扰钙的吸收，增强神经的兴奋性，出现手足抽搐的现象。

（3）磷广泛存在于各种食物中，如肉、蛋、奶、肝脏、豆类中含磷量丰富。根据 DRIs（2013），成人磷 RNI 为 720mg/d，UL 为 3500mg/d。

3. 钾

钾（K）为人体重要的微量元素之一，体内钾的正常水平含量为 50mg/kg，主要分布在细胞内。

（1）钾的生理功能包括维持细胞内外的渗透压平衡；维持糖、蛋白质的代谢；维持心肌的正常功能；维持神经肌肉的应激性和功能；降低血压等。

（2）钾摄入不足或钾流失过多可引起低钾血症，如长期腹泻，高温作业时可出现肌肉无力、心律失常及肾功能障碍等症状；当钾摄入过多或排泄障碍时可出现高钾血症，表现为心率缓慢、四肢无力等症状。

（3）新鲜水果和蔬菜是钾的良好来源，如橘子、苹果、香蕉、黄豆、冬菇、紫菜等。根据 DRIs（2013），14～18 岁人群钾的 RNI 为 2200mg/d，孕妇为 2000mg/d，乳母为2400mg/d。

4. 钠

钠（Na）是机体重要的常量元素，约占体重的 0.15%，主要分布在细胞外液中。

（1）钠主要的生理功能是调节体内酸碱平衡；调节渗透压和水分的平衡；加强神经肌肉的兴奋性；保持血压的稳定等。研究表明，钠含量与高血压成正比关系，因此 WHO 推荐成人每日钠摄入量不超过 2g，即相当于 5g 食盐。

（2）人体在长期腹泻、大量出汗、肾功能障碍等情况下可能出现钠的缺乏，需及时补充以维持电解质的平衡；钠摄入过量或体内钠的潴留可增加患高血压的风险，还可能导致水肿等症状。

（3）一般动物性食物钠含量高于植物性食物，人体摄入钠的主要来源是食盐、酱油、腌制食品、咸菜等。根据 DRIs（2013），成人钠的 AI 为 1500mg/d。

二、微量元素

微量元素是指含量小于体重 0.01% 并有一定功能的元素。

1. 铁（Fe）

铁是人体必需微量元素中含量最多的一种，总量为 4～5g。主要存在于血红蛋白中，占 60%～75%；3% 为肌红蛋白；1% 为含铁酶类。以上存在形式为功能性铁，其余为储存铁，人体内的铁以铁蛋白和含铁血黄素形式存在。

（1）铁的生理功能包括以下几项。

维持造血功能。铁是红细胞中血红蛋白合成的重要原料，进而影响血细胞的形成和成熟。

参与体内氧气与二氧化碳转运、交换和组织细胞呼吸过程。铁为血红蛋白与肌红蛋白，细胞色素 A 以及某些呼吸酶的重要成分。

其他功能。参与维持正常的免疫功能，如抗体的产生。另外，铁还参与药物的解毒，胶原的合成、促进胡萝卜素转化成维生素 A 等多种生理功能。

（2）食物中存在两种铁的形式，一类是植物性食物中的非血红素铁，以三价铁的形式存在，在胃酸或还原剂的作用下还原成二价铁才能被吸收；一类是动物性食物中的血红素铁，以二价铁的形式存在，不受植酸等有机酸的影响，可直接被机体吸收。

抑制铁吸收的因素主要有蔬菜中的植酸盐、草酸盐、磷酸盐、鞣酸，茶叶和咖啡中的多酚类物质、纤维素、酸性物质的缺乏、钙盐等。

促进铁吸收的因素主要有维生素 C、某些单糖、有机酸、含巯基蛋白质、动物肉类（肉类因子）、核黄素等。

（3）膳食中如果铁长期供应不足或吸收不良，会导致铁元素的缺乏，造成缺铁性贫血（IDA）。铁过量也可致中毒，如误服过量铁剂的儿童，因为体内铁储存过多，储存位置不当，造成血色素沉着、器官纤维化，以导致中毒。

（4）一般动物性食物中铁的含量和吸收率高于植物性食物。铁的良好食物来源是动物肝脏、动物全血、肉类、豆腐干、大豆、黑木耳等。常见食物铁的含量（表3-12），值得注意的是，人体对鸡蛋和牛奶中铁的吸收率均较低。根据DRIs（2013），成年男性铁的RNI为12mg/d，女性为20mg/d，成人UL为42mg/d。

表3-12 常见食物的铁含量

食物名称	铁/mg	食物名称	铁/mg
黄豆	8.2	紫菜（干）	54.9
豆腐丝	9.1	花生仁（炒）	6.9
豆腐干（小香干）	23.3	猪肝	22.6
芸豆（红）	5.4	牛乳	0.3
扁豆	19.2	鸡蛋	2.0
香菜（脱水）	22.3	虾皮	6.7
木耳（干）	97.4	绿茶	14.4
发菜（干）	85.2	芝麻酱	50.3

2. 碘（I）

正常成年人体内含碘量为20~50mg，广泛分布于各组织，其中70%~80%集中在甲状腺组织内，其余分布在骨骼肌组织、皮肤、肾、淋巴结等组织中。

（1）碘的生理功能主要是通过甲状腺激素的作用体现。其主要功能是参与糖、蛋白质和脂肪的能量代谢。在生物氧化过程中甲状腺激素促进氧化磷酸化过程，调节能量的转换；促进机体的生长发育；促进机体神经系统的发育；其他功能，如促进维生素的吸收；激活体内许多重要的酶，促进物质代谢；调节组织中的水盐代谢等功能。

（2）成人碘缺乏可引起甲状腺肿大；小儿碘缺乏可引起呆小病（克汀病）；碘过量可引起甲状腺功能亢进、高碘性甲状腺肿。

（3）碘的良好来源主要是海产品，如海带、紫菜、蛤干、蚶干、干贝、海参、海蜇等。根据DRIs（2013），成人碘的RNI为120μg/d，UL为600μg/d。

3. 锌（Zn）

锌在体内分布不均，60%存在于肌肉，30%存在于骨骼，0.5%存在于血液中。

（1）锌是许多酶的组成成分或酶的激活剂；含有以锌为辅基的超氧化物歧化酶（SOD），具有清除体内自由基的作用；锌可以促进生长发育和组织再生，如锌参与核酸和蛋白质的合成，促进细胞的生长，对于组织的修复也具有重要的作用；能够促进性器官和性功能正常发育；还有促进食欲与免疫调节等功能。

（2）抑制锌吸收的主要因素有植酸、半纤维素、木质素、铁、铜、钙、镉；促进锌的吸收的因素有蛋白质、组氨酸、半胱氨酸、柠檬酸盐、还原性谷胱甘肽、维生素D_3等。

（3）锌缺乏可出现生长发育停滞、食欲减退、味觉迟钝或丧失、性发育迟缓、伤口愈合不良、易感染等。孕妇缺锌，胎儿可发生中枢神经系统先天畸形，还可导致异食癖。锌过量可引起贫血、免疫受损、某些白细胞杀伤力抑制等。

（4）一般动物性食物是锌的良好来源，如贝壳类海产品、动物内脏、肉类。植物性食物中燕麦、花生酱、豆类和谷类锌也较多，但吸收率低。根据 DRIs（2013），成年男性锌的 RNI 为 12.5mg/d，成年女性为 7.5mg/d。

4. 硒（Se）

硒广泛分布于各组织和器官中，肾脏中硒含量最高，肝脏其次，脂肪中最低。

（1）硒的生理功能包括以下几项。

抗氧化作用。硒是抗氧化酶的组成成分，阻断脂质过氧化物的形成，起到延缓衰老，保护心血管、抗肿瘤的功能。

解毒作用。硒可与镉、汞、铅等重金属结合形成复合物而排出体外，起到解毒的作用。

硒还可以促进生长、保护视觉器官、增强免疫力等功能。

（2）硒缺乏可导致克山病，青少年易患大骨节病。硒中毒可导致毛发脱落、指甲变形、肢端麻木等，甚至死亡。

（3）硒主要来源于动物性食物，如海产品、肉类，内脏等。根据 DRIs（2013），成年人硒的 RNI 为 60μg/d，UL 为 400μg/d。

5. 其他矿物质

其他矿物质的主要生理功能、缺乏症、食物来源及推荐摄入量见表 3-13。

表 3-13　其他矿物质的食物来源及功能

矿物质	主要生理功能	缺乏症	食物来源	RNI 或 AI（成人）/d
镁（Mg）	构成骨的结构成分；调节神经肌肉兴奋性；许多酶激活剂	低镁血症等，手足抽搐，心律失常等症状	紫菜、小茴香、小米、黄豆、木耳、海米、大豆粉等	330mg（RNI）
氯（Cl）	维持体液酸碱平衡；细胞外液中维持渗透压的主要离子；参与血液中二氧化碳的运输；参与胃酸形成等	氯的缺乏常伴有钠缺乏，由饮食引起的氯缺乏很少见	氯化钠，仅少量来源于氯化钾。食盐、酱油、腌渍、腌制食品、酱咸菜以及咸味食品等	2300mg（AI）
铜（Cu）	含铜金属酶成分，调节脂类和糖类代谢等	铜缺乏症	鲜酵母、带皮荞麦、生蚝等	0.8mg（RNI）
钼（Mo）	醛氧化酶、黄嘌呤氧化酶、亚硫酸盐氧化酶组成成分，参与氧化过程	钼缺乏症，罕见病	动物内脏、谷类、豌豆、绿豆等	100μg（RNI）
铬（Cr）	作为葡萄糖耐受因子（GTF）的重要组成成分，加强胰岛素的作用；促进蛋白质代谢和生长发育；预防动脉粥样硬化等	铬缺乏	谷类、肉类及鱼贝类等	30μg（AI）
钴（Co）	维生素 B_{12} 的组成成分	钴缺乏症	肾、肝、牡蛎、发酵豆制品等，海产品和肉类比较高	60μg（AI）
氟（F）	骨骼和牙齿组成成分，防龋齿	龋齿、骨质疏松等	水、海产品等	1.5mg（AI）

说明：氟过量可引起氟斑牙、氟骨症等。

第四节　维生素

维生素（vitamin）是维持机体正常生理功能和细胞内特异代谢所必需的一类低分子有机化合物。根据其溶解性，维生素可分为脂溶性维生素和水溶性维生素，脂溶性维生素不溶于水，包括维生素 A、维生素 D、维生素 E、维生素 K；水溶性维生素可溶于水，包括 B 族维生素和维生素 C。

维生素作为人体所必需的营养素，具有不同于其他营养素的特点。维生素既不是构成机体组织的原料，也不供给能量；常以其本体的形式或前体形式存在于天然食物中，人体不能合成或合成量很少，必须由食物供给；生理需要量很少，但在调节物质代谢过程中非常重要，具有参与活性物质（酶或激素）的合成等特点，缺乏则会引起相应缺乏症。

🏮 学习目标

- ■ 知道维生素的消化吸收过程。
- ■ 熟悉维生素概念、主要的理化性质及其营养缺乏症。
- ■ 掌握维生素的分类、生理功能、推荐摄入量及其主要的食物来源。

🔍 相关知识

一、脂溶性维生素

1. 维生素 A

维生素 A（Vitamin A）又名抗干眼病维生素或视黄醇（retinol），包括源于动物体内的维生素 A 和源于植物中的维生素 A 原。维生素 A 在人体内以 3 种形式存在，即视黄醇、视黄醛、视黄酸。维生素 A 原即类胡萝卜素，是可以转化成维生素 A 的物质，如 α-胡萝卜素、β-胡萝卜素、γ-胡萝卜素。维生素 A 易氧化，对酸、热不稳定，但对碱比较稳定，密闭低温保藏可提高其稳定性，食用时可与脂肪物质同食，提高其消化利用率。

（1）维生素 A 的生理功能包括以下几项。

维持正常的视觉功能。维生素 A 以视黄醛的形式参与构成人体视觉细胞内感受弱光的物质（视紫红质）。如果维生素 A 缺乏，易引起夜盲症或暗适应能力下降。

维持上皮细胞组织的生长。糖蛋白是上皮细胞膜表面蛋白的组成成分，它的合成需要维生素 A 的参与，进而维持消化道、眼角膜、皮肤等上皮细胞细胞膜的稳定性。

促进生长和发育。维生素 A 参与遗传物质 DNA 和 RNA 的合成，在细胞的生长和骨骼的发育中起到重要的作用。

其他功能。维生素 A 可以促进雌激素黄体酮的合成，进而加强生殖腺、肾上腺及胎盘中类固醇激素的分泌，提高机体的生殖能力。维生素 A 还有提高机体免疫功能、抗氧化作用、抑制肿瘤生长等。

（2）维生素 A 缺乏易患夜盲症、干眼病、蟾皮病等。维生素 A 过量可以引起急、慢性中毒和胎儿畸形；大量摄入胡萝卜素还可导致高胡萝卜素血症，并产生黄疸，停用后可自行消失。

（3）维生素 A 的良好来源有鱼肝油、动物的肝脏、奶油、蛋黄等；富含维生素 A 的蔬菜和水果有胡萝卜、小白菜、韭菜、蜜橘、柑橘、枇杷等。根据 DRIs（2013），成年男性维生素 A 的 RNI 为 800μgRAE/d，成年女性为 700μgRAE/d，孕妇为 770μgRAE/d，乳母为 1300μgRAE/d。

（4）维生素 A 含量的常用国际单位 IU 来表示，食物中常用 RAE 来表示。

1IU 维生素 A = 0.3μg 视黄醇活性当量（RAE）

1μgβ-胡萝卜素 = 0.084μgRAE

1μg 其他维生素 A 原 = 0.042μgRAE

2. 维生素 D

维生素 D 又名抗佝偻病维生素或钙化醇，主要以维生素 D_2（麦角钙化醇）和维生素 D_3（胆钙化醇）两种形式存在。维生素 D_2 主要由植物油、酵母等中的麦角固醇在紫外线照射下转换而来；维生素 D_3 主要由皮肤中脱氢胆固醇在紫外线照射下转化而来。维生素 D 的化学性质比较稳定，不易被破坏。

（1）维生素 D 的生理功能包括以下几项。

促进小肠黏膜对钙的吸收。1，25 -（OH)$_2$D$_3$ 为维生素 D_3 的活性形式。这种蛋白质可与钙离子结合，增加肠黏膜对钙的通透性，将钙主动转运透过黏膜细胞进入血循环。

促进肾小管对钙、磷的重吸收。1，25 -（OH)$_2$D$_3$ 能促进肾近曲小管对钙、磷的重吸收，减少丢失，从而保持血浆中钙和磷的浓度。

促进骨骼、牙齿的钙化。维生素 D 作用于成骨细胞，促进骨样组织成熟和骨盐沉着。

调节血钙水平。主要使血钙水平升高。

（2）维生素 D 缺乏，在婴儿期易患佝偻病，因为维生素 D 几乎不能通过乳腺进入乳汁，因此晒太阳过少的婴儿需要注意预防维生素 D 的缺乏；成年人易患手足痉挛、骨质软化症或骨质疏松症等，常见于乳母、孕妇或老年人等；维生素 D 缺乏或过量可引起中毒，出现恶心、呕吐、食欲缺乏等症状。

（3）维生素 D 良好的食物来源是动物性食物，如肝脏、蛋黄及鱼肝油制剂，但补充维生素 D 最好的方法是晒太阳，通过紫外线的照射促进维生素 D 的转化。根据 DRIs（2013），孕妇、乳母及 65 岁以下人群 RNI 为 10μg/d，65 岁以上人群为 15μg/d。

3. 维生素 E

维生素 E，又名抗不育维生素或生育酚。主要分为生育酚和生育三烯酚两类，其中每类又分为 α、β、γ、δ-型。其中 α-生育酚分布最广，活性最高；δ-生育酚抗氧化作用最强。它对酸、热稳定，碱性中易被氧化，一般的烹调对其影响破坏不大。

（1）维生素 E 的生理功能包括以下几项。

抗氧化作用。维生素 E 是较强的抗氧化剂，抑制细胞膜上的脂质发生过氧化反应。如抑制皮肤中的脂质物质，减少皱纹，使皮肤光滑有弹性，即延缓衰老。

维持生殖机能。能在防治先兆流产和习惯性流产中发挥重要作用。

维生素 E 还可促进血红素代谢，抑制血小板凝聚，维持骨骼肌、心血管、脑组织结构和功能等。

（2）维生素 E 的缺乏较少见，在一些脂肪吸收障碍的病人中可能会出现维生素 E 缺乏；长期大量服用维生素 E 可能出现头痛、头晕、恶心和疲乏无力等中毒症状。

（3）维生素 E 主要存在于植物性食物中，如植物油、绿叶蔬菜及柑橘皮等。根据 DRIs（2013），14 岁以上人群的 AI 值为 14mg α-TE/d，UL 为 800mg α-TE/d。

4. 维生素 K

维生素 K，又名凝血维生素，它是从动物肝和麻子油中发现并提取出来的萘醌衍生物。它的天然形式有脂溶性的维生素 K_1 和维生素 K_2。维生素 K_1 又称叶绿醌，来源于植物；维生素 K_2 又称甲萘醌，可由肠道内的细菌合成。它对热不稳定，易受光线和碱的破坏。

（1）维生素 K 的生理功能包括以下几项。

参与凝血过程。维生素 K 是凝血因子及凝血蛋白质合成的重要原料，参与凝血过程，促进血液的凝固。

调节骨组织的代谢。维生素 K 作为辅酶参与骨钙素和 γ－羧基谷氨酸蛋白质的合成，进而调节骨组织的代谢。

（2）维生素 K 来源广泛，一般不缺乏。但新生儿是维生素 K 缺乏的易发人群，缺乏后可导致凝血障碍，如牙龈出血、流鼻血、尿血，皮下、肌肉、胃出血等症状。维生素 K 过量会导致中毒，如婴儿溶血性贫血、高胆红素血症等。

（3）维生素 K 主要来源于植物性食物，如菠菜、豌豆、花椰菜等。根据 DRIs（2013），成年人维生素 K 的 AI 为 80μg/d。

二、水溶性维生素

1. 维生素 B_1

维生素 B_1 又名硫胺素、抗神经炎因子或抗脚气病因子，在机体内主要以焦磷酸硫胺素（TPP）活性形式参与代谢。维生素 B_1 易被氧化，酸性环境中稳定，碱性环境中加热易破坏。有特殊香气，微苦。

（1）维生素 B_1 的生理功能包括以下几项。

作为辅酶参与物质代谢和能量代谢。TPP 是 α-酮酸氧化脱羧酶和转酮醇酶的辅酶，参与糖的代谢，为神经活动提供能量。维生素 B_1 的缺乏会导致大脑和神经组织供能不足，进而导致慢性末梢神经炎及其他神经病变。

神经传导的调节。维生素 B_1 能够抑制乙酰胆碱酯酶的活性，进而影响乙酰胆碱的分解，抑制胃肠蠕动。因此，维生素 B_1 缺乏会出现消化不良、食欲不振等症状。

（2）维生素 B_1 缺乏可引起脚气病，成人脚气病可分为干性、湿性和混合型脚气病及婴儿型脚气病。多发生在我国南方及东南亚一带。常发生在以细粮为主食的人群。

（3）维生素 B_1 良好的来源是动物性食物，如内脏等，植物性食物中谷类、豆类和坚果类含量丰富，尤其谷类外皮含量高，但在处理过程中会造成大量流失。根据 DRIs（2013），成年男性维生素 B_1 的 RNI 为 1.4mg/d，女性为 1.2mg/d，孕妇为 1.2～1.5 mg/d，乳母为 1.5mg/d；UL 为 50mg/d。

2. 维生素 B_2

维生素 B_2 又叫核黄素，是核醇与 6，7-二甲基异咯嗪的缩合物。核黄素对热较稳定，不耐碱，遇紫外线易分解。植物能合成核黄素，动物一般不能合成，必须由食物供给。维生素 B_2 在体内以活性形式黄素腺嘌呤二核苷酸（FAD）和黄素单核苷酸（FMN）存在并参与代谢。

（1）维生素 B_2 以 FAD 和 FMN 的形式构成黄素酶的辅酶，在生物氧化过程中起到递氢的作用，进而完成能量的形成过程。

维生素 B_2 作为辅酶参与氨基酸氧化酶、黄嘌呤氧化酶、琥珀酸脱氢酶复合体、谷胱甘肽还原酶的合成；促进色氨酸转化为烟酸；提高机体的抗氧化防御能力。

（2）维生素 B_2 缺乏易出现口腔—生殖综合征，如舌炎、唇炎、口角炎、会阴处炎症等；还可干扰铁的吸收、储存，发生继发性缺铁性贫血，影响生长发育；妊娠期缺乏可致胎儿骨骼畸形。

（3）维生素 B_2 良好来源是动植物食品，如肝脏、奶、蛋中含量丰富、绿叶蔬菜中菠菜、油菜等含量较多、谷类和豆类含量较少。根据 DRIs（2013），成年男性维生素 B_2 的 RNI 为 1.4mg/d，成年女性为 1.2mg/d。

3. 维生素 B_5

维生素 B_5 常用名尼克酸，又名烟酸、维生素 PP、抗癞皮病因子。它对热、酸、碱都稳定，一般烹调损失较小，在体内以辅酶Ⅰ（NAD）和辅酶Ⅱ（NADP）活性形式参与代谢。

（1）维生素 B_5 的生理功能包括以下几项。

维生素 B_5 以 NAD 和 NADP 的形式作为辅基参与脱氢酶的合成，在生物氧化过程中起到传递氢原子和电子的作用。

维生素 B_5 可构成葡萄糖耐量因子，维持胰岛素的正常功能。降低甘油三脂、LDL 和升高 HDL，改善心血管功能。

（2）维生素 B_5 缺乏易引起癞皮病（pelagra），典型症状为"三 D"症状［即皮炎（dermatitis）、腹泻（diarrhoea）和抑郁（depression）］。一般以玉米为主食的人群易患癞皮病，很多地区通过添加碳酸氢钠（小苏打）的方式处理玉米，将维生素 B_5 转变成游离型的维生素以预防癞皮病的发生。

（3）在机体肝脏内能将色氨酸转变成维生素 B_5，但是转化率极低，因色氨酸是必需氨基酸，所以人体的维生素 B_5 主要从食物中摄取。尼克酸广泛存在于动植物性食物中，豆类、粮食、肝脏、肾、瘦肉、鱼、酵母、蘑菇等含量丰富。根据 DRIs（2013），成年男性维生素 B_5 的 RNI 为 15mgNE/d，成年女性为 12mgNE/d。

4. 维生素 B_6

维生素 B_6 是吡啶的衍生物，在体内主要有吡哆醛、吡哆胺和吡哆醇 3 种形式，且均具有活性，在小肠上部被吸收，主要储存于肌肉组织和肝脏中。

（1）维生素 B_6 生理功能包括以下几项。

维生素 B_6 主要以磷酸吡哆醛的形式作为转氨酶或脱羧酶的辅酶，参与氨基酸的合成与分解代谢。

维生素 B_6 可催化肌肉与肝脏中的糖原转化，参与亚油酸合成花生四烯酸以及胆固醇的合成与转运。

维生素 B_6 可参与一碳单位代谢，影响核酸和 DNA 的合成；催化血红素合成，参与血红蛋白的合成；提高机体的免疫功能；降低同型半胱氨酸的含量，避免损伤血管壁，降低心血管疾病的危险等。

（2）维生素 B_6 缺乏可引起脂溢性皮炎、神经精神症状、高同型半胱氨酸血症、小细胞性贫血、唇裂、舌炎及口腔炎症。婴幼儿表现为精神急躁、肌肉抽搐和惊厥等症状。

（3）维生素 B_6 来源广泛，肉类、肝脏、豆类、坚果等中含量丰富，水果和蔬菜中含量也较多，其中香蕉、卷心菜、菠菜的含量丰富。根据 DRIs（2013），成人维生素 B_6 的 RNI 为 1.4mg/d；孕妇为 2.2mg/d；儿童 UL 为 35mg/d，成人为 60mg/d。

5. 维生素 B_9

维生素 B_9 又称叶酸，是由喋啶、对氨基苯甲酸和谷氨酸等组成的化合物，呈淡橙黄色结晶或薄片，叶酸在空气中稳定，但受紫外光照射即分解失去活力。它以四氢叶酸的活性形式作为一碳单位的运载体，参与遗传物质的合成。

（1）叶酸作为辅酶参与一碳单位的转移，对核酸和蛋白质的合成及氨基酸的代谢有重要作用。叶酸参与血红蛋白的合成，并与维生素 B_{12} 共同促进红细胞的成熟，当机体缺乏时，导致巨幼红细胞贫血；叶酸还与维生素 B_6、维生素 B_{12} 共同参与蛋氨酸—胱氨酸转化。

（2）叶酸缺乏易患巨幼红细胞贫血、胎儿神经管畸形、高同型半胱氨酸血症、孕妇先兆子痫、胎盘早剥、胎儿宫内发育迟缓等疾病。

（3）叶酸广泛存在于动植物中，如肝、肾等动物内脏，鸡蛋、豆类、绿叶蔬菜、水果及坚果等中含量丰富。根据 DRIs（2013），成年人叶酸 RNI 为 400μgDFE（叶酸当量）/d，孕妇 600μgDFE/d，乳母 550μgDFE/d，UL 为 1000μgDFE/d。

DFE（μg）= 天然食物叶酸（μg）+ 1.7 × 合成叶酸（μg）

6. 维生素 B_{12}

维生素 B_{12} 又称氰钴胺、动物蛋白因子、抗恶性贫血维生素、钴胺素、造血维生素。维生素 B_{12} 是唯一含金属元素的维生素，钴也只有这种形式才具有生物活性。在中性溶液中比较稳定，在酸、碱性环境下易分解。食物中的维生素 B_{12} 常与蛋白质相结合而存在，在胃中要经胃酸、胃蛋白酶或在肠内经胰蛋白酶作用与蛋白分开，然后需要一种由胃黏膜细胞分泌的内因子协助，才能被吸收。在体内以 5 - 脱氧腺苷钴胺素和甲基钴胺素活性形式参与代谢。

（1）甲基 B_{12} 作为蛋氨酸合成酶的辅酶参与同型半胱氨酸转化为蛋氨酸的过程，在此过程中起到了传递甲基的作用。

维生素 B_{12} 还参与丙酰辅酶 A 代谢，间接参与脂蛋白的合成，降低脂肪肝的风险。

（2）维生素 B_{12} 缺乏可引起巨幼红细胞贫血、神经疾患、高同型半胱氨酸血等疾病，可导致同型半胱氨酸堆积，进而增加心血管疾病的危险。

（3）膳食中维生素 B_{12} 主要来源于动物性食物，如肉类、动物内脏含量丰富；蛋类、乳类很少，植物性食物中维生素 B_{12} 含量低。根据 DRIs（2013），成年人维生素 B_{12} 的 RNI

为 2.4μg/d，孕妇 2.9μg/d，乳母 3.2μg/d。

7. 维生素 C

维生素 C 又名抗坏血酸，为无色晶体，水溶液呈酸性，在酸性环境下稳定。在中性、碱性环境下易被氧化分解。在组织中以还原型抗坏血酸、半脱氢型抗坏血酸和脱氢型抗坏血酸形式存在。

（1）维生素 C 的生理功能包括以下几项。

维生素 C 促进组织中胶原蛋白的形成，维持血管、骨骼、牙齿及肌肉等结构的完整性，促进创口的愈合；促进胆固醇的代谢，降低血脂水平；促进神经递质的合成等。

维生素 C 是较强的还原剂，可将 Fe^{3+} 还原为 Fe^{2+}，有利于铁的吸收；在遗传过程中，它还能保持四氢叶酸的还原性；可促进抗体的形成；维持疏基酶的活性等。

维生素 C 可与金属离子络合而减少铅、汞、镉、砷等有害物质的吸收，起到解毒的作用；阻断致癌物亚硝胺类物质在体内合成，降低肿瘤发生的危险；清除自由基等作用。

（2）维生素 C 缺乏可导致坏血病，即毛细血管脆性增加，牙龈肿胀出血、四肢关节或皮下出血，伤口愈合不良等，严重的会因出血多而出现生命危险。

（3）维生素 C 主要来源于新鲜的蔬菜和水果。如深色蔬菜中油菜、菠菜、西红柿、辣椒等；水果中鲜枣、柑、橘等含量丰富。根据 DRIs（2013），成年人维生素 C 的 RNI 为 100mg/d，UL 为 2000mg/d。

第五节　水

水是人体含量最多的营养素，分布在人体的各个组织器官中，水在血液中含量最高，脂肪组织中含量较少。水是维持生命的物质基础，具有重要的生理功能，水的缺乏可以引起不同程度的脱水，甚至危及生命。

学习目标

■ 了解脱水的类型。

■ 熟悉水的生理功能、水的平衡和需要量。

相关知识

一、水的生理功能

1. 构成细胞和体液的重要组成成分

水广泛分布在机体组织细胞内外，构成机体的内环境。成年男性含水量为体重的 60%，成年女性含水量为体重的 50%~55%。

2. 参与机体新陈代谢

水是各种营养物质和代谢产物的载体，协助机体进行物质和能量的代谢。

3. 调节体温

水的比热容较大，能吸收较多的能量，在高温下，通过水分的蒸发可以带走大量的热量，保持体温的稳定。

4. 润滑作用

在关节、胸腔、胃肠道等处都含有一定量的水，起到良好的润滑作用，避免运动给器官和组织造成伤害。

二、水的缺乏

水摄入不足或流失过多，可以引起机体不同程度的脱水。根据水和电解质流失比例的不同分为 3 种类型。

1. 高渗性脱水

以水的流失为主，电解质流失较少，主要分为 3 种形式。轻度脱水为身体失水占体重的 2% ~4%，表现为口渴、尿少；中度脱水为身体失水占体重的 4% ~8%，表现为皮肤干燥、口唇干裂、尿少明显等；重度脱水为身体失水占体重的 8% 以上，表现为烦躁、眼球内陷、皮肤失去弹性甚至无尿、体温升高、全身无力、脉搏增加、血压下降，严重者会出现休克甚至死亡。

2. 低渗性脱水

以电解质的流失为主，水流失较少。脱水会造成血循环量下降、细胞内液高于外液，引起不同程度的水肿。

3. 等渗性脱水

电解质和水等比例流失。有口渴和尿少的症状。

三、水的平衡

正常人体内水的摄入量应与排出量相等。人体中的水主要来源于饮水或饮料、食物中含有的水和体内代谢产生的水，这些水经过代谢经肾脏、肺、皮肤和胃肠道等器官排出体外。正常成年人每日水的摄入量和排出量见表 3 - 14。

表 3 - 14　正常成人每日水平衡量

来源	摄入量/mL	排出途径	排出量/mL
饮水或饮料	1200	肾脏排尿	1500
食物	1000	肺呼吸	350
内生水	300	皮肤蒸发	500
—	—	粪便排泄	150
水总量	2500	—	2500

四、水的需要量

水的实际需要量受性别、年龄、运动强度、环境、生理状况等因素的影响。膳食指南（2016）指出，轻体力活动的成年人每天至少饮水 1500 ~1700ml（约 7 ~8 杯），推荐一天中饮水和整体膳食（包括食物如汤、粥、奶等）水摄入共计在 2700～3000ml。

第六节　膳食纤维

　　膳食纤维从生理学角度被定义为不能被机体消化吸收的物质，包括可溶性的半纤维素、树胶、果胶、藻胶、豆胶等和非可溶性的纤维素和木质素等；从化学结构角度被定义为植物的木质素和非淀粉多糖。膳食纤维其实也是碳水化合物。

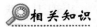 **学习目标**

　　■ 熟悉膳食纤维的概念、分类及其特性。
　　■ 掌握膳食纤维的生理功能、推荐摄入量及其主要的食物来源。

相关知识

一、膳食纤维的特性

　　1. 吸水性强
　　膳食纤维有很强的吸水能力，可使存在于肠道中的粪便体积增大，促进肠道蠕动，加快其排泄的速度。
　　2. 黏滞性大
　　果胶、树胶、海藻多糖等物质黏性很大，可以软化粪便。
　　3. 结合作用
　　膳食纤维可以与胆酸和胆固醇结合形成复合物，也可在胃肠内与钾、钠、铁等阳离子结合成无机盐，影响阳离子的吸收。
　　4. 细菌发酵作用
　　可溶性膳食纤维在肠道易被细菌完全酵解，而酵解后产生的短链脂肪酸，如乙酯酸、丙酯酸和丁酯酸，均可作为肠道细菌和细胞的能量来源。

二、生理功能

　　1. 促进消化、吸收及排泄
　　膳食纤维的低溶解性和黏滞性可增加咀嚼食物的时间，促进肠道消化酶的分泌；强吸水性加速粪便的排出，防止便秘和大肠疾病的发生。
　　2. 降血脂
　　可溶性膳食纤维可以和胆酸结合，起到降低血脂的作用。
　　3. 预防胆结石
　　膳食纤维可以降低胆汁中胆固醇的浓度，避免其因过饱和而结晶析出，降低胆石症发生的危险。
　　4. 预防结肠癌
　　膳食纤维可以抑制厌氧菌的生长，降低了厌氧菌降解产生的致癌物量。同时膳食纤维促进肠道蠕动减少了致癌物与肠道接触的时间，降低癌变的风险。

5. 预防能量过剩

膳食纤维的吸水性可增加胃内容物的体积，产生饱腹感，进而减少了食物、能量的摄入量，起到防止能量过剩的作用。

三、参考摄入量及食物来源

膳食纤维主要来源于植物性食物，如植物的根茎类、谷类、豆类、水果、蔬菜等。谷类加工越精细，膳食纤维就越少。中国营养学会提出，中国居民摄入膳食纤维为：低能量膳食 25g/d，中能量膳食 30g/d，高能量膳食 35g/d。但如长期摄入高膳食纤维膳食，会影响维生素和矿物质的吸收，易引起相应的缺乏症。

本章小结

本章主要从能量和营养素两个方面，系统讲述了人体能量消耗的决定因素、能量消耗的计算以及能量的来源；重点介绍了七大营养素的理化特性、生理功能、影响和促进吸收利用的因素、相应的营养缺乏症和食物的来源等，并对人体营养素的需求量给出推荐的参考摄入量范围，作为人体营养状况和膳食指导的评估依据。本章主要从营养素的角度认识食物营养的意义，并作为后续章节中食物营养与评价、人体营养状况的测定与评价、特定人群的营养膳食指导与评估和营养干预的基础。

本章编写：山东英才学院　邬春艳　讲师

第四章 人群营养基础

营养是指从外界摄取食物，经过机体的消化、吸收和代谢，获取生长发育所需要的物质以维持生命活动的整个过程。在整个生命过程中，人体的生理状况随性别差异和年龄的变化而有所不同，因而各类人群膳食中对营养素的需求亦各有不同。因此，正确地把握各类人群的膳食营养素特点，科学合理的膳食搭配是促进不同人群机体健康的关键。

第一节 备孕期、孕期和哺乳期营养

学习目标

■熟悉备孕期、孕期、哺乳期的营养需求。
■熟悉备孕期、孕期、哺乳期应注意的营养问题。

相关知识

一、备孕期营养

备孕是指育龄妇女有计划的怀孕并对优孕进行必要的前期准备。15~49周岁的女性均具有生育能力，而育龄妇女通常是指20~29岁处于生育旺期的女性。备孕妇女的营养状况直接关系着孕育和哺育新生命的质量，并对妇女及其下一代的健康产生长期影响。读者可扫描二维码4了解备孕期妇女的生理特点相关内容。

1. 备孕期营养需求

（1）能量。根据体力活动水平的不同，DRIs（2013）对成年女性推荐的能量需要量也有所不同，轻、中、重体力活动水平分别为1800kcal/d、2100kcal/d、2400kcal/d。

（2）蛋白质。成年女性蛋白质每日摄入量比男性平均低10g/d，根据DRIs（2013），成年女性蛋白质的EAR为50g/d，RNI为55g/d。

（3）脂肪。安静状态下空腹的成年人，所需的能量大约25%来自游离脂肪酸，15%来自葡萄糖代谢，其余由内源性脂肪提供。根据DRIs（2013），成年女性膳食脂肪的摄入量占总能量的20%~30%。

（4）矿物质。女性由于月经损失铁量增多和孕期需铁量增多更容易引起缺铁；钙摄入不足或丢失增多造成的钙缺乏是骨质疏松的发病原因之一。备孕期的女性应注意钙的补充，以满足孕期胎儿骨骼生长发育对钙的需求。因此，膳食中补充足够的铁和钙是必要的。根据DRIs（2013），成年女性铁的RNI为20mg/d，钙为800mg/d。

（5）维生素。维生素参与机体物质和能量代谢，大多需要从食物中摄取，是维持身体

健康所必需的一类有机化合物，女性也不例外。根据 DRIs（2013），成年女性维生素的摄入量见表 4-1。

表 4-1　成年女性维生素参考摄入量

维生素种类	EAR	RNI	UL
维生素 A/（μgRAE/d）	480	700	3000
维生素 D/（μg/d）	8	10	50
维生素 B_1/（mg/d）	1.0	1.2	—
维生素 B_2/（mg/d）	1.0	1.2	—
维生素 B_6/（mg/d）	1.2	1.4	60
叶酸/（μgDFE/d）	320	400	1000
维生素 B_{12}/（μg/d）	2.0	2.4	—
维生素 C/（mg/d）	85	100	2000

2. 备孕期膳食指南

健康的身体状况、合理膳食、均衡营养是孕育新生命必需的物质基础。准备怀孕的妇女应接受健康体检及膳食和生活方式指导，使健康与营养状况尽可能达到最佳后再怀孕。DRIs（2013）在普通人群膳食指南基础上特别补充以下 3 条关键推荐。

（1）调整孕前体重至适宜水平。孕前体重与新生儿出生体重、婴儿死亡率以及孕期并发症等不良妊娠结局有密切关系。备孕妇女宜通过平衡膳食和适量运动来调整体重，使 BMI 达到 $18.5\sim23.9kg/m^2$。

（2）常吃含铁丰富的食物，选用碘盐，孕前 3 个月开始补充叶酸。缺铁会导致胎儿宫内生长受限、新生儿低出生体重。因此，增加摄入含铁丰富的食物十分重要，如动物血、肝脏及肉等。同时，还应摄入含维生素 C 较多的蔬菜和水果，以提高对铁的吸收和利用。

碘缺乏会对胎儿智力和体格发育产生不良影响，备孕妇女除选用碘盐外，还应每周摄入 1 次富含碘的食品，如海带、紫菜、海鱼等。

叶酸缺乏会增加神经管畸形及流产的风险，备孕妇女应从准备怀孕前 3 个月开始至整个孕期每天补充 400μgDFE 叶酸。

（3）禁烟酒，保持健康生活方式。夫妻双方都要遵循平衡膳食原则，摄入充足的营养素和能量，纠正可能的营养缺乏和不良饮食习惯。

二、孕期营养

胎儿在孕期只能通过母体获取营养，因此孕期营养对胎儿生长至关重要。读者可扫描二维码 5 了解孕期妇女生理特点相关内容。

1. 孕期妇女营养需求

（1）孕妇除了维持自身所需能量外，还要负担胎儿的生长发育以及胎盘和母体组织增长所需要的能量。在基础代谢方面，孕早期并无明显变化，孕中期逐渐升高，孕晚期增高 15%～20%。根据 DRIs（2013），孕早、中、晚期根据身体活动水平所要增加的能量见表 4-2。由于地区、民族以及气候、生活习惯、劳动强度等的不同，对能量的需求有所不同，一般建议根据体重的增减来调整。

表 4 - 2　非孕基础上孕早、中、晚期能量增加量

时期	能量/（kcal/d）		
	身体活动水平（轻）	身体活动水平（中）	身体活动水平（重）
孕早期	+0	+0	+0
孕中期	+300	+300	+300
孕晚期	+450	+450	+450

（2）孕妇必需摄入足够数量的蛋白质以满足自身及胎儿生长发育的需要。足月胎儿体内含蛋白 400 ~ 800g，加上胎盘及孕妇自身有关组织增长的需要，共需蛋白质约 900g，这些蛋白质均需孕妇在妊娠期间不断从食物中获得。根据 DRIs（2013），孕早、中、晚期蛋白质的 RNI 应在非孕的基础上分别增加：0g、15g 和 30g，其中优质蛋白应占总蛋白摄入量的 1/3 以上。

（3）怀孕过程中孕妇平均需储存 2 ~ 4g 脂肪，胎儿储存的脂肪可为其体重的 5% ~ 15%。脂类是神经系统的重要组成部分，脑细胞在增殖、生长过程中需要一定量的必需脂肪酸。孕妇膳食中应有适量脂肪，包括饱和脂肪酸、n-3 和 n-6 系列多不饱和脂肪酸，以保证胎儿和自身的需要。但孕妇血脂较平时升高，脂肪摄入总量不宜过多。根据 DRIs（2013），孕早、中、晚期脂肪及各类脂肪酸的 %E 见表 4 - 3。

表 4 - 3　孕早、中、晚期所需脂肪及各类脂肪酸的 %E

时期	总脂肪/（%E）	n - 6 多不饱和脂肪酸/（%E）		n - 3 多不饱和脂肪酸/（%E）		
孕早期	20 - 30	亚油酸/（%E）4.0	2.5 ~ 9.0	α - 亚麻酸/（%E）0.60	0.5 ~ 2.0	EPA + DHA/（g/d）0.25（0.20）
孕中期	20 - 30	亚油酸/（%E）4.0	2.5 ~ 9.0	α - 亚麻酸/（%E）0.60	0.5 ~ 2.0	EPA + DHA/（g/d）0.25（0.20）
孕晚期	20 - 30	亚油酸/（%E）4.0	2.5 ~ 9.0	α - 亚麻酸/（%E）0.60	0.5 ~ 2.0	EPA + DHA/（g/d）0.25（0.20）

说明：括号中数据为 DHA。

（4）孕早期保证摄入充足碳水化合物，以预防酮血症对胎儿神经系统的损害，每天必须摄取至少 130g 碳水化合物，应首选富含碳水化合物、易消化的粮谷类食物，如米、面等。食糖、蜂蜜的主要成分为简单碳水化合物，易于吸收，进食少或孕吐严重时食用可迅速补充身体需要的能量。

（5）矿物质。胎儿的生长发育需要大量的钙，为满足胎儿的需要，母体骨骼和牙齿中的钙会溶出以维持正常的血钙浓度，如果怀孕期缺钙严重或长期缺钙，母体会发生骨质软化，造成胎儿患先天性佝偻病（维生素 D 缺乏症）。孕早期胎儿需钙较少，孕中期平均每天需要增加 110mg，孕晚期每天增加可达到 350mg。根据 DRIs（2013），孕中、晚期在非孕的基础上增加 200mg，即 RNI 为 1000mg/d。

除了维持自身正常生理机能、胎儿生长发育之外，分娩失血也会造成铁的损失。根据DRIs（2013），孕早、中、晚期在非孕的基础上每天增加 0mg/d、4mg/d、9mg/d，即RNI为 20mg/d、24mg/d、29mg/d。

孕期摄入充足的锌有利于胎儿发育和预防先天性缺陷。根据DRIs（2013），孕期在非孕的基础上每天增加 2.0mg，即RNI为 9.5mg/d。

孕期缺碘可能导致胎儿甲状腺功能低下，从而引起以生长发育迟缓，认知能力降低为特征的呆小症。根据DRIs（2013），孕期在非孕的基础上每天增加 110μg，即RNI为 230μg/d。

铬能促进蛋白质代谢和生长发育，缺铬可能会引起生长迟缓。根据DRIs（2013），孕早、中、晚期在非孕的基础上每天增加 1μg/d、4μg/d、6μg/d，即RNI为 31μg/d，34μg/d，36μg/d。

孕期需要的其他矿物质及推荐量详见DRIs（2013）。

（6）维生素。

孕期缺乏维生素 A 会造成胎儿宫内发育迟缓、低出生体重及早产，但大剂量的维生素 A 可能导致自发性流产和胎儿先天畸形。

维生素 D 可促进钙的吸收和钙在骨骼中的沉积，孕期维生素 D 的缺乏与孕妇骨质软化症及新生儿低钙血症和手足抽搐有关，但过量也会导致中毒。

维生素 B_1 与能量代谢有关，孕期缺乏时会加重早孕反应，也会导致新生儿出现脚气病的症状。

维生素 B_2 也与能量代谢有关，孕期缺乏时与胎儿生长发育迟缓、缺铁性贫血有关。

维生素 B_6 在临床上可辅助治疗早孕反应，与叶酸、维生素 B_{12} 联用可预防妊娠高血压。

叶酸不足与新生儿神经管畸形（无脑儿、脊柱裂等）的发生有关，孕前 3 个月和整个孕期每天补充叶酸 400μgDFE 可有效预防大多数神经管畸形的发生。所以，孕期保证充足而又不过量的维生素摄入很重要，上述维生素的 RNI 见表 4－4。

表 4－4　孕期维生素 RNI

时期	维生素 A /（μgRAE/d）	维生素 D /（μg/d）	维生素 B_1 /（mg/d）	维生素 B_2 /（mg/d）	维生素 B_6 /（mg/d）	叶酸 /（μgDFE/d）
非孕期	700	10	1.2	1.2	1.4	400
孕早期	+0	+0	+0	+0	+0.8	+200
孕中期	+70	+0	+0.2	+0.2	+0.8	+200
孕晚期	+70	+0	+0.3	+0.3	+0.8	+200

注：“+”表示在非孕的基础上额外增加量。

2. 孕期妇女膳食指南

孕期应在 DRIs（2013）推荐摄入量的基础上，结合实际的饮食情况，合理、科学的搭配膳食，在一般人群膳食指南的基础上应特别注意以下几项。

（1）**补充叶酸，常吃含铁丰富的食物，选用碘盐。**除选用碘盐外，每周还应摄入 1～2 次含碘丰富的海产品。

（2）孕吐严重者，可少量多餐，保证摄入含必要量碳水化合物的食物。

（3）孕中晚期适量增加奶、鱼、禽、蛋、瘦肉的摄入。

（4）适量身体活动，维持孕期适宜增重。

（5）禁烟酒，保持愉快心情，积极准备母乳喂养。

3. 孕期妇女注意事项

孕吐较明显或食欲不佳者不必过分强调平衡膳食，可根据个人的饮食喜好和口味选用清淡适口、容易消化的食物，少食多餐，鼓励其尽可能多地摄入谷、薯类食物。

孕中期和孕晚期每天应多摄入以动物血、肝脏及红肉为主的食物，以满足对铁的需要。

孕期体重监测和管理。孕早期体重变化不大，可每月测量 1 次。孕中、晚期应每周测量体重，并根据体重增长速率调整能量摄入和身体活动水平。目前我国尚缺乏足够的数据提出孕期适宜增重推荐值，建议以美国医学研究院（IOM）2009 年推荐的妇女孕期体重增长适宜范围和速率作为监测和控制孕期体重适宜增长的参考（表 4 - 5）。孕妇可自行观察体重是否适宜的增长，或咨询围产保健营养师或医生。

表 4 - 5 　孕期适宜体重增长值及增长速率

孕前 BMI/（kg/m^2）	总增重范围/kg	孕中晚期增重速率/（kg/周）
低体重（<18.5）	12.5 ~ 18	0.51（0.44 ~ 0.58）
正常体重（18.5 ~ 24.9）	11.5 ~ 16	0.42（0.35 ~ 0.50）
超重（25.0 ~ 29.9）	7 ~ 11.5	0.28（0.23 ~ 0.33）
肥胖（≥30.0）	5 ~ 9	0.22（0.17 ~ 0.27）

说明：双胎孕妇孕期总增重推荐值为孕前体重正常者为 16.7 ~ 24.3kg，孕前超重者为 13.9 ~ 22.5kg，孕前肥胖者为 11.3 ~ 18.9kg。

三、哺乳期营养

胎儿娩出后，产妇便进入以自身乳汁哺育婴儿的哺乳期。乳母的营养合理有利于母体自身健康的恢复，也有利于保证乳母有充足的乳汁喂养婴儿。读者可扫描**二维码 6** 了解哺乳期妇女生理特点相关内容。

1. 哺乳期妇女营养需求

（1）能量。乳母对能量的需要量较大，一方面要满足自身的需要，另一方面要补充泌乳所消耗的能量。根据哺乳期每日泌乳量 700 ~ 800mL，每 100mL 乳汁含能量 67 ~ 77kcal，母体内的能量转化为乳汁所含的能量，哺乳期能量需要量有所增加。根据 DRIs（2013），哺乳期在非孕的基础上，每日的能量摄入量增加 500kcal。

（2）蛋白质的摄入量对乳汁分泌的数量和质量的影响最为明显，乳母膳食中蛋白质量少质差时，乳汁分泌量将大为减少，并动用乳母组织蛋白以维持乳汁中蛋白质含量的恒定。根据 DRIs（2013），哺乳期蛋白质 RNI 在非孕的基础上每日增加 25g。

（3）脂类。婴儿的生长发育需要乳汁提供能量，而脂肪产能转化率最高，再加上婴幼儿中枢神经系统发育及脂溶性维生素吸收等的需要，乳母膳食中必须有适量脂肪，尤其是多不饱和脂肪酸。根据 DRIs（2013），哺乳期脂肪及各类脂肪酸的 %E 见表 4 - 6。

表 4 - 6 哺乳期所需脂肪及各类脂肪酸的%E

总脂肪/（%E）	n-6 多不饱和脂肪酸/（%E）		n-3 多不饱和脂肪酸/（%E）	
		亚油酸/（%E）	α-亚麻酸/（%E）	EPA + DHA/（g/d）
20 ~ 30	2.5 ~ 9.0	4.0	0.5 ~ 2.0 0.60	0.25（0.20）

说明：括号中数据为 DHA 占能量的百分比。

（4）矿物质。人乳中钙含量较为稳定，每天乳汁中约含 300mg 的钙。为保证乳汁中正常的钙含量，并维持母体钙平衡，应增加钙的摄入量。根据 DRIs（2013），哺乳期乳母钙 RNI 在非孕的基础上每天增加 200mg，即 1000mg/d。

哺乳期为预防乳母发生缺铁性贫血，其膳食中应注意铁的补充。根据 DRIs（2013），哺乳期乳母铁的 RNI 在非孕期的基础上每天增加 4mg，即 24mg/d。

乳汁中碘和锌的含量受乳母膳食的影响，且这两种微量元素与婴儿神经系统的生长发育及免疫功能较为密切。根据 DRIs（2013），哺乳期乳母碘和锌的 RNI 在非孕的基础上每天分别增加 120μg 和 4.5mg。

（5）维生素主要分为脂溶性和水溶性两种。

脂溶性维生素中，维生素 A 部分通过乳腺，维生素 D 几乎不通过乳腺，维生素 E 具有促进乳汁分泌的作用，根据 DRIs（2013），维生素 A、维生素 D 和维生素 E 的 RNI 在非孕的基础上分别增加 600μgRAE/d，0μg/d，3mgα-TE/d。

水溶性维生素大多可通过乳腺，但乳腺可调控其进入乳汁的含量，达到一定水平时不再提高。根据 DRIs（2013），哺乳期维生素 B$_1$、维生素 B$_2$、维生素 B$_6$、维生素 B$_{12}$、叶酸、维生素 C 的 RNI 在非孕的基础上分别增加 0.3mg/d、0.3mg/d、0.3mg/d、0.8μg/d、150μgDFE/d、50mg/d。

（6）水。乳母摄入的水量与乳汁的分泌量有密切关系，如摄入不足将直接影响乳汁的分泌量。乳母平均每日泌乳量为 0.8L，故每日应从食物及饮水中比平时多摄入约 1L 水。

2. 哺乳期妇女膳食指南

（1）产褥期膳食。产褥期指产妇所经历的从胎儿、胎盘娩出至全身器官除乳腺外恢复或接近正常未孕状态的一段时间，一般为 6 周。如无特殊情况，产后 1h 就可让产妇进食易消化的流质食物或半流质食物，如牛奶、稀饭、蛋羹等，次日可进食普通食物，但应保证食物富含优质蛋白质。如果产妇哺乳则要比平常增加 25g/d 的蛋白质摄入量，同时还应增加水及膳食纤维的摄入以防止便秘，每日可进餐 4 ~ 5 次，同时还要适量补充维生素和铁。

（2）哺乳期膳食。

哺乳期是指产后产妇用自己的乳汁喂养婴儿的时期，一般为 10 个月至 1 年。乳母的营养状况是泌乳的基础，如果哺乳期营养不足，乳汁分泌量将减少，质量也会降低，并影响母体健康。此外，产后情绪、心理、睡眠等也会影响乳汁分泌。针对哺乳期妇女，其膳食指南在一般人群膳食指南基础上增加 5 条关键推荐。

①**增加富含优质蛋白质和维生素 A 的动物性食物和海产品，选用碘盐。**乳母每天应比孕前增加约 80g 的瘦肉、鱼、禽、蛋，也可用富含优质蛋白质的大豆及其制品代替。

由于奶类是钙的最好食物来源，乳母每天应增饮 200mL 牛奶，达到 400 ~ 500mL。

②产褥期食物应多样少量，重视整个哺乳期营养。

③愉悦心情，充足睡眠，促进乳汁分泌。

④坚持哺乳，适度运动，逐步恢复适宜体重。

⑤忌烟酒，避免浓茶和咖啡。

3. 哺乳期注意事项

产褥期合理膳食，避免过量摄入鸡蛋、禽肉类、鱼类、动物肝脏、动物血等动物性食物，还应注重蔬菜水果的摄入。

产后开奶应越早越好，坚持让孩子频繁吸吮，24h 内至少 10 次。

哺乳期科学饮汤，餐前不宜喝太多汤，喝汤的同时要吃肉。

尽量做到生活有规律，每天保证 8h 以上睡眠时间，避免过度疲劳。

第二节　各类人群营养知识

人的一生按时间顺序可分为婴幼儿期、儿童青少年期、成年期、老年期等，不同年龄、性别、生理状态的个体或人群其生理特点及营养需要也不同，在膳食供应上要进行必要的补充和调整，以满足其营养需要。

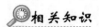 **学习目标**

■ 熟悉各类人群的营养需求、喂养指南以及应注意的营养问题。

相关知识

一、新生儿营养

从胎儿娩出，脐带结扎时至 28 天这一段生命时期称为新生儿期。读者可扫描**二维码 7**了解新生儿生理特点相关内容。

1. 新生儿营养需求

新生儿能量的摄入主要满足基础代谢、食物特殊动力作用、活动、生长和排泄的需要，出生后应保证每天每千克体重能量摄入不低于 90kcal。

宏量营养素。新生儿时期为满足正氮平衡需要足量的蛋白质，RNI（AI）为 9g/d；脂肪是新生儿体内能量和必需脂肪酸的重要来源，E%（AI）为 48%；碳水化合物是新生儿脑能量供应的主要物质，并且新生儿乳糖酶活性较高，对奶类中乳糖的分解十分有利。

微量营养素。矿物质对新生儿的生长发育极为重要，其中钙储备充足时，母乳喂养不易发生缺乏症状；而铁缺乏在新生儿（尤其是早产儿）中较为常见，严重贫血可导致新生儿死亡，出生后出现贫血应通过医学途径补充铁剂。

2. 新生儿喂养

新生儿喂养方式可分为 3 种：纯母乳喂养、人工喂养和混合喂养。一般情况下，产后应尽早开奶，保证新生儿第一口食物是母乳。

（1）纯母乳喂养是指只以母乳喂哺，不给婴儿食用其他任何液体或固体食物。母乳是4～6个月以内婴儿最适宜的天然食物，也是最能满足新生儿生长发育所需的食物。纯母乳喂养的优点包括：营养成分最适合新生儿的需要，消化吸收利用率高；不容易发生过敏；经济、方便、卫生；促进产后恢复、增进母婴交流。

（2）人工喂养是指用母乳代用品或代乳品（如配方乳、代乳粉）等喂养6个月以内的婴儿。完全人工喂养的新生儿最好选择新生儿配方奶粉。

（3）混合喂养是指因各种原因造成的，虽然保持母乳喂养，但同时部分采用母乳代用品喂养婴儿的喂养方式。可采用补授，即先母乳喂养，不足时再喂以其他乳品；每天应哺乳3次以上。同时，让婴儿按时吸吮乳头，刺激乳汁分泌，防止母乳分泌量的进一步减少。

3. 6 月龄内婴儿母乳喂养指南

针对我国6月龄内婴儿的喂养需求和可能出现的问题，基于目前已有的科学证据，同时参考 WHO、UNICEF 和其他国际组织的相关建议，提出6月龄内婴儿母乳喂养指南，核心推荐为如下6条。

（1）**产后尽早开奶，坚持新生儿第一口食物是母乳。**

（2）**坚持6月龄内纯母乳喂养。**

（3）**顺应喂养，建立良好的生活规律。**

（4）**生后数日开始补充维生素 D，不需补钙。**

（5）**婴儿配方奶是不能纯母乳喂养时的无奈选择。**

（6）**监测体格指标，保持健康生长。**

二、婴幼儿营养

婴儿期指从出生到1周岁，婴儿期是人类生命生长发育的第一高峰，尤其是在出生后6个月的生长最快。幼儿期指从1～3周岁，幼儿生长发育虽不及婴儿迅猛，但与成人比依然非常旺盛。

1. 婴幼儿营养需求

（1）能量。婴幼儿的合成代谢旺盛，其能量消耗主要包括以下4个方面。

基础代谢。婴幼儿生长发育快，参与代谢的组织多，基础代谢消耗热能约占总热能的60%。

食物的特殊动力作用。婴幼儿的总需能量中有7%～8%用于特殊动力作用。

身体活动。个体间热能消耗差异比较大。1周岁以内婴儿每日每千克体重需能量15～20kcal，随着年龄增大，需要量渐增。

生长需要。这部分能量消耗为儿童特有，所需热能与生长速度成正比。1周岁内婴儿生长增速最快，生长所需能量占总摄入能量的25%～30%。

（2）蛋白质。婴儿期是生长发育最快的阶段，应有足量优质的蛋白质。膳食蛋白质供应不足或者过量都会对机体产生不利影响。根据 DRIs（2013），0～6个月婴儿蛋白质 RNI（AI）为9g/d，7～12个月婴儿蛋白质 RNI 为20g/d。

（3）脂类的摄入对儿童的脑发育及热量的提供具有重要的意义。根据 DRIs（2013），总脂肪量 E%（AI）值 0~6 个月为 48%，7~12 个月为 40%，1~3 岁为 35%。

（4）碳水化合物。作为脑和体力活动的直接供能物质，婴幼儿生长发育期需要充足的能量供应。根据 DRIs（2013），0~6 个月、7~12 个月婴儿碳水化合物的 AI 分别是 60g/d、85g/d。随着年龄的增长需要量会增加。

（5）矿物质。由于人乳中的钙吸收率高，出生后前 6 个月全母乳喂养的婴儿并无明显的缺钙。添加辅食后，注意含钙丰富的食物的补充。

出生后 4 个月以内的婴儿，体内有一定数量的铁储存，4 个月以后储存的铁逐渐耗尽，就应该开始添加含铁辅助食品。

锌是生长发育旺盛的婴儿所必需的营养素，但婴儿体内没有锌储备，需要从食物中摄取。

根据 DRIs（2013），婴幼儿钙、铁、锌的 RNI（AI）见表 4-7。

表 4-7　婴幼儿钙、铁、锌的 RNI（AI）

人群	钙/（mg/d）	铁/（mg/d）	锌/（mg/d）
0~6 个月	200	0.3	2.0
7~12 个月	250	10	3.5
1~3 岁	600	9	4.0

（6）维生素

维生素 A 缺乏多见于 1~6 岁儿童，DRIs（2013）建议，0~6 个月、7~12 个月龄婴儿 RNI（AI）分别为 300μgRAE/d、350μgRAE/d，1~3 岁儿童 RNI 为 310μgRAE/d。

B 族维生素协同作用，可调节新陈代谢，维持皮肤和肌肉的健康，增进免疫系统和神经系统的功能，促进细胞生长和分裂。DRIs（2013）中婴儿维生素 B 族及维生素 C 的 RNI（AI）见表 4-8。

表 4-8　婴儿维生素 B 族及维生素 C 的 RNI（AI）

人群	维生素 B_1 （RNI）（mg/d）	维生素 B_2 （RNI）（mg/d）	维生素 B_6 （RNI）（mg/d）	维生素 B_{12} （RNI）（μg/d）	维生素 C （RNI）（mg/d）
0~6 个月	0.1（AI）	0.4（AI）	0.2（AI）	0.3（AI）	40（AI）
6~12 个月	0.3（AI）	0.5（AI）	0.4（AI）	0.6（AI）	40（AI）
1~3 岁	0.6	0.6	0.6	1.0	40

维生素 D 有利于钙的吸收，婴儿时期身体生长发育速度较快，维生素 D 的需要量增加，很容易出现维生素 D 缺乏现象。缺乏维生素 D 可导致佝偻病，因此婴幼儿应该注意多晒太阳，适当补充维生素 D。根据 DRIs（2013），0~1 岁婴儿维生素 D 的 RNI（AI）为 10μg/d。

2. 婴幼儿喂养指南

膳食指南（2016）中，将中国婴幼儿喂养指南分为两部分：针对出生后 180 天以内的婴儿提出了 6 月龄内婴儿母乳喂养指南，主要内容以纯母乳喂养为目标，鼓励尽早开奶，以获得成功的纯母乳喂养（详见本节新生儿营养部分）；针对 7 ~ 24 月龄婴幼儿提出喂养指南，主要推荐如下。

（1）继续母乳喂养，满 6 月龄起添加辅食。

（2）从富含铁的泥糊状食物开始，逐步添加达到食物多样。

（3）提倡顺应喂养，鼓励但不强迫进食。

（4）辅食不加调味品，尽量减少糖和盐的摄入。

（5）注重饮食卫生和进食安全。

（6）定期监测体格指标，追求健康生长。

3. 婴幼儿应注意的营养问题

婴幼儿处于需要各种营养素较多，但消化、代谢能力较弱的时期。身体各器官发育均不成熟，营养缺乏均可导致疾病的发生。

常见的婴幼儿营养素缺乏症，有以下几种。

（1）佝偻病：最主要的原因是维生素 D 缺乏而引起的钙磷代谢失调和骨骼钙化不全。如不进行有效治疗，会出现骨骼畸形等症状。

（2）缺铁性贫血：出生后 4 个月以内的婴儿，体内有一定铁储存，4 个月以后储存的铁逐渐耗尽，如果不能及时补充会发生贫血，对婴幼儿健康危害较大。

（3）缺锌：会导致婴幼儿生长发育迟缓、食欲不振。

（4）缺乏维生素 B_1：严重时会引发婴幼儿脚气病。

（5）蛋白质摄入不足：可导致蛋白质—能量营养不良等。

三、儿童和青少年营养

儿童和青少年期涵盖了满 2 周至不满 18 周岁的未成年人（简称 2 ~ 17 岁儿童），可具体分为学龄前儿童、学龄儿童和青少年。学龄前儿童指的是 2 ~ 6 岁（6 周岁前）的儿童，这一时期儿童活动能力和范围增加；学龄儿童指的是 7 ~ 13 岁进入小学阶段的儿童，此期儿童体格仍稳步增长；青少年期一般指的是 14 ~ 17 岁，相当于初中和高中阶段。2 岁即应开始与成人一致的平衡膳食生活方式。读者可扫描**二维码 8** 了解儿童和青少年生理特点相关内容。

1. 学龄前儿童营养需求

（1）能量。学龄前儿童的能量除了用于基础代谢、食物的特殊动力作用和活动消耗外，还要满足生长发育的能量消耗。根据 DRIs（2013），学龄前男童 EER 为 1100 ~ 1400kcal/d、女童为 1000 ~ 1300kcal/d。

（2）蛋白质。学龄前儿童摄入蛋白质的最主要目的是满足身体细胞组织和器官的生长发育。根据 DRIs（2013），学龄前儿童蛋白质 RNI 为 25 ~ 35g/d。

（3）脂类。脂肪主要提供能量、必需脂肪酸以及协助脂溶性维生素的吸收。其中必需脂肪酸对儿童免疫功能和炎症反应的维持以及对大脑和神经髓鞘的发育和形成具有重要作用。根据 DRIs（2013），2 ~ 3 岁和 4 ~ 6 岁学龄前儿童膳食脂肪%E（AI）分别为 35% 和 20% ~ 30%。

（4）碳水化合物。适量的碳水化合物是学龄前儿童所必需的。此时期膳食由奶及奶制品过渡到以谷物为主，碳水化合物成为学龄前儿童能量的主要来源。根据 DRIs（2013），碳水化合物 E% 为 50% ~65%。

（5）矿物质。钙是骨骼和牙齿的重要组成成分，学龄前儿童的骨骼生长需要充足的钙。铁参与构成血红蛋白、肌红蛋白以及各种血色素酶，与儿童正常的智力发育有关系。碘与甲状腺功能有关系，是甲状腺素的合成原料，通过甲状腺素调节能量代谢、促进儿童体格和智力发育。锌具有催化、结构和调节三大功能，在人体发育、认知行为、创伤愈合、味觉和免疫调节等方面发挥重要作用。根据 DRIs（2013），钙、铁、碘及锌的 RNI 总结见表 4-9。

表 4-9　学龄前儿童膳食矿物质 RNI

人群	钙/（mg/d）	铁/（mg/d）	碘/（μg/d）	锌/（mg/d）
2~3 岁	600	9	90	4
4~6 岁	800	10	90	5.5

（6）维生素。学龄前儿童时期，维生素 A 具有维持正常的视觉功能、促进骨骼生长发育、增强呼吸道和消化道抗感染的作用。维生素 B_1、维生素 B_2 和烟酸是学龄前儿童能量代谢过程中必需的营养素。学龄前儿童缺乏维生素 D 时，也有可能导致迟发性佝偻病。根据 DRIs（2013），将维生素 A、维生素 B 和维生素 D 的 RNI 总结见表 4-10。

表 4-10　学龄前儿童膳食维生素 RNI

人群	维生素 A /（μgRAE/d）	维生素 B_1 /（mg/d）	维生素 B_2 /（mg/d）	维生素 B_6 /（mg/d）	维生素 B_{12} /（μg/d）	维生素 D /（μg/d）
2~3 岁	310	0.6	0.6	0.6	1.0	10
4~6 岁	360	0.8	0.7	0.7	1.2	10

2. 学龄儿童营养需求

（1）能量。学龄儿童基础代谢率高，活泼爱动，又处在学习阶段，脑力活动大，所以需要的能量接近或超过成人。根据 DRIs（2013），学龄儿童 EER 分别为 1400 ~1900kcal/d、1250 ~1750 kcal/d。

（2）蛋白质。学龄儿童处于生长发育阶段，如果蛋白质供给不足，可导致生长发育迟缓。DRIs（2013），学龄儿童男女蛋白质 RNI 分别为 35 ~60g/d、35 ~55g/d。

（3）脂类。在脂肪种类选择上要注意选择富含必需脂肪酸的植物油。DRIs（2013）推荐 6~12 岁学龄期儿童膳食脂肪 AI 占摄入总能量的 20% ~30%。

（4）碳水化合物。DRIs（2013）推荐碳水化合物 RNI 占摄入总能量的 50% ~65%。

（5）矿物质。学龄期儿童生长发育迅速，机体中 99% 的钙、85% 以上的磷和 60% ~65% 的镁分布在骨骼和牙齿中，86% 的锌分布在骨骼、肌肉中，75% 以上的铁分布在血液和肌肉中，所以必须保证矿物质的摄入量。常见的矿物质 RNI 见表 4-11。

表 4 - 11 学龄期儿童膳食矿物质的参考摄入量

人群	钙/（mg/d）	铁/（mg/d）	锌/（mg/d）	碘/（μg/d）	磷/（mg/d）
7 ~ 10 岁	1000	13	7	90	470
11 ~ 13 岁	1200	男 15 女 18	男 10 女 9	110	640

（6）维生素。学龄期儿童进入学习阶段，学业任务重，三大营养素代谢非常活跃，各种维生素的摄入量必须得到保障。常见的膳食维生素的 RNI（AI）见表 4 - 12 和表4 - 13。

表 4 - 12 学龄期儿童膳食脂溶性维生素 RNI

人群	维生素 A（RNI）/（μgRAE/d）	维生素 D（RNI）/（μg/d）	维生素 E（AI）/（mgα-TE/d）	维生素 K（AI）/（μg/d）
7 ~ 10 岁	500	10	7	50
11 ~ 13 岁	男 670 女 630	10	13	70

表 4 - 13 学龄期儿童膳食水溶性维生素 RNI

人群	维生素 B_1/（mg/d）	维生素 B_2/（mg/d）	维生素 B_6/（mg/d）	维生素 B_{12}/（mg/d）	维生素 C/（mg/d）
7 ~ 10 岁	1.0	1.0	1.0	1.6	65
11 ~ 13 岁	男 1.3 女 1.1	男 1.3 女 1.1	1.3	2.1	90

3. 青少年营养需求

（1）能量。青少年期对能量的需求量较大，一方面满足身体生长发育的需求，另一方面应对升学方面的压力需要消耗较多的能量。根据 DRIs（2013），EER 见表 4 - 14。

表 4 - 14 青少年 EER

人群	能量/（kcal/d）					
	男			女		
	身体活动水平（轻）	身体活动水平（中）	身体活动水平（重）	身体活动水平（轻）	身体活动水平（中）	身体活动水平（重）
14 ~ 17 岁	2500	2850	3200	2000	2300	2550

（2）宏量营养素。生长发育中青少年的能量、蛋白质均处于正平衡状态，对能量和蛋白质的需要量与生长发育速率一致，蛋白质、脂肪、碳水化合物宏量营养素提供的能量分别占总能量的 12% ~ 14%、25% ~ 30%、55% ~ 65%。

（3）微量营养素。青少年期的钙营养状况，决定成年后的峰值骨量，因此青少年期钙的摄入量增加到 1000 ~ 1200mg/d。青春期男性比女性增加更多的肌肉，肌蛋白和血红蛋白需要铁来合成；而青春期女性还要从月经中流失大量的铁，需要通过膳食来补充。此外，人体对锌的需求量也大幅增加。青春期碘缺乏所致的甲状腺肿发病率较高，故这一时期应保证碘的摄入量。

4. 学龄前儿童膳食指南

该指南适用于满 2 周岁后至满 6 周岁前的儿童，是基于 2~5 岁儿童生理和营养特点，在一般人群膳食指南基础上推荐如下。

规律就餐，自主进食不挑食，培养良好饮食习惯。

每天饮奶，足量饮水，正确选择零食。

食物应合理烹调，易于消化，少调料、少油炸。

经常户外活动，保障健康生长。

5. 学龄儿童及青少年膳食指南

本指南适用于从 6 岁到不满 18 周岁的未成年人，在一般人群膳食指南的基础上，推荐 5 条。

认识食物，学习烹饪，提高营养科学素养。

三餐合理，规律进餐，培养健康饮食行为。

合理选择零食，足量饮水，不喝含糖饮料。

不偏食节食，不暴饮暴食，保持适宜体重增长。

保证每天至少活动 60 分钟，增加户外活动时间。

6. 儿童和青少年应注意的营养问题

主要包括：偏食和挑食；进餐注意力不集中；易受含糖饮料的诱惑；不良饮食习惯导致肥胖；盲目节食；缺铁性贫血发生率较高；吸烟、饮酒导致各种不良问题。

四、青年人营养

青年人是指年龄为 18~34 岁的人群。读者可扫描**二维码 9** 了解青年人生理特点相关内容。

1. 青年人营养需求

（1）能量。人体能量消耗主要用于维持基础代谢、体力活动、食物特殊动力作用以及生长发育等，青年人体力活动或脑力活动较多，故对能量的需求较高。根据 DRIs（2013），对于轻体力活动男女每日 EER 分别为 2250kcal、1800kcal；中体力活动男女每日 EER 分别为 2600kcal、2100kcal；重体力活动男女每日 EER 分别为 3000kcal、2400kcal。

成年以后的膳食结构，根据三大产能营养素提供的能量比例建议碳水化合物、蛋白质、脂肪的功能比分别为：55%~65%、10%~12%、20%~30%。

成年后身体发育基本完成，对钙的需要量有所下降；处于生理周期的成年女性应注意膳食铁的补充；B 族维生素参与机体能量代谢，活动量大的人群应注意补充。微量元素的摄入不足会引起缺乏症状，摄入过多也会引起中毒，具体摄入量应参考 DRIs（2013）。

2. 青年人膳食指南

青年人的膳食原则应参照膳食指南（2016）中一般人群的膳食指南，具体推荐有 6 条（详细内容参见第七章第二节）：**食物多样，谷类为主；吃动平衡，健康体重；多吃蔬果、奶类、大豆；适量吃鱼、禽、蛋、瘦肉；少盐少油，控糖限酒；杜绝浪费，兴新时尚。**

3. 青年人应注意的营养问题

主要包括：均衡饮食，保持健康体重；少食肥甘、油腻的食物；多吃粗粮、全谷物、杂豆类食物；坚果有益，但不应过量；对于肉类的烹调要多蒸煮，少烤炸。

五、中年人营养

年龄为 35 ~ 49 岁的属于中年人群体其生理机能逐渐下降。读者可扫描**二维码 10** 了解中年人生理特点相关内容。

1. 中年人营养需求

由于中年人的基础代谢和器官功能逐渐降低，所以能量的摄入不宜过高，要与消耗量保持平衡，避免肥胖。具体能量推荐见 DRIs（2013）。

随着年龄增加，中年人体内蛋白质合成减少，分解增加，所以饮食要注意摄入充足的蛋白质；而为了预防肥胖、心脑血管疾病的发生，饮食要限制脂肪和胆固醇的摄入；适当控制碳水化合物总量的摄入，补充充足的膳食纤维。

到了中年会因为种种原因造成体内某些矿物质相对不足，影响机体正常代谢，危害健康。首先是钙的缺乏，由于年龄的增长，钙吸收利用下降，容易造成骨质疏松。此外，铁元素的摄入不足以及利用不高，是缺铁性贫血发生的主要原因。而且，高糖摄入以及饮酒可增加人体锌的消耗，容易导致锌缺乏。无论在哪个年龄阶段都需要维生素的补充。矿物质和维生素的摄入量应参考 DRIs（2013）。

2. 中年人膳食指南

根据膳食指南（2016），中年人的饮食原则也应遵循一般人群的膳食指南（见第七章第二节）。

3. 中年人应注意的营养问题

主要包括：中年后期应开始节制饮食，防止营养过剩而导致肥胖；严格限制高脂肪、高胆固醇及高糖食物的摄入，并严格控制钠的摄入；避免摄入易诱发或加重已患疾病的食物（详见第七章第二节）；进食定时定量，忌暴饮暴食。

六、老年人营养

65 岁以上人群称为老年人，这一时期身体和营养需求都有较大变化。读者可扫描**二维码 11** 了解老年人生理特点相关内容。

1. 老年人营养需求

随着年龄的逐渐增大，活动量逐渐减少，老年人对能量的需求也随之降低。膳食能量的摄入主要以体重来衡量，以维持理想体重。根据 DRIs（2013）将老年分为 2 个阶段，并提出了每个年龄阶段、不同身体活动水平时膳食 EER（表 4 – 15）。

表 4 – 15　老年人膳食 EER

人群	能量/（kcal/d）					
	男			女		
	身体活动水平（轻）	身体活动水平（中）	身体活动水平（重）	身体活动水平（轻）	身体活动水平（中）	身体活动水平（重）
65 岁 ~	2050	2350	—	1700	1950	—
80 岁 ~	1900	2200	—	1500	1750	—

　　老年人蛋白质合成能力降低、利用率低，蛋白质缺乏容易造成负氮平衡。有专家指出：老年人膳食蛋白质应注意补充优质蛋白质，并且优质蛋白质应占总蛋白质的50%；根据 DRIs（2013），老年男性蛋白质 RNI 为 65g/d，女性为 55g/d。

　　老年人对脂肪的消化能力降低，应摄入适量的脂肪和胆固醇，以减少心脑血管疾病的发生。根据 DRIs（2013）老年人脂肪摄入量 RNI 为 20%～30%。

　　老年人的糖耐量降低，血糖调节能力减弱，易引起血糖升高。根据 DRIs（2013）老年人碳水化合物 AMDR%E 为 50%～65%。

　　在矿物质方面，老年人钙的利用和储存能力低，如果出现钙缺乏，容易发生骨质疏松。DRIs（2013）中指出老年人每天膳食钙的 RNI 为 1000mg/d，UL 为 2000mg/d。

　　老年人对铁的利用率也降低，造血功能减退，血红蛋白含量减少，易出现缺铁性贫血。根据 DRIs（2013），老年人铁 RNI 为 12mg/d。

　　还有很多矿物质与老年人身体健康息息相关，根据 DRIs（2013），常见的几种矿物质的 RNI 或 AI 见表 4-16。

表 4-16　老年人膳食矿物质 RNI 或 AI

人群	钙（RNI）/（mg/d）	磷（RNI）/（mg/d）	铁（RNI）/（mg/d）	钠（AI）/（mg/d）	碘（RNI）/（μg/d）	锌（RNI）/（mg/d）	硒（RNI）/（g/d）
65 岁	1000	700	12	1400	120	男 12.5 女 7.5	60
80 岁～	1000	670	12	1300	120	男 12.5 女 7.5	80

　　老年人由于年纪逐渐增大，咀嚼能力逐渐减弱，所以进食量少，摄入蔬菜的量有限。根据 DRIs（2013），将常见的几种膳食维生素的 RNI（AI）见表 4-17 和表 4-18。

表 4-17　老年人膳食脂溶性维生素 RNI（AI）

人群	维生素 A（RNI）/（μgRAE/d）	维生素 D（RNI）/（μg/d）	维生素 E（AI）/（mgα-TE/d）	维生素 K（AI）/（μg/d）
65 岁	男 800 女 700	15	14	80
80 岁～	男 800 女 700	15	14	80

表 4-18　老年人膳食水溶性维生素 RNI（AI）

人群	维生素 B_1/（mg/d）	维生素 B_2/（mg/d）	维生素 B_6/（mg/d）	维生素 B_{12}/（mg/d）	维生素 C/（mg/d）
65 岁	男 1.4 女 1.2	男 1.4 女 1.2	1.6	2.4	100
80 岁～	男 1.4 女 1.2	男 1.4 女 1.2	1.6	2.4	100

2. 老年人膳食指南

老年人除了身体生理功能有不同程度的衰退以外，大多数营养需求与成年人相似。因此，一般人群的膳食指南内容也适合于老年人。膳食宝塔（2016）补充了适合老年人特点的膳食指导：**少量多餐细软，预防营养缺乏；主动足量饮水，积极户外活动**（老年人每天的饮水量应达到 1500~1700mL）；**延缓肌肉衰减，维持适宜体重**（BMI≥20kg/m^2）；**摄入充足食物**。

3. 老年人应注意的营养问题

主要包括：慢性饮食不均衡、水摄入不足、老年肥胖。

七、慢性疾病人群营养

《中国居民营养与慢性病状况报告（2015）》中指出，近十年间膳食能量供给充足，体格发育与营养状况总体改善。但随着膳食结构有所变化，超重肥胖问题凸显。由此可见，膳食结构对居民慢性疾病的发生影响越来越大。

1. 慢性病人生理特点

肥胖患者常感乏力、气急、易累，走路、登高会心悸，运动能力和劳动能力下降。肥胖容易使心脏周围堆积大量脂肪，影响心脏的收缩和舒张，时间太长，便容易引发心绞痛、心力衰竭、高血压、脑卒中等心血管疾病。肥胖易使胰脏脂肪增加并造成胰脏内脂浸润，导致糖尿病的发生。此外，肥胖还影响呼吸功能和消化功能，可引起性功能衰退等。

冠心病患者一般无异常体征。心绞痛发作时常见心率加快、血压升高、表情焦虑、皮肤发冷或出汗。

高血压患者大多数起病缓慢、渐进，一般缺乏显著的临床表现，约1/5患者无症状，仅在测量血压时或发生心、脑、肾等并发症时才被发现。一般常见症状有头晕、头痛、心悸等，也可出现视力模糊、鼻出血等较重症状。高血压还可出现受累器官的症状，如胸闷、气短、心绞痛、多尿等。

糖尿病患者常出现代谢紊乱症候群，血糖升高后因渗透性利尿，继而口渴多饮；外周组织对葡萄糖利用障碍，脂肪分解增多，蛋白质代谢负平衡，渐见乏力、消瘦，儿童可出现生长发育受阻。患者最典型生理特点为"三多一少"，即多尿、多饮、多食和体重减轻，除此之外，还有皮肤瘙痒、视力模糊等症状。

痛风患者在无症状期仅有波动性或持续性高尿酸血症，从血尿酸增高到痛风症状出现的时间可长达数年至数十年；急性关节炎期多在午夜或清晨突然发病，多为剧痛并伴有发热症状。

癌症患者代谢异常，静息能量消耗、蛋白质消耗及全身脂肪分解速度增加，消化功能受到影响，患者常出现厌食的症状。癌症治疗容易引起病人进食不足和吸收不良，放射治疗可能导致营养不良。

2. 慢性病人营养需求

对于患有肥胖、糖尿病等慢性病的患者来说，应该根据个体情况严格或适当限制能量的摄入，癌症病人应根据其消耗及营养状况确定能量的摄入。

碳水化合物、蛋白质和脂类是主要的供能营养素，正常情况下提供的 E% 为 55% ~ 65%、10% ~12% 和20% ~30%。

矿物质、维生素等微量营养素在构成细胞、参与能量代谢、调节激素、促进胃肠功能等生理功能中发挥重要作用。在慢性疾病的营养素摄入推荐中，大多数建议充足微量营养素的摄入，以保证其在机体内发挥正常的生理作用，维持机体的生长发育等。

植物化学物虽不是维持机体生长发育所必需的营养物质，但对维护人体健康、调节生理功能和预防疾病发挥了重要的作用。

3. 慢性病人膳食指南

随着我国经济的发展，人民生活水平的提高，居民的膳食结构也发生了明显变化。主要表现为动物性食物增加，植物性食物减少，脂肪摄入量增加，碳水化合物摄入量下降，摄入的能量往往超过身体消耗的能量，多余的能量转化为脂肪不断积累，从而引起肥胖等慢性疾病。

慢性疾病人群的合理膳食不可一概而论，各种疾病都有其不同的营养需求和膳食要求，但基本上都是在遵循膳食指南（2016）提供的健康的生活理念和饮食方式基础上，兼顾疾病的特殊需求（详见第七章）。

4. 慢性病人应注意的营养问题

肥胖患者应控制总能量的摄入，改变饮食结构，多吃富含膳食纤维的食物，补充维生素和矿物质。

冠心病患者在平衡饮食的基础上，应控制总能量和总脂肪的摄入，限制饮食中饱和脂肪和胆固醇的摄入，保证充足的膳食纤维、维生素、矿物质及抗氧化营养素的摄入。

高血压患者应限制钠盐的摄入，增加钾、钙、镁的摄入，减少脂肪摄入量，适当增加膳食中优质蛋白质的比例。

糖尿病患者应合理控制总能量，多摄入低生糖指数食物和膳食纤维。膳食中蛋白质以优质蛋白为主，低盐低脂，注意三餐定时定量。

痛风患者应注意脂肪、蛋白和嘌呤的摄入量，保证足量饮水，严格限制饮酒。

癌症患者应根据营养不良的程度，在保证各种营养素均衡的基础上，适当限制高能量密度的食物，以植物性食物为主，限制含酒精饮料、盐及红肉的摄入。

八、素食人群营养

素食人群是指不食用动物性食物的人群，根据所戒食物的不同，可分为全素、蛋素、奶素和蛋奶素人群等。

1. 素食人群营养需求

谷类食物是素食人群膳食能量的主要来源，谷类可提供碳水化合物、B 族维生素、矿物质和膳食纤维等。

大豆是素食人群的重要食物，大豆含有丰富的优质蛋白质、不饱和脂肪酸、B 族维生素等，发酵豆制品中还含有一定量的维生素 B_{12}。

坚果也是素食人群常选择的食物，其富含蛋白质、不饱和脂肪酸、维生素 E、B 族维生素、钙、铁等。

蔬菜水果和菌菇类因含有丰富的维生素和矿物质，藻类中含有较多的二十碳和二十二碳 n-3 多不饱和脂肪酸而备受素食人群青睐。

2. 素食人群膳食指南

素食人群膳食除动物性食物外，其他食物的种类与一般人群膳食类似，因此，除了动物性食物，一般人群膳食指南的建议均适用于素食人群（详见第七章），在此基础上特别推荐。

（1）**谷类为主，食物多样**。建议全素人群（成人）每天摄入谷类 250～400g，其中全谷类为 120～200g；蛋奶素人群（成人）为 225～350g，全谷类为 100～150g。

（2）**增加大豆及其制品的摄入，每天 50～80g；选用发酵豆制品**。建议全素人群（成人）每天摄入大豆 50～80g 或等量的豆制品，其中包括 5～10g 发酵豆制品；蛋奶素人群（成人）每天摄入大豆 25～60g 或等量的豆制品。

（3）**常吃坚果、海藻和菌菇**。建议全素人群（成人）每天摄入坚果 20～30g，藻类或菌菇 5～10g；蛋奶素人群（成人）每天摄入坚果 15～25g。

（4）**蔬菜、水果应充足**。

（5）**合理选择烹调油**。植物油可满足必需脂肪酸的需要，其中 α-亚麻酸在亚麻籽油和紫苏油含量最为丰富，是素食人群膳食 n-3 多不饱和脂肪酸的主要来源。亚麻籽油和紫苏油是素食人群较好选择。

3. 素食人群应注意的营养问题

素食人群需要认真对待和设计膳食，否则会增加蛋白质、维生素 B_{12}、n-3 多不饱和脂肪酸、铁、锌等营养素缺乏的风险。

婴幼儿、儿童和青少年正处于生长发育期，需要充足的各种营养素。孕妇除自身营养代谢外，还要保证胎儿的健康发育，因此以上人群如无特殊情况不建议选择全素膳食。

第三节　中医药理论在营养学中的应用

一、饮食营养学是中医药学的重要内容

饮食营养学是中医药学理论体系中非常重要的组成部分。中医营养学的核心，是指在中医药理论的指导下，在日常生活、疾病预防、治疗及病后身体康复过程中，通过调节饮食，均衡营养，达到预防疾病，协同治疗，促进机体康复，健康长寿的目的。

二、五谷为养，药食同源，平衡饮食

药食同源，是中医药的独特理论；平衡饮食，是保持身体健康的重要因素。

春秋战国时期的《周礼·天观》中，将医官分为医师、疾医、食医、疡医及兽医，食医则专管统治者的饮食调配。可见在春秋战国时期，饮食营养和健康饮食就受到高度重视。纵观历代中医药著作，都非常重视饮食营养对身体的重要作用，提出了饮食营养五谷为主的观点。

关于五谷，有几种说法：第一种是稻、黍、稷、麦、豆；第二种是麻、黍、稷、麦、菽，第三种是稻、稷、麦、豆、麻。除此之外，还有九谷之说，即黍、稷、秫、稻、麻、大豆、小豆、大麦、小麦。李时珍认为：黍和稷是一类两种，都是谷物类，黏者为黍，不黏者为稷，黍可酿酒，稷可做饭。菽是豆类的总称，麻即大麻，种子可榨油，又可入药。五谷为养是指以五谷杂粮为主要营养来源，这和膳食指南（2016）的观点是相似的，即"食物多样，谷类为主"。除此之外，要有水果，蔬菜和肉、蛋、奶类，这样气味相合而服食，才能补充营养，使身体健康，精气充沛。人体的一切生理活动，都离不开饮食，通过饮食汲取营养（谷气），营养好则筋力强壮。

根据中医药学理论，五谷杂粮、鸡鸭鱼肉、水果蔬菜等食物，具有寒热温凉之性，也具有辛甘酸苦咸之味，既有营养身体的功能，也有调理疾病的作用。也就是说，我们日常生活中有很大一部分食物，既是食品也是药品，这部分食物是药食两用的。古代医学家对此也有深刻的认识。如"药王"孙思邈在《千金方》中提出："凡欲治疗，先以食疗，即食疗不愈后乃用药尔。""其为医者，当须先洞晓病源，知其所犯，以食治之，食疗不愈，然后命药"。

药食同源的观点是中医药学独有的观点，在国外，药品和食品是泾渭分明的，食物就是食物，药物就是药物。而在中医药学中，有一些中药就是从食材演变而来的根据食物"四气五味"养生的概念，渐渐有了药物的"四气五味"的理论，二者乃同出一源，所谓"药食同源"也自此而来。例如气血虚弱的人，尤其是贫血者，可用红枣、莲子煮小米粥，每天服用。失眠多梦的人可用百合三片、桂元肉五粒代茶饮。另外用芹菜连根洗净，榨汁服和可用于高血压。读者可扫描**二维码12**了解药食同源相关内容。

饮食营养疗法，就是通过调节饮食，平衡营养，达到祛除疾病恢复健康的目的。所以中医学认为，有小病微恙，先以食物疗法，如果食疗不愈，然后再用药物治疗。为了保证身体健康，必须靠饮食来调理，若发疾病，一定要凭药物来治疗，必须熟知这两种方法，才能安生除病。食疗方法也能够除掉病邪，补气养血，使身体脏腑功能正常，精神清爽愉快。

中医药学中的饮食营养理论，非常注重饮食的科学合理，要节制饮食，并且要注意饮食禁忌。如饮食无节制，搭配不合理，则可变生疾病。如中医药学对消渴病的发生，也指出了与饮食不节制的关系："此人必数食甘美而多肥也，肥者令人内热，甘者令人中满，使其气上逆转为消渴。"现代膳食结构中，糖、动物脂肪摄入量显著上升。长期进食鱼肉油腻，多使人生热上火，胃肠胀满，身体肥胖，就容易患消渴病糖尿病。

三、中药配伍有反有畏，饮食营养有宜有忌

在中药的临床应用中，有配伍禁忌，如"十八反""十九畏"，如果违反了这些禁忌，会影响疗效或者出现副作用。而在营养饮食中的不同食材，如搭配不当，也会引起相反的作用。食用不合理，不适宜，也会对人体不利。特别是在生病的情况下，饮食营养应该有利于病情好转及身体健康的恢复。若与病情相违，不仅不利于疾病的治疗，也不利于健康的恢复。如时下很多人以为海参是上等的补品，不论何种疾病，也不论何种体质，一味认为对身体有益，并坚持长期食用，结果反而出现消化不良，食欲不振，甚至出现多痰而咳嗽憋闷的情况。原因是海参是滋腻补品，服用多了会助湿生痰，继而出现上述症状，这就属于补养饮食不当的情况。所谓"肝病禁辛"，这是根据中医学的五行相生相克理论说的，肝属木，肺属金，辛味入肺助金气，金又克木，故对肝病不利。比如肝病饮酒，酒味辛辣，对肝病的恢复是不利的。其余四脏也是这种生克关系，也是这个道理。并举例指出"肝病禁辛，心病禁咸，脾病禁酸，肺病禁苦，肾病禁甘"。

《寿世青编·食忌说》指出："美饮食，养胃气。"《食宪鸿秘·饮食宜忌》中指出："五味淡泊，令人神爽气清少病，务须洁，酸多伤脾，咸多伤心，苦多伤肺，辛多伤肝，甘多伤肾。"这里所说的美食，不是指水里陆地出产的珍稀奇异食品，凡这类为猎奇而食的动植物食品，食后往往会发生疾病，甚至是烈性传染病。同时指出，饮食不宜太多太偏，不要嗜食。有些人在日常生活中，喜欢某一味道的食品就毫无节制的长期大量食用，中医学认为，这种饮食习惯对健康是有害的。比如长期大量吃酸味食品，则会伤脾胃，致使呕吐酸水，消化不良；过食咸味食品，会对心脏造成损伤。现代医学证明；食盐用量超标，易患高血压、脑血管硬化等心脑血管疾病。过食苦味伤肺，过食辛味伤肝，过食甜味伤肾，这都是指在五脏发病时不宜多吃有碍于康复的食物，并指出过食的危害。再有："夏月不论老少吃暖物，至秋不患霍乱吐泻"；"腹中常暖，血气壮盛，诸疾不生"；"饮食不可过多，不可太速"；"切忌空心茶、饭后酒、黄昏饭、夜深不可醉、不可饱"。在《食宪鸿秘·饮食宜忌》中指出："饮酒不欲使多，知其过多，速吐之为佳，不尔成痰疾。醉勿酩酊大醉，即终身百疾不除。酒，不可多饮，恐腐烂肠胃、渍髓、蒸筋"。酒作为饮品为许多人所喜爱。酒的种类很多，然而却都是含有酒精，所以不能过饮，若常大量饮酒或经常饮酒致醉，对人体极易造成损害，特别是对肝脏，损害尤为明显，易致酒精性肝损害。以中医药理论中可见适时适度饮酒是非常重要的。总之，饮食禁忌的内容非常丰富，对于现代社会的饮食、健康营养具有十分重要的意义。

本章小结

生命是一个连续的过程，不同生理阶段人群在生理状况及营养代谢方面有其各自的特点，从而对营养的需求存在着差异。本章分别从备孕期、孕期、哺乳期、婴幼儿期、儿童和青少年、青年人、中年人、老年人、慢性病人群角度以及素食人群分别讲述了各类人群的营养需求、合理膳食以及应该注意的营养问题，该部分内容是指导各人群营养合理膳食的基础。介绍了中医医药理论对营养学的贡献以及在营养学中的应用，丰富了营养学的内容。

本章编写：山东省立医院　　　　　　翟建华　营养技师

山东省立医院　　　　　　王　倩　营养技师

山东省莱芜市中医研究所　张同振　主任医师

第五章　食物营养与食品加工基础

食物是人类生存的物质基础，是各种营养素和生物活性物质的具体载体。食物营养是指食物能够给机体提供一定的能量和符合人体需要的各种营养素，从而满足人体的需要，是食物的主要作用和第一功能。了解食物的营养特点和营养功能，对于正确理解"合理营养、平衡膳食"具有积极的意义。食物营养价值的高低也会受到产地、气候、品种、烹调方法、加工工艺等具体环节的影响。因此，了解食物的营养特点能够正确指导人们合理进行食品加工。食物营养是营养学的基础知识。

第一节　动、植物性食物营养

食物是指人食用的物质，传统上可以称之为食品。

根据《中华人民共和国食品安全法》定义，食品是指各种供人食用或饮用的成品和原料以及按照传统既是食品又是中药材的物品，但是不包括以治疗为目的的物品。

食物的种类很多，其分类方法也很多，从营养学角度，膳食指南（2016）中将食物分为谷类、蔬菜水果类、畜禽鱼蛋奶类、大豆坚果类和纯能量类。根据每类食物的营养特点，膳食指南指出，一般人群应当每天平均摄入 12 种以上食物，每周 25 种以上。根据其性质和来源又可把食物分为三大类：植物性食物、动物性食物和其他加工类食物。

人类所需要的食物基本上来自植物性食物和动物性食物。该两大类食物涵盖了人类所需要的各种营养素物质，并提供能量。但由于食物种类的不同、存在环境的不同、表现形式的不同，其营养价值具备明显的差异化和互补性。因此，了解各类具体食物营养特点，才能够指导人们合理膳食、科学利用。

学习目标

- 了解动、植物食物的分类。
- 熟悉各类食物的营养特点及合理利用。
- 熟悉全谷物、杂豆类的概念。

相关知识

一、植物性食物

植物性食物是各类食物的基础，主要包括粮谷类、薯类、大豆及其制品、蔬菜水果类、坚果类。这类食物的主要营养特点是富含碳水化合物、维生素、矿物质以及植物生物活性物质，是人类获取能量、营养素的主要来源。

1. 粮谷类

1）谷类

谷类食物主要包括小麦、大米、玉米、小米、高粱、莜麦等常见粮食谷物以及相应的全谷物食品。谷类富含碳水化合物，是人体能量的主要来源。我国居民膳食以谷类为主，其中主要是小麦和大米，称为主食。谷类食物为我国居民提供了 53.1% 的能量和 50% ~ 55% 的蛋白质，还提供了部分矿物质和维生素，在我国居民膳食构成中所占的比例较大。

（1）谷类结构如图 5 - 1 所示。

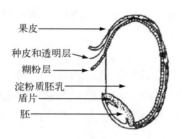

果皮

种皮和透明层

糊粉层

淀粉质胚乳

盾片

胚

图 5 - 1　谷粒切面示意图

谷粒由谷皮、糊粉层、胚乳和胚组成。除谷壳外，谷粒的各部分都有较好的营养价值。谷皮主要由纤维素、半纤维素等组成，脂肪和矿物质含量较高；糊粉层含有蛋白质、脂肪，同时还含有大量矿物质和 B 族维生素，但在加工过程中易损失；胚乳是谷类的主要部分，占谷粒重量的 83% ~ 87%，是淀粉的主体，还有一定量的蛋白质、少量的脂肪、矿物质和维生素；胚在谷粒的一端，含有丰富的脂肪、蛋白质、矿物质、B 族维生素，尤其富含维生素 E，加工过程中也易损失。

（2）谷类的营养特点有以下几方面。

谷类蛋白质含量为 7.5% ~ 15%，根据溶解度不同，主要有清蛋白、球蛋白、醇溶蛋白、谷蛋白四种。其中，醇溶蛋白和谷蛋白为谷类特有的蛋白质。作为初级营养食物，谷类蛋白质的营养价值要低于动物蛋白质，属于不完全蛋白质，在氨基酸组成上，赖氨酸为第一限制性氨基酸，有些谷类苏氨酸、色氨酸、苯丙氨酸较低。稻谷中的蛋白质含量低于小麦粉。目前，已通过杂交育种方法培育出高赖氨酸玉米，以提高蛋白质的营养价值。

碳水化合物是谷类中含量最大的成分，主要为淀粉，占 70% ~ 80%，主要集中在胚乳中，是人类最广泛、最经济的能量来源。其他形式有糊精、戊聚糖、果糖、多糖等。通常，碳水化合物在稻米中含量较高，小麦粉次之，玉米较低。

谷类食物的脂肪主要分布在胚芽中，总体含量较低，为 0.6% ~ 3.3%，但小麦胚粉可以达到 10.1%，莜麦面为 7.2%，玉米胚芽中脂肪含量可高达 17% 以上。谷类脂肪组成中以不饱和脂肪酸为主，玉米胚芽油中不饱和脂肪酸含量达 80% 以上，主要为亚油酸和油酸，具有较好的预防动脉粥样硬化的作用。

矿物质主要存在于糊粉层中，含量为 1.5% ~ 3%，主要为磷和钙，青稞中钙、铁、锌、硒含量较高，是谷类中矿物质含量较为全面的食物。谷类中的矿物质多以植酸盐的形式存在，消化吸收较差，加工易损失。

维生素主要存在于糊粉层和胚芽中，以 B 族维生素为主，如维生素 B_1、维生素 B_2、烟酸、泛酸和维生素 B_6 等，是我国居民膳食中维生素 B_1 和烟酸的主要食物来源，小麦胚粉中维生素 B_1 含量最高，达到 3.5mg/100g，青稞中烟酸含量最高。玉米中也含有较高的烟酸，但为结合型，不易被人体吸收利用，因此以玉米为主食的地区居民易患烟酸缺乏病（癞皮病）。玉米及其制品加碱处理以后游离型烟酸含量上升，可被人体吸收。

谷类含有多种植物功能提取物，主要存在于谷皮。包括黄酮类、酚酸类、植酸、植物固醇、蛋白酶抑制剂、类胡萝卜素等。在谷类食物中，荞麦中的芦丁含量最高。在谷物麸皮中酚酸含量最高的为玉米，其次是小麦、荞麦。玉米黄色素属于类胡萝卜素，以黄玉米含量最高。

2）全谷物

全谷物是指未经精细化加工或虽经碾磨、粉碎、压片等处理仍保留了完整谷粒所具备的胚乳、胚芽、麸皮及其天然营养成分的谷物。与精制谷物相比，由于保留了谷皮和糊粉层，全谷物提供了更多、更全面的 B 族维生素、矿物质、膳食纤维等营养成分及有益健康的植物功能提取物，更加符合人体的生理需求。

3）杂豆类

杂豆类是指除了大豆之外的经常作为主食的豆类食材，主要有绿豆、红豆、芸豆、花豆等。杂豆类提供了与全谷物相似的全部营养成分，但蛋白质含量比全谷物高（高达20%以上），且富含谷类所缺乏的赖氨酸，宜与谷类食物搭配食用，从而起到较好的蛋白质互补作用。杂豆类碳水化合物含量较高，淀粉含量为 50% ~ 60%，可替代主食。另外，杂豆类食物膳食纤维、钙、铁含量较高。

4）粮谷类的合理利用及储存

合理加工可以使谷物易于被人体吸收，但过于精细的加工会使大量营养物质损失。另外，谷类加工越精细则血糖生成指数（GI）值越高。

粮谷类食物应在阴凉、通风避光、干燥的环境下储存。

2. 薯类

1）薯类的营养特点

薯类包括马铃薯、红薯、芋头、山药、木薯等。100g 薯类可提供 80 ~ 100kcal 能量，是蔬菜的 3 ~ 5 倍。薯类中淀粉含量达 8% ~ 29%，蛋白质和脂肪含量较低，属于低脂、高钾食物，并含有较多的维生素和矿物质。薯类中维生素 C 的含量较谷类高，也是 β - 胡萝卜素的良好来源。红薯中含有丰富的纤维素、半纤维素和果胶，可促进肠道蠕动，防止便秘。另外，薯类含有酚酸类、多糖甾醇类、多酚氧化酶、皂苷等多种植物功能提取物。

2）薯类合理利用

我国在 2015 年启动马铃薯主粮化战略，将马铃薯作为第四大主粮。适当地增加薯类摄入有利于提高居民膳食水平。目前，我国薯类作为主食和蔬菜都有食用。

薯类作为主粮，可以经过蒸、煮或烤后进行直接食用，也可以和三大主粮（小麦、大米、玉米）进行混合蒸煮后同食；还可以将薯类直接加工制作成粉，并以此为原料制作馒头、面条等食品。

薯类可以以炒、蒸、炖的烹调方式做成菜肴，如清炒土豆丝、土豆炖牛肉、清炒山药、山药炖排骨等。薯类还可以以薯干、烤红薯、烤土豆等形式用作零食食用，但油炸类薯类食品不宜多吃。

3. 大豆类及豆制品

大豆按照种皮的颜色可分为黄、黑、青、褐及双色大豆。大豆制品通常分为发酵豆制品和非发酵豆制品两类：发酵豆制品有豆豉、豆瓣酱、腐乳等，非发酵豆制品有豆浆、豆腐、豆腐干、腐竹等。大豆类及其制品是我国居民膳食中重要的优质蛋白质来源。

1）大豆的营养特点

大豆的蛋白质含量高达 22% ~ 37%，由球蛋白、清蛋白、谷蛋白和醇溶蛋白组成，其中球蛋白含量最多。大豆蛋白质的氨基酸模式较好，属于完全蛋白质。赖氨酸含量较高，蛋氨酸含量较低。大豆与粮谷类食物混合食用具有较好的互补作用。

大豆脂肪俗称大豆油，含量为 15% ~ 20%，其中以黄豆和黑豆含量较高。大豆中油酸含量占 32% ~ 36%，亚油酸含量占 52% ~ 57%，亚麻酸含量占 2% ~ 10%，总不饱和脂肪酸含量占大豆脂肪的 85% 以上，磷脂含量占 1.64%。

大豆中碳水化合物含量为 30% ~ 37%，其中一半为人体可吸收的阿拉伯糖、半乳聚糖、蔗糖，淀粉含量很低；另一半则为不容易消化吸收的膳食纤维，以棉籽糖和水苏糖为主。由于人体内没有分解此类碳水化合物的酶，只能在肠道内产气，因此被称为"胀气因子"。

大豆中矿物质总含量约为 4%，其中钾、铁、钙、钠的含量较高，钾含量尤为丰富，每 100g 大豆含 1200 ~ 1500mg，但是由于植酸含量较高，会影响微量元素的吸收利用。

大豆中还含有较多胡萝卜素、维生素 B_1、维生素 B_2，也是维生素 E 的良好食物来源。大豆基本不含维生素 C，但加工成豆芽后，维生素 C 含量大幅度提高。

大豆还含有一些特殊成分，主要包括植物功能提取物和抗营养因子。目前认为，大豆主要的特殊成分有大豆异黄酮、大豆皂苷，具有较好的生物活性作用；大豆甾醇、大豆卵磷脂具有较好的预防相关慢性病的作用；大豆低聚糖，虽被称为"胀气因子"，但最近研究发现其能够维持肠道微生态平衡、提高免疫力、降血脂、降血压，因此又被称为"益生元"；植酸、蛋白酶抑制剂通常被认为是抗营养成分，但近来发现它们也具有有益的生物学作用。而产生豆腥味的物质、植物红细胞凝血素属于抗营养因子，在加工处理时应当将其破坏。

2）豆制品的营养特点

（1）非发酵豆制品主要有豆腐、豆腐干和豆浆。

豆腐含蛋白质 5% ~ 6%，脂肪 1% 左右，碳水化合物大约 3%。大豆被制成豆腐时，其工艺能够去除大量的粗纤维、植酸，胰蛋白酶抑制剂和植物细胞凝集素也会被破坏，从而提高营养素的利用率，胀气因子大多也会被破坏，尤其是蛋白质，其消化率可以达到92% ~ 96%。另外，由于凝固剂的作用，每 100g 豆腐含钙达 164mg。

豆腐干在加工过程中去除大量水分得到的干制品，营养成分浓缩。豆腐皮、豆腐丝、百叶中水含量更低，蛋白质含量高达 20% ~ 45%。

豆浆是将大豆用水浸泡后经过磨碎、过滤、煮沸而成，其营养丰富，易消化吸收，尤其是蛋白质，消化率可达 85%。另外，一些抗营养因子也可以通过加热煮沸去除。

（2）发酵豆制品主要有豆豉、腐乳、豆瓣酱、酱油等。由于发酵过程使得蛋白质酶解，所以消化吸收率提高；发酵使得豆制品中维生素 B_2、维生素 B_6 以及维生素 B_{12} 含量明显提高；发酵豆制品不含"胀气因子"；发酵产生的游离氨基酸能够增加鲜美口味。

（3）大豆蛋白制品主要有大豆分离蛋白、大豆浓缩蛋白、大豆组织蛋白、油料粕粉，主要特点是高蛋白。由于蛋白质含量高，功效比较好，因此广泛用于肉制品、烘焙食品、奶类制品等食品工业。

3）大豆及豆制品的合理利用

建议常吃大豆和豆制品，每周可轮换食用大豆及豆制品。有条件的家庭可以自制豆芽和豆浆；经加工后，大豆的营养综合利用率提高，与粮谷类食物搭配，营养价值更高；大豆富含植物功能提取物，具有良好的保健作用，但应去除抗营养因子。

4. 坚果类

坚果是指外层包有坚硬果皮的植物种仁，富含油脂的种子类食物。按照来源分为树坚果类、果实种子类。前者主要有板栗、核桃、榛子、杏仁、腰果、银杏、松子、开心果等，后者包括花生、葵花子、西瓜子、南瓜子、莲子等。

1）坚果的营养特点

坚果营养全面、丰富，最突出的特点是富含脂肪和淀粉，大多数坚果能量为 600kcal/100g 左右，属于高能量食物；坚果中脂肪含量可达 44% ~ 70%，以不饱和脂肪酸为主，富含人体必需脂肪酸，属于优质植物油脂。坚果中蛋白质含量为 12% ~ 25%，有些必需氨基酸含量较低，如核桃蛋白质中赖氨酸和蛋氨酸含量较低。坚果中碳水化合物含量各有不同，如栗子、莲子等淀粉含量较高。坚果还含有丰富的钾、镁、磷、钙、铁、锌、硒等，是矿物质极佳的膳食来源，如黑芝麻含铁量最高，腰果的硒含量最高，坚果中锌的含量普遍较高。坚果类食物富含脂溶性的维生素 E，同时还含有维生素 B_1、维生素 B_2、维生素 B_6、烟酸、叶酸。

2）坚果食物的合理利用

大多数坚果可以直接食用，也可以通过炒制、焙烤等加工后食用。坚果类食品可作为零食食用，也可以作为辅料以正餐形式烹饪入菜。坚果油脂含量较高，不宜多食。多数坚果类食品水分含量较低、外层果皮坚硬而易储藏，但由于富含多不饱和脂肪酸，容易发生氧化酸败或受霉菌污染而变质，应当保存于干燥阴凉处并尽量隔绝空气。

5. 蔬菜类

蔬菜是人类膳食的重要组成部分，富含人体所需要的维生素、矿物质、膳食纤维和植物化学物。根据颜色深浅可分为深色蔬菜和浅色蔬菜；按照结构和可食部位的不同，分为叶菜类、根茎类、瓜茄类、鲜豆类、花芽类、菌藻类等。因其种类不同，其营养特点也各有差异。蔬菜所含维生素 C、维生素 A（胡萝卜素）、钾、镁、叶酸是其他几类食物无法相比的，其次是膳食纤维和植物化学物。

1）蔬菜的营养特点

新鲜蔬菜一般含水量为 65% ~ 95%，能量较低（≤30kcal/100g）。

大部分蔬菜的蛋白质含量很低，一般为 1% ~ 2%，但菌藻类含量较高可达 20% 以上，必需氨基酸含量较高且比例适合人体的需要。

蔬菜的脂肪储量非常低，一般不超过 1%。

蔬菜的碳水化合物含量一般在 4% 左右，主要包括单糖、双糖、淀粉（根茎类蔬菜除外），大蒜中含量可达 27.6%；蔬菜中所含纤维素、半纤维素等是膳食纤维的主要食物来源，含量一般在 2% 左右，叶菜、菌类中含量较高，黄花菜中含量可达 7.7%；菌藻类还含有生理活性物质真菌多糖。

蔬菜中含有丰富的钾、钙、磷、铁、镁等矿物质，钾含量可达 200mg/100g 左右，钙、铁的含量也较高。绿叶蔬菜一般含钙、铁比较丰富，钠的含量差异较大，根菜类和嫩茎、花叶类含量大约为 70mg/100g，而在其他种类中仅有 5mg/100g 左右。

新鲜蔬菜中富含水溶性维生素，主要是维生素 C、胡萝卜素、维生素 B_2 和叶酸。蔬菜的维生素含量与种类、光照程度、鲜嫩程度和颜色都有关。一般叶部高于根茎部，嫩叶高于老叶，深色蔬菜高于浅色蔬菜。辣椒、苦瓜、菜花中维生素 C 含量很高，维生素 C 含量一般与叶绿素含量平行分布。深色蔬菜中胡萝卜素含量较高，维生素 B_2 和叶酸在绿叶蔬菜中含量较高。西蓝花中维生素 A 的含量高达 $1200\mu gRAE/100g$，不仅远高于其他蔬菜，甚至远高于多数动物性食品。

2）蔬菜的特殊成分

蔬菜的植物化学物主要有类胡萝卜素、植物固醇、皂苷、芥子油苷、多酚、蛋白酶抑制剂、单萜类、植物雌激素、有机硫化物、植酸、多糖等。如十字花科类蔬菜常含有大量的异硫氰酸盐，葱蒜类蔬菜含有丰富的丙烯基硫化合物，深色蔬菜含有类胡萝卜素，茄果类、瓜类含有黄酮类、皂苷等物质，菌藻类含有丰富的真菌多糖，这些植物化学物均具有非常好的生物功能。

蔬菜中也含有影响人体吸收的抗营养因子和对机体不利的有害物质。如植物血细胞凝集素、皂苷、蛋白酶抑制剂、草酸等；硫苷化合物可导致甲状腺肿；茄子含有的茄碱可引起喉部瘙痒和灼烧感。

3）蔬菜的合理利用

建议多吃蔬菜，坚持餐餐有蔬菜，以满足微量营养素和膳食纤维的需要；尽量食用新鲜蔬菜，少吃腌菜、酱菜；选择多种蔬菜，每天至少达到 5 种以上。

科学合理加工。根据不同蔬菜的特性，选择适宜的加工方法，即"先洗后切、急火快炒、开汤下菜、现做现食"。

6. 水果类

水果是大部分可以直接食用、多汁且大多数有甜味的植物果实的统称。水果种类很多，按照状态分为鲜果和干果。按照果实的形态和特性大致可分为 5 类：核果类（内果皮形成硬核并包有种子）如桃、枣等；仁果类（内有籽）如苹果、梨等；浆果类如葡萄、番茄等；瓜果类如西瓜、哈密瓜等；柑橘类如柑、橘、橙等。水果富含维生素 C、钾、镁，其次是膳食纤维和植物化学物。

1）水果的营养特点

大多数新鲜水果含水量可达 85%～90%，其中有 70%～80% 的水是存在于水果组织细胞间隙和液泡的自由水，可以直接利用。其他为以氢键形式连接的结合水。水果所含蛋白质和脂肪均不超过 1%，所以能量较低，大多为 30～70kcal/100g。一般而言，成熟水果所含营养成分高于未成熟水果。新鲜水果的营养价值和新鲜蔬菜相似，是人体维生素、矿物质、膳食纤维的重要膳食来源。

水果中所含碳水化合物比蔬菜高，为 5%～30%，是除水分之外含量最多的物质。水果的碳水化合物主要以双糖或单糖的形式存在，如果糖、葡萄糖和蔗糖，其他则以多糖形式存在，如淀粉、纤维素、半纤维素和果胶。不同种类水果所含糖的形式不同。

新鲜水果富含水溶性维生素，是人体所需水溶性维生素的重要膳食来源。主要是维生素 C 和胡萝卜素。其中酸度口感较强的枣类、柑橘类和浆果类中维生素 C 含量较高；深颜色水果中以红色和黄色水果中胡萝卜素含量较高；B 族维生素含量较低。虽然水果中主要含水溶性维生素，但部分水果如哈密瓜、芒果、柑橘中维生素 A 的含量高达 150μgRAE/100g，高于一般动物性食品。

水果中含有人体所需的各种矿物质，如钾、钙、磷、铁、硫、镁、钠、碘、铜等。以钾、钙、镁、磷较多，其中钾含量最高，在 200mg/100g 左右。水果与蔬菜一样，都是高钾低钠食物，对人体有较好的生物保护功能。

2）其他特殊成分

水果中含有多种有机酸而呈酸味，主要有果酸、枸橼酸、苹果酸、酒石酸，还有少量的水杨酸、苯甲酸、琥珀酸、草酸等。在同一种果实中，往往是多种有机酸同时存在；种类不同，所含有机酸的含量不同。有机酸能够刺激人体消化腺分泌，增进食欲，有利于食物的消化，同时对维生素 C 起到保护作用。

水果中含有丰富的植物生物活性物质，它们对水果的风味、感官性状都有影响，并有较好的生物功能。不同种类的水果所含活性物质不同。浆果类如草莓、桑葚等富含花青素、类胡萝卜素、多酚类化合物；葡萄富含花青素、白藜芦醇等抗氧化成分；柑橘类如橘子、柠檬等富含黄酮类物质；核果类如樱桃、桃等富含多酚类物质、花青素、花色苷、槲皮素等；仁果类如苹果、梨等富含类黄酮物质；瓜果类如西瓜、哈密瓜等含有类胡萝卜素。其他还有各种酶如抗坏血酸氧化酶、葡萄糖氧化酶、多酚氧化酶、果胶酶、淀粉酶等。

3）合理利用及储存

建议天天吃水果，保证水果的正常摄食，并应选择新鲜应季的水果。水果在储藏时要根据不同特性进行保藏。在加工成罐头食品、果脯、果酱、果汁等，要注意矿物质、维生素的损失，尤其要减少维生素 C 的损失；还要注意霉菌毒素的污染。

二、动物性食物

动物性食物主要包括畜禽肉类、水产品类、蛋及蛋制品类、乳及乳制品类。动物性食物富含优质蛋白质、脂肪、脂溶性维生素和矿物质等，是平衡膳食的重要组成部分。但由于富含饱和脂肪酸和胆固醇，摄入过多可增加患肥胖和心血管疾病的风险，应当适量摄入。

1. 畜禽肉类

畜禽肉类包括畜肉类和禽肉类。畜肉是指猪、牛、羊、马等牲畜的肌肉、内脏及其制品；禽肉是指鸡、鸭、鹅等家禽的肌肉、内脏及其制品。畜禽肉的营养价值很高，是我国居民膳食蛋白质的重要来源。营养素的分布因动物的种类、年龄、部位的不同而有所差异。

1）畜禽肉的营养特点

畜禽肉的蛋白质含量为 10% ~ 20%（表 5 - 1），氨基酸模式符合人体需要，且赖氨酸含量较高，属于优质蛋白质，主要存在于动物的肌肉组织。

表 5 - 1　畜禽肉蛋白质含量

种类	牛肉（牛筋）	羊肉	猪肉	鸡肉	鹅肉	鸭肉
含量	20%（34.1%）	20%	13.2%	19.3%	17.9%	15.5%

畜禽肉中蛋白质含量最多的是牛筋为 34.1%，但由于结缔组织中主要含胶原蛋白和弹性蛋白，缺乏色氨酸、蛋氨酸等，营养价值较低。畜禽肉中含有可溶性的含氮浸出物如肌凝蛋白原、肌肽、肌酐、肌酸、游离氨基酸等。成年动物含氮浸出物含量高于幼年动物、禽肉含氮浸出物含量高于畜肉。浸出物中也包含嘌呤物质，因此要谨防高嘌呤摄食。

畜禽肉脂肪含量因种类、年龄、部位等不同差异较大。畜肉脂肪含量平均为 15%；禽肉类脂肪含量为 9% ~ 20%。

表 5 - 2　畜禽肉脂肪含量

种类	猪肉	羊肉	牛肉	兔肉	鸭肉	鹅肉	鸡肉
含量	37%	14.1%	4.2%	2.2%	20%	20%	9%

畜禽肉内脏的脂肪含量为 2% ~ 10%，其中脑最高，鸭肝、羊心、猪心次之，其他部位含量在 4% 以下。畜肉类脂肪以饱和脂肪酸为主，还有少量卵磷脂、胆固醇和游离脂肪酸；禽肉类脂肪酸以单不饱和脂肪酸为主，其次是亚油酸、棕榈酸。饱和脂肪酸相对较少，易于消化吸收，其营养价值高于畜类脂肪。畜禽肉中内脏和脑中的胆固醇含量高于肌肉中胆固醇的含量。目前我国居民膳食中，猪肉对膳食脂肪的贡献率高达 20%。

畜禽类碳水化合物含量很少，主要以糖原形式存在于动物的肌肉与肝脏中。

畜禽肉中的维生素主要为维生素 A 和 B 族维生素。内脏中维生素含量比肌肉高，尤其是肝脏中的维生素 A 含量最为丰富，每 100g 猪肝达 4972μgRAE，是肉的 100 多倍。此外，猪肝中维生素 B_2 的含量最丰富，达到 2.08mg/100g，远高于其他食物。

畜禽肉含有丰富的钾、钠、钙、铁、锌等矿物质，含量为 0.8% ~ 1.2%，其中钾含量最高，为 0.2% 左右，且畜肉与禽肉区别不大。内脏矿物质含量最高，其次是瘦肉，肥肉中含量最少。

2）畜禽肉类的合理利用

畜禽肉中蛋白质含量较高且氨基酸模式较好，属优质蛋白质。在食用时最好能够和粮谷类搭配，充分发挥蛋白质的互补作用。

由于畜肉类含有较高的饱和脂肪酸和胆固醇，因此应适量食用。同样，内脏含有丰富的维生素和矿物质，但胆固醇含量也较高，因此应适量食用内脏。

应当尽量采用蒸、煮、炖的烹饪方式，少采用炸、烤的高温加热方法，减少营养素的损失，防止致癌物质的产生。

少吃烟熏和腌制肉制品。该类制品中含有较多硝酸盐、亚硝酸盐，易在体内产生亚硝胺类物质，同时也含有较高多环芳烃类成分，建议少吃。

2. 水产类

水产品是指海洋和淡水渔业生产的动植物及其加工产品。按照生物种类形态分为鱼类、软体类、藻类和水生哺乳动物类。鱼类有海水鱼和淡水鱼之分；软体类又分为双壳类软体动物和无壳类软体动物，双壳类软体动物主要是常见的贝类，无壳类包括章鱼、乌贼等。人类常食用的水产动物是鱼、虾、蟹和贝类。

1）水产品类营养特点

鱼类中蛋白质含量因种类、年龄、肥瘦程度等不同而有较大区别，一般为 15% ~ 20%。鲜虾的含量在 16% 左右，而虾制品如虾皮、虾米的蛋白质含量则高达 35% 左右。蟹类含量较低，在 15% 左右，而贝类的蛋白质含量更低，大约为 10%。鱼类蛋白质富含亮氨酸和赖氨酸，属于优质蛋白质。鱼类还含有较多的游离氨基酸、肽、胺类等含氮化合物，这些也是鱼汤的呈味物质。软体动物中酪氨酸和色氨酸的含量比牛肉和鱼肉高，贝类中牛磺酸含量普遍高于鱼类。

鱼类脂肪含量低，一般为 1% ~ 10%，主要分布在皮下组织和内脏周围。鱼类脂肪主要由不饱和脂肪酸组成，占 80% 以上。鱼类脂肪熔点低，消化吸收率可达 95%。单不饱和脂肪酸主要是棕榈油酸和油酸，多不饱和脂肪酸主要为亚油酸、亚麻酸、EPA 和 DHA，其中 n-3 系列含量较高，且在海水鱼类中的含量高于淡水鱼类，具有较好的生理作用。鱼类胆固醇含量一般为 100mg/100g，但鱼子中含量较高。虾、蟹的脂肪含量约 2%，而软体动物更低，仅 1%。

鱼类碳水化合物含量较低，约为 1.5%，主要以糖原的形式存在。贝类和蟹类含量较高，牡蛎含量可达 8.2%。鱼类还含有黏多糖类，分为硫酸化多糖和非硫酸化多糖，前者如硫酸软骨素、硫酸角质素等，后者如透明质酸、软骨素等，具有多种生物活性。

鱼类肝脏是维生素 A 和维生素 D 的重要膳食来源，同时也富含维生素 E，维生素 B_2、维生素 B_1、烟酸含量也较高，不含维生素 C。一些海水鱼中含有硫胺素酶和催化硫胺素降解的酶，大量食用生鱼可造成维生素 B_1 缺乏，但加热可破坏该酶。软体动物维生素含量与鱼类相似。

水产品整体的矿物质含量较高。鱼类矿物质含量在 1% ~ 2%，其中磷的含量占 40%。矿物质中以硒、锌和碘的含量较高，其次为钙、钠、钾、氯、镁等；海水鱼富含碘，扇贝富含锌，河蚌和田螺富含铁；牡蛎是非常好的矿物质食物来源，含有丰富的硒、锌、铬、铜、钴等微量元素。

2）水产品类的合理加工及储存

水产品可采用煮、蒸、炒、熘等方法。煮对营养素的破坏较小，但容易导致水溶性维生素和矿物质的损失。蒸是比较好的水产品烹饪方法，可以减少营养素的流失。由于水产品含水量较高，且蛋白质丰富，极易导致腐败变质，因此要低温保存或高盐处理，防止微生物和组织蛋白酶的生长繁殖。尤其是青皮红肉的鱼体，其组氨酸含量较高，容易腐败脱羧形成有害的组胺，如鲐鱼、金枪鱼等。

3. 蛋及蛋制品类

可供食用的蛋类主要有鸡蛋、鸭蛋、鹅蛋、鹌鹑蛋、鸽子蛋、鸵鸟蛋等；蛋制品是指以蛋类为原料加工制成的食品，主要有松花蛋、咸蛋、干全蛋粉、干蛋黄粉等。

1）蛋类的营养特点

蛋类的营养成分大致相同，尤其是宏量营养素含量稳定，微量营养素含量受种类、饲料、季节等方面的影响会有些差异。

蛋类蛋白质营养价值很高。鸡蛋蛋白是目前最适合人类食用的蛋白质，其必需氨基酸与人体最接近，常被用作参考蛋白，是蛋白质生物学价值最高的食物。蛋类的蛋白质含量在12%以上，在蛋黄中含量较高，主要是卵黄磷蛋白和卵黄球蛋白。蛋类为我国居民提供了4%的蛋白质，是非常重要的蛋白质来源。

蛋类中脂肪含量一般在10%左右，其中98%集中在蛋黄中，蛋清基本不含脂肪。甘油三酯占蛋黄脂肪的62%～65%，磷脂约为30%～33%，固醇占4%～5%，此外还有少量脑苷脂类。蛋黄甘油三酯中油酸占50%，亚油酸约10%；磷脂中主要是卵磷脂和脑磷脂；蛋类中胆固醇含量很高，主要集中在蛋黄，含量在1500mg/100g以上，全蛋胆固醇含量在600mg/100g左右。

蛋类的碳水化合物含量较低，为1.5%～5.5%，蛋黄略高于蛋清，蛋清中主要是甘露糖和半乳糖，蛋黄中主要是葡萄糖，多以糖蛋白的形式存在。

蛋类中的维生素含量丰富、种类齐全，主要是脂溶性维生素和B族维生素。蛋类大多数的维生素A、维生素B_1、维生素D和维生素E都集中在蛋黄，蛋清中维生素含量较低。

蛋类中富含磷、钙、钾、钠、铁、镁、锌、硒等矿物质，主要集中在蛋黄。蛋黄中含矿物质为1.0%～1.5%，其中铁的含量较为丰富，但由于与卵黄磷蛋白结合，生物利用率仅有3%。

2）蛋类的合理利用

由于生蛋蛋清中含有抗生物素蛋白和抗胰蛋白酶，食用后影响生物素和蛋白质的吸收，故需要加热处理。加热烹调的方法可采用煮、炒、煎、蒸的方法。一般煮沸后继续加热5分钟即可，否则加热过度会使蛋白质过分凝固，影响消化吸收。

蛋类含较高的胆固醇，虽然中国营养学会在2013年去掉了膳食胆固醇的上限值，但并不意味着可以无节制地摄入。有慢性病或血脂偏高的人群应注意摄入量。

4. 乳及乳制品类

乳及乳制品是一类营养成分丰富、组成比例适宜、易消化吸收利用、营养价值高的天然食品。乳类主要有牛乳、羊乳、马乳等；乳制品是经浓缩、干燥、发酵等工艺得到的产品，主要有乳粉、酸乳、炼乳等。

1）乳类营养特点

乳类的含水量一般在90%左右，能量大约为60kcal/100g。几乎含有人体所需的全部营养素。

牛乳中蛋白质含量约为2.8%～3.3%，羊乳为1.5%，人乳为1.3%，乳类蛋白质氨基酸比例符合人体需要，属于优质蛋白质。牛乳蛋白质主要由酪蛋白构成，含量为79.6%，其次为乳清蛋白，含量为11.5%，还有3.3%的乳球蛋白。酪蛋白容易与钙、磷等结合成盐，以酪蛋白胶粒的形式悬浮于乳液中；乳清蛋白则更容易消化吸收；乳球蛋白则与机体免疫相关。牛乳的酪蛋白与乳清蛋白比例远高于人乳，可以改变其构成比，使之更加符合人乳的比例，有利于婴儿的生长发育。

乳类脂肪含量在 3.5% 左右，主要为甘油三酯含少量磷脂和胆固醇。牛乳中脂肪是以酪蛋白的钙盐包裹的小球的形式分散在乳浆中，易于消化吸收，吸收率达 97%。乳类中脂肪酸主要是油酸，其次是亚油酸和亚麻酸，短链脂肪酸含量也较高。

乳类中含碳水化合物为 3.4% ~ 7.4%，存在形式为乳糖，是婴幼儿主要的能量来源。人乳中乳糖含量最高，其次是羊乳，牛乳乳糖含量最低。乳糖能够促进钙的吸收、改善肠道菌群结构、促进胃肠蠕动和促进消化液分泌，具有较好的生理功能。但对于体内乳糖酶含量较少、活性较低的人群，会产生乳糖不耐受症状，可以将乳糖水解后食用。

乳类含有人体需要的各种维生素，含量与饲养和季节有关。如牛乳中维生素 D 含量较低，但夏季日照较多时，含量会增加。牛乳是 B 族维生素尤其是维生素 B_2 的良好食物来源。

乳中矿物质含量丰富，包括钙、磷、钾、镁、钠、硫、锌等。牛乳中钙含量较高，是极佳的钙的膳食来源；但铁含量较低，属于贫铁食物。

牛乳中含有多种酶类，主要有氧化还原酶、转移酶和水解酶，可促进营养物质的消化；含有有机酸，主要是枸橼酸，还有微量乳酸、丙酮酸等，构成了牛奶的固有酸度；牛乳中含有生物活性肽、乳铁蛋白、免疫球蛋白、激素、生长因子等生物活性物质。另外，乳类还含有低分子化合物如丙酮、乙醛、二甲硫、短链脂肪酸等物质，形成了特有的乳香风味。

2）乳制品的营养特点

乳制品是在乳类的基础上通过浓缩干燥或者发酵得到的产品，其营养物质完全来自乳类。浓缩干燥类乳制品实际上是对乳类营养素的高度提炼，而发酵类乳制品主要是引入有益微生物对部分营养素进行分解改变。另外，整体上乳制品在加工过程中会造成维生素和矿物质的损失。

巴氏杀菌乳是指经过巴氏杀菌等工序后制得的液体乳产品；灭菌乳又分为超高温瞬时灭菌乳和保持灭菌乳。该类液体乳产品仅是通过灭菌工艺对鲜奶进行加工处理，除维生素 B_1 和维生素 C 有损失外，营养价值与新鲜生乳区别不大。

发酵乳是指以生乳为原料，经杀菌、发酵后制成的低 pH 值产品，其中接种乳酸杆菌发酵制成的产品为酸奶。经过发酵后，乳糖酵解为乳酸，使乳糖不耐的人群能够接受是最大的营养特点；同时由于酸度增加，蛋白质凝固、游离氨基酸和肽增加，脂肪部分发生水解；矿物质、维生素基本无变化，但叶酸含量增加 1 倍；此外，酸度增加还能刺激胃酸分泌，保护维生素稳定；乳酸菌能够改变肠道菌群结构，具有较好的生理意义。

炼乳和乳粉均属浓缩乳制品。炼乳分为淡炼乳和甜炼乳。前者是指鲜奶在低温真空条件下浓缩去除 2/3 的水分，灭菌后的产品；后者是在鲜奶中加入 15% 的蔗糖后再按淡炼乳的工艺加工的产品。炼乳与鲜奶的营养基本相同，仅维生素略有损失，甜炼乳糖含量达 45%。

乳粉是鲜奶经脱水干燥制成的粉状产品。通常包括全脂乳粉、脱脂乳粉和配方乳粉等。由于乳粉基本不含水分，所以营养素高度浓缩，一般为鲜奶的 8 倍，但在干燥过程中，会导致部分维生素损失。脱乳奶粉的脂肪含量仅为 1.3%，适宜低脂需求的人群食用。配方奶粉则参照人乳的组成进行配制，适合婴幼儿食用，营养成分齐全。

3）乳及乳制品的合理利用与储存

要选择多种乳及乳制品，应丰富多样。并且要把牛奶当做膳食的必需品，从小养成食用乳及乳制品的习惯。乳及乳制品营养丰富，易受微生物污染，要杀菌后食用，按照要求进行储存。为减少维生素损失，应当避光保存。

第二节　其他常用食品

其他常用食品是指植、动物食品之外，人们经常食用或者饮用的加工食物。主要包括纯能量食物、调味品、饮料类和茶。此类食品主要特征是经过加工制成、营养功能单一、食用过量易对机体产生危害。

学习目标

■ 了解其他常用食品的分类。
■ 熟悉各类食品的合理利用、纯能量食物的分类、添加糖的概念。
■ 掌握各类食物的营养特点。

相关知识

一、纯能量食物

纯能量食物是指以提供能量为主要目的的食品。常见的包括动植物油脂、精制糖、酒、淀粉等。

1. 食用油脂

食用油脂按照来源可分为动物油脂和植物油脂。前者包括猪油、鱼油、羊油、牛油等，后者则主要有花生油、豆油、菜籽油、玉米胚芽油、橄榄油、芝麻油等。

1）食用油脂的营养特点

油脂是甘油（丙三醇）和不同脂肪酸形成的酯类物质。食用油脂又称烹调油，主要作用就是为机体提供能量，并赋予食物以特有的色、香、味。但由于油脂的来源不同，其组成结构不同，所含其他物质如脂溶性维生素等不同，其营养价值依然有所差异。常用油脂主要是植物油脂和动物油脂，两者之间在结构和营养上的差异（表5-1）。

表5-1　动物油脂与植物油脂的区别

区别	植物油	动物油脂
形态	熔点低、液态	熔点高、固态
脂肪酸	不饱和脂肪酸	饱和脂肪酸
维生素	维生素E、K	维生素A、D
固醇类	植物固醇	胆固醇
消化吸收率	较高	较低
特例	鱼肝油	椰子油、棕榈油

2）食用油脂的合理利用及储存

烹调油是提供人们所需脂肪的重要来源，占总脂肪的53%左右。过多摄入脂肪会增加患肥胖等慢性病的风险，尤其动物油脂为饱和脂肪酸，且富含胆固醇，会提高心血管疾病的发生风险。

植物油脂多为不饱和脂肪酸，易于发生氧化酸败和水解酸败，产生对人体有害的物质。此外，由于都属于有机物，油脂容易与有机物制成的容器发生反应，因此，植物油脂应在阴凉、避光处尽量隔绝空气且不宜用塑料容器保存。保存期不宜过长。

2. 精制糖

精制糖是指将原料经过化学提纯后再结晶煮炼制成的质量和纯度最高的食糖产品。精制糖96%以上是蔗糖，不含其他营养素，只提供能量，因此属于纯能量食品。近年来，人们根据现实的饮食状况，从营养的角度提出了"添加糖"的概念，即指所摄食的糖类食品不含食物本身含有的糖。对于青少年而言，添加糖主要来自含糖5%以上的饮品，即含糖饮料。添加糖主要成分是蔗糖，过多摄食可增加龋齿及超重的风险。因此，要少喝含糖饮料，控制添加糖的摄入量。

3. 酒

酒是含酒精饮料的统称，是以粮食为原料通过发酵过程产生的乙醇溶液。按生产工艺分为发酵酒、蒸馏酒和配制酒。按酒精含量（体积比）可分低度酒（20%以下）、中度酒（20%~40%）和高度酒（40%以上），我国传统白酒的酒精含量一般在50%~65%。酒的主要有效成分是乙醇，是形成酒类特有口感的物质基础。根据不同食物来源和不同的酿造方法，酒中的营养物质和特殊成分会有所差异。发酵酒由于粮食中蛋白质的降解，会含有糖、微量的肽类、游离氨基酸等，而在蒸馏酒中则基本不含氨基酸。矿物质则根据水、原料及工艺的不同有所区别，如葡萄酒、啤酒中钾的含量相对较高。在啤酒和葡萄酒中还含有一定量的B族维生素。酒中还含有一些非营养化学成分，如决定白酒香型的醇、酸、酯等物质。另外，由于原料、工艺及存储条件等原因，酒中可能会含有甲醇、醛类、杂醇油、氰化物、有害金属、真菌毒素等有害物质。

二、调味品类

调味品是指能增加菜肴的色、香、味，促进食欲，有益于人体健康的辅助食品。调味品分类方法很多，主要包括发酵调味品、酱腌菜类、香辛料类、复合调味品类以及盐、糖等。各种调味品基本上都有特定的呈味成分，赋予食品特有的风味。

1. 盐

食物最基本的味道是咸味，主要来自于食盐。过多摄入食盐会诱发高血压、胃癌和脑卒中等疾病。生活中要严格控制食盐摄入，烹调食物时少加入食盐，可使用醋或香辛料等替代。高血压患病风险较高的人可以使用高钾低钠盐。除高水碘地区，推荐使用碘盐。

2. 酱油和酱类调味品

酱油和酱是指以小麦、大豆及其制品为原料，通过接种、发酵而制成的调味品，在酿制过程中，一些营养素会因原料的分解而产生，如氨基酸、还原糖、B族维生素。酱油和酱类调味品还含有较多的矿物质，主要有钠、钾、钙、铁、锌等。酱油与酱类调味品中的多种酯类、醛和有机酸，是主要呈味成分。

3. 醋类

醋是一种发酵的酸味液态调味品，多由糯米、高粱、大米、玉米、小麦以及糖类和酒类发酵制成。按照生产工艺分为酿造醋、配制醋和调味醋。醋含乙酸为 2% ~ 9%，还含有多种氨基酸、B 族维生素和微量元素，尤其含有较高的钙和铁。

4. 鲜味剂

常用鲜味剂主要是味精和鸡精。前者是谷氨酸单钠的结晶体，后者是在味精的基础上添加核苷酸、食盐、白砂糖、鸡肉粉、糊精、香辛料等成分，由于核苷酸带有鸡肉的鲜味，故称鸡精，其鲜味高于味精。

三、饮料类

饮料即饮品，是经过定量包装、可供直接饮用或用水冲调饮用的，乙醇含量不超过 0.5%（质量分数）的制品，其主要功能是提供饮水。一般可分为包装饮用水、果蔬汁类及其饮料、蛋白饮料、碳酸饮料（汽水）、特殊用途饮料、风味饮料、茶（类）饮料、咖啡（类）饮料、植物饮料、固体饮料以及其他类饮料 11 大类。除固体饮料外，液体饮料含有 90% 以上的水，含糖量在 10% 左右，还有少量矿物质和维生素，部分饮料如蛋白饮料、乳酸菌饮料及强化维生素矿物质的饮料具有一定营养价值。此外，大多饮料中还含有大量食品添加剂，因此青少年要控制饮料的摄入。

四、茶

茶在我国有着悠久的历史。根据加工方法、原料以及产品色泽，茶叶分为绿茶、红茶、乌龙茶、白茶、黄茶、黑茶和再加工茶共 7 类。

1) 加工特点

茶叶中含有大量人体需要的营养素和植物活性物质。其营养成分主要有蛋白质、脂类、碳水化合物、维生素和矿物质。茶叶中蛋白质含量较高，20% ~ 30%；脂类含量为 2% 左右；碳水化合物含量约 20%；富含多种维生素，其中水溶性的 B 族维生素和维生素 C 以及脂溶性的胡萝卜素和维生素 E 含量较多。茶叶中矿物质的含量达到 30 多种，其中钾含量最高，可达 1661mg/100g；其次为钙、镁、磷、铁、锰、钠；微量成分有铜、锌、硫、氟、硒等。

茶叶中的植物活性物质较多，主要包括茶多酚类、茶色素、茶多糖、茶氨酸、生物碱、皂苷以及芳香等物质。茶多酚类是茶叶中含量最多的一类可溶性成分，约占干物质量的 18% ~ 36%，包括儿茶素、总黄酮、花青素以及酚酸类等组分，其中儿茶素是多酚类的主要成分含量达到 12% ~ 24%；茶色素主要包括叶绿素和胡萝卜素，是构成茶叶外形、色泽及汤色的成分；茶叶中的生物碱主要有咖啡碱、可可碱和茶叶碱，咖啡碱含量最高，约为 3%；茶叶中的芳香物质是一类含量少而种类繁多的挥发性物质，部分是物质代谢的自然产物，大多数则是制茶工艺过程的产物，主要有醇、酚、醛、酮、酸、酯及内酯、含氮物质、硫化物、碳氢化合物及酚酸类化合物等。

由于人类主要通过饮用茶水吸收茶中营养成分，因此茶中能被人体吸收的主要为水溶性 B 族维生素、维生素 C、矿物质和植物活性物质中茶多酚。

2）茶的合理利用

茶水富含多种营养物质，长期饮茶有助于预防心脑血管疾病，降低某些肿瘤疾病发生的风险，是中国营养学会向成年人推荐的水膳食。茶叶中的鞣酸会阻碍铁营养素的吸收，应该注意补充富含铁的食物；茶叶还含有咖啡碱，有助于提神，一般睡前不宜饮茶。

第三节　特殊食品

传统的食品营养并不全面，除了母乳以外，没有一种天然食品能够满足人体对营养素的需求。因此，除了强调饮食多样化之外，为了保证人群尤其特殊人群的需要，特殊食品应运而生，主要包括营养强化食品、保健食品、特殊医学用途配方食品、婴幼儿配方乳粉、其他婴幼儿配方食品等。

学习目标

- ■ 了解特殊食品的分类。
- ■ 熟悉各类食品的特征与功能，营养强化食品、保健食品的概念。
- ■ 掌握各类食物的营养特点、特殊医学用途配方食品的概念。

相关知识

一、营养强化食品

营养强化食品是指经过添加营养强化剂进行强化处理的食品。营养强化剂则是为了增加食品的营养成分（价值）而加入到食品中的天然或人工合成的营养素和其他营养成分。所添加的营养素包括蛋白质、脂肪、碳水化合物、矿物质、维生素等；而其他营养成分则是指除营养素以外的具有营养和（或）生理功能的其他食物成分。营养强化剂的使用应符合《食品安全国家标准　食品营养强化剂使用标准》（GB 14880—2012）的具体要求。

常用的营养强化剂主要有乳铁蛋白、酪蛋白钙肽、L-赖氨酸、牛磺酸、左旋肉碱（L-肉碱）；γ-亚麻酸、花生四烯酸、二十二碳六烯酸；低聚果糖、低聚半乳糖（乳糖来源）、聚葡萄糖；所有维生素以及胡萝卜素、叶黄素；铁、钙、锌、硒、镁、铜、锰、钾、磷等。

1. 营养强化的主要目的

补充某些食品天然营养成分的不足。

弥补食品在正常加工、储存时造成的营养素损失。

某些人群由于饮食习惯和其他原因可能出现某些营养素摄入量水平低或缺乏，通过强化可以改善其摄入水平低或缺乏导致的对健康的影响。

补充和调整特殊膳食用食品中营养素和其他营养成分的含量。特殊膳食用食品是指为满足特殊的身体或生理状况和满足疾病、紊乱等状态下的特殊膳食需求，专门加工或配方的食品。这类食品的营养素和其他营养成分的含量与可类比的普通食品有明显不同。

2. 使用营养强化剂的要求

主要包括：不应导致人群食用后营养素及其他营养成分摄入过量或不均衡，不应导致任何营养素及其他营养成分的代谢异常；不应鼓励和引导与国家营养政策、法则、标准相悖的食品消费模式；应能在特定的储存、运输和食用条件下保持质量稳定；不应导致食品一般特性如色泽、滋味、气味、烹调特性等发生明显不良改变；不应通过使用营养强化剂夸大食品中某一营养成分的含量或作用误导和欺骗消费者。

3. 可强化食品类别的选择原则

通过添加营养强化剂来对食品进行营养强化也应当遵守一定的原则。首先，应选择目标人群普遍消费且容易获得的食品进行强化；其次，作为强化载体的食品消费量应相对比较稳定；最后，我国居民膳食指南中提倡减少食用的食品不宜作为强化的载体。

二、保健食品

在国际上，保健食品并无统一定义。我国《保健食品》（GB 16740—2014）明确指出，保健食品是指声称并具有特定保健功能或者以补充维生素、矿物质为目的的食品。即适用于特定人群食用，具有调节机体功能，不以治疗疾病为目的，并且对人体不产生任何急性、亚急性或慢性危害的食品。我国自2016年7月1日起对保健食品市场施行《保健食品注册与备案管理办法》。

1. 保健食品的特征与功能

2015年10月1日正式颁布的《食品安全法》第七十五条指出，保健食品声称保健功能，应当具有科学依据，不得对人体产生急性、亚急性或者慢性危害。因此，保健食品应当具有相应的产品特征和明确的保健功能。

（1）保健食品首先必须是食品，营养强化食品的明显区别是载体。营养强化食品的载体是食品，其外部特征非常明显，而保健食品大多数以起到保健功能的功效成分或标志性成分为主要载体，虽自然食品特征不明显，但必须指出，保健食品必须首先是食品，并且应当具有食品的基本特征。其次，保健功能必须明确。《食品安全法》第七十八条指出，保健食品的标签、说明书必须载明适宜人群、不适宜人群、功效成分或者标志性成分及其含量等。最后，保健食品要严格与药品分开。保健食品的标签、说明书不得涉及疾病预防、治疗功能，并做出明确声明"本品不能代替药物"。

（2）保健食品最大的特点是有特定调节和改善人体生理机能的作用。目前，我国公布受理的保健食品按照功能分为27种，包括增强免疫力功能、辅助降血糖功能、改善睡眠功能等。这些功能大致可以分为3类：调整生理功能类、预防慢性疾病类、增强机体对外界有害因素抵抗力类。

2. 保健食品的功效成分或标志性成分

保健食品之所以具有保健功能是由于含有特殊的功效成分或标志性成分。功效成分是指与声称的保健功能有量效关系的成分；标志性成分是指与保健功能无直接量效关系，但能够对保健食品的定性或定量具有明显的确定作用的成分。常见的功效成分分为4类。

（1）基本营养素。包括：蛋白质和氨基酸类；功能性低聚糖、多糖类；功能性脂类和脂肪酸；维生素类；矿物质类。

（2）植物功能提取物。包括：黄酮类、多糖类、皂苷类、蒽醌类等。

（3）药食同源类。包括：一些中草药和常规植物，当人们食用时不以治疗疾病为目的时，其具有特定的保健功能。如山楂、大枣、枸杞、蜂蜜等。

（4）其他。如双歧杆菌、乳酸杆菌等益生菌。

目前，国家食品药品监督管理局不再批准以含有表述产品功能相关文字命名的保健食品。

三、特殊医学用途配方食品

《食品安全法》指出，特殊医学用途配方食品属于食品中的特殊食品，是为了满足进食受限、消化吸收障碍、代谢紊乱或特定疾病状态人群对营养素或膳食的特殊需要，专门加工配制而成的配方食品。该类产品必须在医生或临床营养师指导下，单独食用或与其他食品配合食用。根据国家食品药品监督管理总局分类管理原则，使用人可以在商场、超市等食品销售场所销售特殊医学用途配方食品。

1. 特殊医学用途配方食品的特点与分类

特殊医学用途配方食品属于特殊膳食用食品。当目标人群无法进食普通膳食或无法通过日常膳食满足其营养需求时，特殊医学用途配方食品可以作为一种营养补充途径，对其治疗、康复及机体功能维持等方面起着重要的营养支持作用。此类食品不是药品，不能替代药物的治疗作用，产品也不得声称对疾病的预防和治疗作用功能。

根据不同临床需求和适用人群，《特殊医学用途配方食品通则》（GB 29922—2013）将特殊医学用途配方食品分为 3 类，即：全营养配方食品、特定全营养配方食品和非全营养配方食品。

2. 营养成分

全营养配方食品可作为单一营养来源满足目标人群营养需求的特殊医学用途配方食品。按照人群有 1～10 岁人群适用和 10 岁以上人群适用两种。以 10 岁以上人群为例，每 100mL 或 100g 全营养配方食品所含的能量不低于 295kJ（75kcal）；蛋白质含量不低于 0.7g/100kJ（3g/100kcal），其中优质蛋白不低于 50%；亚油酸供能比应不低于 2.0%、α-亚麻酸供能比应不低于 0.5%；维生素、矿物质以及选择添加的成分的含量应符合 GB 29922—2013 的标准。

特定全营养配方食品可作为单一营养来源能够满足目标人群在特定疾病或医学状况下营养需求的特殊医学用途配方食品。其能量和营养成分含量是以全营养配方食品为基础，依据疾病或医学状况对营养素的特殊要求适当调整，以满足目标人群的营养需求。

非全营养配方食品可满足目标人群部分营养需求的特殊医学用途配方食品，适用于需要补充单一或部分营养素的人群。由于该类产品不能作为单一营养来源满足目标人群的营养需求，需要与其他食品配合使用，故对营养素含量不作要求。

第四节 食品保藏、保鲜与加工

食品应当无毒无害，符合应有的营养要求，具备相应的色香味等感官性状，为了保持食品的营养和感官特征，保证食品安全，防止食品腐败变质，人们采用了很多食品保藏、保鲜和加工的方法，以满足社会的实际需要。

学习目标

- 了解食品保藏、保鲜方法与加工的分类。
- 熟悉各种保藏、保鲜方法和加工技术的原理与特点及相应的概念。
- 掌握各种保藏、保鲜方法和加工技术对食物带来的营养变化。

相关知识

一、食品保藏方法

食品保藏是指防止微生物的作用而不会使食品腐败变质的直接措施。食品保藏的方法很多，主要有物理保藏法、化学保藏法和生物保藏法。

1. 物理保藏法

通过物理技术，控制食物储存的温度、湿度、气压或者采用电磁波等来改变食品的储存环境，防止食品的腐败变质。

1）低温保藏

部分食品如粮食、果蔬等可以在常温下保藏，但多数食品在常温下会发生营养素的损失和微生物的污染。低温保藏可以使微生物生长受到抑制，某些酶促反应或非酶变化速度减慢，使得食物可以较好地保存。按照保藏稳定分为冷却保藏和冷冻保藏。

冷却保藏的温度一般在 $-1 \sim 10\,^{\circ}\!C$，食品的水分不结冰，但酶和微生物的活性下降，病原菌和腐败嗜温菌通常在 $10\,^{\circ}\!C$ 以下便难于生长，水果、蔬菜适宜冷却保藏。冷却保藏最大的优点是食品中的营养素基本不会被破坏，缺点是保存期较短。

冷冻保藏的温度降至冰点以下，使水部分或全部结冰，通常冻结的温度为 $-23\,^{\circ}\!C$，储藏的温度为 $-18\,^{\circ}\!C$。冷冻过程应当快速通过冰晶生成带，所以快速冷冻、缓慢解冻是较好的处理方法。冷冻保藏的食物营养物质损失较大，但保藏期较长。

2）真空保藏和高压保藏

真空保藏是指通过负压装置将食品容器抽成真空。真空环境使部分微生物不能生存，防止霉变，同时也减少了营养素的氧化及挥发。

高压保藏则是指中高压条件下使微生物的形态结构、生化反应、基因机制及细胞壁等发生变化，导致微生物死亡，从而防止食物腐败变质。高压对蛋白质的三级及四级结构有破坏作用，也会导致淀粉的晶体结构发生变化而产生老化现象。

3）辐照保藏

辐照保藏是指利用 γ 射线或高能（$<10\mathrm{kGy}$）电子束辐照食品以达到抑制生长、防止

发芽、杀虫、杀菌，便于长期保藏的目的。照射剂量过高（＞10kGy），会导致营养素发生变化。但与其他方法比，辐照保藏依然有较好的作用，目前主要用于肉类食品的杀菌防腐和蔬菜水果的保藏。

2. 化学保藏法

化学保藏是指利用各种化学物质来保存食品，如用糖、盐、酒、醋、植物杀菌剂、防腐剂等加入食品中，以抑制或杀灭微生物达到保存食品的目的。

在高盐或高糖环境下，可以提高渗透压，在高渗状态介质中，菌体原生质与细胞膜脱离。一般盐浓度达到10%，可以抑制大量细菌，但不能杀灭微生物。糖渍食品含糖量必须达到60%～65%，才能降低食品中的 A_w 值，并降低溶液中氧含量，从而抑制细菌的生长。

由于大多数微生物在 pH 值低于 4.5 时不能生存，因此可以提高氢离子浓度来防腐，酸渍法主要用于各种蔬菜，如泡菜、酸菜等。

烟熏法保藏是指利用木材等物质不完全燃烧时产生的熏烟及其加热、干燥等作用，使食品能够长时间保存，并使之具有特殊的风味与色泽的食品保藏方法。烟熏可以使食品表面的蛋白质变性形成一层膜，对内部的水分、营养物质起到保护作用。熏烟中的酚类和醛类是熏制品特有香味的主要成分，渗入皮下脂肪的酚类可以防止脂肪氧化。酚类、醛类和酸类还对微生物的生长具有抑制作用。烟熏的方法有冷熏法、温熏法、热熏法、电熏法和液熏法。烟熏食品以动物性食品为主，主要有鱼类、肉类与肉制品、禽类等。建议少食用烟熏食品。

3. 生化保藏法

生化保藏法是指利用某些有益微生物繁殖过程中产生的生化变化来保存食品。果蔬所含糖类在各种微生物作用下，发酵形成可长期保存的产物。如乳酸菌可使乳糖发酵生成乳酸，有防腐和增进风味的作用。

二、食品保鲜方法

食品保鲜是指保持食品原有鲜度的措施，不仅防止食品的腐败变质，还要保持食品成分稳定。

1. 化学保鲜法

化学保鲜法是指采用抑菌或抗氧化的化学试剂抑制微生物的生长或防止氧化反应而进行的方法。保鲜剂主要有防腐剂和抗氧化剂两类。

防腐剂是指防止食品在储存、流通过程中因微生物引起的腐败变质，延长食品保质期的食品添加剂。无机防腐剂如亚硫酸盐、亚硝酸盐等；有机防腐剂如苯甲酸（及其钠盐）、山梨酸（及其钠盐）、丙酸（及其盐）等。由于有机防腐剂只能在转变成相应的酸以后才能起到抗菌作用，因此又被称为酸型防腐剂。我国允许使用的有 30 多种，主要是有机酸型防腐剂。

抗氧化剂是指可以防止或延缓食品成分氧化变质，提高食品稳定性、延长食品储存期的一类物质。抗氧化剂主要针对脂肪的氧化酸败。抗氧化剂分为水溶性和脂溶性两大类，水溶性抗氧化剂主要对食品有护色作用，防止氧化变色，如抗坏血酸；脂溶性抗氧化剂主要防止油脂氧化，如丁基羟基茴香醚（BHA）等。按照来源可分为天然和合成两类，前者如茶多酚、维生素 E 等，后者有二丁基羟基甲苯（BHT）、特丁基对苯二酚（TBHQ）、没食子酸丙酯（PG）等。对植物性油脂的抗氧化作用由高到低为 TBHQ、PG、BHT、BHA；对动物性油脂的抗氧化作用则为 TBHQ、PG、BHA、BHT。

2. 物理保鲜法

物理保鲜法主要有低温保鲜法、气调保鲜法（气调冷藏法）等。气调保鲜是指在冷藏的基础上，调整环境气体的组成以保持食品品质的方法。其原理是利用一定浓度的二氧化碳（或其他气体如氮气等），使蔬菜、水果的呼吸减缓，延缓后熟过程，以达到保鲜的目的。气调保鲜法主要应用于果蔬保鲜，如今已经发展到肉、禽、鱼、焙烤食品及其他方便食品的保鲜。

3. 生物保鲜法

生物保鲜法是指将某些具有抑菌或杀菌活性的天然物质配制成适当浓度的溶液，通过浸渍、喷淋或涂抹食品，达到防腐保鲜的效果。一类是生物保鲜剂保鲜技术，常见生物保鲜剂有茶多酚、大蒜素、溶菌酶等；另一类是涂膜技术。涂膜保鲜是指在食品表面涂上一层高分子液态膜，干燥后形成一层均匀的保护膜。常用的涂膜保鲜剂有壳聚糖、纤维素膜、石蜡、复合膜类等。

三、常见的食品加工技术

食品加工是对可食资源进行技术处理，以保持和提高可食性和利用价值，开发适合各类食品和工业产物的全过程。

1. 食品干燥技术

将食品所含水分降至15%以下或水分活度（A_w）值在0.6以下，以抑制腐败微生物的生长，食物可以在常温下长期保存。主要包括普通干燥、冷冻干燥和喷雾干燥。

2. 浓缩技术

为了方便生产、运输和储存，并保持其液体状态的色香味等基本特征，从液态食品中除去部分溶剂而提高食品成分浓度的技术称为浓缩技术。常见的有蒸发浓缩、冷冻浓缩、膜浓缩等。

3. 微波技术

微波技术是指应用微波对物质的场作用对食品进行加热、干燥、灭菌、膨化和解冻等加工。具有快速、节能、保留食品营养成分和风味等优点，食物营养成分能保持60%～90%，尤其对维生素的保留程度远高于其他加热方式。食品工业中常用的微波频率有915MHz 和 2450MHz。

4. 微胶囊化技术

食品微胶囊化技术是指为了保护食品营养物质、控制风味物质释放、改善加工性能和延长货架寿命，将一种物料包裹在另一种物料之中的食品加工技术。该技术的优点是可以改变食品的物料状态；缓慢释放或定点释放；防止氧气、紫外线和温度等因素的影响等。常用的微胶囊壁材有天然高分子化合物、合成高分子化合物、纤维素衍生物等。

5. 膨化技术

膨化技术是将食物给以高温、高压状态，使其组织结构发生变化后迅速恢复至常压，食物本身体积发生膨胀的过程。膨化技术使得营养素的分子结构和性状发生变化，提高了蛋白质、脂肪的消化吸收程度，淀粉糊化后也不会发生老化现象，维生素损失较少。

6. 纳米技术

纳米技术是指在 0.1～100nm 的空间范围内对食品原料进行加工的技术。由于纳米食品的粒径小于 100nm，其感官性状和理化性状会发生明显改变。纳米食品的营养吸收率、利用率和生物活性等都有显著提高。

7. 生物工程技术

生物工程技术主要包括发酵工程技术、酶工程技术、细胞工程技术和基因工程技术等。

食品发酵工程技术是指采用工程技术手段，利用微生物的某些特定功能生产食品的技术。在食品工业中主要有生产微生物酶；生产微生物代谢产物；生产微生物转化产品等。常见的有乳酸菌发酵制造奶酪和酸牛奶、酿造醋的生产等。

酶工程技术又称酶反应技术，是指在生物反应器内，通过对酶制剂的改变而得到的符合生产加工的各种酶的技术。酶工程开发的酶主要用于食品工业中的淀粉加工、蛋白质交联、面粉烘烤加工、乳糖水解、果汁澄清、食品保鲜、肉制品的嫩化、低聚糖的生产等。

本章小结

本章从动植物食品、其他食品和特殊食品 3 个方面，系统介绍食物营养的整体分类及相应的营养特点。其中，涉及一些具体的概念并指出合理利用的原则。单独讲述了常见的食物保藏、保鲜与加工方法和技术特点、该技术对食物营养产生的作用。本章内容与营养学基础知识在内容上具有相近之处，营养学基础知识是以营养素为基础，分析其食物来源；食物营养学则是以食物为基础，探究食物中所含的具体的营养物质。前者为营养素，是抽象的理论，后者为膳食，是具体的载体。

本章编写：山东泰山医学院　徐希柱　副教授

第六章 食品卫生基础

食品卫生是公共营养的基础。由于食物中营养成分及其他成分发生变化，导致食品营养价值和食用价值降低，甚至对人体健康造成危害。因此了解与食品卫生相关的基础知识，对于防止食品出现各种卫生问题和制定合理的卫生标准，保证人体健康具有重要意义。

第一节 食品卫生指导与概论

食品卫生学是研究食品中可能存在的、威胁人体健康的有害因素及其预防措施，提高食品卫生质量，保护食用者安全的一门科学。

🏺 学习目标

- 🔲 了解食品卫生的概念及标准。
- 🔲 了解食品卫生的相关内容。

🔍 相关知识

一、食品卫生研究内容

食品卫生主要研究内容包括食品污染及其预防，涉及污染的种类来源、性质作用、含量水平、对人体健康的危害以及预防措施；食物中毒及其预防；各类食品的主要卫生问题以及食品卫生监督管理等。

现代食品卫生起源于 19 世纪，标志是食品中微生物引起食品变质理论的提出和巴氏消毒法应用。随着商品经济的发展，食品掺假伪造行为日益严重，西方国家先后颁布了《取缔食品伪造法》《防止饮食掺伪法》和《食品、药品、化妆品法》，为食品卫生法规管理奠定了基础。

食品卫生今后的发展方向主要包括：扩大研究新的食品污染因素，采用良好生产工艺和危害分析关键控制点管理体系，提高各种监测分析方法水平，加强食品安全与食品质量；进一步以危害性分析理论与方法和质量控制体系完善各种食品污染物安全性评价及标准制定；研究食物中毒的新病原物质，提高食物中毒的科学管理水平；以现代食品卫生监督管理最新理论和技术发展，不断制定和修订各项食品卫生技术规范并落实；不断完善法律法规。

二、食品卫生研究方法

按照不同的研究内容和研究目的，食品卫生的研究方法主要分为：食品卫生学检验

（检验食品中不同来源污染物）、食品毒理学方法、食品安全性评价方法、食品中有毒物质限量标准的制定方法、食物中毒的调查处理方法，危险性分析方法、食品良好生产规范和危害分析与关键控制点体系的建立方法以及行政和法制监督管理方法等。

三、食品卫生标准

随着科学的进步、社会的发展和人们生活水平的不断提高和丰富，食品的安全和卫生显得越来越重要。《食品安全法》的实施，规定了我国行政部门对于现行的食用农产品质量安全标准、食品卫生标准、食品质量标准和有关食品行业标准中强制执行的标准等给与整合及统一，形成了较完善的食品卫生法律体系和食品卫生监督管理体系。

食品卫生在国际食品贸易中显示出了重要的作用。随着我国加入世界贸易组织（WTO），食品安全和卫生已成为世界贸易组织文件的重要内容。在 FAO/WHO 的积极支持和推动下，由危险性评估、危险管理和危险性交流组成的危险性分析技术在解决重大食品问题和制定食品卫生标准中得到了越来越多的应用。

食品卫生不仅关系到各国居民健康，还会影响到各国经济发展、国际贸易、政治稳定等。作为强实践性的应用学科，食品卫生将会有更加广阔的发展空间。

第二节　食品污染及其预防

食品污染是指食品原料在种养殖、加工、储存、运输和销售过程中某些有毒有害物质进入食品，或者食品本身成分发生各种变化，造成食品的营养价值和卫生质量降低的过程。其共同特点是由于污染引起食物产生或具备了有毒有害的性质，进而对人体健康造成急性或慢性危害，从而引发食源性疾病。根据污染途径及污染物性质，食品污染可分为生物性、化学性及物理性污染 3 种。

学习目标

■ 了解食品污染的概念及分类。
■ 掌握食品的细菌污染与腐败变质，黄曲霉毒素对食品的污染及预防，防止食品腐败变质的措施。

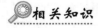

相关知识

一、生物性污染及预防

食品的生物性污染主要是指微生物污染、寄生虫污染、昆虫污染等。微生物污染主要由细菌及细菌毒素、霉菌与霉菌毒素以及病毒等所致，该种污染的范围最广、危害最大。污染食品的寄生虫主要有蛔虫、绦虫、旋毛虫等，这些寄生虫一般都是通过病人、病畜的粪便污染水源、土壤，致使食品受到直接或间接的污染。昆虫污染主要由甲虫类、螨类以及蝇、蛆等所致。

1. 食品的细菌污染及预防

1）常见的食品细菌

致病菌主要包括沙门氏菌、志贺氏菌、副溶血性弧菌、致病性大肠杆菌、肉毒梭菌、金黄色葡萄球菌等。致病菌主要来自病人、带菌者和病畜禽等。致病菌及其毒素可通过空气、土壤、水、食具、患者及其排泄物污染食品。

在一定条件下正常菌群与宿主之间以及正常菌群之间的平衡关系被打破，使原来不致病的正常菌群中的细菌可能成为致病菌。条件致病菌主要有大肠杆菌、葡萄球菌、链球菌、变形杆菌、蜡样芽孢杆菌等。

食品中的细菌绝大多数都是非致病菌，主要包括假单孢菌属、芽孢杆菌属、弧菌属、乳杆菌属等。非致病菌往往与食品的腐败变质有关，称为腐败菌。它们对食品的污染程度是间接评估食品腐败变质可能性及评价食品卫生质量的重要指标。

2）食品中的细菌菌相

食品中的细菌菌相指存在于食品中的细菌种类及其相对数量的构成。在菌相中相对数量较大的一种或几种细菌被称为优势菌。通过分析食品的细菌菌相，对由细菌导致的食品腐败变质的程度及特征进行分析，属于间接性评估食物细菌性污染。

3）食品中细菌污染指标

菌落总数是指食品检样经过处理，在一定条件下培养后（如培养基成分、培养温度和时间、pH 值、需氧性质等），所得 1mL（g）检样中所含菌落的总数。该指标主要作为判定食品被污染程度的标志，也是观察食品中细菌的繁殖动态，作为评价食品卫生质量的依据。

大肠菌群是指在一定培养条件下能发酵乳糖、产酸产气的需氧和兼性厌氧革兰氏阴性无芽胞杆菌。包括肠杆菌科的埃希菌属、柠檬酸杆菌属、肠杆菌属和克雷伯菌属，以埃希菌属为主。多存在于温血动物粪便、人类经常活动的场所以及有粪便污染的地方。

食品中大肠菌群的数量采用相当于每 100g 或每 100mL 食品的最可能数来表示，简称大肠菌群最可能数（Most Probable Number，MPN）。通过初发酵、复发酵实验，检索 MPN 表，报告样品中大肠菌群的 MPN 值。大肠菌群数的高低，表明食品受到粪便污染的程度，可间接反映对人体健康危害性的大小。

4）细菌性污染的预防措施

严格食品原料的选择，加强对食品生产、储存、运输、销售过程中的卫生防护，防止细菌污染、保证食品卫生质量的关键；防止病原体繁殖以及毒素的产生；食品在烹调加工过程中，应做到烧熟煮透，彻底杀灭食品中的污染细菌。

2. 食品的霉菌与霉菌毒素污染及预防

霉菌是指菌丝体比较发达而且没有较大子实体的一部分真菌。霉菌在其所污染的食品中产生的有毒代谢产物称为霉菌毒素，是霉菌次级代谢的产物。如果一次性摄入含大量霉菌毒素的食物会发生急性中毒，而长期摄入含少量霉菌毒素的食物会导致慢性中毒（包括致癌、致畸、致突变）。

目前已知的产毒霉菌主要有曲霉菌属（黄曲霉、赭曲霉、杂色曲霉、寄生曲霉等）、青霉菌属（展青霉、黄绿青霉、扩张青霉等）、镰刀菌属（拟枝孢镰刀菌、三线镰刀菌、雪腐镰刀菌、串珠镰刀菌、禾谷镰刀菌等）以及其他菌属（绿色木霉、漆斑菌属、黑色葡萄状穗霉等）。

常见的食品霉菌毒素有黄曲霉毒素、展青霉素、单端孢霉烯族化合物、玉米赤霉烯酮及伏马菌素 5 种。

1）黄曲霉毒素（AFT）

AFT 是霉菌毒素中毒性最大、对人类健康危害极为突出的一类。AFT 是一类结构类似的化合物，目前已经分离鉴定出 20 多种，主要为 AFTB 和 AFTG 两大类。

AFT 耐热性较好，一般的烹调加工很难将其破坏。在 280℃时，AFT 发生裂解，毒性被破坏。AFT 在中性和酸性环境中稳定，在强碱性环境中能迅速分解，形成香豆素钠盐。AFT 能溶于氯仿和甲烷，而不溶于水、正己烷、石油醚及乙醚。

AFT 由黄曲霉和寄生曲霉产生。寄生曲霉的所有菌株几乎都能产生黄曲霉毒素。当湿度（80%）、温度（25~30℃）及氧气含量（1%）适当时，黄曲霉就会产生毒素。此外天然基质培养基（玉米、大米和花生粉）比人工合成培养基产毒量高。

一般来说，我国长江以南地区黄曲霉毒素污染要比北方地区严重，主要污染花生、花生油和玉米。大米、小麦、面粉污染较轻，豆类很少受到污染。在世界范围内，一般高温高湿地区（热带和亚热带地区）食品污染较重，尤其以花生和玉米污染较严重。

黄曲霉毒素有很强的急性毒性、明显的慢性毒性和致癌性。

①急性毒性：黄曲霉毒素为剧毒物，其毒性为氰化钾的 10 倍。对鸡、鸭、猪、牛等大多数动物及人都有强烈毒性。

②慢性毒性：长期小剂量摄入 AFT 可造成慢性损害，其主要表现是动物生长障碍，肝脏出现亚急性或慢性损伤。其他症状如食物利用率下降、体重减轻、生长发育迟缓、雌性不育或产仔少。

③致癌性：AFT 可诱发多种动物癌症。从肝癌流行病学研究发现，食物中黄曲霉毒素污染严重和人类实际摄入量比较高的地区，原发性肝癌发病率高。

预防 AFT 危害的主要措施是加强对食品的防霉；其次是去毒，并严格执行最高允许量标准。

①食物防霉是预防食品被 AFT 污染的最根本措施。生产时要防虫防倒伏；收获时要及时排除霉变；储存时保持干燥通风。选用和培育抗霉的粮豆新品种也是一个重要方面。

②去除毒素的常用方法有挑选霉粒、碾轧加工、加水搓洗、加碱去毒、紫外线照射、氨气处理等。

③控制食品中 AFT 限量标准：根据《食品中真菌毒素限量》（GB 2761—2011），我国主要食品中 AFB_1 限量标准为：玉米、花生仁、花生油 ≤20μg/kg；大米、其他食用油 ≤10μg/kg；其他粮食、豆类、发酵食品 ≤5μg/kg；婴儿代乳食品不得检出。

2）展青霉素

展青霉素又称展青霉毒素，主要由曲霉和青霉等真菌产生。展青霉素易溶于水、乙醇，微溶于乙醚、苯，不溶于石油醚。在酸性环境中非常稳定，在碱性条件下活性降低，具有不饱和内酯的某些特性，易与含巯基（—SH）化合物反应。

展青霉素主要污染水果及其制品，尤其是苹果、山楂、梨及其制品。展青霉素对人及动物均具有较强的毒性，猪是最易感动物，主要表现为肾脏病变。展青霉素还具有致畸性，可导致人体呼吸和泌尿等系统的损害。

展青霉素的预防措施主要是防止霉菌污染。展青霉素的限量标准在大多数欧美国家为 $0 \sim 50 \mu g/kg$；我国相应的标准规定苹果、山楂半成品限量标准为 $100 \mu g/kg$；果汁、果酱、果酒、罐头和果脯的限量标准为 $50 \mu g/kg$。

3）单端孢霉烯族化合物

单端孢霉烯族化合物是一组主要由镰刀菌的菌种所产生的生物活性和化学结构相似的有毒代谢产物。读者可扫描**二维码 13** 了解单端孢霉烯族化合物相关内容。

该族化合物化学性能非常稳定，一般能溶于中等极性的有机溶剂，微溶于水。烹调过程中不易破坏。

单端孢霉烯族化合物毒性的共同特点为较强的细胞毒性、免疫抑制、致畸作用、弱致癌性以及急性毒性。当浓度在 $0.1 \sim 10 mg/kg$ 即可诱发呕吐。

我国粮谷作物中常见的单端孢霉烯族化合物为脱氧雪腐镰刀菌烯醇（DON）和雪腐镰刀菌烯醇（NIV），又被称为呕吐毒素。主要污染玉米、小麦、大麦、燕麦等作物。

4）玉米赤霉烯酮

玉米赤霉烯酮主要由禾谷镰刀菌、串珠镰刀菌等产生，是一类结构相似的二羟基苯酸内酯化合物，具有类雌激素作用，主要作用于生殖系统。猪对该毒素最敏感。玉米赤霉烯酮主要污染玉米，也可污染小麦、大麦、燕麦和大米等粮食作物。

5）伏马菌素（FB）

FB 由串珠镰刀菌产生，是一类不同的多氢醇和丙三羧酸的双酯化合物。从伏马菌素中分离出两种结构相似的有毒物质，分别被命名为伏马菌素 B_1（FB_1）和伏马菌素 B_2（FB_2），食物中以 FB_1 为主。

FB 对家畜产生急性毒性及潜在的致癌性，可引起马脑白质软化症、羊肾病变、猪和猴肝脏毒性、猪肺水肿、抑制鸡免疫系统以及动物实验性肝癌，属完全致癌剂。

FB_1 对食品污染的情况在世界范围内普遍存在，主要污染玉米及玉米制品。FB_1 为水溶性霉菌毒素，对热稳定。控制农作物在生长、收获和储存过程中的霉菌污染是重要的预防措施。

3. 食品的腐败变质

食品腐败变质是指食品在微生物为主的各种内外因素作用下，其原有的化学性质或物理性质发生变化，以至于降低或失去其原有营养价值的过程。

1）食品腐败变质的原因

微生物作用（细菌、霉菌和酵母）、食品本身的组成和性质及环境因素。

2）食品腐败变质的化学过程、产物与鉴定指标

（1）食品中蛋白质的分解。肉、鱼、禽、蛋、奶及豆类等食品，富含蛋白质，故以蛋白质分解为腐败变质的主要特征。

食品的腐败变质鉴定指标一般是从感官、物理、化学和微生物 4 个方面确定其适宜指标。

以蛋白质为主的食品目前仍以感官指标最为敏感可靠，特别是通过嗅觉可以判定极轻

微的腐败变质。

物理指标指蛋白质分解时小分子物质增多的情况，主要有食品浸出物量、浸出液电导率、折光率、冰点下降、黏度上升及 pH 值改变等。

通常较多使用的化学指标有挥发性盐基总氮（TVBN）、三甲胺、组胺和 K 值。TVBN 指食品在腐败过程中，蛋白质分解产生的具有挥发性的氨和胺类等碱性含氮物质，我国（GB 2707—2016 及 GB 16869—2005）规定鲜（冻）畜禽肉产品的 TVBN 不得超过 15mg/100g。组胺主要用于水产品特别是青皮红肉鱼类的腐败变质检验。K 值是指 ATP 分解的低级产物肌苷（HxR）和次黄嘌呤（Hx）占 ATP 系列分解产物的百分比，主要适用于鉴定鱼类早期腐败。

（2）食品中脂肪的酸败。食用油脂和食品中脂肪的酸败程度，受脂肪本身的饱和程度、紫外线、氧、水分、天然抗氧化成分、金属离子及解脂酶的影响。

酸败的过程主要是水解和氧化。水解后分解成甘油，甘油一酯或甘油二酯及脂肪酸。氧化一般是多不饱和脂肪酸双键打开生成过氧化物，再继续分解为低分子脂肪酸、醛、酮、醇等物质。评价酸败的指标通常有过氧化值（POV）、酸价（AV）及极性组分（PC）。

（3）碳水化合物的分解。以碳水化合物为主的分解，通常称为发酵或酵解。

为了防止食品腐败变质，延长食品可供食用的期限，常对食品进行加工处理，即食品保藏。常用的方法包括低温冷藏、冷冻，高温杀菌、脱水干燥、腌渍和烟熏、食品辐照等方法保藏（具体见第五章第四节）。

二、化学性污染及预防

食品的化学性污染主要由有害有毒的化学物质污染引起。

食品的化学性污染途径较多，涉及范围广，不易控制；受污染食品无明显外观改变，不易鉴别；污染物性质较为稳定，不易消除；污染物蓄积性强，可通过食物链的富集作用对人体健康造成多方面的危害，特别是"三致"即：致癌、致畸、致突危害严重。

化学性污染根据污染物的性质和来源可分为四类：农药、兽药、渔药残留污染、有毒重金属污染、食品容器和包装材料污染、其他常见化学毒物污染。

1. 农药残留污染及预防

农药、兽药、渔药残留是指由于使用农药、兽药、渔药而对环境和食品造成的污染。食品中的农药残留主要来源有：施用农药对农作物的直接污染、农作物从污染的环境中吸收农药、通过食物链污染食品、其他来源的污染。食品中兽药、渔药残留主要来源有：滥用药物、违规使用添加剂、使用违禁药物。

应严格落实农药、兽药、渔药管理制度；加强对农药、兽药、渔药流通环节及使用者的监督管理；制定、完善和执行残留限量标准；加强对种植业、饲养企业和个人的安全宣传和教育；严格打击不法企业和个人的违法行为。

2. 有毒金属污染及预防

自然界中的金属元素可以通过食物、饮水摄入、呼吸道吸入和皮肤接触等途径进入人体。其中一些金属元素在较低摄入量的情况下对人体即可产生明显的毒性作用，如铅、砷、镉、汞等（常称之为有毒金属）。另外，许多金属元素，甚至包括某些必需元素（如铬、锰、锌、铜等），如摄入过量也可对人体产生较大的毒性作用或潜在危害。

1）铅对食品的污染及危害

汽车尾气与工业三废（废水、废气、固体废弃物）是铅污染食品的主要来源。食品的容器与包装材料、食品添加剂或生产加工中使用的化学物质含铅，都可造成食品污染。进入消化道的铅有5%～10%被吸收，铅在体内的代谢周期较长，故可长期在体内蓄积。尿铅、血铅、发铅是反映体内铅负荷的常用指标。铅的毒性主要是损害人体的神经系统、造血系统和肾脏，导致铅中毒。其表现为贫血、生长发育迟缓、异食癖、神经系统损害，如运动失调、行为偏差、躁动不安或嗜睡等症状。

2）砷对食品的污染及危害

砷是一种非金属元素，但具有金属元素的性质。砷及其化合物广泛存在于自然界中，食品中砷的污染主要来源于含砷农药、空气、土壤和水体。砷的毒性与其理化形式有关。无机砷毒性大于有机砷，低价砷的毒性大于高价砷。长期摄入砷化物可引起慢性中毒，表现为腹泻、便秘、食欲减退、消瘦等。皮肤可出现色沉着，手掌和脚底过度角化，血管受累时呈肢体末梢坏疽，即慢性砷中毒的黑脚病。

3）汞对食品的污染及危害

微量汞对人体不致引起危害，但进入人体的数量过多则会损害健康。尤其是有机汞中的烷基汞，毒性最大。汞中毒时表现为头痛，乏力，失眠，严重者出现感觉异常（手指、口唇、舌等处麻木），还可出现共济失调、语言不清、失明、听力下降甚至听力丧失、神经系统损坏严重及精神躁狂、意识错乱。

4）镉对食品的污染及危害

含镉工业废水污染水体后灌溉农田污染土壤，导致水产品或农作物中镉含量明显增高。进入人体的镉以消化道摄入为主，吸收率一般为5%。镉中毒会损害肾脏、骨骼和消化系统。临床上出现蛋白尿、氨基酸尿、高钙尿和糖尿和骨质疏松症。摄入过多的镉还可引起高血压、贫血与动脉粥样硬化。

5）预防金属毒物污染食品及其对人体危害的措施

消除污染源，对制造三废的工业企业应要求其按标准及时处理；各级管理机构应加强经常性的监督检测工作并严格制定和落实各类食品中有毒、有害金属的最高允许限量标准；妥善保管有毒、有害金属及其化合物，防止误食、误用意外泄漏或人为污染食品；对已污染的食品应根据污染物种类、来源、毒性大小、污染方式、程度和范围、受污染食品的种类和数量等不同情况作不同处理。处理原则是在确保使用安全性的基础上尽可能减少损失；对不法生产企业和个人一经核准应严厉打击。

3. 食品容器、包装材料和食用工具设备的食品卫生

当今社会新的食品包装材料越来越多，材料中某些有毒的成分有可能迁移于食品，造成污染。

食品容器和包装材料是指包装、盛放食品的纸、竹、木、金属、搪瓷、陶瓷、塑料、橡胶、玻璃等制品和直接接触食品的涂料。

食用工具设备是指食品在生产经营过程中接触食品的机械、管道、容器、餐具等。

1）塑料的食品卫生

塑料是由大量小分子通过共价键聚合而成的化合物。分子量在 1 万 ~ 10 万属于高分子化合物。常用塑料制品有聚对苯二甲酸乙二醇酯（PET）、高密度聚乙烯（HDPE）、聚氯乙烯（PVC）、低密度聚乙烯（LDPE）、聚丙烯（PP）、聚苯乙烯（PS）、聚碳酸酯（PC），读者可扫描**二维码 14** 了解常用颜料制品相关内容。这些塑料是通过加入不同的塑料添加剂生产的，读者可扫描**二维码 15** 了解塑料添加剂相关内容。

各种塑料由于原料、加工成型变化及添加剂种类和用量不同，对不同塑料应有不同的要求，但总的要求是对人体无害。根据我国有关规定，对塑料制品提出了树脂和成型品的卫生标准。

2）橡胶的食品卫生

橡胶也是高分子化合物，有天然和合成两种。天然橡胶系以异戊二烯为主要成分的不饱和态的直链高分子化合物，进入体内不会被分解吸收，因此可被认为是无毒的。但因工艺需要，常加入各种添加剂。合成橡胶系高分子聚合物，因此可能存在着未聚合的单体及添加剂的卫生问题。

橡胶中的毒性物质主要为：橡胶胶乳及其单体、橡胶添加剂。读者可扫描**二维码 16** 了解橡胶毒性物质相关内容。

3）涂料的食品卫生

根据涂料的成分，其食品卫生问题主要有以下几个方面。

溶剂挥干成膜涂料，如过氧乙烯漆、虫胶漆等。系将固体涂料树脂（成膜物质）溶于溶剂中，涂覆后，溶剂挥干，树脂析出成膜。由于此种树脂涂料要求其聚合度不太高，分子量也需较小，与食品接触，常可溶出造成食品污染。

加固化剂交联成膜树脂的主要代表为环氧树脂和聚酯树脂。常用固化剂为胺类化合物。成膜后分子量非常大，除未完全聚合的单体及添加剂外，涂料本身不易向食品移行。其毒性主要在于树脂中存在的单体环氧丙烷，与未参与反应的固化剂，如乙二胺、二乙烯三胺、三乙烯四胺及四乙烯五胺等。

环氧成膜树脂主要包括以干性油为主的油漆。干性油在加入的催干剂（多为金属盐类）作用下形成漆膜。此类漆膜不耐浸泡，不宜盛装液态食品。

高分子乳液涂料则是聚四氟乙烯树脂为代表，可耐至 280℃，属于防粘的高分子颗粒型，多涂于煎锅或烘干盘表面，以防止烹调食品粘附于容器上。其卫生问题主要是聚合不充分，可能会有含氟低聚物溶于油脂中。在使用时，加热不能超过其耐受温度 280℃，否则会使其分解产生挥发性很强的有毒害的氟化物。

4）陶瓷、搪瓷及其他包装材料的食品卫生

陶瓷或搪瓷都是以釉彩涂于素烧胎（陶瓷）或金属坯（搪瓷）上经 800 ~ 900℃高温烧结而成。其卫生问题主要是由釉彩引起，釉的彩色大多数为无机金属盐，如硫化镉、氧化铬、硝酸锰。其卫生标准以 4% 乙酸溶液浸泡后，溶于浸泡液中的铅与镉量，应分别低于 7.0mg/L、0.5mg/L。

铝制品主要的卫生问题在于回收铝的制品。由于其中含有的杂质种类较多，必须限制其溶出物的杂质金属量，常见为锌、镉和砷。我国规定，凡是回收铝，不得用来制作食具，如必须使用时，应仅供制作铲、瓢、勺，同时，必须符合《铝制食具容器卫生标准》（GBT 5009.72—2003）。

不锈钢的食品卫生问题主要是控制铅、铬、镍、镉和砷，经 4% 乙酸浸泡后，溶于浸泡液的浓度分别不高于 1.0、0.5、3.0、0.02、0.04mg/L。

包装纸是出现卫生问题最集中的一类物品，常见的卫生问题有荧光增白剂；废品纸的化学污染和微生物污染；浸蜡包装纸中多环芳烃；彩色或印刷图案中油墨的污染等。

《食品包装用原纸卫生管理办法》规定：食品包装用原纸不得采用社会回收废纸用做原料，禁止添加荧光增白剂等有害助剂；食品包装用原纸的印刷油墨、颜料应符合食品卫生要求，油墨、颜料不得印刷在接触食品面；食品包装用石蜡应采用食品级石蜡。

5）食品包装材料的卫生管理的要求

包装材料必须符合《食品包装容器及材料分类》（GB 23509—2009）有关要求。如利用新原料生产接触食品包装材料新产品，在投产之前必须提供产品卫生评价所需的资料和样品，按照规定的食品卫生标准审批程序报请审批，经审查同意后，方可投产；生产过程中必须严格执行生产工艺、建立健全产品卫生质量检验制度；销售单位在采购时，要索取检验合格证或检验证书，凡不符合卫生标准的产品不得销售；食品容器包装材料设备在生产、运输、储存过程中，应防止有毒、有害化学物品的污染；食品卫生监督机构对生产经营与使用单位应加强卫生监督，根据需要采取样品进行检验。

4．其他化学性污染及预防

1）N-亚硝基化合物污染及预防

N-亚硝基化合物是对动物具有较强致癌作用的一类化学物质，已发现的有 300 多种亚硝基化合物，其中 90% 具有致癌性。读者可扫描**二维码 17** 了解 N-亚硝基化合物的分类和结构特点及理化性质。

N-亚硝基化合物的前体物有：硝酸盐和亚硝酸盐、胺类物质。

硝酸盐和亚硝酸盐广泛存在于自然环境中，是自然界中最普遍的含氮化合物。一般蔬菜中的硝酸盐含量较高，而亚硝酸盐含量较低。但腌制不充分或不新鲜的蔬菜、泡菜中含有较多的亚硝酸盐（其中的硝酸盐在细菌作用下，转变成亚硝酸盐）。

含氮的有机胺类化合物，是 N-亚硝基化合物的前体物，也广泛存在于环境中，尤其是食物中。

天然食品中的 N-亚硝基化合物及亚硝胺在体内的合成。在自然界中 N-亚硝基化合物含量比较高的有海产品、肉制品、啤酒及不新鲜的蔬菜等。亚硝基化合物可在机体内合成，胃液的 pH 值为 1~4，是合成亚硝胺的主要场所。

N-亚硝基化合物的致癌性包括：N-亚硝基化合物可通过呼吸道吸入、消化道摄入、皮下肌肉注射、皮肤接触等引起实验动物肿瘤，且具有剂量效应关系；实验室中不管是一次冲击量还是少量多次地给予动物，均可诱发多种癌症。目前，还没有发现有一种动物对 N-亚硝基化合物的致癌作用具有抵抗力；实验室中各种不同的亚硝胺对不同的器官有作用，如对称性亚硝胺主要导致肝癌，非对称性亚硝胺主要导致消化道肿瘤。

　　预防措施包括：制定食品硝酸盐、亚硝酸盐使用量及残留量标准，我国规定在肉类罐头及肉类制品中硝酸盐最大使用量为每千克食物 0.15g，残留量以亚硝酸钠计；防止微生物污染及霉变，防止蔬菜、水果、鱼、肉等食物腐败变质产生亚硝酸盐及仲胺；阻断亚硝胺合成，维生素 C 具有阻断 N-亚硝基化合物合成的作用，使亚硝酸盐被还原成氧化氮。维生素 E、维生素 A、大蒜及大蒜素可抑制亚硝胺的合成。茶叶、猕猴桃、沙棘果汁也有阻断亚硝胺合成的作用。

　　2）多环芳烃化合物污染及预防

　　多环芳烃化合物目前已鉴定出数百种，其中对苯并（a）芘研究开展得最早，资料最多。苯并（a）芘 [B（a）P] 是由 5 个苯环构成的多环芳烃。

　　多环芳烃化合物能诱发大鼠、小鼠、兔、鸭等动物肿瘤，可经胎盘使小鼠子代发生肿瘤。在一系列的致突变实验中皆呈阳性反应。流行病学研究资料显示人类摄入多环芳烃化合物与胃癌发生率具有相关性。

　　食品中的多环芳烃来源主要有：食品在烘烤或熏制时直接受到污染；食品在加工时接触到多环芳烃，并可受大气飘尘直接污染；污染的水体可使水产品受到污染；植物和微生物体内可合成微量的多环芳烃。

　　防止多环芳烃危害的预防措施包括：包括防止污染、去毒和制定食品中最高允许限量标准。《食品中污染物限量》（GB 2762—2012）中规定了食品中苯并（a）芘的限量标准：粮食、肉制品、水产品中含量不得超过 5μg/kg。

　　3）杂环胺类化合物（HCA）污染及预防

　　在炸制的肉和鱼类中发现的 HCA 主要有氨基 – 咪唑 – 喹啉或氨基 – 咪唑 – 喹恶啉（统称为 IQ 化合物）和氨基 – 咪唑 – 吡啶（如 PhIP），PhIP 是烹饪食品中含量最多的 HCA。

　　IQ 化合物主要可诱发小鼠肝脏肿瘤，也可诱发出肺、前胃和造血系统的肿瘤；PhIP 主要诱发雄性大鼠肠道肿瘤，雌性大鼠乳腺肿瘤，小鼠的淋巴腺肿瘤；而其他氨基酸的热解产物主要诱发小鼠的肝脏和血管肿瘤，大鼠、小鼠的肝脏和小肠肿瘤。

　　防止 HCA 危害的措施包括：提倡科学饮食改进烹饪方法；增加蔬菜、水果的摄入量；建立完善的 HCA 的检测方法，制定食品中的允许含量标准。

　　4）氯丙醇污染及预防

　　食品中的氯丙醇主要来源于酸水解植物蛋白液。植物蛋白中残留的脂肪在高温下水解生成的甘油与盐酸中的氯离子产生氯化取代反应，生成氯丙醇。

　　氯丙醇主要损害人体的肝、肾、神经系统和血液循环系统。许多动物实验证实其还具有生殖毒性以及致癌性。

　　酱油、蚝油、食醋、牛肉膏、鸡精、固体汤料、方便面调料、氨基酸类保健品及膨化食品等食品中均含有氯丙醇。因此预防氯丙醇污染首先应改进生产工艺，降低氯丙醇含量；其次，按照国家安全标准，加强对添加酸水解植物蛋白产品的检测。

　　5）丙烯酰胺污染及预防

　　丙烯酰胺主要由天冬氨酸与还原糖在高温下发生美拉德反应生成。在高温加工的薯类和谷类等淀粉含量高的食品中丙烯酰胺的含量较高，并随油炸时间的延长而明显升高。

丙烯酰胺对人体的毒性主要有神经毒性、生殖毒性、遗传毒性及致癌性。因此，为避免丙烯酰胺的污染，应注意食品加工烹调方法，提倡科学的烹饪方法如：煲、蒸、煮等烹饪方法；同时加强食品中丙烯酰胺的监测。

6）邻苯二甲酸酯污染及预防

邻苯二甲酸酯（PAEs）是邻苯二甲酸形成的酯类物质的统称。主要用于聚氯乙烯材料，使其由硬塑胶变为有弹性的塑胶，起到增塑剂（塑化剂）的作用。食品包装材料中违规使用大量增塑剂以及食品加工过程中接触了含有增塑剂的设备等都会造成污染。进入人体后会产生类似雌激素的作用，影响生殖系统，并引发癌症。因此，可用于食品塑料包装材料的增塑剂必须严格遵循国家标准《食品容器、包装材料用添加剂使用卫生标准》（GB 9685—2008）。

三、物理性污染及预防

食品的物理性污染包括食品在生产、加工、储存、运输、销售等过程中的污染以及放射性物质的开采、冶炼、生产、在生活中的应用与排放，还包括核爆炸、核废物的污染。

食品的物理性污染来源复杂，种类繁多，已成为威胁人类健康的重要食品安全问题之一。根据污染物的性质可分为放射性污染和杂物污染两类。食品的放射性污染物分为天然放射性污染物和人工放射性污染物，其中天然放射性污染物占主要部分。食品的杂物污染物严重影响食品的感官性状和营养价值，质量得不到保证。

1. 食品的放射性污染及预防

天然放射性本底是指自然界本身固有的，未受人类活动影响的电离辐射水平。天然放射性本底主要来自宇宙线和环境中的放射性核素。由于生物体和所处的环境之间固有的物质交换过程，绝大多数动植物性食品中都不同程度地含有天然放射性物质，即食品的放射性本底。

环境中人为的放射性核素污染主要来源于以下几个方面：核爆炸、核废物的排放、意外事故。其主要的转移途径有：向水生生物体内转移、向植物转移、向动物转移。人为污染的放射性核素主要有：^{89}Sr、^{90}Sr、^{131}I、^{137}Cs。

食品放射性污染对人体的危害主要是由于摄入污染食品后放射性物质对人体内各种组织、器官和细胞产生的低剂量长期内照射效应。主要表现为对免疫系统、生殖系统的损伤和致癌、致畸、致突变作用。

防治措施包括：加强对放射性污染源的卫生防护和经常性的卫生监督；各级各类食品卫生监督部门应定期进行食品卫生监测；严格执行国家卫生标准，使食品中放射性物质的含量控制在允许的范围之内。

2. 食品的杂物污染及预防

食品的杂物污染多出现在产、储、运、销过程的污染和不法厂商的掺杂使假。近年来食品杂物污染事件频发应引起人们的关注。

食品杂物污染的防治措施主要是加强监督管理，改进加工工艺和检验方法，严格执行食品卫生标准，严厉打击食品掺杂使假行为。

第三节　食物中毒及其预防

食物中毒指摄入了含有生物性、化学性有毒有害物质的污染食品，或把有毒有害物质作为食品摄入后出现的非传染性急性或亚急性疾病。

食物中毒的发病特点：食物中毒的发生与摄取某种食物有关；发病潜伏期短、来势急剧、呈暴发性；所有中毒病人的临床表现基本相似；一般无人与人之间的直接传染。

食物中毒包括：细菌性、真菌毒素、动物性毒素、植物性毒素、化学性食物中毒。

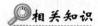 **学习目标**

■ 知道食物中毒的概念和类型。
■ 掌握食物中毒的表现及预防措施。

相关知识

一、细菌性食物中毒

细菌性食物中毒是指因摄入被致病菌或其毒素污染的食品而引起的中毒，是常见的食物中毒。

1. 沙门菌食物中毒

引起沙门菌食物中毒的常见沙门菌为鼠伤寒沙门菌，猪霍乱沙门菌、肠炎沙门菌。沙门菌的宿主特异性极弱，既可感染动物也可感染人类，极易引起人类的食物中毒。沙门菌食物中毒分为感染型中毒和肠毒素中毒型。

（1）流行病学特点：引起中毒的食品主要为动物性食品；沙门菌食物中毒全年皆可发生，但季节性较明显，多发于夏、秋季节，即5—10月。

（2）前驱症状有寒颤、头晕、头痛、食欲不振；主要症状为恶心、呕吐、腹痛、腹泻及高热。沙门菌食物中毒可分为胃肠炎型、类霍乱型、类伤寒型、类感冒型、败血症型，其中以胃肠炎型最为常见。

（3）预防措施：在食物的运输、储藏及加工过程中，防止与土壤或不净的水接触；在低温、避风的条件下储存；食品特别是鱼类必须煮熟；加强食品管理。

2. 葡萄球菌食物中毒

主要是指金黄色葡萄球菌产生的肠毒素污染食品而引起的中毒。

（1）流行病学特点：全年皆可发生，多见于夏秋季节；引起中毒的食品种类很多，主要是营养丰富且含水分较多的食品，以乳及其制品最为常见。

（2）临床表现：主要症状为恶心、剧烈而频繁地呕吐，同时伴有上腹部剧烈的疼痛；腹泻多为水样便，体温一般正常。儿童对肠毒素比成人更为敏感，因此儿童发病率较成人高，病情也较成人严重。

（3）预防措施：防止食品被金黄色葡萄球菌污染；防止带菌人群对各种食物的污染以

及避免葡萄球菌对畜产品的污染；在低温、通风良好条件下储藏食品，防止细菌繁殖及产生毒素。

3. 副溶血性弧菌食物中毒

副溶血性弧菌是一种嗜盐性细菌，可产生耐热性溶血毒素从而造成食物中毒。

（1）流行病学特点：引起中毒的食品主要是海产品和盐渍食品；中毒多发生于7—9月，以沿海地区多见。

（2）临床表现：上腹部阵发性绞痛，继而腹泻，可出现洗肉水样血水便；多数患者在腹泻后出现恶心、呕吐。副溶血性弧菌食物中毒，表现类型有胃肠炎型、菌痢型、中毒性休克型等。

（3）预防措施：防止细菌污染，注意各类食品的储存；控制细菌繁殖，储存食品的环境和温度应适宜；加热杀灭病原体，对剩饭菜和冰箱储存的食品应加热后再食用。

4. 变形杆菌食物中毒

引起变形杆菌食物中毒的变形杆菌主要是普通变形杆菌和奇异变形杆菌。变形杆菌不耐热，可产生具有抗原性的肠毒素。中毒机制主要是大量活菌侵入肠道引起的感染型食物中毒。

（1）流行病学特点：引起中毒的食品主要是动物性食品，尤其是熟肉和内脏的熟制品，此外，剩饭、凉拌菜、水产品也可引起变形杆菌食物中毒；变形杆菌食物中毒全年皆可发生，最常发生于7—9月。

（2）临床表现：在临床上主要表现为恶心、呕吐、发热、头痛、乏力、脐周边阵发性剧烈腹痛、腹泻水样便，常伴有黏液、恶臭。病程较短，多在24小时内恢复，一般预后良好。

预防变形杆菌食物中毒的措施与副溶血性弧菌食物中毒相同。

5. 肉毒梭菌食物中毒

肉毒梭菌是带芽孢的厌氧菌，对热抵抗力很强。食物中毒系由其产生的肉毒毒素引起。该毒素是一种强烈的神经毒素，根据毒素抗原性不同，将其分为8型，我国报道的肉毒中毒多为A型引起，其次为B型、E型。A型致死能力最强。

（1）流行病学特点：家庭自制的低盐浓度并经厌氧条件的加工食品或发酵食品以及在厌氧条件下保存的肉制品都有可能引起中毒；肉毒梭菌食物中毒一年四季均可发生，但大部分发生在4—5月。

（2）临床表现：主要以对称性颅脑神经受损的症状为特征，表现为视觉功能降低、咽部肌肉和呼吸肌麻痹的症状，并常因呼吸衰竭而死亡。病死率高达30%~70%。

（3）预防措施：对加工食品的原料要进行彻底的清洁处理；对罐头食品要彻底灭菌，不食用胖听罐头；家庭自制罐头食品时要对原料进行蒸煮，一般加热温度为100℃，持续10~20 min；对食用前不再加热的食品，应迅速冷却并在低温下储存；对可疑食品要彻底加热以破坏毒素；对婴儿辅助食品应严格控制肉毒梭菌的污染。

6. 蜡样芽胞杆菌食物中毒

蜡样芽胞杆菌的繁殖体不耐热，该菌可产生使人类中毒的肠毒素。不耐热的腹泻毒素可见于多种食品中；耐热的低分子呕吐毒素常在米饭类食品中形成。

（1）流行病学特点：引起中毒的食品种类繁多，在我国以米饭、米粉最为常见；引起中毒的食品多数感官性状正常，无腐败变质现象；中毒的发生有明显的季节性，多见于6—10月。

（2）临床表现

呕吐型：中毒者以呕吐、恶心、腹痛为主要症状。

腹泻型：病人以腹痛、腹泻为主要症状，可有轻度恶心、但极少有呕吐。

（3）预防措施：保持食物存储环境的清洁；及时进行杀灭昆虫、鼠类，清洁容器与烹调用具；低温保藏食品，食用前应加热。

二、化学性食物中毒

化学性食物中毒是指摄入了含有或被有毒有害化学物质污染的食品或将其误认为食品，导致非传染性的急性或亚急性中毒。化学性食物中毒具有潜伏期短、发病快；发病无传染性；无明显的季节性等特点。

1. 亚硝酸盐食物中毒

（1）流行病学特点：多数原因是误将亚硝酸盐当作食盐食用；其次为食用含有大量硝酸盐和亚硝酸盐的不新鲜蔬菜所致。

（2）临床表现：亚硝酸盐中毒发病急速，除有一般症状外，可见口唇、耳廓、指（趾），甚至结膜、面部及全身皮肤紫绀；心律加快，嗜睡或烦躁不安，呼吸困难，常称为"肠源性青紫症"。严重者呼吸衰竭而死亡。

（3）预防措施：将亚硝酸盐单独存放，避免误食；不要食用存放过久的蔬菜；不要大量食用腌制不久的咸菜。

2. 氰化物中毒

（1）流行病学特点：常见的氰化物有氢氰酸、氰化钠和氰化钾。某些植物中的苦杏仁苷、木薯毒苷可被酸或酶分解释放出氢氰酸。食用大量处理不当或未经处理的苦杏仁、木薯可导致中毒。

（2）临床表现：恶心呕吐、头晕、心悸等，严重者出现呼吸困难、昏迷，甚至死亡，又称为"闪电性中毒"。

（3）预防措施：注意工作环境以及避免接触被污染的物体；避免摄入含有氰化物的食物和饮料；注意对氰化物相关物品的管理与保存。

三、有毒动植物性食物中毒

有毒动植物性食物中毒是指一些动植物本身含有某种天然有毒成分或由于储存条件不当形成某种有毒物质，被人食用后所引起的中毒。

1. 河豚鱼中毒

（1）有毒成分：河豚鱼的有毒成分称为河豚毒素，存在于鱼体的多个部位，以卵巢含量最高，肝脏次之，新鲜洗净的鱼肉一般不含毒素。但有个别品种的河豚鱼肉也具毒性。每年春季（2—5月）是河豚鱼产卵期，此时含毒素最高。

（2）临床表现：中毒特点为发病急速而剧烈，一般食后10min～5h即发病。表现为全身不适；胃肠道症状；口唇、舌尖、手指末端刺痛发麻，感觉消失、麻痹致死率很高。

（3）预防措施包括：河豚毒素耐热，一般家庭烹饪方法难以将毒素去除，建议家庭勿食用河豚鱼；学习识别河豚鱼并学习河豚鱼中毒的知识；如捕获后应尽快上缴集中处理，不要出售。

2. 毒蕈中毒

在目前我国已鉴定的蕈类中，可食用蕈类近 300 种，有毒蕈类约 100 种，其毒素成分复杂。

（1）有毒成分和临床表现：一般根据毒素种类和中毒表现，大致将毒蕈中毒分为胃肠毒型，神经、精神型，溶血型，脏器毒害型和光过敏性皮炎型。其临床表现差异较大。

（2）预防措施：加强宣传毒蕈中毒的危险性和毒蕈中毒的知识；切勿采摘色彩鲜艳且自己不认识的蘑菇食用；提高鉴别毒蕈的能力；熟悉和掌握各种毒蕈的形态特征和内部结构，防止误食中毒。

四、食物中毒的调查处理

发生可疑食物中毒事件时，卫生行政部门按照《食物中毒事故处理办法》《食物中毒诊断标准及处理总则》《食品卫生监督程序》的要求及时组织和开展对病人的紧急抢救、现场调查和对可疑食品的控制、处理等工作。

1. 报告登记

发生食物中毒或者疑似食物中毒事故的单位和接收病人进行治疗的单位应当及时向所在地卫生行政部门报告发生食物中毒事故的单位、地址、时间、中毒人数、可疑食物等有关内容。

2. 组织开展现场调查

（1）一般调查。了解中毒发生的时间及经过情况，中毒人数及严重程度，初步确定引起中毒的可疑食品。

（2）救治病人。查明患者的发病时间及主要临床表现，积极抢救、治疗病人，促使毒物尽快排出，并采取对症处理和特效治疗。

3. 样品的采集与检验

（1）样品采集。现场调查人员应尽一切努力完成对中毒发生现场可疑食品和病人排泄物（大便和尿的标本、呕吐物）的样本收集工作。

（2）样品实验室检验。将采集到的样品密封保存，及时送往有专业资质的检验机构。

4. 事件控制和处理

对可疑食物中毒事件因尽早采取控制和预防措施包括以下几项。

（1）停止销售、食用可疑中毒食品，防止危害进一步蔓延。

（2）尽快追回、销毁导致中毒的食物。

（3）根据中毒原因和致病因素对中毒场所及有关食品加工环境、物品提出消毒和善后处理意见。

（4）对食物中毒的单位和个人经核准后应进行行政处罚。

读者可扫描**二维码 18** 了解各类食品卫生及管理的相关内容。

🐾 本章小结

食品卫生基础主要包括食品污染和食物中毒的分类、特点及其相应的预防措施以及各类食品卫生管理。污染后的食品容易引起食物中毒，因此要对各种食品制定卫生标准，进行卫生管理，预防食物污染及食物中毒。

本章编写：山东泰山医学院　刘冠华　讲师

第七章　膳食营养指导

膳食营养指导是在了解和调查个体或群体饮食习惯的基础上，对食物选择、饮食结构、合理搭配等方面进行纠正和指导。在科学饮食的基础上，传达健康的饮食理念，影响个体或群体的饮食观念和行为，以达到健康饮食、预防疾病的目的。

第一节　膳食营养指导与管理概论

膳食营养指导与管理是按照相关的营养指标，对被指导者现有的饮食行为和习惯中存在的问题提出合理的建议，并提供科学的饮食方式。在膳食营养指导的基础上，鼓励和督促被指导者将营养知识应用于实际生活中，养成良好的饮食习惯，从而达到提高生活质量、预防疾病的目的。被指导者可以是个体，也可以是群体；按人群可分为孕妇和乳母、婴幼儿、儿童和青少年、青年人、中年人、老年人等；也可按团体分为机关团体、企事业单位、学校学生、幼儿园等。

学习目标

■ 了解膳食营养指导和膳食营养管理的主要方法、目的及原则。
■ 能够针对不同人群实施膳食营养指导。

相关知识

一、膳食营养指导

1. 膳食营养指导方法及原则

解读膳食指南（2016），合理选择食物。 膳食指南（2016）是根据营养科学原则和百姓健康需要，结合当地食物生产供应情况及人群生活实践，给出的食物选择和身体活动的指导意见（详见第二节）。膳食指南（2016）中对食物的选择作了如下指导：食物多样，谷类为主；多吃蔬果、奶类、大豆；适量吃鱼、禽、蛋、瘦肉；少盐少油，控糖限酒；并要选择新鲜卫生的食物。营养工作者在进行膳食营养指导时，要以膳食指南（2016）为根本，结合地域的差异、季节的变化以及被指导者以往的生活习惯，提供合理、可行的饮食建议。

调查被指导者的饮食状况，做出科学的膳食评价。 合理运用 24 小时膳食回顾法、称重法、记账法等膳食调查的方法，收集被调查者的膳食资料。通过与膳食指南（2016）和DRIs（2013）提供的标准进行比对，对被调查者的饮食结构以及营养素摄入量进行评价，提出合理的饮食建议，为个体或群体的饮食调整和制定食谱提供参考依据。

　　根据个体或群体的特征，设计合适的食谱。一份个性化或符合群体特征的食谱，是均衡膳食不可缺少的。为个体设计的食谱要体现个体化的原则，并结合个体的身高、体重、饮食习惯、运动量、是否患有疾病等实际情况，设计符合个体需求的食谱。对于群体而言，特殊年龄段人群中，例如儿童青少年、孕妇、乳母、老年人等，不同年龄阶段所需要的总能量及各营养素比例不同，应根据实际情况合理搭配膳食，提供切实可行的食谱。

　　2. 膳食营养指导的目的

　　发现饮食中存在的问题，促进良好饮食习惯的养成。糖尿病、肥胖等慢性疾病，尤其是儿童肥胖，多数是因为长期的饮食习惯不良、饮食行为不当导致的。科学的营养指导和管理的目的就是通过科学的方法发现饮食中存在的问题，然后通过营养指导和管理纠正饮食中的错误，从而促进良好饮食习惯的养成。

　　树立"均衡饮食"的理念。无论是人群营养、临床营养等，其最终都是通过传播"均衡饮食"的理念，帮助人群或患者形成良好的饮食习惯。

　　降低患病风险。不良营养习惯多会导致营养素缺乏，也会造成能量、营养素摄入过量。因此，科学的膳食营养指导和管理可以达到预防营养缺乏病和降低慢性病患病风险的目的。

　　3. 不同人群膳食营养指导的实施、注意事项及指导要素

　　在工作过程中，应严格遵循各类人群的膳食原则及注意事项。根据不同人群的生理特点及营养需求，科学合理地为不同人群进行指导。

　　二、膳食营养管理

　　1. 膳食营养管理方法及原则

　　健全制度，专人负责。膳食营养管理应健全相关的营养管理与指导的制度并有专人负责。有条件的单位可以成立膳食管理委员会，专门研究膳食情况、收支平衡，总结分析各方意见以不断提高膳食营养质量。

　　定点采购，检验入库。对需要购置的食品应由专人按实际需要定点采购。供应商应有合法的食品经营许可证，所供应的食材应新鲜优质。所采购食品由专人验收后入库；库存适当，建立收支账目。

　　确定就餐人数，检后供应。确定就餐人数，食物制作完成后，应专人检查质量并做记录，待验收合格后再行送餐。

　　营养调查，科学管理。定期进行膳食营养调查，分析营养实际供应情况，保证营养供给的合理性，及时发现不足，健全管理制度。

　　2. 膳食营养管理的目的

　　膳食营养管理是根据膳食营养指导的内容，结合被指导者的实际执行情况，调整各种食物的摄入量。在符合实际情况的基础上，保证膳食营养指导的切实可行。在了解被指导者心理的基础上，提高其积极性和服从性，从而达到较好的膳食营养指导和管理的效果。

　　3. 不同人群膳食营养管理的实施、注意事项及指导要素

　　膳食营养管理是各类人群预防疾病，促进健康中的一项重要工作。不同人群的膳食营养管理的实施，首先要在膳食营养指导的基础上，采用鼓励和督促的形式，将营养理论应

用于实际生活中，最终改变人群不良的饮食行为，养成良好的饮食习惯，从而提高生活质量、预防疾病发生。膳食营养管理工作中应特别注意遵循膳食营养管理的原则，充分了解不同人群的生理特点、营养素需求特点、膳食特点、膳食原则等，给予科学的管理。

第二节　膳食营养指导知识

学习目标

- 了解常见膳食营养素及其对人体机能代谢的意义。
- 熟悉膳食营养素参考摄入量的基本理论、应用范围及评价方法。
- 掌握中国居民膳食指南和平衡膳食宝塔以及营养缺乏病和慢性病的预防。

相关知识

一、膳食营养素参考摄入量

1. 膳食营养素的概念、种类及意义

膳食营养素是指从饮食中获得的能够维持机体繁殖、生长发育和生存等一切生命活动的物质。包括蛋白质、脂肪、碳水化合物、矿物质、维生素、膳食纤维、水等物质（详见第三章）。

膳食营养素对机体的意义在于：提供能量；构成细胞组织，供给生长、发育和自我更新所需的材料；调节机体生理活动。

2. 膳食营养素参考摄入量的概念与应用

（1）膳食营养素参考摄入量（Dietary Reference Intakes，DRIs）是为了保证人体合理摄入营养素，避免缺乏和过量，在推荐膳食营养素供给量（RDA）的基础上发展起来的每日平均膳食营养素摄入量的一组参考值。

（2）DRIs 主要包括以下 7 个指标。

平均需要量（Estimated Average Requirement，EAR）是指某一性别、年龄及生理状况群体中个体对某营养素需要量的平均值。按照 EAR 水平摄入某一营养素，根据某些指标可以判断，该摄入量能满足某一性别、年龄及生理状况群体中 50% 个体需要量的摄入水平，不能满足另外 50% 个体对该营养素的需要。

推荐摄入量（Recommended Nutrient Intake，RNI）是指可以满足某一性别、年龄及生理状况群体中绝大多数个体（97% ~98%）需要量的某种营养素摄入水平。长期以 RNI 水平摄入某一营养素，可以满足机体对该营养素的需要，维持组织中营养素储备和机体健康。RNI 相当于传统意义上的 RDA。RNI 的主要用途是作为个体每日摄入该营养素的目标值。

适宜摄入量（Adequate Intake，AI）是通过观察或实验获得的健康群体某种营养素的摄入量。当某种营养素的个体需要量研究资料不足而不能计算出 EAR，从而无法推算 RNI 时，可通过设定 AI 来代替 RNI。AI 的主要用途是作为个体营养素摄入量的目标。

可耐受最高摄入量（Tolerable Upper Intake Level，UL）是指平均每日摄入营养素的最高限量。"可耐受"是指这一摄入水平在生物学上一般是可以接受的。对一般群体来说，摄入量达到 UL 水平几乎对所有个体均不致损害健康，但并不表示达到此摄入水平对健康是有益的。

宏量营养素可接受范围（Acceptable Macronutrient Distribution Ranges，AMDR）是指脂肪、蛋白质、碳水化合物理想的摄入量范围，该范围包含这些必需营养素的需要量，并且有利于降低慢性病的发生危险。AMDR 既能预防营养素缺乏，同时又减少摄入产能营养素过量诱发慢性病风险。

预防非传染性慢性病的建议摄入量（Proposed Intakes for Preventing non-communicable Chronic Diseases，PI-NCD 或 PI）是以非传染性慢性病的一级预防为目标，提出的必需营养素的每日摄入量。当 NCD 易感人群某些营养素的摄入量达到或接近 PI 时，可以降低他们的 NCD 发生风险。

特定建议值（Specific Proposed Levels，SPL）专用于营养素以外的其他食物成分，尤其是某些植物化学物的特定摄入指导值。个体每日膳食中这些食物成分的摄入量达到这个水平时，有利于健康。

二、膳食结构与膳食指南

1. 世界膳食结构

膳食结构又称膳食模式，是指各食物的品种、数量及其比例和消费的频率。膳食结构的形成是一个长期的过程，受该国家（地区）人口、经济状况、生产水平、文化传统等综合因素的影响。依据动、植物性食物在膳食构成中的比例划分不同的膳食结构，一般将世界各国的膳食结构分为以下 4 种模式。

（1）东方膳食模式。该膳食模式以植物性食物为主，动物性食物为辅。大多数发展中国家膳食模式为此种。其特点是：植物性食物消费量大，动物性食物消费量少；前者提供的能量占总能量近 90%；动物性蛋白少于蛋白质总摄入量的 10% ~ 20%；膳食纤维充足；来自动物性食物的营养素如钙、铁、维生素 A 的摄入量常会出现不足。

这类膳食模式易导致蛋白质、能量水平较低，以致体质较弱，健康状况不良，劳动能力低下，但有利于血脂异常和冠心病等营养慢性病的预防。

（2）经济发达国家膳食模式。该膳食模式以动物性食物为主，是多数欧美发达国家典型膳食结构。其特点是：粮谷类食物消费量小，动物性食物及食糖消费量大；人均日摄入能量高达 3300 ~ 3500kcal，蛋白质 100g 以上，脂肪 130 ~ 150g；提供高能量、高脂肪、高蛋白质、低膳食纤维。

这种膳食模式容易造成肥胖、高血压、冠心病、糖尿病等营养过剩性慢性病发病率上升。

（3）平衡膳食模式。该模式是一种动植物食物较为平衡的膳食结构，以日本为代表。膳食中动物性食物与植物性食物比例比较合适。其特点是：谷类的消费量平均每天 300 ~ 400g，动物性食物消费量平均每天 100 ~ 150g，其中海产品比例达 50%，奶类 100g 左右，蛋类、豆类各 50g 左右；能量摄入低于第（2）种膳食模式，平均每天 2000kcal 左右。该膳食模式既保留了东方膳食的特点，又吸收了西方膳食的长处，少油、少盐、多海产品，蛋白质、脂肪和碳水化合物的供能比合适。

这种膳食模式有利于避免营养缺乏病和营养过剩性疾病，膳食结构基本合理。

（4）其他膳食模式。除上述3种类型之外，还有一些其他特点的膳食模式，如DASH膳食模式、地中海模式等。DASH膳食模式是由美国国立卫生研究院，美国心脏，肺和血液研究所制订的高血压治疗膳食模式。该膳食是特点为：富含水果、蔬菜，包括全谷类、家禽、鱼肉、坚果，其富含的营养素有：钾、镁、钙和蛋白质，而总脂肪和饱和脂肪、胆固醇含量较低，富含膳食纤维。

地中海膳食模式以地中海命名是因为该膳食结构的特点是居住在地中海地区的居民所特有的，意大利、希腊可作为该种膳食结构的代表。其特点为：富含植物性食物，包括谷类（每天350g左右）、水果、蔬菜、豆类、坚果等；每天食用适量的鱼、禽、少量蛋、奶酪和酸奶；每月食用畜肉（猪、牛、羊肉及其产品）的次数不多；主要的食用油是橄榄油；大部分成年人有饮用葡萄酒的习惯；饱和脂肪摄入量低，不饱和脂肪摄入量高，膳食含大量复合碳水化合物，蔬菜、水果摄入量较高。

地中海地区居民心脑血管疾病发生率很低，已引起西方国家的注意，并纷纷参照这种膳食模式改进自己国家膳食结构。

2. 我国的膳食结构及存在的问题

随着经济的发展和居民生活水平的提高，我国的膳食结构正逐渐向西方化转变，城市和经济发达地区的膳食结构不尽合理。畜、禽、蛋等动物性食物及油脂消费过多，谷类食物消费偏低，尤以杂粮摄入量明显下降。

据统计，2012年中国城乡居民平均每标准人日食用油的摄入量为42.1g，其中植物油37.3g，动物油4.8g。城市居民食用油摄入量为43.1g，农村居民食用油摄入量41.0g。与2002年比，食用油摄入量基本持平，动物油摄入减少，植物油摄入增加，显示近十年营养指导起到初步效果。但是脂肪的摄入量依然处于较高水平，2012年城市和农村居民膳食脂肪供能比分别为36.1%和29.7%，城乡居民平均水平达到32.9%，超过30%的上限，城市居民谷类食物供能比仅为47.1%，明显低于55%～65%的合理范围，农村为58.8%，城乡差距显著。此外，奶类、豆类及其制品摄入量过低，钙低，磷高，钙磷比仍不合理。

虽然膳食质量明显提高，但膳食高能量、高脂肪和体力活动减少造成超重、肥胖和糖尿病、血脂异常等慢病的发病率快速上升。

3. 膳食指南（2016）和膳食宝塔及餐盘

（1）膳食指南（2016）核心推荐

食物多样，谷类为主。只有食物多样化，营养素才能全面，才能得到相互补充。谷类食物是我国传统膳食的主体，是人体能量的主要来源，也是最经济的能源食物，对维持人体健康具有重要作用。因此平衡膳食应食物多样，谷类为主。

吃动平衡，健康体重。维持健康体重与均衡膳食、适量运动是分不开的。各年龄层次的人群都应食不过量，控制总能量摄入。同时，还应天天坚持运动，每周中等强度的身体活动至少进行5天，运动时间累计150min以上；主动身体活动最好每天6000步；对于久坐人群，应注意每小时起来稍作运动，尽量减少久坐的时间。

多吃蔬果、奶类、大豆。新鲜蔬菜的每日建议摄入量为300～500g，深色蔬菜应占一半；水果应保证摄入200～350g，而且最好直接吃鲜果；每天摄入的奶类食品，种类可多样，摄入总量应相当于液态奶300g；经常吃豆类，适量吃坚果。

适量吃鱼、禽、蛋、瘦肉。鱼、禽、蛋、瘦肉类虽然可以提供人体所需的优质蛋白、维生素等，但有些也含有较高的脂肪和胆固醇，多吃会诱发各种疾病，故摄入要适量。由于鱼和禽类脂肪含量相对较低，应优先选择；蛋黄中富含脂溶性维生素、单不饱和脂肪酸、磷、铁等微量元素，可适量摄入；肉类应选择瘦肉，且少吃肥肉、烟熏及腌制的肉制品。推荐每周吃水产类280～525g，畜禽肉280～525g，蛋类280～350g，平均每天摄入鱼禽、蛋和瘦肉总量120～200g。

少盐少油，控糖限酒。建议成年人每天食盐不超过6g，每天烹调油推荐摄入25～30g。而添加糖是纯能量食物，不含其他营养成分，摄入过多会引起龋齿，因此，推荐每天摄入糖不超过50g，最好控制在25g以内。应保证充足饮水，建议成年人每天1500～1700mL水，最好饮用白开水，不能以饮料代替水。控制酒的饮用量，成年男性一天饮酒的酒精量不超过25g，女性不超过20g，而孕妇、乳母、青少年儿童不应饮酒。

杜绝浪费，兴新食尚。为避免浪费，采购食物前可做好计划，应根据就餐人员的数量、食量以及喜好等合理安排。采购时，应选择新鲜卫生的食物，容易变质的食物应少量购买，并且依据食物特性选择适宜的储存方式。

（2）膳食宝塔及餐盘

平衡膳食宝塔（图7-1）是根据膳食指南（2016）的核心推荐，联系中国居民膳食的实际情况，用一个宝塔式的图形把平衡膳食的原则转化为各类食物的数量和比例。

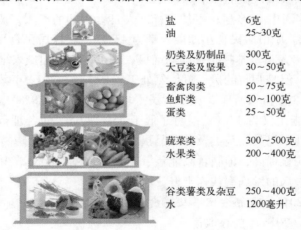

盐	6克
油	25～30克
奶类及奶制品	300克
大豆类及坚果	30～50克
畜禽肉类	50～75克
鱼虾类	50～100克
蛋类	25～50克
蔬菜类	300～500克
水果类	200～400克
谷类薯类及杂豆	250～400克
水	1200毫升

图7-1　平衡膳食宝塔（2016）

膳食宝塔共分为5层，从下到上依次为：水，谷薯类，蔬菜类、水果类，畜禽肉、水产品、蛋类，奶及奶制品、大豆及坚果类，盐、油。各层面积大小不同，体现了不同食物种类需求量的不同，其中宝塔旁边标注的推荐食物数量是根据不同能量需要而设计的。宝塔左下角，还有一个正在运动中的人物形象，意在提醒大家身体活动和足量饮水的重要性。不同能量需要水平的平衡膳食模式和食物量见表7-1。从中可以查询不同能量摄入水平（1000～3000kcal）下不同食物种类的需要量。

表7-1　不同能量需要水平的平衡膳食模式和食物量［g／（d·人）］

食物种类/g	不同能量摄入水平/kcal										
	1000	1200	1400	1600	1800	2000	2200	2400	2600	2800	3000
谷类	85	100	150	200	225	250	275	300	350	375	400
全谷物及杂豆	适量	适量	适量	50～150	50～150	50～150	50～150	50～150	—	—	—
薯类	适量	适量	适量	50～150	50～150	50～150	50～150	50～150	125	125	125
蔬菜	200	250	300	300	400	450	450	500	500	500	600
深色蔬菜	占所有蔬菜的二分之一										
水果	150	150	150	200	200	300	300	350	350	400	400
畜禽肉类	15	25	40	40	50	50	75	75	75	100	100
蛋类	20	25	25	40	40	50	50	50	50	50	50
水产品	15	20	40	40	50	50	75	75	75	100	125
乳制品	500	500	350	300	300	300	300	300	300	300	300
大豆	5	15	15	15	15	15	25	25	25	25	25
坚果	—	适量	适量	10	10	10	10	10	10	10	10
烹调油	15～20	20～25	20～25	20～25	25	25	25	30	30	30	35
食盐	＜2	＜3	＜4	＜6	＜6	＜6	＜6	＜6	＜6	＜6	＜6

说明：膳食宝塔的能量范围在1600～2400kcal；薯类为鲜重。

　　第一层：谷薯类食物。谷薯类含有多种微量营养素和膳食纤维，是膳食能量的主要来源。所提供的能量占膳食总能量的一半以上，也是平衡膳食模式的重要特征。膳食宝塔推荐谷薯类摄入量为250～400g，作为膳食宝塔的基底，不仅表明谷薯类是平衡膳食的基础，也体现了它的重要地位。全谷物保留了天然的营养成分，是理想膳食模式中的重要选择。

　　第二层：蔬菜水果。新鲜的水果蔬菜含有多种维生素和膳食纤维，是维生素、矿物质、膳食纤维的重要来源，提高水果蔬菜的摄入量，可保持机体健康，有效降低患各种慢性疾病的风险。可适当增加摄入菠菜、油菜、胡萝卜、西红柿等深色蔬菜。不同蔬菜含有的营养素略有不同，应合理搭配食用，达到营养最大化。

　　水果的种类很多，当季新鲜是购买水果的基本原则。蔬果各有营养特点，二者不能相互替代，也不能长期缺乏。膳食宝塔推荐每天蔬菜摄入量300～500g，新鲜水果200～350g。

　　第三层：鱼、畜、肉、蛋等动物性食物。平衡膳食宝塔推荐每日摄入畜禽肉、水产肉40～75g，蛋类40～50g，其中蛋类的营养价值较高。

　　第四层：乳类、大豆和坚果。膳食宝塔推荐每日奶及奶制品摄入量为300g，大豆及坚果类30～50g，坚果每日可摄入10g左右。

　　第五层：烹调油和盐。推荐成人每天烹调油不超过25～30g，食盐摄入量不超过6g。

　　运动和饮水。一般轻体力活动水平的成年人每天至少应饮水7～8杯（1500～1700mL）。受年龄、身体活动水平、周围环境温度等因素的影响，水的需求量也不同。例如在强体力劳动水平或高温环境下，应适当增加饮水。

　　平衡膳食宝塔中所有食物推荐量都是以原料的生重可食部计算的，每类食物中又含不同食物，只有熟悉掌握各类食物的营养特点，才能保障膳食平衡和合理营养。具体内容参见第五章。

中国居民平衡膳食餐盘，以下简称餐盘（图7-2）是遵循平衡膳食原则，在不考虑烹饪用油、盐的前提下，通过更直观的方式展示了一个人一餐中膳食构成和大致的比例。餐盘通俗易懂，能够让人快速掌握各类食物的比重。

餐盘共分为谷薯类、蔬菜类、水果类、鱼肉蛋豆类4大类。餐盘右上侧放置了1杯牛奶以提示牛奶的重要性。与平衡膳食宝塔相比较，餐盘更加直观简单，能够在短时间内让大家掌握、记忆和操作。

从餐盘中可以看出，谷薯类和蔬菜类的面积最大，说明二者在膳食中的重要地位。平衡膳食餐盘中具体的食物重量比例计算详见表7-2。

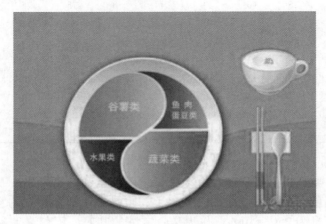

图7-2 中国居民平衡膳食餐盘

表7-2 平衡膳食餐盘中食物重量比例计算

食物	1600kcal	1800kcal	2000kcal	2200kcal	2400kcal	均值	平衡餐盘图形设计比例
谷薯类	28%	27%	26%	26%	27%	27%	25%
蔬菜	34%	36%	36%	34%	34%	35%	35%
水果+坚果	23%	22%	25%	23%	24%	23%	25%
动物性食物+大豆	15%	15%	13%	17%	15%	15%	15%
牛奶及制品				300g			

中国儿童平衡膳食算盘简称算盘（图7-3）是遵循平衡膳食的原则，专门针对儿童设计的食物分量图形。算盘色彩鲜艳，趣味性浓，可以增加孩子好奇心，利于沟通学习。

算盘共分为6层，与膳食宝塔不同的是将蔬菜水果分为两层。第一层表示谷物（6份），第二层表示蔬菜（5份），第三层表示水果（4份），第四层表示动物性食物（3份），第五层表示奶类（2份），最上层是油盐（适量）。左下角儿童挎的水壶表示要鼓励孩子多喝白开水、坚持户外运动、积极生活学习。此算盘适用于8~11岁中等活动水平的儿童。

算盘简单勾画了膳食结构图，给儿童一个大致膳食模式的认识。食物分量可根据表7-3计算。

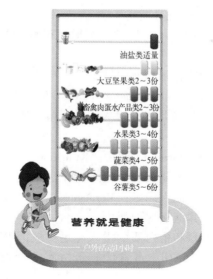

图 7 - 3　中国儿童平衡膳食算盘

表 7 - 3　不同年龄儿童青少年的膳食组成（单位：份/d）

食物组	7 岁	11 岁	14 岁
谷薯类	4.4~5.5	6~7	6.5~9
全谷物和薯类	适量	适量	适量
蔬菜	3~4.5	4.5~5	4.5~6
深色蔬菜	适量	至少1/3	适量
水果	2~3	3~3.5	3~4
畜禽肉类	1	1~1.5	1.5~2
蛋类	0.5~1	1	1
水产品	1	1~1.5	1.5~2
乳类	1.5	1.5	1.5
大豆	0.5	0.5~1	1
坚果	适量	0.5	1

说明：按中等身体活动下能量需要量水平计算，7 岁（1600~2000kcal/d），11 岁（2000~2500kcal/d），14 岁（2200~3000kcal/d）。

三、营养缺乏病的预防

营养缺乏病是指由于一种或一种以上营养素缺乏造成机体健康异常或疾病状态。

各种营养素的缺乏都可产生缺乏病，如目前世界上流行四大营养缺乏病，即蛋白质—能量营养不良、缺铁性贫血、缺碘性疾病和维生素 A 缺乏病。此外，钙、维生素 D 缺乏可引起佝偻病（维生素 D 缺乏症），维生素 B_1 缺乏可引起脚气病，维生素 C 缺乏可引起坏血病（维生素 C 缺乏症等）。

导致营养缺乏病的原因有以下几种。

（1）食物供给不足：社会、政治、经济因素造成食物匮乏。

（2）食物营养素缺乏：天然食物中营养物质缺乏；不科学的烹调方式等。

（3）营养素需要量增加：妊娠哺乳期或某些疾病如甲亢、肿瘤等对营养素的需要量增加。

（4）营养素的破坏或丢失增加：胃酸缺乏或服用碱性药物时，维生素 C 和维生素 B_1 破坏增加。

（5）疾病导致营养素消耗或排泄增加。

1. 蛋白质—能量营养不良（protein-energy malnutrition，PEM）

PEM 是指由于能量摄入不足或蛋白质摄入不足或蛋白质和能量都摄入不足而引起的营养缺乏疾病。

PEM 可分为 Kwashiorkor 和 Marasmus 两种。Kwashiorkor 是指能量摄入基本满足而蛋白质严重不足的儿童营养性疾病，主要表现为腹部水肿、虚弱、表情淡漠、生长滞缓、头发变色、变脆和易脱落、易感染其他疾病等；Marasmus 指蛋白质和能量均摄入不足，多发于儿童，患儿因消瘦无力、感染其他疾病而死亡。

预防方法：饮食中保证能量和蛋白质的摄入充足。根据 DRIs（2013），成年男性蛋白质 RNI 为 65g/d；成年女性为 55g/d。富含优质蛋白质的食物有大豆、牛奶、鱼、禽肉、畜肉、蛋等。

2. 钙的缺乏疾病

由于钙摄入不足或对钙的消耗增加机体没有得到及时补充而引起的一系列相关疾病。

儿童长期钙缺乏和维生素 D 摄入不足可导致生长发育迟缓，骨软化、骨骼变形，严重缺乏者可导致佝偻病，出现"O"形或"X"形腿、肋骨串珠、鸡胸等症状。中老年人随年龄增加，骨骼逐渐脱钙；绝经妇女因雌激素分泌减少，钙流失加快，易引起骨质疏松症。钙缺乏者易患龋齿，影响牙齿质量。

预防手段有以下几种。

（1）我国居民膳食以谷类为主，蔬菜摄入也较多，由于植物性食物中草酸、植酸及膳食纤维等含量较多，会影响钙的吸收。根据 DRIs（2013），成年人钙的 RNI 为 800mg/d，UL 为 2000mg/d。不同年龄段钙的推荐摄入量不同。

（2）富含钙的食物见表 7-4，钙的食物来源不同，其吸收利用率也不同，奶类的钙含量丰富且吸收利用率较高，植物性食物中钙虽然含量丰富，但吸收量较低。

表 7-4　富含钙的食物（mg/100g）

食物	含量	食物	含量	食物	含量	食物	含量
麸皮	206	牛奶	104	白米虾	403	芥蓝	128
青稞	191	酸奶	118	海虾	146	荠菜	294
燕麦	186	奶酪	299	河虾	325	黄花菜	301
黄豆	191	炼乳	242	虾皮	991		
黑豆	224	鸡蛋黄	112	虾米	555		
青豆	200	海蟹	208	虾脑酱	667		
豆腐	164	河蟹	126	油菜	108		
豆腐干	308	鲍鱼	266	油菜（黑）	191		

3. 铁的缺乏疾病

铁参与体内氧的运送和组织呼吸过程以及维持正常的造血功能，当机体铁摄入不足或吸收利用障碍时，就会导致铁缺乏疾病。

体内铁缺乏可分为3个阶段：铁减少期，该阶段体内储存铁减少，血清铁蛋白浓度下降，无临床症状；血细胞生成缺铁期，此时除血清铁蛋白下降外，血清铁降低，铁结合力上升，游离原卟啉浓度上升；缺铁性贫血期，血红蛋白和血细胞比容下降。

体内铁缺乏使细胞呼吸障碍，影响组织器官功能，出现食欲降低。铁缺乏儿童易烦躁，对周围不感兴趣，成人冷漠呆板。当血红蛋白继续降低，则出现面色苍白、口唇黏膜和眼结膜苍白，疲劳乏力、头晕、心悸、指甲脆薄、反甲等。长期膳食铁供应不足，可引起体内铁缺乏或导致缺铁性贫血，多见于婴幼儿、孕妇及乳母。

预防手段有以下几种。

饮食中摄入含铁丰富的食物是预防缺铁疾病发生的最佳途径。DRIs（2013）中对不同性别和年龄段人群每日的铁的摄入有不同的推荐量。其中成年男性铁的 RNI 为 12mg/d，女性为 20mg/d。此外，适量食用富含血红铁素的动物性食物也可有效预防缺铁。

4. 锌的缺乏疾病

由于长期膳食锌摄入不足、特殊生理需要量增加或机体的吸收利用减少、排出增加而导致的症状或疾病。

锌缺乏可影响细胞核酸蛋白的合成、味蕾细胞更新、黏膜增生、角化不全、唾液中磷酸酶减少，从而导致食欲减退、异食癖、生长发育迟缓等症状，儿童长期缺锌可导致侏儒症。成人长期缺锌可导致性功能减退、精子数减少、胎儿畸形、皮肤粗糙、免疫力降低等症状。根据 DRIs（2013），成年男性锌的 RNI 为 12.5mg/d，成年女性为 7.5mg/d。

锌的来源较广泛，贝壳类海产品（如牡蛎、蛏干、扇贝）、红色肉类及其内脏均为锌的良好来源。蛋类、豆类、谷类胚芽、燕麦、花生等也富含锌。蔬菜及水果类锌含量较低。

5. 硒的缺乏疾病

由于所处环境土壤中硒元素含量偏低及膳食中硒摄入量不足而导致克山病。

克山病是一种以多发性灶状坏死为主要病变的疾病，临床特征为心肌凝固性坏死，伴有明显心脏扩大，心功能不全和心律失常，重者发生心源性休克或心力衰竭。缺硒影响机体的免疫功能。根据 DRIs（2013），成年人硒的 RNI 为 60μg/d。

海产品和动物内脏是硒的良好食物来源，如鱼子酱、海参、牡蛎、蛤蜊和猪肾等。食物中的含硒量随地域不同而异，特别是植物性食物的硒含量与地表土壤中硒元素水平有关。

6. 碘的缺乏病

由于长期碘摄入不足或长期摄入含抗甲状腺素因子的食物，可干扰甲状腺对碘的吸收利用，导致碘缺乏疾病。

碘缺乏的典型症状为甲状腺肿大，由于缺碘导致甲状腺素合成分泌不足。孕妇严重缺碘可影响胎儿神经、肌肉的发育及引起胚胎期和围生期死亡率上升；婴幼儿缺碘可引起生长发育迟缓、智力低下，严重者发生呆小症（克汀病）。根据 DRIs（2013），成年人碘的 RNI 为 120μg/d。

碘强化措施是防治碘缺乏的重要途径，主要有食盐加碘、食用油加碘及自来水加碘等防治方法。

　　7. 维生素 A 的缺乏病

　　由于膳食中维生素 A 供给不足或生物利用率过低，或者生理、病理原因妨碍了维生素 A 的消化、吸收、利用，或者由于需要量增加、排泄或破坏增多而导致维生素 A 的缺乏。

　　按缺乏程度分为临床和亚临床维生素 A 缺乏两种。维生素 A 的轻度缺乏常不引起临床症状，但一般可降低劳动效率及对疾病的抵抗力。维生素 A 的临床缺乏已不多见，而维生素 A 的亚临床缺乏是营养缺乏中的一个主要问题。根据 DRIs（2013），成年男性维生素 A 的 RNI 为 800μgRAE/d，成年女性为 700μgRAE/d。

　　维生素 A 最好的来源的是各种动物肝脏、鱼肝油、鱼子、全奶、奶油、禽蛋等；植物性食物能提供类胡萝卜素，如西蓝花、菠菜、苜蓿、空心菜、莴苣叶、胡萝卜、芒果、杏、柿子等。

　　8. 维生素 D 的缺乏病

　　维生素 D 缺乏导致肠道吸收钙、磷减少，肾小管对钙磷的重吸收减少，影响钙骨化，从而导致骨骼和牙齿的矿物质异常。

　　婴儿缺乏维生素 D 将引起佝偻病；成人，尤其是孕妇、乳母和老人，缺乏维生素 D 可使已成熟的骨骼脱钙发生骨质软化症和骨质疏松。

　　（1）佝偻病。维生素 D 缺乏时，由于骨骼不正常钙化，易引起骨骼变软和弯曲变形，主要表现"X"形腿或"O"形腿、"肋骨串珠"、囟门闭合延迟、骨盆变形、脊柱弯曲等。

　　（2）骨质软化症。主要表现为骨质软化，容易变形，孕妇骨盆变形可致难产。

　　（3）骨质疏松。老年人由于肝肾功能降低、胃肠吸收欠佳、户外活动减少，体内维生素 D 水平常常低于年轻人，是导致骨折的主要原因。

　　（4）手足痉挛症。维生素 D 缺乏可导致钙吸收不足，可引起手足痉挛症，表现为肌肉痉挛、小腿抽筋、惊厥等。

　　根据 DRIs（2013），成年人维生素 D 的 RNI 为 10μg/d。经常晒太阳是人体获得活性维生素 D 的良好途径；除此之外，维生素 D 主要存在于海水鱼、肝、蛋黄等动物性食品及鱼肝油制剂中。

　　9. 维生素 B_1 的缺乏病

　　由于对维生素 B_1 的摄入不足、需要量增加或机体吸收、利用障碍而导致体内维生素 B_1 的缺乏，从而引起疾病症状。

　　维生素 B_1 缺乏又称脚气病，主要损害神经 - 血管系统，多发生在以加工精细的米面为主食的人群。临床上根据年龄差异将脚气病分为成人脚气病和婴儿脚气病。

　　（1）成人脚气病。早期症状较轻，主要表现有疲乏、淡漠、食欲低下、恶心、忧郁、急躁、沮丧、腿沉重麻木和心电图异常。

　　（2）婴儿脚气病。多发生于 2～5 月龄的婴儿，多是由于乳母维生素 B_1 缺乏导致。初期食欲减退、呕吐、兴奋和心跳快，呼吸急促和困难；晚期有发绀、水肿、心脏扩大、心力衰竭和强制性痉挛，常在症状出现 1～2 天后突然死亡。

根据 DRIs（2013），成年男性维生素 B_1 的 RNI 为 1.4mg/d，女性为 1.2mg/d。

维生素 B_1 广泛存在于天然食物中，含量丰富的食物有：谷类、豆类及干果类。动物内脏、瘦肉、禽蛋中含量也较多。谷类食物加工越精细，维生素 B_1 破坏的就越多。

10. 维生素 B_2 的缺乏疾病

由于膳食摄入不足、食物储存和加工不当导致大量维生素 B_2 流失，或者由于维生素 B_2 吸收利用不良、酗酒等，而导致体内维生素 B_2 的缺乏，从而引起一系列的疾病。

维生素 B_2 缺乏主要引起眼、口腔和皮肤的炎症反应。

（1）眼。表现为睑缘炎、畏光、视物模糊、流泪等，严重时角膜下部有溃疡。

（2）口腔。表现为口角炎、唇炎、舌炎、地图舌等。

（3）皮肤。主要表现为脂溢性皮炎。

根据 DRIs（2013），成年男性维生素 B_2 的 RNI 为 1.4mg/d，成年女性为 1.2mg/d。

维生素 B_2 广泛存在于动植物食物中，动物性食物较植物性食物含量高。动物内脏、乳类及蛋类含量尤为丰富，植物性食物以绿色蔬菜、豆类含量较高，而谷类含量较少。

11. 维生素 B_6 的缺乏疾病

由于膳食摄入不足或某些药物影响，都会导致体内维生素 B_6 缺乏而引起的疾病，维生素 B_6 的缺乏通常与其他 B 族维生素的缺乏同时存在。

人体维生素 B_6 的缺乏可导致眼、鼻与口腔周围皮肤脂溢性皮炎，临床症状包括口炎、舌干裂、舌炎，个别有神经精神症状。

根据 DRIs（2013），成年人维生素 B_6 的 RNI 为 1.4mg/d。

维生素 B_6 广泛存在于各种食物中，含量最高的食物为白色肉类，其次为肝脏、豆类、坚果类和蛋黄等。水果和蔬菜中含量也较多，其中香蕉、卷心菜、菠菜含量丰富，但在奶类中含量较少。

12. 叶酸的缺乏疾病

由于摄入不足、吸收利用不良、代谢障碍、需要量增加或排泄量增加的原因，导致叶酸供应不足而引起的疾病。

叶酸缺乏有以下几种表现。

（1）红细胞贫血：表现为红细胞发育障碍，伴有红细胞和白细胞减少，还可能引起智力退化。

（2）对孕妇和胎儿的影响：表现为孕妇先兆子痫和胎盘早剥的发生率升高、胎儿神经管畸形（主要表现为脊柱裂和无脑）等。

（3）高同型半胱氨酸血症：高浓度同型半胱氨酸是动脉硬化和心血管疾病发病的一个独立危险因素。

（4）某些癌症：人类患结肠癌、前列腺癌及宫颈癌与膳食中叶酸摄入不足有关。

根据 DRIs（2013），成年人叶酸的 RNI 为 400μgDFE/d，妊娠、哺乳及婴儿需相应增加。

叶酸广泛存在于动植物食物中，其良好的食物来源有肝脏、肾脏、蛋、梨、蚕豆、芹菜、花椰菜、莴苣、柑橘、香蕉及其他坚果类。

13. 维生素 B₁₂ 的缺乏疾病

由于吸收不良而导致维生素 B₁₂ 缺乏所引起的疾病，常见于素食主义者、老年人和胃切除患者胃酸分泌较少者。

类型和表现主要有：巨幼红细胞贫血；神经系统损害（主要表现为精神抑郁、记忆力下降、四肢震颤等神经症状）；高同型半胱氨酸血症。

根据 DRIs（2013），成年人维生素 B₁₂ 的 RNI 为 2.4mg/d。

膳食中维生素 B₁₂ 来源于动物食品，主要食物来源为肉类、动物内脏、鱼、禽及蛋类，乳及乳制品含量较少。植物性食物基本不含维生素 B₁₂。

14. 维生素 C 的缺乏疾病

由于膳食摄入减少，机体需要增加而又得不到及时补充时，可使体内维生素 C 的储存减少，从而导致缺乏症状。

当体内维生素 C 储存量少于 300mg 时，将出现缺乏症状，主要引起坏血病。有以下几种临床表现。

（1）前驱症状：起病缓慢，一般需 4~7 个月。患者多有全身乏力、食欲减退。成人早期还有齿龈肿胀，偶尔会有感染发炎。婴幼儿会出现生长迟缓、烦躁和消化不良。

（2）出血：全身点状出血，起初局限于毛囊周围及齿龈等处，进一步发展可有皮下组织、肌肉关节和腱鞘等处出血，甚至形成血肿或瘀斑。

（3）牙龈炎：牙龈可见出血、松肿，尤以牙龈尖端最为显著。

（4）骨质疏松：维生素 C 缺乏会引起胶原蛋白合成障碍，骨有机质形成不良而导致骨质疏松。

根据 DRIs（2013），成年人维生素 C 的 RNI 为 100mg/d。

维生素 C 主要来源为新鲜的蔬菜水果，一般是叶菜类含量比根茎类多，酸味水果比无酸味水果含量多。常见蔬菜水果维生素 C 含量见表 7-5。

表 7-5　常见蔬菜、水果维生素 C 含量（mg/100g）

食物	含量	食物	含量	食物	含量
小红辣椒	144	甘蓝	40	柠檬	22
白萝卜	21	菜花	61	柑橘	28
胡萝卜	13	西蓝花	51	金橘	35
豆角	39	鲜枣	243	荔枝	41
豌豆苗	67	酸枣	900		
冬瓜	18	葡萄	25		
苦瓜	56	黑加仑	181		
大白菜	31	沙棘	204		
小白菜	28	猕猴桃	62		
油菜	36	草莓	47		

四、膳食营养与慢性病预防

1. 膳食营养与肥胖

肥胖是指体内脂肪堆积过多和（或）分布异常，体重增加，是一种多因素的慢性代谢性疾病。

肥胖按发生原因可分为：遗传性肥胖、继发性肥胖和单纯性肥胖。肥胖增加了慢性病发生的危险性，极度肥胖者可引起肺功能异常。

营养因素有以下几项。

（1）膳食营养因素。能量摄入过多会导致肥胖的发生；膳食结构的不合理也会导致肥胖的发生，例如少谷类、多油脂的饮食；此外，生命早期如果婴幼儿营养过剩、断奶过早、过早添加辅食也会增加成年后肥胖发生的风险。

（2）体力活动因素。体力活动的减少，导致能量消耗减少，每天摄入的能量得不到及时的消耗，使能量在体内日积月累导致肥胖。

营养防治肥胖的方法主要有以下几种。

（1）控制总能量的摄入。预防和治疗肥胖要控制能量摄入，可根据身高、年龄、体重、劳动强度确定个体每天所需要的能量，合理搭配。

（2）改变饮食结构。常用的减肥膳食包括低脂、低碳水化合物和高蛋白膳食。

（3）多摄入富含膳食纤维的食物。膳食纤维可以增加饱腹感，减少能量摄入，并可改善代谢紊乱。

（4）补充某些营养素。有研究表明，补充多不饱和脂肪酸、单不饱和脂肪酸、钙、硒等矿物质和维生素不仅有助于减肥，还能改善代谢紊乱。

（5）补充某些植物化学物。异黄酮、皂苷等植物化学物在减肥和治疗代谢综合征方面有一定的效果。

2. 膳食营养与冠心病

冠心病全称冠状动脉粥样硬化性心脏病，是冠状动脉发生粥样硬化性病变，导致管腔狭窄、闭塞，影响冠状循环血流，造成心肌缺血的一种心脏病。

冠心病常见临床表现有：原发性心脏骤停、心绞痛、心肌梗死、冠心病心力衰竭、心律失常。

造成冠心病的营养因素有以下几项。

（1）血浆总胆固醇、低密度脂蛋白、甘油三酯、脂蛋白（a）的升高与高密度脂蛋白的降低是动脉粥样硬化的危险因素。

（2）饱和脂肪酸是导致血胆固醇升高的主要脂肪酸，单不饱和脂肪酸和多不饱和脂肪酸在防治动脉粥样硬化冠心病方面起重要作用。

冠心病的营养防治手段主要有以下几种。

（1）在平衡饮食的基础上，应控制总能量和总脂肪的摄入，限制饮食中饱和脂肪和胆固醇的摄入，摄入充足的膳食纤维和维生素，补充适量的矿物质和抗氧化营养素。

（2）选择含有不饱和脂肪酸的植物油代替含饱和脂肪酸的动物油，如花生油、豆油、菜籽油、茶油等；少吃动物内脏以及富含胆固醇的食物，例如肥肉、鱼子、鸡蛋黄、松花蛋等；多吃富含膳食纤维的食物，如粗粮、魔芋、蔬菜、水果、豆类等。

（3）饮食清淡，少盐限酒。

3. 膳食营养与高血压

高血压是一种以体循环动脉收缩期和（或）舒张期血压持续升高为主要特点的心血管疾病。

高血压分为原发性和继发性。高血压以血压升高为特征，是脑卒中、冠心病、心功能衰竭、肾功能衰竭等的危险因素。

造成高血压的营养因素有以下几项。

（1）肥胖。大量数据显示，肥胖或超重是血压升高的重要危险因素，尤其是中心性肥胖。高血压病人中有60%以上肥胖或超重情况。

（2）矿物质。钠的摄入量与血压水平和高血压患病率呈正相关，钠盐的摄入过多可使血容量增加而使血压升高；钾盐摄入量与血压水平呈负相关；膳食钙摄入不足可使血压升高；镁的摄入量与高血压的发生呈负相关。

（3）其他膳食因素。增加多不饱和脂肪酸和减少饱和脂肪酸的摄入有利于降血压；过多的酒精摄入也会导致血压升高。

高血压的营养防治措施有以下几种。

（1）控制体重。超重和肥胖是导致血压升高的重要原因之一，而以腹部脂肪堆积为典型特征的中心性肥胖还会进一步增加心血管与代谢性疾病的风险，适当降低体重，减少体内脂肪含量，可显著降低血压，主要通过限制能量摄入和增加体力活动来实现。

（2）合理膳食。限制钠盐的摄入，增加钾、钙、镁的摄入量，减少膳食脂肪摄入量，增加优质蛋白质的摄入量，膳食模式参考DASH膳食，限制饮酒、克服不良饮食习惯。

（3）限制钠的摄入量。咸菜、榨菜、咸鱼、咸肉、腌制食品、火腿、加碱或发酵粉、小苏打制作的面食和糕点等都要少食。

4. 膳食营养与糖尿病

糖尿病是一组以慢性血糖水平增高为特征的代谢性疾病，是由于机体胰岛素分泌缺陷和（或）胰岛素作用缺陷所引起的。

糖尿病的临床表现为"三多一少"，即"多饮、多食、多尿、消瘦等"；按发病原因可分为Ⅰ型糖尿病、Ⅱ型糖尿病、妊娠期糖尿病和其他特殊类型糖尿病。

目前对于糖尿病发病的营养因素研究主要集中在营养物质代谢过程中对胰岛素分泌的影响，尤其是碳水化合物和脂肪的代谢。

合理控制饮食有利于控制糖尿病的病情发展，糖尿病营养治疗要有效控制每日总能量的摄入，三大产能营养物质功能比例要合适，食物应多样化，注意微量营养素的补充，食谱应因人而异，饮食结构和餐次合理分配。

（1）合理控制总能量。根据患者的体型和理想体重，估计每日能量供给量（表7-6）。对于正常体重的糖尿病患者，能量摄入以维持或略低于理想体重为宜，肥胖者应减少能量的摄入。

表7-6　成年糖尿病患者每日能量供给量（kcal/kg）

体型	卧床	轻体力活动	中体力活动	重体力活动
消瘦	25~30	35	40	45~50
正常	20~25	30	35	40
肥胖	15	20~25	30	35

（2）碳水化合物供给能量占总能量的50%~60%为宜。

（3）脂肪较合适的供能比为20%~25%，最高不应超过30%。

（4）蛋白质约占总能量的12%~20%，其中至少1/3的蛋白质来自于优质蛋白，如奶、蛋、瘦肉及大豆制品等。

（5）维生素和矿物质调节维生素和矿物质平衡有利于纠正糖尿病患者代谢紊乱，防止并发症。

（6）膳食纤维。不溶性膳食纤维存在于谷类和豆类的外皮及植物的茎叶部，能促进肠蠕动，加快食物通过肠道，减少吸收，具有间接缓解餐后血糖升高和减肥的作用。建议成人每天膳食纤维AI为25g/d。

（7）对平时不饮酒的患者不鼓励饮酒，对有饮酒习惯的患者在病情稳定情况下不强调戒酒，但要控制饮酒量。膳食指南（2016）中推荐，儿童少年、孕妇、乳母不应饮酒；成人如饮酒，男性一天饮用酒的酒精量不超过25g，女性不超过15g。

（8）结合患者饮食习惯合理分配餐次，至少一日三餐，定时定量，早、中、晚餐能量按25%、40%、35%的比例分配；易出现低血糖的患者可在两餐之间加餐。读者可扫描二维码19了解血糖生成指数相关内容。

5. 膳食营养与痛风

痛风是指嘌呤代谢紊乱或尿酸排泄障碍所致血尿酸增高的一组异质性疾病。临床特点包括高尿酸血症、痛风性急性关节炎反复发作、痛风石沉积、特征性慢性关节炎和关节畸形，常累及肾脏引起慢性间质性肾炎和肾尿酸结石形成。

高尿酸血症和痛风可分为原发性和继发性两类，其临床表现及发展过程可分为四期：无症状期、急性关节炎期、间歇期、慢性期。

痛风的营养因素有以下几项。

（1）高嘌呤食物摄入过量。几乎所有动植物性食物中都含有嘌呤成分，从食物中摄取嘌呤的多少，对机体尿酸浓度影响较大，当嘌呤摄入过多时，可使肾脏功能减退及尿酸排泄障碍，甚至诱发痛风急性发作。

（2）过量饮酒。乙醇在代谢过程中消耗ATP，使尿酸产生增加。

（3）蛋白质类食物摄入增加意味着嘌呤摄入增加，动物性食物所含嘌呤比植物性食物高。

（4）维生素与矿物质。当B族维生素、维生素C、维生素E缺乏时，容易导致尿酸排出减少，诱发痛风；而大剂量维生素B_1和维生素B_2则干扰尿酸的正常排泄，使尿酸排出减少。矿物质的严重缺乏会使嘌呤生成增加，诱发痛风，但是铁的蓄积也可影响尿酸合成与排泄。

痛风的营养防治手段有以下几项。

（1）控制能量摄入。痛风病人中 50% 患者超重或肥胖，应适当减轻体重，总热量根据体力活动情况一般以每天每千克体重 25～30kcal 为宜。

（2）低脂肪、低蛋白膳食。痛风病人约有 70% 伴有高脂血症，每日脂肪的摄入量应限制在 40～50g，蛋白质按每千克体重 0.8～1.0g 计算，可选择牛奶、鸡蛋及植物蛋白为宜。

（3）痛风病人多伴有高血压，宜采用少盐膳食，每日以不超过 6g 为宜。

（4）增加蔬菜水果摄入。维生素、矿物质可促进尿酸盐的溶解和排泄。

（5）低嘌呤膳食。常见食物中嘌呤含量见表 7-7。

表 7-7　常见食物中嘌呤含量（mg/100g）

谷类及其制品		肉类食物		水产品		蔬菜		水果	
食物	含量	食物	含量	食物	含量	食物	含量	食物	含量
米糠	54.0	鸭肝	301.5	蚌蛤	436.3	菜豆	29.7	哈密瓜	4.0
大豆	27.0	鸡肝	293.5	白带鱼	391.6	蘑菇	28.4	柠檬	3.4
麦片	24.4	猪大肠	262.2	牡蛎	239.0	韭菜	25.0	橙子	3.0
糙米	22.4	猪肝	169.5	白鲳鱼	238.1	菜花	24.9	橘子	3.0
面条	19.8	牛肝	169.5	鲢鱼	202.4	雪里蕻	24.4	桃子	1.4
白米	18.1	鸭心	146.9	乌鱼	183.2	芫荽	20.2	枇杷	1.3
糯米	17.7	猪肺	138.7	鲨鱼	166.8	芥蓝	18.5	西瓜	1.1
面粉	17.1	鸡胸骨	137.4	海鳗	159.5	空心菜	17.5	鸭梨	1.1
小麦	12.1	猪肾	132.6	草鱼	140.3	蒿子	16.3	葡萄	0.9
米粉	11.1	猪肚	132.4	虾	137.7	小黄瓜	14.6	凤梨	0.9
芋头	10.1	鸡心	125.0	鲤鱼	137.1	茄子	14.3	石榴	0.8
高粱	9.7	猪瘦肉	122.5	鳝鱼	92.8	菠菜	13.3		
玉米	9.4	鸭肠	121.0	乌贼	89.8	大葱	13.0		
小米	7.3	羊肉	111.5	螃蟹	81.6	白菜	12.6		
马铃薯	3.6	兔肉	107.6	鱼丸	63.2	包菜	12.4		
荸荠	2.6	牛肉	83.7	海蜇皮	9.3	盖菜	12.4		
甘薯	2.4	牛肚	79.0	海参	4.2	芹菜	12.4		
		猪脑	66.3			丝瓜	11.4		
		猪皮	29.8			苦瓜	11.3		
		猪血	11.8			榨菜	10.2		
						胡萝卜	8.9		
						苋菜	8.7		
						青椒	8.7		

此外，还要保证足量饮水，严格限制饮酒。

6. 膳食营养与癌症

肿瘤是机体在多种内在和外来致瘤因素作用下，引起细胞异常增生而形成的新生物。凡生长速度快、分化程度低、有局部浸润、能发生转移的肿瘤称为恶性肿瘤。一般所说的"癌症"，习惯上泛指所有的恶性肿瘤。

食物中既存在致癌因素，也存在抗癌因素，两者均可影响癌症的发生。

（1）食物中致癌因素研究比较多的有 N–亚硝基化合物、黄曲霉毒素、多环芳烃类化合物和杂环胺类化合物等。食物中残留的农药、重金属、激素、抗生素、二噁英、氯丙醇、丙烯酰胺以及食物容器包装材料中残留的某些小分子物质等具有一定的致癌作用。

（2）除了维生素、矿物质、不饱和脂肪酸、膳食纤维等，存在于植物性食物中的一些生物活性成分如植物化学物也具有抗癌作用。

世界癌症研究基金会专家组指出，大多数癌症是可以预防的，健康饮食、积极参加体育活动并保持健康体重，会大大减少癌症发病风险。降低癌症风险的 10 条建议：在正常体重范围内尽可能瘦；将从事积极的身体活动作为日常生活的一部分；限制摄入高能量密度的食物；以植物来源的食物为主；限制红肉摄入，避免加工的肉制品；限制含酒精饮料；限制盐的摄入；强调通过膳食本身满足营养需要，不推荐使用膳食补充剂预防癌症；母亲对婴儿最好进行 6 个月的完全母乳喂养，以后再添加其他液体和食物；癌症患者接受治疗的同时，生活及饮食应该遵循癌症预防的建议。

本章小结

本章讲述了膳食营养指导与管理的主要内容和作用，包括膳食营养素参考摄入量、膳食指南、膳食宝塔等相关内容，都是进行膳食营养指导需要掌握的基本知识。同时重点讲解了膳食营养与营养素缺乏疾病和慢性疾病的发生及其预防措施。

本章编写：山东省立医院　陈立勇　教授

第八章 营养教育和社区营养管理基础

营养教育与社区营养管理是一个面向全民健康教育的长期工作。通过对社区居民进行科学饮食、个人卫生、食品安全、膳食搭配、营养与健康关系、营养与疾病预防的营养教育及科学的社区营养管理工作，实现建立科学营养观念，提高人民健康水平的目的。

第一节 营养教育

营养教育是健康教育的重要组成部分，对人们的营养与健康知识、态度和行为的改变起着重要的作用。营养与个体和群体的行为生活方式有密切联系，运用健康教育与健康促进理论和方法改变人们的膳食行为，更好地将知识和技能相融合，是营养教育的发展趋势。

学习目标

■ 了解营养教育的概念、目的、意义、原则与方法。
■ 了解营养教育的发展现状及基本理论。
■ 掌握社区教育对象及特点。

相关知识

一、营养教育概述

1. 营养教育（Nutrition Education）的概念

营养教育是指通过营养信息交流和行为干预，帮助个人和群体掌握食物与营养卫生和健康生活方式的教育活动与过程，是营养改善行动的重要手段。

2. 营养教育的目的与意义

营养教育的目的是通过对社区居民进行科学饮食、个人卫生、食品安全、膳食搭配、营养与健康关系、营养与疾病预防的营养教育及科学的社区营养管理，达到倡导全民科学的膳食搭配、提高健康水平、预防营养相关疾病的目的。

营养教育意义在于，能够使人群消除或减轻影响健康的膳食营养方面的危险因素，改善营养状况，预防营养性疾病的发生。促进人们健康水平和生活质量的提高，为个体、群体改变膳食行为提供必需的营养知识和操作技能，以倡导"全民健康、科学膳食"的新理念。

3. 营养教育的原则

针对性原则。由于不同人群的生理特点、营养需求、认知水平不同，营养教育的内容和方式也不同。因此，对不同人群营养教育应具有不同的针对性。

需要性原则。营养教育应根据不同人群的需要，确定实用且必需的营养教育内容。

循序渐进原则。营养教育应遵循循序渐进的原则，由浅入深、由简到繁、由易到难地开展。

整合性原则。营养教育应整合教育场所、教育方式、教育内容、教育人群、教育设施等，将各方面资源整合利用以提高教育效果。

4. 营养教育的对象与内容

1）营养教育的对象

包括社区居民、家庭成员、各类工商经营者等；各级各类学校、幼儿园、工厂、部队、企业、政府机关等；餐饮、医疗等各种社会职能机构。

2）营养教育的内容

配合社区政府管理机构，充分利用各种宣传媒介，广泛开展群众性营养宣传活动。

将营养工作内容纳入到初级卫生保健服务体系之中，提高初级卫生保健人员和社区居民的营养知识水平。根据当地食物资源，指导居民掌握膳食营养搭配的方法，切实改善营养状况。

有计划地对从事餐饮业、农业、商业、食品卫生、医疗卫生、疾病控制等部门的有关人员进行营养与健康管理、健康与疾病管理、食品卫生管理等培训。

将营养知识纳入中小学的生理与健康教育内容和教学计划中，使学生懂得平衡膳食的原则，了解基本的营养知识和膳食搭配技能，从小培养良好的饮食习惯。

3）营养教育工作者需要具备的能力

掌握营养学、食品卫生学、食品学、预防医学、卫生统计学、社会心理学、社会学等方面的专业理论知识；熟悉政治、经济、社会、文化因素与营养教育和管理等的基本知识。

具有一定的社会心理学、认知与沟通、教育与宣传、人群行为分析等诸方面的理论基础。

具有宣传营养知识和实际技能操作的能力；具有一定的组织协调能力和现场调度能力；具有熟练的计算机操作能力和熟练的分析能力；能够运用定量分析技术评价和统计分析结果，并设计营养干预方案。

具有严谨、严肃、认真、扎实、一丝不苟的工作作风；具有良好的个人形象、清晰的思路和出色的表达能力。

具有良好的团结协作精神和不同层面的社会沟通能力。

二、营养教育的方法和实施要点

1. 营养教育的方法

确定目标人群。营养教育工作必须有明确的目标人群。广义的目标人群即指开展营养教育的服务群体；狭义的目标人群是指某一营养教育活动的具体服务对象，也指某个家庭或个人。

进行形势和需求分析。需要对当地人群的营养现状和目标人群开展形势和需求分析，了解他们的现状和目前可能存在的问题。

制订营养教育计划。在需求分析和评估的基础上，制定出对该社区或机构营养教育计划。首先要明确活动的目的和总目标，总体目标应该阐述干预的对象、期望发生的变化、变化的程度、实现这种变化的期限、测量这种变化的方法等诸多方面。根据目的和目标制订实施方案，方案中应包含营养教育具体量化的目标、教育的内容、教育途径等，并根据需要预测教育效果。

实施营养教育计划。根据既定的目标和计划，结合该社区不同的目标人群开展主题明确的营养教育活动。

教育效果的评价。营养教育活动结束后，应结合初期目标方案，评估活动效果，总结目标完成情况，收集并核准相关信息。

2. 营养教育实施要点

建立项目管理及执行机构。建立项目实施的组织机构是保证项目顺利开展的重要保障。首选是成立3~5人组的领导小组，其职责是审核项目实施进度和预算、听取项目进展报告、提供政策支持、组织协调部门间的关系、解决项目执行中的困难和问题等。其次是组成5~7人的执行机构或在专业机构或部门的指导下承担执行任务，工作人员应为公共营养专业技术人员。

争取政策和环境支持。项目实施过程中应积极协调各级政府，争取各项支持性政策出台。项目成功的标志是营养教育工作的影响具有深远性，即不因项目的结束而中止。因此可持续性政策的制定也是项目评估中的重要指标之一。

培训项目工作人员。为了保证项目实施过程中的工作质量，必须对工作人员进行培训。旨在短期内培训参与人员，使其具备完成其任务所需的知识和技能。

对实施过程进行评价，及时纠正偏差，调整项目计划。过程评估主要包括：建立完整的资料收集和保存制度；及时收集各个外部环境及目标人群对项目实施情况的反馈意见；组织专门的队伍对项目活动进行实地考察和评估。

3. 营养教育评价

营养教育评价是工作人员对前期营养宣传工作质量的回顾与评议，目的在于了解项目实施的质量与效果。

评价的内容包括：项目目标、主要活动、工作指标、核心指标是否达到了计划的目的、未达到目的原因是什么、了解活动是否产生了预期的效果与影响、哪些活动是有效的、哪些效果不明显或需要停止或修改等。

过程评估主要集中在对人群调查情况和信息收集后的效果评估。而效果评估包括全面的评估，更侧重在具体指标的效果评估。

评价的指标包括：倾向因素（知识、态度、信念、饮食习惯、健康状况等）、促成因素（资源、技能等）、强化因素（媒体影响、社会支持、政策导向等）、膳食相关行为等。

根据营养教育的目的、内容、时间跨度等，选择合适的理论模型、评价方法与评价指标，对营养教育的效果给以评价。可以分为近期、中期和远期评价，最后写出营养教育的评价报告。

评价的方法通常采用听取汇报、小组讨论、查阅相关资料（包括方案与计划、工作总结、记录资料、报表等）、现场直接观察、入户访谈并征求意见、相关知识、态度和行为的调查问卷等。

4. 营养教育的行为干预

营养教育的行为干预程序可以用传播金字塔模式加以形象化的说明。传播金字塔从塔底到塔顶共有 8 个层次（图 8 - 1）。读者可扫描**二维码 20** 了解各层含义。

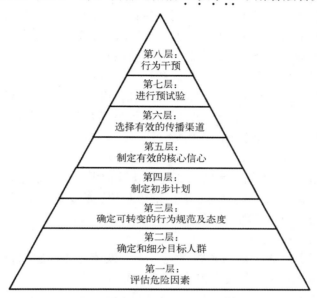

图 8 - 1　传播金字塔

行为干预是指通过操纵环境刺激或行为后果而改变个体的行为，是实现营养教育目标的重要手段。主要包括政策干预、环境干预、信息干预、人际干预、组织干预、服务干预等几个方面。

（1）政策干预是指通过政府或单位出台新的或改变原有的政策、法规、规章制度等措施，对人的行为产生强制性影响和干预的措施。

（2）环境干预是指通过改变环境因素以促使人们的行为发生改变或维持的措施。

（3）信息干预是指通过教育、咨询、传播等措施为人们提供有益于行为改变或维持的知识、信息，促使人们形成行为改变或维持的态度、意识和价值观，掌握提高健康水平的具体技能。

（4）人际干预是指利用社会示范、同伴压力、从众等心理现象，进行行为干预。

（5）组织干预是指在组织机构内采取一定措施促使人们行为改变或维持。

（6）服务干预是指通过为目标人群提供服务从而促成人们的行为发生改变或维持。

三、营养教育与健康传播和行为改变

1. 健康传播理论

健康传播是指以"人人健康"为出发点，运用各种传播媒介渠道和方法，为维护和促进人类健康的目的而获取、制作、传递、交流、分享健康信息的过程。

健康传播是健康教育与健康促进的基本策略和重要手段，是健康教育方法学研究的重要内容；健康传播是传播行为在卫生保健领域的具体和深化，既有一切传播行为共有的特性，同时又有其自身的特点和规律；健康传播活动是应用营养传播形式来告知、影响、指导激励教育公众、社区、组织机构人士、专业人员的过程，促使相关个人及组织掌握知识与信息、转变健康理念、做出决定并采纳有利于健康的行为活动。

健康传播理论在营养教育项目中的应用包括：①实施信息传递过程的首要前提是确定当前最主要的人群健康问题并在此基础上制定健康教育和健康促进的传播策略；②通过专业的传播者和有效的宣传媒介渠道，将营养健康的核心信息向目标人群传递，如社区宣传活动、入户访谈；③使其知识、态度、理念和行为发生有利于健康的转变，最终达到增进健康水平、提高生活质量的目的；④健康与营养信息传播理论对提高大众的营养知识水平、端正对营养科学的态度以及改变不良的饮食行为等方面具有极为重要的作用；⑤健康传播理论是实施公共营养事业干预的重要方法。

2. 行为改变理论

"知信行"理论模式将人们行为的改变分为获取知识、产生信念及形成行为3个连续过程。"知"是知识和学习，"信"是正确的信念和积极的态度，"行"指的是行动。知信行理论认为：知识是行为的基础，信念是动力，行为改变过程是目标。该理论模式认为行为的改变在于确立信念和改变态度。

健康信念模式用于解释人们的预防保健行为。该理论强调感知在行为决策中的重要性，是运用社会心理学方法解释健康相关行为的理论模式。

在健康信念模式中，是否采纳有利于健康的行为与下列因素有关：感知疾病的威胁、感知健康行为的益处和障碍、自我效能、社会人口学因素、提示因素等。上述因素均可作为预测健康行为发生与否的依据。因此，在健康教育实施过程中应重视个体的主观心理过程；并在行为预测的基础上，制定有针对性的健康相关行为干预措施，以改变不利于健康的行为生活方式，增进健康。健康信念模式已经得到大量实验结果的验证，对于解释和预测健康相关行为、帮助设计健康教育调查研究和问题分析、指导健康教育干预都有很高的价值。但因涉及因素较多，造成该模式的效度和信度检验较困难。

计划行为理论是社会心理学领域关于人类行为最具影响力的理论之一。尽管计划行为理论已经在健康教育领域得到大量应用，并证实了该理论的适用性，但由于健康相关行为特点各异，所以该理论对不同健康相关行为的预测能力也不尽相同；另外，在运用计划行为理论时，还需要与行为本身的特点结合，从而彻底理解人们健康相关行为的发生与变化。

四、我国目前营养教育和营养干预工作现状中存在的问题及对策

1. 施教者的知识结构不完整，营养教育效果较差

我国营养教育中的施教者主要是医护人员、社区卫生服务人员。医护人员的营养教育是病人营养知识的主要来源，而且受专业知识限制。医护人员对病人的饮食往往从疾病角度提出建议，因选择目标小，并不能为普通群提供有价值的指导。而社区卫生服务人员由于受学历、专业、经验的限制，在营养教育过程中很难将营养与健康、营养与疾病知识进

行科学、合理地解释，从而影响了营养教育的效果。

因此应加强对医护人员、卫生服务人员和从事公共营养工作人员的科学营养、膳食搭配以及营养与健康的关系等相关知识的培训。

2. 营养教育宣传途径多，但缺乏科学有效的监管

传统的营养教育途径主要是大众传播和人际指导。在信息技术发达的今天，很多电视节目、网络平台、出版社都会邀请营养专家、公共营养师向观众和读者传授营养学知识和健康信息，还有一些人士通过自媒体主动进行营养宣传教育。但是，因缺乏监管，部分内容缺乏科学性甚至属于伪科学理论，而误导大众。

政府监管部门应加强对电视、网络、报纸、杂志及相关书籍的监督，以提高大众对营养知识科学的认识和辨别信息真伪的能力，向社会大众传播科学的营养健康教育理念。

3. 农村的营养教育水平仍然较低，营养教育传播人员缺乏

在我国广大的农村地区营养专业人员明显缺乏，营养知识来源途径主要是靠农村卫生服务中心、电视、网络。部分偏远地区甚至没有任何获取营养知识的途径。工作人员知识层次、理解能力和营养与疾病、营养与健康知识缺乏，导致营养教育效果较差。

因此应提倡开展营养专业人员"送科学营养知识下乡"的相关活动；印发简明易懂、图文并茂的实用营养手册、宣传画；对偏远地区的卫生服务人员、教师及驻地机关人员进行专门营养教育培训；尽快开展对老、少、边、穷地区普及科学膳食、营养与健康、营养与疾病等知识的活动。

第二节　社区营养管理

社区营养主要是在社区内运用营养学理论、技术以及社会性措施，研究和解决社区人群营养问题。家庭营养教育是社区营养工作的重要组成部分。

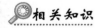

学习目标

■ 了解社区、社区营养管理的概念、内容和方法。
■ 掌握社区营养管理的评价方法。

相关知识

一、社区营养管理概述

社区营养管理，主要是在社区内，运用营养学知识和技术，针对社区人群营养问题，包括食物生产、食物供给、营养需要、膳食结构、饮食行为、社会经济、健康与营养管理、营养政策、营养教育及营养性疾病进行预防和干预。同时，为国家或当地政府制定食物营养政策、食物经济政策及卫生保健政策等提供科学参考。

1. 社区营养管理工作的步骤

开展社区基本情况、营养状况现状和相关慢性病的调查；确定本社区营养管理项目的

主要目标；制定开展社区营养管理项目的可行计划；执行和实施工作计划；评价具体效果并提出营养干预方案。

2. 社区营养管理的内容和方法

调查了解社区人群的营养与健康基本情况是社区营养管理工作开展的首要内容，是一项细致而全面的工作。在调查中应运用各种手段准确了解社区人群的各种营养指标的水平，为改善社区居民营养健康状况提出针对性的科学性指导方案。

通过对社区人群的营养动态进行连续地、定期地、及时地监测并落实第一手资料，评价分析社区人群营养的制约因素，制定改善社区人群营养的方案。对社区各类人群出现的营养与健康问题进行干预和评价。

社区营养改善的主要途径是通过进行经常性的营养教育、健康指导、营养咨询，宣传营养知识和营养政策而实施的。经过社区营养改善，达到预防疾病、促进健康的目的。

3. 社区动员

社区动员是实施社区营养管理工作开端。社区动员的目的在于调动和鼓励个人、家庭、领导、专家及有关政府部门、社会团体积极参与到社区营养管理工作中来。社区动员工作的内容主要包括：社区卫生服务人员主动参与、动员社区居民、动员社区政府部门、动员社会团体、加强部门之间的沟通、协调与合作。

二、家庭和家庭营养概述

家庭是社区的最基本组成单位，社区人群与每个家庭的关系密不可分，家庭营养是社区营养管理工作的重要组成部分。

1. 家庭的概念与类型

读者可扫描**二维码 21** 了解家庭的概念与类型相关内容。

2. 家庭营养的概念及作用

从公共营养角度出发，家庭营养是指以家庭为单位，根据不同家庭成员的生理阶段、健康状况，为其提供适宜的膳食营养指导，提高某一个或几个家庭成员的营养知识水平，使家庭中的膳食结构能得到改善，并适应家庭成员的健康状况，提高家庭成员的健康水平。

重视家庭营养能有效推动社区营养工作，起到事半功倍的效果。家庭是社区的基础，动员一个家庭成员，就能够影响一个家庭全体成员的营养态度、膳食结构。

三、家庭营养的实施

1. 家庭营养实施的方式

家庭营养信息传播是以家庭特定成员为目标人群，采取入户访谈的基本方法，直接与家庭成员交流。了解家庭或个人的营养现状和需求，健康状况、生活习惯等信息，并进行针对性的营养知识教育与宣传。通过家庭营养信息传播提升家庭成员营养知识水平与实际运用的能力。

家庭营养行为干预是以许多膳食营养为理论基础，以营养信息传播为前提，针对特定目标家庭进行家庭营养调查访谈。制定具体干预措施、监测干预过程、评价干预效果从而达到提升营养状况的过程。另外，在社区营养管理过程中开展家庭营养行为干预工作也是我国开展广泛普及性宣传和促进工作的重要途径。

2. 家庭营养教育的特点

针对性。家庭成员按年龄可以分为婴幼儿、学龄前儿童、青少年、成年人、老年人以及孕妇和乳母；按健康状况可以分为健康人和不同疾病人群；按劳动职业可以分为脑力劳动、体力劳动等。不同人群结构的家庭营养需求有一定差异，因此，针对特定人群应提供相应的营养知识教育以满足每一个家庭成员的营养需求。

延续性。每个家庭成员相互影响，特别是祖辈父辈的饮食习惯、生活习惯会随着家庭文化的传承而影响到下一代。家庭营养观念的改变不仅在当下，更重要的是能够影响下一代的饮食习惯以及对膳食营养的认知。

带动性。每个家庭中一般有1~2名家庭成员是固定的食品采购者和烹饪者。他们的营养知识水平决定了家庭营养的状况。因此在社区营养管理工作中，这部分人是重要的宣传教育对象。

灵活性。家庭成员的文化水平、职业、生活习惯各有不同，他们对膳食营养的认识程度也不同。因此，在社区营养教育过程中应通过不同的方式对家庭成员进行相应的营养管理教育。

本章小结

本章介绍了我国目前营养教育基本状况，讲述了营养教育的相关理论、操作步骤和实施要点。重点讲解了社区营养工作的步骤以及家庭营养的概念、作用特点和实施方式。

本章编写：山东省邹城高级职业学校　　高纯金　教授
　　　　　山东省旅游职业学院　　　　高优美　讲师
　　　　　齐鲁理工学院　　　　　　　沈　荣　教授

第九章　食品卫生相关法律法规

食品卫生和公共营养工作，涉及千家万户，专业性强，是关乎国计民生的大事。作为一名从事食品卫生和公共营养工作的人员，认真贯彻和全面落实国家有关法律法规的同时，应该对于食品卫生和与公共营养相关的国际组织和国际法规加强了解和学习。

第一节　国际食品卫生相关法律法规

学习目标

■ 知道相关国际食品卫生组织。
■ 知道国际食品卫生相关法律法规。

相关知识

一、国际卫生法国际食品卫生法律法规

《国际食品卫生法》的内容涉及消费者保护、生物科技及转基因食品的安全性、风险预防原则、质量标准等。国际食品卫生法律法规须经成员国、非政府国际组织成员签署后，才能产生约束力。

二、WHO 的相关法规及理念

WHO 提出了"健康不仅是躯体上没有疾病，还要具备心理健康、社会适应良好和有道德"的理念。2005 年颁布的《国际卫生条例》，在一定程度上降低了国际食品安全风险，对所有 WHO 成员均具有约束力。2010 年 1 月，WHO 提出全球健康新战略。重申了不健康的饮食是导致众多疾病的主要原因之一。

三、国际食品法典委员会（CAC）相关法规及理念

CAC 到目前共制定近 5000 项国际食品标准、准则和规范，得到国际社会的认同。其中，2012 年 7 月，CAC 设定了牛奶中三聚氰胺含量的新标准，即每千克液态牛奶中三聚氰胺含量不得超过 0.15mg。2014 年 7 月，CAC 颁布了多项全球食品安全新标准。

第二节　我国食品卫生相关法律法规

学习目标

■ 知道我国食品卫生与膳食营养的相关组织机构。
■ 掌握我国食品卫生与膳食营养的有关法律法规和部门规章。

相关知识

一、《保健食品注册与备案管理办法》的相关知识

《保健食品注册与备案管理办法》是我国新修订的一部规范保健食品注册与备案工作的部门规章。它是由国家食品药品监督管理总局局务会议，于 2016 年 2 月 4 日审议通过，同年 2 月 26 日以国家食品药品监督管理总局令第 22 号予以公布，自 2016 年 7 月 1 日起施行。

该办法规定，保健食品注册，是指食品药品监督管理部门根据注册申请人申请，依照法定程序、条件和要求，对申请注册的保健食品的安全性、保健功能和质量可控性等相关申请材料进行系统评价和审评，并决定是否准予其注册的审批过程。保健食品备案，是指保健食品生产企业依照法定程序、条件和要求，将表明产品安全性、保健功能和质量可控性的材料提交食品药品监督管理部门进行存档、公开、备查的过程。国家食品药品监督管理总局负责保健食品驻车管理以及首次进口的属于补充维生素、矿物质等营养物质的保健食品备案管理，并指导监督省、自治区、直辖市食品药品监督管理部门承担的保健食品注册与备案相关工作。

二、《食品添加剂使用标准》相关知识

我国早在 1977 年就由国家标准计量局首次制定了《食品添加剂使用卫生标准（试行）》。目前通用的最新版本的标准，于 2014 年 12 月修订公布，2015 年 5 月 24 日起实施的。其正式编码为 GB 2760。

《食品添加剂使用标准》（GB 2760—2014）规定了食品添加剂的使用原则、允许使用的食品添加剂品种、使用范围及最大使用量或残留量。食品添加剂，就是为改善食品品质和色、香味以及为防腐、保鲜和加工工艺的需求而加入食品中的人工合成或者天然物质。食品用香料、胶基糖果中基础剂物质、食工业用加工助剂也包括在内。最大使用量，就是食品添加剂使用时所允许的最大添加量。最大残留量，就是食品添加剂或其分解产物在最终食品中的允许残留水平。食品工业用加工助剂，就是保证食品加工能顺利进行的各种物质，与食品本身无关。如助滤、澄清、吸附、脱模、脱色、脱皮、提取溶剂、发酵用营养物质等。

标准之后有食品添加剂的使用规定等 6 个附录，罗列了可在各类食品中按生产需要适量使用的食品添加剂名单等 10 种相关表格。

三、《预包装食品营养标签通则》相关知识

中华人民共和国卫生部（现为中华人民共和国卫生与计划生育委员会，简称卫计委）

于 2007 年 12 月出台了《食品营养标签管理规范》。后又于 2011 年 12 月修订颁发了《预包装食品营养标签通则》（GB 28050—2011），从 2013 年 1 月 1 日起施行。

《预包装食品营养标签通则》，共有范围、术语和定义、基本要求、强制标示内容、可选择标示内容、营养成分的表达方式等 6 部分。

四、《中国食品与营养发展纲要（2014—2020 年）》相关知识

本纲要于 2014 年 1 月 28 日由国务院办公厅印发，绘制出 2014—2020 年我国食物与营养发展的新蓝图。

纲要将优质食用农产品、方便营养加工食品、奶类与大豆食品列为重点发展产品；贫困地区、农村、流动人群集中及新型城镇化地区列为重点区域；孕产妇与婴幼儿、儿童青少年、老年人列为重点人群。提出了主要任务和配套的政策措施。

五、《中华人民共和国食品安全法》相关内容

2009 年 2 月 28 日，第十一届全国人大常委会第七次会议通过《中华人民共和国食品安全法》（简称《食品安全法》），同年 6 月 1 日起同时废止《中华人民共和国食品卫生法》。2013 年 6 月国家启动修订《食品安全法》，2015 年 4 月 24 日第十二届全国人大常委会第十四次会议通过，同年 10 月 1 日起施行。修订后的《食品安全法》共十章 154 条内容，较以前的《食品安全法》增加了 50 条，修改了近 80 条。

六、《中国居民膳食指南》（2016）相关知识

1989 年，国家首次发布《我国居民膳食指南》，1997 年、2007 年和 2014 年分别进行修订。中国营养学会于 2016 年 5 月发布膳食指南（2016）。

膳食指南（2016）延续了既往指南的科学性、实用性和可操作性的特点，引入了 WHO 的健康理念，并提出了 6 条核心推荐。

膳食指南（2016）新增了素食人群膳食，建议素食者通过增加大豆及豆制品获取优质蛋白质，经常吃些全谷物、坚果和菌藻类食物，选择多种烹调油，以满足脂肪酸的供应；首次提出"健康体重"的概念，建议通过饮食控制和运动，达到降低肥胖、慢性病发生率的目的；首次提出控制糖分摄入，推荐将儿童和成年人的糖摄入量控制在总能量摄入的 10% 以下，以预防肥胖、龋齿等健康问题；食物摄入量上提出平衡膳食餐盘、膳食算盘，旨在形象、实用，容易理解和操作。

🍳 本章小结

本章介绍了国际食品卫生和公共营养工作相关的国际组织和相关的国际法规文件。详细讲述了我国最新与食品卫生和公共营养工作相关的法律法规和部门规章文件，对部分内容进行了重点解读。

本章编辑：山东省科技厅　曾海志　研究员

第二部分　公共营养师（四级）

第十章　膳食调查和评价

公共营养学中常通过膳食调查，对人群的膳食状况作出评价，以评价营养对机体健康的影响、预防营养相关疾病的发生。同时，这些评价结果还为营养教育工作提供基本的数据资料，为国家制定相关营养政策提供科学的依据。

第一节　食物摄入量调查

🏺**学习目标**

■ 能够估计食物份的重量。

■ 能够设计称重法记录表。

■ 能够用称重法进行食物摄入量称重和记录。

🔍**相关知识**

一、调查基础知识

膳食调查是对个人、家庭或人群在一定时间内各种食物摄入量及营养素摄入状况的调查。膳食评价是营养状况膳食评价的组成部分。是在膳食调查的基础上，对被调查者饮食中膳食营养的摄入数量、种类及来源进行判断分析的过程。

膳食调查的内容包括：记录一定时间内群体或个体所吃的食物种类及数量；记录被调查者的进餐时间、餐次分配等饮食习惯；询问所使用的烹调加工方法；收集被调查者的基本信息、疾病史、过去的饮食情况等。

二、食物份量相关知识

1. 食物份量的概念

食物份是消费者日常膳食包括在家和在外就餐时，一次食物的摄入单位。膳食指南（2016）制定的食物份量，是指标准化的一份食物可食部分的数量，用于膳食指南的定量指导。

　　通过直接观察食物的体积或食品包装上的标识，可以获取食物的重量。一份常见的食物或一个常用的器皿中食物的重量，即一份标准化的食物就是食物一份的重量，简称"食物份量"。例如，早餐常吃的一枚鸡蛋约60g，一片面包约25g。

　　2. 常用的食物份量

　　当某一器皿装满食物时，食物的体积就是器皿的容积。根据膳食指南（2016），膳食调查中，常用的器皿及标准见表10－1。

表10－1　标准器皿定义和用途

参照物	规格和尺寸	用途
	11cm 直径，直口碗	主要用于衡量主食类食物的量
	22.7cm 直径，浅式盘	一盘，主要用于衡量副食的量
	250mL，圆柱形杯子	一杯，主要用于衡量奶、豆浆等液体食物的量
	10mL，瓷勺	一勺，衡量油、盐的量
	乒乓球	比较鸡蛋、奶酪和肉的大小
	网球	比较水果大小
	两手并拢，一捧可以托起的量	双手捧，衡量蔬菜类食物的量
	一只手可以捧起的量	单手捧，对于大豆、坚果等颗粒状食物，单手捧为五指弯曲与手掌可拿起的量
	食指与拇指弯曲接触可拿起的量	一把，衡量叶茎类蔬菜的量；一手抓起或握起的量，衡量水果的量
	一个掌心大小的量	一个掌心，衡量片状食物的大小
	五指向内弯曲握拢的手势的大小的量	一拳，衡量球形、块状等食物的大小
	两指厚长	两指，衡量肉类、奶类等

常见食物的标准份量见表 10 - 2。

表 10 - 2 常见食物标准份量表

食物类别		g/份	能量/kcal	备注
谷类		50 ~ 60	160 ~ 180	50g 面粉 = 70 ~ 80g 馒头 50g 大米 = 100 ~ 120g 米饭
薯类		80 ~ 100	80 ~ 90	80g 红薯 = 100g 马铃薯 (能量相当于 0.5 份谷类)
蔬菜类		100	15 ~ 35	高淀粉类蔬菜,如甜菜、鲜豆类,应注意能量的不同,每份的用量应减少
水果类		100	40 ~ 55	100g 梨和苹果,相当于高糖水果如枣 25g,柿子 65g
禽畜肉类	瘦肉 (脂肪含量 <10%)	40 ~ 50	40 ~ 55	瘦肉的脂肪含量 <10%; 肥瘦肉的脂肪含量 10% ~ 35%; 肥肉、五花肉脂肪含量一般超过 50%,应减少食用
	肥瘦肉 (脂肪含量 10% ~ 35%)	20 ~ 25	65 ~ 80	
水产品类	鱼类	40 ~ 50	50 ~ 60	
	虾贝类		35 ~ 50	
蛋类 (含蛋白质 7g)		40 ~ 50	65 ~ 80	鸡蛋 50g
大豆类 (含蛋白质 7g)		20 ~ 25	65 ~ 80	黄豆 20g = 北豆腐 60g = 南豆腐 110g = 内酯豆腐 120g = 豆干 45g = 豆浆 360 ~ 380mL
坚果类 (含油脂 5g)		10	40 ~ 55	淀粉类坚果相对能量低,如葵花籽仁 10g = 板栗 25g = 莲子 20g (能量相当于 0.5 份油脂类)
乳制品	全脂 (含蛋白质 2.5% ~ 3.0%)	200 ~ 250mL	110	200mL 液态奶 = 20 ~ 25g 奶酪 = 20 ~ 30g 奶粉; 全脂液态奶脂肪含量约 3%; 脱脂液态奶脂肪含量约 <0.5%
	脱脂 (含蛋白质 2.5% ~ 3.0%)	200 ~ 250mL	55	
水		200 ~ 250mL	0	

数据来源:膳食指南 (2016)。

三、食物可食部及生熟比计算方法

1. 食物可食部的概念

按照居民通常的加工、烹调方法和饮食习惯,去掉其中不可食用的部分后,剩余的即为食物的可食部分 (*EP*),如香蕉去掉皮,猪排去掉骨头等。一般情况下,香蕉的可食部为 59%、猪排的可食部为 68%。

2. 食物可食部比例的计算方法

$$可食部(EP) = \frac{食物重量(W) - 废弃部分的重量}{食物重量(W)} \times 100\%$$

如香蕉的可食部 = [200(香蕉的重量) - 82(香蕉皮的重量)]/200 × 100% = 59%

食物的可食部比例不是固定不变的,它会因运输、储藏和加工处理等方面的不同而有所不同。因此,当认为食物实际的可食部与成分表中的数值有较大出入时,可以采用自己实际测定的食物可食部的比例来计算营养素含量。

3. 食物生熟比的计算方法

在烹调前后，食物的重量会发生变化，这主要是因为吸水或脱水导致的。

食物的生熟比 = 食物的生重/食物的熟重

如 100g 大米在蒸熟后重量为 243g，则大米的生熟比为 0.41。

四、称重法记录表的设计方法

1. 常见的膳食调查方法

常见的膳食调查方法包括称重法、24 小时回顾法、记账法、食物频率法、化学分析法等。在进行膳食调查时，需选择一种能正确反映被调查个体或群体食物摄入量的适当方法，必要时可两种方法同时使用。公共营养师四级要求掌握称重法。

2. 称重法的概念

称重法一般可调查 3 ~ 7 天。在进行称重食物记录时，对每餐食用前的各种食物及时进行称量、记录，对剩余或废弃部分进行称重并加以扣除，从而得出个人每种食物的准确摄入量。调查时还应记录三餐外零食的摄入量。称重法能测定食物份额的大小或重量，能获得可靠的食物摄入量，比其他方法准确细致，是个体膳食摄入调查的理想方法。

3. 称重法记录表

称重记录表是用来记录膳食调查中使用称重法获得的数据的表格。通过该表可以清晰合理地记录食物和营养素的摄入量。一份清晰、有条理的称重记录表可以方便调查数据的录入和分析，有助于膳食营养调查的顺利进行。

4. 称重法记录表的设计原则和方法

设计原则：餐次分开；项目完整、清晰；足够的记录空间。

设计方法：确定表格使用环境：明确调查目标是个人、家庭还是群体；确定要获得的信息内容，根据研究目的考虑要记录的详细程度，如果要计算营养素，还要设计食物对应的食物编码；确定所记录的时间，如 1 天或 3 天；确定要称重的食物的消费地点，如家里还是食堂等；确定要使用非开放式记录表还是开放式记录表。

五、称重法的技术要点及其优缺点

1. 称重法的技术要点

食物的科学名称和地方俗称由于地域会有不同，故不同地区对同一种食物会使用不同的名称。在膳食调查前，需了解常见食物的科学名称和地方俗称，以免发生误会，导致记录不准确。在记录时，建议使用并推广食物的科学名称。

每餐食物中各种食物的生熟比也应记入膳食调查中，称量所摄入食物的熟重，根据生熟比可算出生重，从而记录每人每日对各种生食物的摄入量。

2. 称重法的优缺点

称重法能够准确反映调查对象的食物摄入情况，也能看出一日三餐食物的分配情况，适用于个人和家庭或团体的膳食调查，但花费人力和时间较多，不适合大规模的营养调查。

工作内容与方法

一、估计食物份的重量

1. 工作准备

常见食物如面条、米饭、馒头、面包、蛋糕、黄瓜、胡萝卜、茄子、西红柿、桃子、苹果、切片西瓜、果汁、牛奶、植物油、食盐等。

汤匙、玻璃杯、标准碗（直径 13cm）、标准盘（21cm）或不同大小的碗、盘（注意标注直径大小）。

电子食物秤或其他称重工具、纸盘等以及记录用的纸和笔以及直尺。

2. 工作步骤

步骤 1 将所收集的食物按种类分组

第一组（主食类如面条、米饭、馒头、面包）；第二组（蔬果类如黄瓜、西红柿、胡萝卜、茄子、桃子、苹果、切片西瓜）；第三组（饮品类如果汁、牛奶）；第四组（调味品如植物油、食盐等）。

步骤 2 设计记录表

表格内容应包括食物种类名称、所使用的容器、实际重量等（表 10 – 3）。

表 10 – 3 食物重量记录表
单位：g

食物种类	食物名称	使用器皿/食物份		估计重量	称量重量	差值
主食类	面条	碗	大			
			中			
			小			
	米饭	碗				
		……				
奶类	酸奶	器皿				
鱼类	带鱼	一块				
蔬果类	黄瓜	一根				
		一标准盘				
	桃子	一个	大			
			中			
			小			
	……					
饮品类	果汁	一杯	大			
			中			
			小			
	……					

续表

食物种类	食物名称	使用器皿/食物份		估计重量	称量重量	差值
调味品	植物油	一汤匙				
	食盐	勺	大			
			小			
	酱油	勺	大			
			小			

调查员：_____ 调查时间：_____

步骤 3 估计食物重量

将食物根据种类参照表 10 - 2 查找，并将所估计的食物重量填入表格。

如果所称食物有固定形状，可将电子食物秤放置水平后接通电源，放上干净的纸盘，清零；将有固定形状的食物，如米饭、黄瓜等直接放在纸盘上称重，读数（精确到小数点后一位）；记录在表格中。

如果所称食物没有固定形状，可首先称量器皿（如选用的碗、盘、杯）的重量 W_1（精确到小数点后一位）；将没有固定形状的食物放入器皿后进行称重，如半碗米饭、一杯果汁，放在电子秤上进行称重，并读数 W_2（精确到小数点后一位）；将用 W_2 减去 W_1 的数据记录在表格中。

步骤 4 计算误差

根据表格中记录的估计重量和称量重量，计算出食物重量的估计误差。如果估计的平均误差超过 ±20%，则需要重新选择食物再进行称量。

3. 注意事项

在选择食物时，宜选择当季的或生产日期较近的食物；由于食物在储藏、运输过程中会导致的水分及其他成分的流失，故保存时间较长的食物（如蔬菜、水果）在估计重量和实际称量时差值较大。

二、设计称重法记录表

1. 工作准备

直尺、笔和纸；熟悉和了解个人、家庭及群体的饮食习惯和购买、积累情况，以便设计表格；熟悉食物成分表（2009）中食物编码；了解计算机数据录入规则；确定调查日期和时间，这里设为 3 日。

2. 工作步骤

步骤 1 设计表头（以家庭为例）

设计家庭 3 日的称重记录表，表头可设计为"家庭 3 日称重记录表"，要尽可能简单明确。

步骤 2 设计家庭编号和家庭住址

通常放在表格的起始位置，作为调查和分析的 ID 号，便于识别和查找调查对象。

步骤 3 设计食物编码和食物名称

由于一次调查要称量的食物有多种，因此食物名称项要留出足够多的空格用于填写。

查询食物成分表（2009）与食物名称相对应，便于数据的录入。

步骤4　设计要记录的食物的各种量

包括1日的结存数量、3日的购进量或自产量和废弃量以及最后一日的剩余总量，以g为单位。

步骤5　通过计算得到的3日实际消费量

最好与前面通过称量得到的量在同一行或同一列，以便于计算和数据录入。

步骤6　给每个变量加上编码

编码通常由字母和数字组成，以便于计算机录入和分析时使用。

步骤7　检查设计的表格

确定表格简单易懂，不漏项缺项，并且易于填写和录入（表10－4）。

表10－4　家庭3日称重记录表　　　　　　　　　　　　　　单位：g

住户编码：_____省/区（T1）_____调查点（T2）_____市/县（T3）_____居委会/村（T4）_____户（T5）

1 食物编码	2 食物名称	3 结存量	第一日		第二日		第三日		3 日合计		12 剩余总量	13 实际消费量
			4 购进量或自产量	5 废弃量	6 购进量或自产量	7 废弃量	8 购进量或自产量	9 废弃量	10 3日购进量或自产量	11 3日废弃总量		

调查员：_____　　　　　　　　　　　　　　　　时间：_____

说明：此表中应包括油和调味品（如盐、糖、酱油等）的消费量，并且请先记录油和调味品的消费量。

实际消费量＝结存量＋3日购进总量或自产量－3日废弃总量－剩余总量

3. 注意事项

称重记录表根据调查目的可以设计成多种形式。由于目前我国的食物成分表（2009）是以食物原料为基础的，因而在称重记录时，多数食物要利用生熟比换算成原料的重量，以便计算各种营养素的摄入量。这就要求调查者能够准确掌握各种食物的生熟比，并且了解被调查地区的食物供应情况，以准确记录食物的重量。

三、用称重法进行食物摄入量称重和记录

1. 工作准备

电子食物秤或台秤；食物成分表（2009）；了解目标人群、厨房情况及食谱、食物原料情况；熟悉称重法工作流程；了解食物处理、废弃的过程；在实际调查时，做到不重复称重和不漏称；称重记录表，根据调查目的和评价指标，设计相应的调查表，纸质表格或电子表格均可。

2. 工作步骤

步骤1　记录食物名称和结存量

记录入户时，使用食物秤对现有的每种食物（原料）进行称重并记录。

步骤2　称量和记录每种食物的购进量或自产量

在已记录结存量的基础上，对调查单位新购买或自产的食物（原料）进行称重并记录，包括调味品以及三餐之外的零食。

步骤3 称量和记录食物的废弃量

如有需要废弃的食物，对其进行称重并记录后再弃掉。

步骤4 称量和记录食物的剩余量

对每种剩余的食物（原料）进行称重，包括调味品及零食的重量，并记录。如被调查者用完餐后有食物剩余，需对剩余食物进行称重，此时为食物的熟重，经生熟比计算后，将剩余食物的生重记录入表格中为食物的废弃量。例如，剩余米饭重量为309g，根据生熟比换算，则应记录大米114g。

步骤5 计算实际消耗量

$$实际消耗量 = 结存量 + 购进/自产量 - 废弃量 - 剩余量$$

步骤6 统计每餐就餐人数

一般情况下，可用"标准人"来计算每人每日营养素摄入量（以体重60kg从事轻体力劳动的成年男子为标准人）。本调查中，将就餐人员的年龄、劳动强度等默认为差别不大，如部队、幼儿园食堂等，直接统计就餐人数即可。

步骤7 计算每人每日平均食物摄入量（生重）

$$平均摄入量 = \frac{各种食物实际消耗量（生重）}{总就餐人数}$$

膳食调查称重记录表举例见表10-5。

表10-5 食物称重记录表 单位：g

食物名称	原料编码	结存量	购进/自产量	废弃量	剩余量	实际消耗量
馒头	011404	0	250	0	0	250
酱油	201001	615	0	0	605	10
醋	202001	355	0	0	305	50
盐	207102	485	0	0	460	25
花生油	192007	1800	0	0	1690	110
面条	011305	0	250	0	0	250
油菜	045112	0	500	0	0	500
猪肉	081101	0	300	0	125	175
大米	012001	5800	0	0	5615	185
小米	015101	160	0	0	135	25
鸡蛋	111101	580	0	0	475	105
苹果	061101	0	1000	0	450	550
芹菜	045311	0	500	0	0	500
鲤鱼	121111	0	500	0	100	400
豆腐	031301	0	300	0	0	300

调查员：_____ 时间：_____

数据来源：食物成分表（2009）。

说明1：实际消耗量 = 结存量 + 购进或自产量 - 废弃量 - 剩余量

说明2：对于食物成分表（2009）中有的食物熟重可直接记录，如馒头。

3. 注意事项

调查期间所有主副食（包括零食、调味品）的名称、数量均应详细记录。如要写出具体的食物品牌（如米、面），必须注明等级，最好也注明产地。剩余量包括厨房里剩余的食物重量和所有进餐后剩余食物换算后的生重。注意食物生熟比的换算，记录以食物的生重为准。考虑调查活动对个别被调查者的影响，应尽力保持日常的膳食习惯。

第二节　膳食营养素摄入量计算

学习目标

■ 能够使用食物成分表查食物营养素含量。

■ 能够对数据进行分类计算和核对。

相关知识

一、食物成分表基本知识

1. 食物成分表简介

食物成分表是指记录食物成分数据的表格。我国目前常用的工具书有食物成分表（2009）和食物成分速查（2006）。以食物成分表（2009）为例，其内容分为使用说明、食物成分表和附录3部分。食物成分表又分为食物一般营养成分、食物氨基酸含量、食物脂肪酸含量、食物碘含量、食物大豆异黄酮含量。附录包括食物血糖生成指数、食物名称中英文对照表、食物名称中拉文对照表、食物图片、食物成分表（2009）发展历程和中国居民膳食营养素参考摄入量。书中食物分类、编码、成分命名、数据表达与国际组织IN-FOODS的规范和标准相一致。

2. 食物的名称、分类和编码

名称是指由中文名和别名组成的对某种食物的描述，为便于识别和区分，对一些食物的颜色、形状、质地、部位、加工方法、地区来源等也进行了描述。

食物分类是指采用"食物类和亚类"的双级分类方法，目前我国营养学界结合以往的食物分类方法和食品行业相关的分类标准，将我国人群所有食物分为21个食物类。对于一个食物类中的食物，根据其某一属性的不同，又分成不同的亚类，并将那些难以分配到某一具体亚类的食物，一律归入相应食物类中的名为"其他"的亚类中。食物分类及食物数量见表10-6。

表10-6　食物分类及食物数量一览表

食物类编码	食物类名称	食物条数	亚类编码	亚类名称	食物条数
01	谷类及制品	87			
			1	小麦	30

食物类编码	食物类名称	食物条数	亚类编码	亚类名称	食物条数
			2	稻米	32
			3	玉米	8
			4	大麦	3
			5	小米、黄米	5
			9	其他	9
02	薯类、淀粉及制品	18			
			1	薯类	8
			2	淀粉类	10
03	干豆类及制品	72			
			1	大豆	43
			2	绿豆	3
			3	赤豆	4
			4	芸豆	6
			5	蚕豆	7
			9	其他	9
04	蔬菜类及制品	256			
			1	根菜类	16
			2	鲜豆类	21
			3	茄果、瓜菜类	34
			4	葱蒜类	20
			5	嫩茎、叶、花菜类	65
			6	水生蔬菜类	9
			7	薯芋类	11
			8	野生蔬菜类	80
05	菌藻类	35			
			1	菌类	27
			2	藻类	8
06	水果及其制品	162			
			1	仁果类	56
			2	核果类	34
			3	浆果类	25
			4	柑橘类	14
			5	热带、亚热带水果	20
			6	瓜果类	13
07	坚果、种子类	44			
			1	树坚果	25

续表

食物类编码	食物类名称	食物条数	亚类编码	亚类名称	食物条数
			2	种子	19
08	畜肉类及制品	138			
			1	猪	71
			2	牛	25
			3	羊	29
			4	驴	5
			5	马	3
			9	其他	5
09	禽肉类及制品	59			
			1	鸡	23
			2	鸭	26
			3	鹅	4
			4	火鸡	4
			9	其他	2
10	乳及制品	38			
			1	液态乳	6
			2	奶粉	5
			3	酸奶	6
			4	奶酪	11
			5	奶油	7
			9	其他	3
11	蛋类及制品	21			
			1	鸡蛋	11
			2	鸭蛋	5
			3	鹅蛋	3
			4	鹌鹑蛋	2
12	鱼虾蟹贝类	137			
			1	鱼	72
			2	虾	18
			3	蟹	5
			4	贝	29
			9	其他	13
13	婴幼儿食品	10			
			1	婴幼儿配方粉	2

食物类编码	食物类名称	食物条数	亚类编码	亚类名称	食物条数
			2	婴幼儿断奶期辅助食品	0
			3	婴幼儿补充食品	8
14	小吃、甜饼	83			
			1	小吃	37
			2	蛋糕、甜点	46
15	速食食品	36			
			1	快餐食品	0
			2	方便食品	32
			3	休闲食品	4
16	饮料类	54			
			1	碳酸饮料	8
			2	果汁及果汁饮料	11
			3	蔬菜汁饮料	1
			4	含乳饮料	2
			5	植物蛋白饮料	2
			6	茶叶及茶饮料	11
			7	固体饮料	10
			8	棒冰、冰激凌类	8
			9	其他	1
17	含酒精饮料	56			
			1	发酵酒	26
			2	蒸馏酒	26
			3	露酒（配制酒）	4
18	糖、蜜饯类	33			
			1	糖	6
			2	糖果	16
			3	蜜饯	11
19	油脂类	26			
			1	动物油脂	7
			2	植物油	19
20	调味品类	95			
			1	酱油	10
			2	醋	8
			3	酱	21
			4	腐乳	5

续表

食物类编码	食物类名称	食物条数	亚类编码	亚类名称	食物条数
			5	咸菜类	35
			6	香辛料	10
			7	盐、味精及其他	6
21	其他		9	其他	

数据来源：食物成分表（2009）。

食物编码是指结合食物的分类和方法，对食物进行编码。我国营养学界多采用6位数字编码的方法。前2位数字是食物的类别编码，第3位数字是食物的亚类编码，最后3位数字是食物在亚类中的排列序号。

食物亚类编码的规定：在一类食物中，其亚类的编码范围为1~9；并规定数字9为"其他"亚类的编码。编码为"04－5－401"的食物（竹笋），即第04类食物第5亚类第401条食物。

3. 食物成分表中数据符号的意义

在国家食物数据库中，数据表达的一致性是非常重要的，要求不因人员变动、年代久远而造成数据不衔接，更重要的是在于国际交流上的统一和科学发展同步。

食物成分表（2009）中所涉及的符号、标注及其意义说明见表10－7。

表10－7　数据符号的意义

符号	意义
—	未检测（该食物中理论上应该存在一定量的该中成分，但未实际检测）
Tr	微量（低于目前应用的检测方法的检出线或未检出）
(0)	估计零值（理论上估计不存在该营养素，未实际检测）
( )	估计数值（参照相同或相似食物的给出值，未实际检测）
Un	不能计算
[ ]	食物别名
X 上标	该条数据是同一类食物的均数数值
A	中性洗涤剂法（测定不溶性纤维）
B	粗纤维测定法（测定不溶性纤维）
C	无原始数据，通过换算系数4.184进行能量值换算而得

4. 营养素的单位和换算

（1）单位。食物成分表（2009）中所列出的食物，是中国居民常吃的基本食物和超市食品。这些食物经过实验室化学分析、仪器分析，有的营养素含量还需要按照计算公式才能写在成分表上。

食物成分表（2009）都按照100g食物中有多少克（宏量营养素）或者多少微克（微量营养素）来表达（表10－8）。

表 10 – 8　营养素计量单位符号及名称

符号	g	mg	μg	kcal	kJ
名称	克	毫克	微克	千卡	千焦

（2）换算。食物成分表（2009）采用千卡（kcal）和千焦耳（kJ）两种单位表示（1kcal = 4.184kJ）。下面以维生素 A 为例，说明营养素的表达方式和单位转换。

维生素 A 有多种化学形式，每种有不同的生物活性。为了计算总维生素 A 生物活性，常常需要测定食物中不同形式的维生素 A，包括视黄醇、β – 胡萝卜素和其他类型的胡萝卜素。维生素 A 的生物活性通常 RE 来表示。近年来的研究显示，使用 RE 可能会高估膳食维生素 A 原类胡萝卜素的维生素 A 贡献。基于此，美国医学研究院提出了用 RAE 代替 RE 评估膳食维生素 A 活性，其计算公式如下：

RAE = 膳食或补充剂来源全反式视黄醇(μg) + 1/2 补充剂纯品全反式 β – 胡萝卜素(μg) +

1/12 膳食全反式 β – 胡萝卜素(μg) + 1/24 其他膳食维生素 A 原类胡萝卜素(μg)

（3）RE 与 RAE 的关系。采用 μgRAE 表示膳食中维生素 A 原类胡萝卜素的维生素 A 活性时，所得数值仅为 μgRE 数据的一半，换算关系见表 10 – 9。

表 10 – 9　RE 与 RAE 的比较

RE	RAE
1μgRE	1μgRAE
= 1μg 全反式视黄醇	= 1μg 全反式视黄醇
= 2μg 溶于油剂的纯品全反式 β – 胡萝卜素	= 2μg 溶于油剂的纯品全反式 β – 胡萝卜素
= 6μg 膳食全反式 β – 胡萝卜素	= 12μg 膳食全反式 β – 胡萝卜素

二、食物摄入量计算

进行膳食调查后，可以得到某人某段时间内的食物消耗量（以 g 为单位），把这些食物归类后，可以通过计算得到各类食物的摄入量。各类食物摄入量的计算是对个体或群体进行食物模式与营养状况评价的基础。为了方便，通常把食物分为 12 类：谷类、薯类、禽畜肉类、鱼类、豆类及其制品、奶类及其制品、蛋类、蔬菜类、水果类、坚果类、纯热能食物及其他；或按膳食宝塔分为 10 类，这样可以更加简单地累计个体的食物消费量，方便统计。

三、主要营养素摄入量计算

主要营养素包括五大类：碳水化合物、蛋白质、脂肪、维生素和矿物质。根据它们在机体中的含量，又可分为两大类，即宏量营养素和微量营养素。宏量营养素包括前三种，微量营养素包括后两种。通过计算，可以得出营养素的摄入种类是否齐全、数量是否充足、比例是否合适，从而判断膳食摄入是否均衡。计算食物中营养素的含量公式为：

$$X = W/100 \times 100 \times A \times EP/100$$

式中，X——食物中要计算的营养素的含量；

　　　　W——食物的实际重量；

　　A——100g 该食物中 *X* 营养素的含量；

　EP——可食部。

如：①计算 250g 猪小排中蛋白质的含量（*EP* = 72，*A* = 16.7）

　　　蛋白质含量 = 250/100 × 16.7 × 72/100 = 30g。

　　②计算 200g 西红柿中维生素 C 的含量（*EP* = 97，*A* = 19）

　　　维生素 C 含量 = 200/100 × 19 × 97/100 = 36.9g。

工作内容与方法

一、使用食物成分表（2009）查找食物营养素含量

1. 工作准备

食物成分表（2009）；设计记录食物成分的表格，可根据调查目的和需求对所查询的食物成分数据做摘录，选择粳米、马铃薯查找其营养素含量。

2. 工作步骤

步骤1　确定食物及分类

分清楚所要查询的食物为何食物类和食物亚类，如粳米属于谷类及制品；马铃薯属于薯类、淀粉及制品。

步骤2　查询粳米的食物成分

根据食物的分类，首先确定食物在成分表中的位置。在记录时，应根据被调查者的叙述来确定本次所选取食物属于哪一类，如粳米的产地、加工程度等。

步骤3　查询营养素含量

在食物名称后的各列就是食物的食部和各种营养素的含量。在列的表头找到需要记录的营养素，在行与列交叉位置的数据即为该食物的这种营养素含量。

步骤4　营养成分数据记录

将查询到的数据记录到表格中。

步骤5　查询其他食物的成分

按照查找食物种类，查找食物亚类的顺序，将其他种类的食物从食物成分表（2009）中找出，并记录所需的营养成分的数据（表 10 – 10）。

表 10 – 10　营养成分记录表

类别	谷类及制品	薯类、淀粉及制品
食物名称	粳米（标一）	马铃薯（土豆、洋芋）
食部	100	94
能量/kcal	345	77
蛋白质/g	7.7	2
脂肪/g	0.6	0.2
碳水化合物/g	77.4	17.2
维生素 A/μgRE	—	5
胡萝卜素/μg	—	30

续表

类别	谷类及制品	薯类、淀粉及制品
硫胺素/mg	0.16	0.08
核黄素/mg	0.08	0.04
尼克酸/mg	1.3	1.1
维生素 C/mg	—	27
钙/mg	11	8
铁/mg	1.1	0.8
锌/mg	1.45	0.37
硒/μg	2.5	0.78

数据来源：食物成分表（2009）。

二、对数据进行分类计算和核对

1. 工作准备

食物成分表（2009）、20 岁男性一日食谱、预先设计好的各类食物摄入量统计表（纸质或电子版均可）、计算器。

2. 工作步骤

步骤1 分类记录食物

根据男生的一日食谱（表 10 – 11），将其中的食物按食物类别分类，并记录在表格中（表 10 – 12）。

表 10 – 11　20 岁男生一日食谱

餐次	食物名称	原料重量
早餐	包子	面粉 50g、白菜 40g、猪瘦肉 20g
	稀饭	小米 50g
	煮鸡蛋	鸡蛋 60g
早加餐	核桃	核桃 30g
午餐	米饭	大米 70g
	西红柿炒山药	西红柿 150g、山药 70g
	蘑菇炖鸡	蘑菇 100g、鸡肉 40g
	菌藻汤	蟹味菇 20g、紫菜 5g
午加餐	苹果	苹果 200g
晚餐	馒头	面粉 50g
	红烧带鱼	带鱼 80g
	清炒芸豆	芸豆 150g
晚加餐	牛奶	牛奶 240mL

调查员：_____　　　　　　　　　　　时间：_____

注：花生油 20g，食盐 6g。

表 10 – 12 食物摄入统计表

类别	食物名称	摄入量/g	合计
谷薯类	面粉	100	220
	大米	70	
	小米	50	
畜禽肉类	猪廋肉	20	60
	鸡肉	40	
鱼虾类	带鱼	80	80
豆类及其制品	—	0	0
奶类及其制品	牛奶	240mL	240mL
蛋类	鸡蛋	60	60
蔬菜类	白菜	40	535
	西红柿	150	
	芸豆	150	
	山药	70	
	蘑菇	100	
	蟹味菇	20	
	紫菜	5	
水果类	苹果	200	200
坚果类	核桃	30	30
油	花生油	20	20
食盐	含碘食盐	6	6

调查员：_____   时间：_____

步骤 2 合计食物的摄入量

各类食物及摄入量填写完后，将同一类食物的重量相加填写入"合计"中。

步骤 3 食物数量的评价

将表 10 – 12 中各类食物的合计与膳食宝塔中推荐的食物摄入量进行比对，检查食物摄入量是否足够（表 10 – 13）。

表 10 – 13 食物摄入量评价

食物种类	实际摄入数量	宝塔推荐量	评价
谷薯类	220g	250 ~ 400g	适量增加
蔬菜类	535g	300 ~ 500g	较合理
水果类	200g	200 ~ 350g	合理
畜禽肉类	60g	40 ~ 75g	合理
鱼虾类	80g	40 ~ 75g	较合理
蛋类	60g	40 ~ 50g	较合理

续表

食物种类	实际摄入数量	宝塔推荐量	评价
奶类及其制品	240mL	300g	适量增加
大豆及坚果	30g	25～35g	坚果类适量减少，豆类适量增加
油脂类	20g	25～30g	合理
食盐	6g	<6g	合理

第三节　膳食营养分析和评价

学习目标

■ 能够判定成人膳食营养素摄入量是否满足需要。

相关知识

一、成人营养素参考摄入量

成年以后，骨骼停止生长，消化功能达稳定水平，机体对能量和营养素的需求也达到相对恒定的阶段。为了保证人体合理营养素，避免缺乏和过量，根据 DRIs（2013），成年男性和女性能量和营养素的推荐摄入量（RNI）或适宜摄入量（AI）见表 10 - 14。

表 10 - 14　成年人主要营养素 DRIs

主要营养素	RNI		EAR		AI	UL
	男	女	男	女		
能量/（kcal/d）※	2600	2100				
蛋白质/（g/d）	65	55	60	50		
碳水化合物/（g/d）			120			
脂肪功能比（%）	20～30					
钙/（mg/d）	800		650			2000
铁/（mg/d）	12	20	9	15		42
锌/（mg/d）	12.5	7.5	10.4	6.1		40
钠/（mg/d）					1500	
碘/（µg/d）	120		85			600
硒/（µg/d）	60		50			400
维生素 A/µgRAE	800	700	560	480		3000
维生素 D/（µg/d）	10		8			50

续表

主要营养素	RNI		EAR		AI	UL
	男	女	男	女		
维生素 E/（mgα-TE/d）					14	700
维生素 B$_1$/（mg/d）	1.4	1.2	1.2	1.0		
维生素 B$_2$/（mg/d）	1.4	1.2	1.2	1.0		
维生素 C/（mg/d）	100		85			2000

二、个体评价应用原则

1. 营养素摄入量评价

营养素摄入量评价是膳食评价的一部分。是在膳食调查的基础上，对被调查者饮食中的膳食营养素的摄入量进行计算和评价。虽然不能仅凭营养素摄入量来确定个体的营养状况，但把一个人的营养素摄入量与其相应的 DRIs 进行比较还是有意义的。为此需要准确地收集膳食摄入资料，正确选择评价参考值，合理解释所得的结果。

2. 营养素摄入量评价应用原则

获得个体日常摄入量应考虑以下因素：影响每日间营养素摄入量的因素，包括个体食物选择的复杂和单调的差异，工作日和周末的差异、季节的差异、节假日和特殊事件、食欲变化的差异等；记录的天数，估测日常摄入量所需的天数取决于精确度的要求，达到10% 的精确度所需天数多于20% 的精确度；对于某些营养素（如维生素 A），只是在某些食物中含量高，而这些食物又偶尔才能吃到，因此需要收集多天的膳食数据来获得此类营养素的日常摄入量。

工作内容与方法

三、评价成人膳食营养素摄入量是否满足需要

1. 工作准备

食物成分表（2009）、DRIs（2013）；食物摄入统计表、食物分类表、能量和营养素摄入量计算表、个体膳食摄入评价表等相关表格；计算器、纸、笔。

本次评价使用本章第二节中"20 岁男性一日食谱"为例。

2. 工作步骤

步骤 1 记录食物

将食谱中食物的餐别、种类、数量记录在表 10－15 中。

表 10－15 食物摄入统计表

类别	食物名称	摄入量/g	合计
谷薯类	面粉	100	220
	大米	70	
	小米	50	

类别	食物名称	摄入量/g	合计
畜禽肉类	猪瘦肉	20	60
	鸡肉	40	
鱼虾类	带鱼	80	80
豆类及其制品	—	0	0
奶类及其制品	牛奶	240 mL	240 mL
蛋类	鸡蛋	60	60
蔬菜类	白菜	40	535
	西红柿	150	
	芸豆	150	
	山药	70	
	蘑菇	100	
	蟹味菇	20	
	紫菜	5	
水果类	苹果	200	200
坚果类	核桃	30	30
油	花生油	20	20
食盐	含碘食盐	6	6

步骤 2　统计原料重量，计算营养素摄入量

将相同的食物原料的重量合计到一起，通过查询食物成分表（2009）计算实际营养素的摄入量，记录到表格中；并将不同食物中同种营养素的摄入量进行合计（表10 - 16）。

表10 - 16　能量和营养素摄入量计算表格

食物名称	能量/kcal	蛋白质/g	脂肪/g	碳水化合物/g	维生素A/μgRAE	硫胺素/mg	核黄素/mg	维生素C/mg	钙/mg	铁/mg	锌/mg	硒/μg
面粉	349	11.2	1.5	73.6	—	0.11	0.19	—	31	3.5	1.64	5.36
大米	241.5	5.4	0.42	54.2	—	0.11	0.06	—	9.1	1.6	1.02	1.75
小米	180.5	4.5	1.55	37.6	8.5	0.17	0.05	—	20.5	2.55	0.94	2.37
猪瘦肉	28.6	4.1	1.24	0.3	8.8	0.11	0.02	—	1.2	0.6	0.6	1.9
鸡肉	66.8	7.7	3.8	0.52	19.2	0.02	0.04	—	3.6	0.56	0.44	4.7
带鱼	101.6	14.2	3.92	2.48	23.2	0.2	0.05	—	22.4	0.96	0.56	29.3
牛奶	129.6	7.2	7.68	8.2	57.6	0.07	0.34	2.4	250	0.72	1.0	7.1
鸡蛋	86.4	7.98	5.28	1.68	140.4	0.66	0.16	—	33.6	1.2	0.66	8.6
白菜	7.2	0.6	0.04	1.28	12	0.02	0.02	12.4	20	0.28	0.15	0.2
西红柿	30	1.35	0.3	6	138	0.05	0.05	28.5	15	0.6	0.2	0.23

续表

食物名称	能量/kcal	蛋白质/g	脂肪/g	碳水化合物/g	维生素A/μgRAE	硫胺素/mg	核黄素/mg	维生素C/mg	钙/mg	铁/mg	锌/mg	硒/μg
芸豆	45	1.2	0.15	11.1	60	0.5	0.09	13.5	132	1.5	1.56	0.35
山药	39.9	1.33	0.14	8.68	2.1	0.04	0.01	3.5	11.2	0.21	0.2	0.39
蘑菇	24	2.7	0.1	4.1	2	0.08	0.35	2	6	1.2	0.92	0.55
蟹味菇	5.2	0.44	0.06	1.04	—	—	0.05	—	0.4	0.06	1.32	1.4
紫菜	12.5	1.3	0.06	2.2	11.4	0.01	0.05	0.1	13.2	2.7	0.12	0.36
苹果	108	0.4	0.4	27	6	0.12	0.04	8	8	1.2	0.38	0.24
核桃	100.8	3.84	8.97	1.83	—	0.02	0.04	3	—	—	—	—
花生油	179.8	—	20	0	—	—	—	—	2.4	0.58	0.1	—
合计	1736.4	75.44	55.61	241.81	489.2	2.29	1.61	73.4	579.6	20.02	11.81	64.8

步骤3 膳食结构评价

把以上食物归类，与膳食宝塔的推荐食物种类比较检查是否食物多样化（表10-17）。

表10-17 食物摄入量评价

食物种类	实际摄入数量/g	宝塔推荐量/g	评价
谷薯类	220	250~400	适量增加
蔬菜类	535	300~500	较合理
水果类	200	200~350	合理
畜禽肉类	60	40~75	合理
鱼虾类	80	40~75	较合理
蛋类	60	40~50	较合理
奶类及其制品	240mL	300	适量增加
大豆及坚果	30	25~35	坚果类适量减少，豆类适量增加
油脂类	20	25~30	合理
食盐	6	<6	合理

步骤4 膳食营养素摄入量评价

将一日中成人膳食营养素与推荐摄入量RNI比较（表10-18）。

表10-18 个体膳食摄入评价表

营养素	实际摄入量	RNI	评价
能量	1736kcal	2600kcal	不能满足需要
蛋白质	75.44g	65g	能摄入满足需要
脂肪	55.61g	57~86g	不能满足需要
碳水化合物	241.81g	325~422g	不能满足需要

续表

营养素	实际摄入量	RNI	评价
维生素 A	489.2μgRAE	800μgRAE	不能满足需要
硫胺素	2.29mg	1.4mg	能摄入满足需要
核黄素	1.61mg	1.4mg	能摄入满足需要
维生素 C	33.38mg	100mg	不能满足需要
钙	579.6mg	800mg	不能满足需要
铁	20.02mg	12mg	能摄入满足需要
锌	11.81mg	12.5mg	不能满足需要
硒	64.8μg	60μg	能摄入满足需要

评价标准：达到或超过 RNI 的数值为能满足需要，不足的为不能满足需要。

步骤5　根据评价结果给出膳食改进建议

该男性一日的食物摄入种类丰富，但谷薯类缺少薯类、全谷物及杂豆类，数量也未达到 DRIs（2013）的推荐量；蔬菜、水果种类丰富，数量也达到膳食宝塔的推荐量；禽畜肉、水产品、蛋类摄入适当，均达到膳食宝塔的推荐量，而奶制品摄入量稍有不足；大豆及坚果类主要由坚果提供，未摄入大豆类，应减少坚果的摄入，适当增加大豆类的摄入；烹调油的摄入量偏少，可适当增加，盐摄入量较合理。

根据 DRIs（2013），该男性一日的食物摄入量除能量、脂肪、碳水化合物、维生素 A、维生素 C、钙、锌外，其他营养素均高于 RNI 或 AI，主要表现为蛋白质、硫胺素、核黄素、铁的摄入量过多；应适当增加碳水化合物、脂肪的量以增加总能量的摄入；维生素、矿物质中增加维生素 A、维生素 C、钙、锌的摄入量，可适当增加奶类及大豆类食物的摄入量。

3. 注意事项

食物成分表（2009）通常是每100g可食部食物的营养素含量，所以必须根据摄入量及可食部进行换算后，查食物成分表（2009）进行营养素摄入量的计算。

如果调查对象为儿童或青少年，注意零食的摄入量占总能量的比例，如果比例较大，应进行合理的调整。

膳食营养的评价包括很多内容，本阶段只重点进行食物分类和营养素摄入量的评价。

🐚 **本章小结**

称重法是膳食调查中最常用的方法，应重点掌握。熟练应用称重法是在掌握食物生熟比、正确估计食物重量的基础上进行的，设计一张合理的称重记录表有利于膳食调查的顺利进行。而膳食调查的最终目的是对被调查人群的膳食结构及摄入量进行评价，提出合理的饮食建议，从而预防与营养相关疾病的发生。因此，熟练使用食物成分表（2009）、正确计算营养素摄入量是进行膳食营养分析和评价的关键。

本章编写：山东省立医院　孟妍　主治医师

第十一章 人体营养状况测定和评价

正常营养状态的保持与日常生活中膳食平衡、合理营养密不可分。然而，做到膳食平衡、合理营养的前提是人体需及时了解机体营养状况。因此，作为一名合格的公共营养师必须准确地进行营养状况的测定和评价，为开展科学的膳食营养指导打下基础。本章主要从人体测量资料分析的角度介绍了人体体格测量、实验室指标的收集与判断以及营养状况异常和体征判别等人体营养状况测定和评价的方法。

第一节 人体体格测量

体格测量是用来评价机体营养状况的重要手段。

☆ 学习目标

■ 能测量儿童、成人的身高、体重。
■ 能测量儿童头围和胸围。
■ 能进行体格测量调查表的填写和记录。

☆ 相关知识

一、体格测量常用指标

针对不同年龄和生理状况的人，体格测量指标的选用及测定方法亦有所不同。用来评价人体营养状况的常用体格测量指标主要有身高、体重、头围和胸围等。

身高即头顶至足底的距离，是一项重要的纵向测量指标。主要与骨骼的生长有关。骨骼的生长受遗传、内分泌、营养、运动和疾病等因素影响。身高主要用于评价个体较长时间的营养状况，亦可用来计算标准体重或计算体质指数等指标，进而更有效地评价个体的营养状况。

体重是人体各部分重量之和。通过测量体重能反映身体各组成部分的变化情况、人体营养状况及其能量代谢变化情况。

儿童的生长状况可通过体重测量及时跟踪，儿童营养状况、骨骼、肌肉及内脏等部分发育情况均可由体重情况很好地反映出来。若营养摄入不足，腹泻及其他疾病频发均可造成体重的减轻。

头围是自双侧眉弓上缘经枕后结节绕头一周的长度，表示头颅的围长，间接反映颅内容量的大小。

胸围是指从两乳头下缘到后面两肩胛骨下角下缘绕胸一周的长度。胸围大小与营养状况和胸廓的发育情况密切相关。借此可了解胸腔容积、胸大肌、呼吸运动等相关结构与功能的状态。

二、常用测量工具使用和校准

1. 身高测量常用工具

(1) 分类。测量身高的工具种类繁多，常用有电子式身高计（图 11 - 1）及身高坐高计（图 11 - 2）、软尺、立尺、机械式身高计等。具体使用见工作内容与方法。

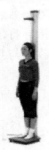

图 11 - 1　电子式身高、体重计

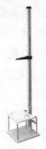

图 11 - 2　身高坐高计

(2) 使用。软尺由常见布质材料涂漆后制作而成，其上标记刻度；立尺通常为木质，其上标记刻度。使用前务必检查其完整性，是否存在裂隙及变形等。

机械式与电子式身高计结构基本相同，由一水平底板和垂直立柱滑动的水平压板组成。二者差别在于机械式身高计刻度在垂直立柱处标示读数，电子式身高计在电子显示屏上显示读数。

身高坐高计是用于测量儿童身高和坐高的专用器械。主要由活动踏蹬、两用直尺、翻转坐凳等构成。踏蹬高度可调，垫于足下，直尺标有刻度显示结果，坐凳提供坐位平台。

(3) 校准。使用符合国家标准生产的电子或机械身高计，目前常用的是复合式的身高体重计。使用前应校对零点，以标准刻度钢尺检查其刻度是否准确，测量结果为 1m 时误差不超过 0.1cm。

(4) 注意事项。使用器材应置于平坦地面并靠墙，测量姿势应"三点靠立柱、两点呈水平"（即被测者足跟、骶骨及两肩胛紧靠立柱，耳屏上缘与两眼眶下缘最低点呈水平位）；水平压板与头部接触时松紧要适度，头部发辫要松开，发结等饰物要取下。

2. 体重测量常用工具

(1) 分类。体重测量工具样式多样，常用机械磅秤、电子磅秤、刻度式或电子式体重计（图 11 - 3、图 11 - 4）、身高体重计等。

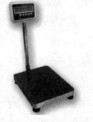

图 11 - 3　刻度式体重计

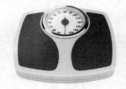

图 11 - 4　电子式体重计

（2）校准。依照国家标准生产的电子或机械体重计，目前常用的是复合式身高体重计。使用前应校对其准确度和灵敏度。准确度要求误差不超过 0.1kg。检查方法是分别称量备用 10kg、20kg、30kg 标准砝码，检查指示读数与标准砝码差值是否在允许范围。灵敏度检查方法是置 100g 砝码，机械的体重秤应观察刻度尺抬高了 3mm 或游标游动 0.1kg，电子体重秤应显示 0.1kg。

（3）注意事项。每次使用前进行校正。受试者站在秤台中央，上、下动作要轻，测量体重的标准（如穿着厚薄、测量前不能饮水、进餐，排空大小便，测量时间等）要统一。

三、体格测量方法及注意事项

对于不同年龄的测量对象，应适当选用不同指标和方法，以达到测量的准确。

1. 成人体格的测量

成人测量时，身高、体重、上臂围、腰围、臀围等指标最为常用。各项指标中，身高和体重两个指标尤其重要。因为它综合反映了各类营养物质及能量的摄取，储存和利用等情况，同时也反映机体及其各组成部分的发育水平和营养状况。应当注意的是，身高在成年以后已基本无变化，而体重会在营养物质和能量供应过剩或不足时发生明显变化，更具备灵敏性，常作为更重要观察指标。

成人身高在 24 小时周期都会有一定变化，通常为 1～2cm，即"早高晚矮"。这与构成人体身高的关节组织和韧带的松弛有关。所以，测量身高一般在上午 10 点左右进行，此时身高约为全天的中间值。

成人体重在一天之中变化因受饮食、运动、排泄等因素影响而变化较大。因此，体重测量宜选择清晨空腹便后测量。

成人胸围等体格围度的测量，可以很好地反映人体局部生长发育的情况，并对肥胖的分类和整体营养状况的评价提供依据。不同人群测量时固定点不同。

2. 儿童体格的测量

医学上，3～14 岁年龄界定为儿童，3 岁以下界定为婴幼儿。二者体格测量方法略有差别（婴幼儿体格测量参考本书第十六章内容）。儿童生长发育测量常用的指标有体重、身高、坐高、头围、胸围等，其中身高、体重、坐高、头围和胸围是儿童体格测量的主要指标。因为儿童测量结果具有敏感性高、代表性强、测量规范、费用较低等特点。学龄前儿童的体格测量，常被用来评价一个地区儿童的营养状况。

1）儿童身高、坐高和体重的测量

儿童身高测量的时间与方法同成人（图 11－5）。儿童坐高可用专门坐高计进行测量。坐高可反映躯干的生长情况，与身高比较时，可说明下肢与躯干的比例关系（图 11－6）。

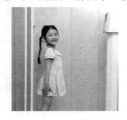

图 11－5　身高测量

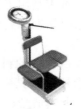

图 11－6　坐高测量

7 岁以下的儿童可采用杠杆式体重计测量，最大载重量为 35～50kg，误差不大于 50g；大于 8 岁的儿童测量工具同成人，最大载重量为 100kg，误差不大于 100g。

2）儿童体格围度的测量

要想全面了解儿童生长发育的情况并做出科学评价，除了通过测量儿童身高和体重，综合反映生长发育整体情况外，还需进一步了解胸围和头围等指标资料，以获得儿童局部生长发育情况。

测量儿童头围是指经眉弓上方突出部，绕经枕后结节一周的长度。头围对营养状况评价具有一定意义，是学龄前儿童（婴幼儿）生长发育的重要指标。

测量时应注意：测量头围时取立位、坐位或仰卧位，使用器材一般为软尺，使用前要用标准钢尺校正，每米误差不得超过 0.2cm，软尺刻度精确至 0.1cm；测量者面对儿童，将卷尺的始端固定于眉间最突出点，然后环绕头围，经过枕骨粗隆，再向眉间围拢，卷尺重叠处的值即为头围；读数位置要求一致（图 11-7）。

头围主要反映颅脑的发育情况。如果儿童的头围值明显超出正常范围，则可能患脑积水、巨脑症及佝偻病等疾病；如果头围值过小，则可能是脑发育不全、小头畸形等。

儿童胸围测量是指从两乳头下缘到后面两肩胛骨下角下缘绕胸一周的长度。胸围是表示胸腔容积、胸肌、背肌的发育和皮下脂肪蓄积状况的重要指标之一，借此还可了解儿童呼吸器官的发育程度。

胸围测量的方法根据年龄稍有区别：3 岁以下儿童取卧位，3 岁以上儿童取立位。在平静呼吸状态下，采用软尺进行测量；测量者位于被测者右方，用左手拇指将软尺零点固定于被测儿童胸前右侧乳头下缘，右手拉软尺使其绕经右侧后背以肩胛骨下角下缘为准，经左侧回至零点；读取软尺与零点重合处的读数，以厘米为记录单位，保留小数点后一位（图 11-8）。

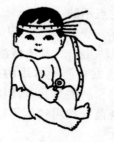

图 11-7　头围测量

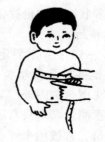

图 11-8　胸围测量

四、体格测量调查表设计与记录

体格测量调查表是用于记录体格测量各项原始数据的专门表格。合理设计与正确填写是保证体格测量科学准确完成的重要基础。

1. 设计原则

依据调查项目和目的科学合理设计，注意遵循以下原则：注重必要性，保留必需项目，切忌无用指标掺杂其中；注重可行性，确保所列项目可行，能够准确测量；结构简单、表述清晰、逻辑清楚；其他如编码，计算机录入和分析；如需要询问更多事项，需要有一定的指导用语。

2. 格式和内容

体格测量调查表由标题、副标题、单元格、行、列、和边框组成。其中，表格主题由标题明确反映；测量时间、测量者等相关信息在副标题中部分反映；表格中的行依次列出被测者的姓名、性别、年龄等基本资料以及身高、体重等各项测量指标；需要特殊说明的问题在备注栏标注（表 11 - 1）。

表 11 - 1　体格测量调查表

序号	姓名	性别	年龄	身高/cm	胸围/cm	头围/cm	体重/kg	备注
1								
2								
3								

测量员：＿＿＿＿＿＿　　　　记录员：＿＿＿＿＿＿　　　　测量日期：＿＿＿＿＿＿

3. 注意事项

体格测量调查表可有纸质和电子版等多种形式，填写或录入的工作都应该由专人复诵录入，保证准确。纸质调查表录入时，应使用不易褪色的黑色钢笔、中性签字笔等，书写字迹需工整、清晰、易于辨认。

工作内容与方法

一、成人身高测量

1. 工作准备

选择适宜的测量场地、时间段，准备身高计、记录表、笔。

2. 工作步骤

步骤 1　检查电子身高计是否完好确认完好后开机。

步骤 2　记录

记录被测者姓名、年龄、住址等基本信息。

步骤 3　测量

测量时要求被测者脱去鞋袜、帽子和衣服，仅穿单衣单裤，呈立正姿势站在身高计底板之上，依据"三点靠柱，两点水平"的原则开始测量。此时测量者检查被测者的姿势是否正确，然后读数。

步骤 4　记录身高值

3. 注意事项

场地要求安静、通风、室温为 20～25℃、相对湿度为 50%～55%；测量者要检查测量仪器是否准确；身高计水平靠墙放置，电子显示屏面向光源，方便读数。

二、成人体重测量

1. 工作准备

选择适宜的测量场地、时间段，准备体重计、记录表、笔。

2. 工作步骤

步骤 1　检查电子体重计是否完好，开机

步骤 2　记录

记录被测者姓名、年龄、住址等基本信息。

步骤 3　测量

测量时被测者脱去衣服、帽子、鞋袜，只着背心（或短衫）和短裤，平稳站在秤中央，读取数据。

步骤 4　记录体重值

3. 注意事项

场地要求安静、通风、室温 20 ~ 25℃。检查测量仪器是否完备。被测者测量之前 1h 内禁食，排空大小便。

打开开关，当显示"0.0"时，进入工作状态。测试前，被测者应避免剧烈运动和劳动，以免对准确性造成较大影响。

测量时，应注意观察被测者基本状态。如有特殊情况，需要在表格中备注说明，以免影响对结果的分析。

三、成人体格围度测量

1. 工作准备

测量工作前，选择合适的场地，准备相关工具并进行全面检查，校正。

2. 工作步骤

步骤 1　检查软尺情况是否正常

软尺是否有出现裂隙、变形等问题。用钢尺检查其准确度，每 2m 误差应小于 0.5cm。

步骤 2　准备记录表

准备设计合理完善的纸质或电子记录表。

步骤 3　填写基本信息

询问被测量者姓名，年龄等基本信息，填入记录表。

步骤 4　测定胸围

要求被测者处于平静状态，取站立姿势，两眼平视，两手自然下垂。两名测量者分别站于被测者前后，共同完成测量。测量者甲通常用左手拇指将软尺零点固定于胸前乳头下缘（男性及乳腺尚未发育的女性）或胸骨中线第四肋间高度（乳腺已发育的女性），测量者乙拉软尺，绕经被测者的右侧后背以两肩胛下角下缘为准，经左侧面回至零点，交予测量者甲。此时测量者乙应确保软尺水平，且软尺各处轻轻接触皮肤（图 11 - 9）。测量者甲报数，精确至 0.1cm，准确记录于记录表中。

3. 注意事项

测量时，受测者应心情平静，呼吸平稳。读取数值应选取平静呼吸时中间读数或呼吸气时的平均数，记录到小数点

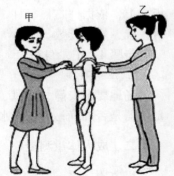

图 11 - 9　胸围的测定

后一位。软尺与皮肤接触松紧适宜，否则影响结果准确性。

测量时应分工协作，前方测量者进行测量，后方测量者协助确定背部测量标准点，并及时观察受测者姿势是否正确并做出及时纠正。测量前若定位困难，可先调整姿势，位置确定后恢复标准姿势。

四、儿童体重测量

1. 工作准备

准备测量场所、刻度体重计、标准砝码、记录本、笔。

2. 工作步骤

步骤1 检查体重计情况是否正常

校正体重计检查指标读数与标准砝码误差是否在允许范围内。

步骤2 填写基本信息

询问儿童姓名、年龄、性别等基本信息，在记录表上准确记入。

步骤3 测量

测量时，脱去衣服、帽子等，只穿背心（或短袖衫）和短裤。使被测儿童（坐或卧）在秤盘中央并保持平稳、安静。读数以 kg 为单位，精确至小数点后 2 位。每次测量 2 次以上并取平均值。

步骤4 记录数据

3. 注意事项

使用前需检验其准确度和灵敏度。检验准确度时，以备用的 10kg、20kg、30kg 标准砝码（或用等重标定重物代替）分别进行称量，检查指标读数与标准砝码误差是否在允许范围内。要求误差不超过 0.1%，即 100kg 误差不超过 0.1kg。

测量之前 1h 内，被测儿童应禁食，或进食 2h 后，排空二便进行测量；被测儿童不得进行剧烈活动。

被测儿童上下秤动作要轻，测量时站在秤台中央尽量保持平衡，测量时儿童不可接触其他物体或摇晃。

如遇到特殊天气，可穿衣服和鞋袜等，读取数据；然后再称衣服和鞋袜，读取数据，两次数据相减所得数据为体重值。

五、儿童身高、坐高测量

1. 工作准备

准备测量场所、身高计、坐高计、记录本、笔。

2. 工作步骤

步骤步骤1 校正测量工具

步骤2 询问

询问儿童姓名、年龄、性别等基本信息，在记录表上准确记入。

步骤3 儿童身高测量

儿童身高的测量方法与成人相同。

步骤 4　坐高测量

坐高测量通常使用坐高计。被测儿童坐在坐盘或一定高度的矮凳上，上身后靠，骶骨靠墙壁或量板呈直坐姿势；两大腿面与躯体成直角，膝关节屈曲成直角，足尖向前，两脚平放在地面上；头及肩部位置与身高测量时的要求相同，测量者向下移动头板使其与头顶接触，读数精确至 0.1cm。

步骤 5　记录数据

3. 注意事项

使用前检查其完整性，校正设备，避免差错。选择平坦场所放置身高计、坐高计。可采用纸质记录表或电子式记录表。如果采用纸质记录表，应用签字笔或圆珠笔进行填写，不能用铅笔。测量过程注意"三点靠柱、两点水平"原则。活动压板与头顶接触要松紧适度，读取完毕将压板恢复安全位置。

如无身高坐高计，可用普通身高计，另备不同高度的小椅子；身高计要靠墙放置，小椅子的靠背要紧靠身高计立柱。

六、儿童头围和胸围测量

1. 工作准备

测量前选择合适的工作场地，准备测量工具（软尺）、记录本、笔。

2. 工作步骤

步骤 1　仔细检查软尺是否正常

软尺有无裂隙，变形等，并用 2m 长的刻度钢尺检查其刻度的准确性，误差不大于 0.5cm。

步骤 2　记录表选用

可采用纸质记录表，在条件允许的情况下，也可采用计算机录入电子式记录表，以便长期保存。

步骤 3　填写基本信息

询问儿童姓名、年龄等基本信息，并记录于记录表上。

步骤 4　测量头围

测量头围时去除被测儿童多余衣帽、分开发辫，被测儿童取坐位或立位；测量者位于儿童右方或前方，左手拇指将软尺零点固定于头部右侧眉弓上缘，软尺绕经枕外隆凸及左侧眉弓上缘回至零点，读取数值，保留至小数点后 1 位。

步骤 5　测量胸围

测量胸围时使被测儿童自然站立，双手下垂，两眼平视，处于平静状态，测量者位于被测儿童右方或前方，左手拇指将软尺零点固定于被测儿童胸前乳头下缘，右手拉软尺使其绕经右侧后背以两肩胛下角下缘为准，经左侧回至零点；正确读数，保留至小数点后 1 位。

步骤 6　记录数据

3. 注意事项

注意软尺与皮肤紧贴，避免软尺卷折。若受测者长发或留辫，测量前应在软尺经过处分开长发，以保证数据的准确。为了保证测量顺利进行，可采用注意力转移法等使受测儿童保持安静。测量过程中应注意"三点靠柱、两点水平"原则。读数应在被测者平静时进行。注意测量时软尺所经标志部位，且左右对称，保证测量的准确。

七、体格测量调查表制作及填写

1. 工作准备

测量前准备纸、笔、尺、计算机、工作台等工具。

2. 工作步骤

步骤1　制作调查表

依据调查目的确定测量指标及表格内容。表格可以是纸质版，亦可以是电子版，纸质版则由设计者通过纸、笔、尺配合完成，电子版则通过相应办公软件进行设计，具体操作方法（详见第十四章）。

步骤2　调查表设计原则

综合调查表设计原则与调查目的需要，一个完整的调查表由标题、副标题、单元格、行、列和边框组成。

项目基本分为被测者信息、测定项目、备查项目、计算机编码等，表格中的行依次列出被测者的姓名、性别、年龄等基本资料以及身高、体重等各项指标。此外，需要特殊说明问题在备注栏明确标注。

常用体格测量调查表的基本格式详见（表11-1），可根据设定的调查目的补充完整。

步骤3　评估调查表

表格设计完成后，可采用多种方法评价调查表的必要性、实用性和结果的一致性，也称之为效度或正确性评估，从而反映表格的内容、范围、设计方式、问题选择与调查目的是否相适应。

步骤4　测量并填表

测量后，测量者将准确数据及时报给录入人员，录入人员复诵无误后填入调查表相应位置。若为纸质表格，填写时务必字迹清楚。

步骤5　填写备查信息记录工作人员姓名、工作时间等信息

步骤6　归档调查表

将调查表按照一定地区、编号顺序，装袋封存，并在档案袋封面标记项目名称与时间，便于查阅、存储。

3. 注意事项

对所测量数据应核准无误后方可填入表格。纸质表格填写过程中，若出现笔误，可用修正液覆盖后及时修正。若为电子版表格，录入过程中应及时保存、备份，防止数据丢失。

第二节　实验室指标的收集和判断

实验室指标的收集和判断是指通过检查来确定送检物质的内容、性质、浓度、数量等指标，进而反映机体的营养状况，为进一步预防措施的实施提供依据。

生物样品的收集是营养状况实验检查的前提，正确地收集生物样品对人体营养水平的评价有着非常重要的作用。临床上常用的生物样品包括血液、尿液、头发、胃液、粪便、淋巴液等。本节重点讲述头发和尿样收集的相关知识。

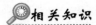 学习目标

■ 能收集人发、尿测定样品。

相关知识

一、头发收集的相关知识

头发的基本成分是角质蛋白，占发干总重量的 85% ~ 90%，此外还含有微量元素、类脂质、色素及水。角质蛋白由 18 种氨基酸组成，它们提供头发生长所需的营养与成分。头发样本来源丰富，收集方法简单，对身体无伤害，是应用较多的人体营养状况的生物样品。头发中许多微量元素的含量较其他细胞较高，是评价机体营养状况和环境重金属污染的良好指标，而且头发易于取材，存储方便，保存时间长，不会对人体造成直接影响，可用于大样本量的收集。临床上，常通过头发的检测来确诊是否为某种营养素缺乏症。

二、尿液收集和保存的相关知识

尿液也称小便，是人类和脊椎动物为了新陈代谢的需要，经由泌尿系统及尿路排出体外的液体排泄物。正常人的尿液大多数为淡黄色液体，略带刺激性气味。尿液检查包括尿常规分析、尿液中有形成分检测（如尿红细胞、白细胞等）、蛋白成分定量测定、尿酶测定等。尿液检查对临床诊断、判断疗效和预后有重要价值。尿液检测可以提示出多种疾病。从尿液检测结果可全面分析人体健康。

尿液检查项目不同，尿标本留取的要求和处理也不一样。所有尿标本收集均应使用干净的容器。

尿沉渣镜检原则上留取早晨起床后第一次尿液的中段尿（晨尿），也可留取随机尿的中段尿，晨尿标本也适用于尿液其他项目检查（24h 尿液检查项目除外）。

肾小管浓缩与稀释功能测定需禁水、禁食 12h 后进行排尿，继续禁水、禁食 1h，留取第 13h 的尿液进行检测。肾小管酸化功能测定时，在留尿容器内预先加入液状石蜡。

24h 尿标本留取前，需要向容器内加入防腐剂或将容器置于 4℃ 环境。

工作内容与方法

一、头发样品的收集

1. 工作准备

不锈钢剪刀、塑料试管或塑料杯、标签、笔、凳子；样品收集筐、梳子、一次性手套。

2. 工作步骤

步骤 1 选择适当的场地

步骤2 在收集容器上贴上标签，记录受测者姓名、性别、年龄等

步骤3 收集方法

被测者坐于椅子上，解开辫子，除去发饰，让头发自然披散垂落。收集者带一次性手套，自枕部发际至耳后提起一小缕头发，从发根部 1～2cm 处剪断。将头发置于收集器内，若长发需保留近端 3～5cm，弃掉远端发丝。

步骤4 温室保存

3. 注意事项

为防止微量元素污染，必须使用不锈钢剪刀。动作要轻柔，定位准确，留样足够，一般每次收集 1～2g。若枕后无发际，可剪取其他部位。不要触及毛发的毛囊部位（毛发根部的白色物质）。5 周岁以下儿童或发质不好者不宜采集毛发用，10 周岁以上的儿童可以采集毛发。

二、尿的收集和保存

1. 工作准备

100～200mL 的广口瓶或尿杯、标签、笔、油布、屏风。

2. 工作步骤

步骤1 贴标签

在尿液收集容器上贴上标签，包括受测者姓名、性别、年龄、序号、级别。

步骤2 取样

弃去前段小便，留取不少于 12mL 的中段尿。

步骤3 核对信息

核对姓名、性别、年龄、序号、级别等。

步骤4 送检

立即送检，若不能立即检测，需根据测定指标要求适当保存。

3. 注意事项

用于收集尿标本的容器应保证清洁、无渗漏、无颗粒。制备材料与尿液成分不发生反应。容器和盖子无干扰物质附着，如清洁剂等。容器的容积应不少于 50mL，收集 24h 尿标本容器的容积应在 3L 左右。女性应避免在月经期内及前后留取尿液标本。如果服用的药物影响尿液检查，应在停药后 24h 留取样本。留有足够样本，送检样本不少于 12mL。尿液放置时间不宜过久，如大于 24h 需重新采集。

第三节　营养状况和体征判别

学习目标

■ 能判别成人消瘦、超重和肥胖状态。

■ 能判别儿童体重不足和发育迟缓。

■ 能评价儿童生长发育状况。

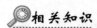相关知识

营养状况是反映一个国家或地区经济与社会发展的重要指标。不正常的营养状况主要有营养缺乏、营养过剩或失衡等。其中，后者与经济日益增长，生活水平提高，食物结构变化密切相关，随之引发肥胖、糖尿病及心脑血管疾病等慢性病发病率逐年上升。在此背景下，能够准确评价营养状况并做出及时反馈变得越来越重要。营养评价过程中，营养状况异常及体征判别是其中重要的组成部分之一。

一、成人消瘦、超重、肥胖状态体格测量指标和评价参考标准

营养状况与食物的摄入、消化、吸收和代谢密切相关，其好坏可作为评价健康和疾病程度的标准之一，通常采用超重、肥胖和消瘦进行描述。

1. 成人消瘦、超重、肥胖状态体格

消瘦是指人体因疾病或某些因素在短期内体重下降，体内脂肪与蛋白质减少，体重下降超过正常标准体重的 10% 以上。消瘦者不仅容易疲倦、体力差，抵抗力低、免疫力差、耐寒抗病能力弱，还易患多种疾病，应引起高度重视。

实际体重超过理想体重的 10%～20% 即为超重，进而增加脑血管病变、糖尿病等疾病的发生率而影响身体健康。

肥胖是指体内脂肪堆积过多和分布异常，是由遗传因素和环境因素共同作用导致的慢性代谢性疾病。肥胖与冠心病、心血管疾病、癌症等慢性代谢性疾病密切相关。如今，全球有近 1/3 的人超重或肥胖。根据《中国居民营养与慢性病状况调查报告（2015）》显示，全国 18 岁及以上成人超重者为 30.1%，肥胖者为 11.9%；平均超重者全国目前约有 43.6% 的中国人超重或者肥胖。肥胖已成为制约我国人群健康的亟待解决的问题。

2. 常用评价成人消瘦、超重、肥胖的状态体格测量指标和参考标准

常用的评价成人消瘦、超重、肥胖的体格测量指标有标准体重法、体质指数（BMI）、腰围（WC）、腰臀比（WHR）、VERVAECK 指数及皮褶厚度等。

1）标准体重法

标准体重法是反映和衡量一个人健康状况的重要标志之一。过胖和过瘦都不利于健康，也不会给人以美感。这也是 WHO 推荐的衡量消瘦和肥胖的传统方法。

标准体重（kg）＝身高（cm）－105

标准体重指数（%）＝［实测体重（kg）－标准体重（kg）］/标准体重（kg）×100%

可以通过表 11－2 评价消瘦与肥胖度。

表 11－2　成人标准体重指数分级表（WHO 推荐）

标准体重指数	评价	标准体重指数	评价
< -20%	重度瘦弱	>20%	肥胖
< -10%	瘦弱	20%～30%	轻度肥胖
±10%	正常	30%～50%	中度肥胖
10%～20%	超重	≥50%	重度肥胖

2）体质指数（BMI）

BMI 也称为体重指数，是目前国际上常用的衡量人体胖瘦程度以及是否健康的一个标准，也是世界公认的一种评定肥胖程度的分级方法。

$$BMI = \frac{体重（kg）}{身高（m）^2}$$

WHO 对 BMI 的划分主要是根据西方正常人群的 BMI 值分布与心血管疾病等慢性疾病发病率和死亡率的关系来考虑的（表 11 - 3）。

表 11 - 3　WHO 对成人 BMI 的划分

分类	BMI/（kg/m²）	健康风险
低体重（营养不足）	<18.5	增加
正常范围	18.5 ~ 24.9	在平均范围
超重	≥25.0	
肥胖前状态	25.0 ~ 29.9	增加
一级肥胖	30.0 ~ 34.9	
二级肥胖	35.0 ~ 39.9	
三级肥胖	≥40.0	

《中国成人超重和肥胖症预防控制指南》中提出对中国成人判断超重和肥胖程度的界限值及结合腰围来判断相关疾病的危险度见表 11 - 4。

表 11 - 4　中国成人超重和肥胖的 BMI 和腰围界限值与相关疾病危险的关系

分类	BMI/（kg/m²）	腰围/cm 男：<85 女：<80	男：85 ~ 95 女：80 ~ 90	男：≥95 女：≥90
体重过低	<18.5	—	—	—
体重正常	18.5 ~ 23.9	—	增加	高
超重	24.0 ~ 27.9	增加	高	极高
肥胖	≥28	高	极高	极高

数据来源：《中国成人超重和肥胖症预防控制指南》。

3）腰围（WC）

WC 是反映脂肪总量和脂肪分布的综合指标。此指标结合 BMI 来判断相关疾病的危险度（表 11 -4）。

4）腰臀比（WHR）

WHR 是早期研究中预测肥胖的指标。比值越小，说明越健康。这是预测一个人是否肥胖及是否面临患心脏病风险的较佳方法。

$$WHR = \frac{腰围（cm）}{臀围（cm）}$$

WHR 的理想比值：男性为 0.85 ~ 0.9，女性为 0.75 ~ 0.8。当男性 WHR 大于 0.9，女性 WHR 大于 0.8，可诊断为中心性肥胖。

注意：分界值随年龄、性别、人种不同而异。

5）VERVAECK 指数

VERVAECK 指数是衡量青年人的体格发育情况，同时也反映了人体纵轴、横轴和组织密度与心肺和呼吸机能的关系。评价标准见表 11 – 5。

$$\text{VERVAECK 指数} = \frac{\text{体重（kg）} + \text{胸围（cm）}}{\text{身高（cm）}} \times 100$$

表 11 – 5　我国青年 VERVAECK 指数营养评价标准

营养评价	男	17 岁	18 岁	19 岁	20 岁	21 岁以上
	女	—	17 岁	18 岁	19 岁	20 岁以上
优		>85.5	>87.5	>89.0	>89.5	>90.0
良		>80.5	>82.5	>84.0	>84.5	>85.0
中		>75.5	>77.5	>79.0	>79.0	>80.0
营养不良		>70.5	>72.5	>74.0	>74.0	>75.0
重度营养不良		<70.5	<72.5	<74.0	<74.0	<75.0

6）皮褶厚度

皮褶厚度主要是指皮下脂肪的厚度。WHO 推荐的三个测量点是肱三头肌部、肩胛下部、脐旁，临床上以三头肌皮褶厚度与肩胛下皮褶厚度之和来判断营养状况，评价标准见表 11 – 6。

表 11 – 6　三头肌皮褶厚度及肩胛下皮褶厚度之和评价标准

营养状况	男	女
消瘦/mm	<10	<20
正常/mm	10 ~ 40	20 ~ 50
肥胖/mm	>40	>50

资料来源：WHO 文件，2007。

二、儿童体格发育常用指标及评价标准

体格发育有很多测量指标，大体归为三类，包括纵向测量指标、横向测量指标和重量测量指标。

纵向测量指标是身高（3 岁以后）、身长（3 岁以前）、坐高（3 岁以后）、顶臀长（3 岁以前）等。横向测量指标为头围、胸围、腹围、上臂围、大腿围和小腿围等。重量测量指标为体重，也是目前在儿童保健工作中最常用的。婴幼儿时期为了筛查小头畸形和脑积水等常需测量小儿的头围；观察婴幼儿的头围和胸围的交叉年龄，需测量胸围。对体格测量指标的选择还需依据年龄和研究目的。

1. 儿童体格发育的测量指标

常用评价儿童体格发育的测量指标有体重、身长（高）、头围、胸围及其他常用测量指标。

1）体重

体重指标能较好地反映远期及近期的营养状况，不仅适用于个体评价。体重可以全面

反映儿童发育情况，因此是重要指标。按年龄体重公式计算的结果和实际测量的体重相比较进行评价，也可通过表 11 - 8 进行评价。

按年龄体重公式计算如下：

1～6 月　　**体重(kg) = 出生时体重 + 月龄 ×0.7(kg)**

7～12 月　　**体重(kg) = 出生时体重 +6 ×0.7(kg) + (月龄 -6) ×0.5(kg)**

2～12 岁　　**体重(kg) = 年龄 ×2 +8**

2）身高（长）

身高（长）是反映远期营养状况的指标，往往也作为评价生长发育和营养状况的指标。身高的增长有一定的规律，一般新生儿身长平均为 50cm，第一年平均增加 25cm，第二年平均增加 10cm，到 2 岁身长约为 85cm。2 岁以后增加平稳，到青春期前平均每年增加 4～7.5cm。对于 2～12 岁儿童，可用以下公式来粗略估计身高值。评价可通过表 11 -7 进行。

身高(长)(cm) = 年龄 ×7 +70cm

注意：12 岁以后进入青春期，是生长发育的第二个高峰，不能按上式计算。

表 11 -7　0～10 岁儿童身高、体重标准表

年龄	体重/kg		身高/cm	
	男	女	男	女
01 月	3.6～5.0	2.7～3.6	48.2～52.8	47.7～52.0
02 月	4.3～6.0	3.4～4.5	52.1～57.0	51.2～55.8
03 月	5.0～6.9	4.0～5.4	55.5～60.7	54.4～59.2
04 月	5.7～7.6	4.7～6.2	58.5～63.7	57.1～59.5
05 月	6.3～8.2	5.3～6.9	61.0～66.4	59.4～64.5
06 月	6.9～8.8	6.3～8.1	65.1～70.5	63.3～68.6
08 月	7.8～9.8	7.2～9.1	68.3～73.6	66.4～71.8
10 月	8.6～10.6	7.9～9.9	71.0～76.3	69.0～74.5
12 月	9.1～11.3	8.5～10.6	73.4～78.8	71.5～77.1
15 月	9.8～12.0	9.1～11.3	76.6～82.3	74.8～80.7
18 月	10.3～12.7	9.7～12.0	79.4～85.4	77.9～84.0
21 月	10.8～13.3	10.2～12.6	81.9～88.4	80.6～87.0
2 岁	11.2～14.0	10.6～13.2	84.3～91.0	83.3～89.8
2.5 岁	12.1～15.3	11.7～14.7	88.9～95.8	87.9～94.7
3 岁	13.0～16.4	12.6～16.1	91.1～98.7	90.2～98.1
3.5 岁	13.9～17.6	13.5～17.2	95.0～103.1	94.0～101.8
4 岁	14.8～18.7	14.3～18.3	98.7～107.2	97.6～105.7
4.5 岁	15.7～19.9	15.0～19.4	102.1～111.0	100.9～109.3
5 岁	16.6～21.1	15.7～20.4	105.3～114.5	104.0～112.8
5.5 岁	17.4～22.3	16.5～21.6	108.4～117.8	106.9～116.2
6 岁	18.4～23.6	17.3～22.9	111.2～121.0	109.7～119.6
7 岁	20.2～26.5	19.1～26.0	116.6～126.8	115.1～126.2
8 岁	22.2～30.0	21.4～30.2	121.6～132.2	120.4～132.4
9 岁	24.3～34.0	24.1～35.3	126.5～137.8	125.7～138.7
10 岁	26.8～38.7	27.2～40.9	131.4～143.6	131.5～145.1

数据来源：卫生和计划生育委员会，2009。

3）头围

头围反映大脑和颅骨的发育。胎儿期脑发育最快，新生儿平均约为 34cm；3 个月 40cm；6 个月 42cm；1 岁 46cm；1 岁以后头围增加明显减慢；15 岁接近成人。头围在 2 岁前测量最具价值，若头围过小多见于脑发育不良及小儿畸形，头围过大多见于脑积水、佝偻病等。

4）胸围

胸围的大小与肺和胸廓的发育有关。出生时胸围平均为 32cm 左右，比头围小 1 ~ 2cm；1 岁左右胸围接近头围 46cm；1 岁以后胸围应逐渐超过头围。1 岁至青春期前胸围与头围的差值（cm）约等于年龄减 1。

5）其他测量指标

其他测量指标还有上臂围、皮褶厚度等。

2. 儿童体格发育评价标准

通过数学公式，根据身体各部分的比例关系，将两项或多项指标相关联，转化成指数进行评价，称指数法。指数法多用来判断儿童生长发育状况。为保障儿童健康提供科学的依据。

常用的指数有体质指数（BMI）、身高体重指数、KAUP 指数、ROHRER 指数等。

1）BMI

BMI 不仅能较敏感地反映身体的充实度和体型胖瘦，且受身高的影响较小，与皮脂厚度、上臂围等反映体脂累积程度指标的相关性也高。中国的肥胖问题工作组制定了中国学龄儿童青少年超重、肥胖筛查 BMI 分类标准（表 11 - 8）。

表 11 - 8　中国学龄儿童青少年超重、肥胖筛查 BMI 分类标准

年龄/岁	男 BMI 值		女 BMI 值	
	超重	肥胖	超重	肥胖
7	17.4	19.2	17.2	18.9
8	18.1	20.3	18.1	19.9
9	18.9	21.4	19.0	21.0
10	19.6	22.5	20.0	22.1
11	20.3	23.6	21.1	23.3
12	21.0	24.7	21.9	24.5
13	21.9	25.7	22.6	25.6
14	22.6	26.4	23.0	26.3
15	23.1	26.9	23.4	26.9
16	23.5	27.4	23.7	27.4
17	23.8	27.8	23.8	27.7
18	24.0	28.0	24.0	28.0

2）身高体重指数

身高体重指数又称为 Quetelet 指数，显示人体的充实程度，也反映营养状况。指数均值随年龄的增长逐渐增大。女 19 岁，男 21 岁后趋于稳定。中国城市青少年身高体重指数均数见表 11 - 9。

$$身高体重指数 = \frac{体重(g)}{身高(cm)}$$

表 11-9 中国城市青少年身高体重指数均数表

年龄/岁	男	女
7	176	171
8	184	180
9	195	191
10	207	205
11	213	219
12	234	241
13	254	262
14	278	281
15	299	296
16	314	306
17	325	311
18~25	394	324

3）KAUP 指数

KAUP 指数反映体格发育水平和营养状况，6~8 月内此指数随月龄而增加，1 岁后随年龄的增加而减少。适用于学龄前儿童的体格营养状况评价。KAUP 指数的评价标准见表11-10。

$$KAUP = \frac{体重（kg）}{身高（cm）^2} \times 10^4$$

表 11-10 KAUP 指数评价表

评价	KAUP 指数
肥胖	>22.0
优良	19~22
正常	15~19
消瘦	13~15
营养不良	10~13
消耗性疾病	<10

4）ROHRER 指数

ROHRER 指数适用于学龄以后各年龄段人的营养评价。ROHRER 指数评价标准见表11-11。

$$ROHRER \; 指数 = \frac{体重(kg)}{身高(cm)^3} \times 10^7$$

表 11 – 11　ROHRER 指数评价

营养评价	ROHRER 指数
过度肥胖	>156
肥胖	140 ~ 156
中等	109 ~ 140
瘦弱	92 ~ 109
过度瘦弱	<92

3. 群体生长发育状况常用的评价标准

常用的评价方法有均值离差法（标准差法）、中位数百分位法、百分位法等，读者可扫描二维码 22 了解群体生长发育状况常用的评价标准相关内容。

三、儿童发育迟缓与体重不足的判断

1. 生长发育迟缓

生长发育迟缓是指在生长发育过程中出现速度放慢或是顺序异常等现象，发病率在 6% ~ 8%。在正常的内外环境下儿童能够正常发育，一切不利于儿童生长发育的因素均会不同程度地影响其发育，从而造成儿童的生长发育迟缓。

儿童体格生长评价包括发育水平、生长速度以及匀称程度三个方面。

1）发育水平

将儿童某一年龄时点所获得的某一项体格生长指标测量值（横断面测量）与参考人群值比较，得到该儿童的发育情况在同质人群中所处的水平，即为此儿童该项体格生长指标在此年龄的生长水平，通常以等级表示其结果。生长水平包括所有单项体格生长指标，如体重、身高（长）、头围、胸围、上臂围等，可用于个体或群体儿童的评价。若身高、体重、头围的测量值全部都偏低则提示孩子的发育出现了全面的迟缓，应该向医师做详细咨询，以确认是否需要做进一步的检查。如果只是身高、体重、头围的某一项指标出现偏低，则表示孩子可能出现了部分的发育迟缓，可进一步检查脑神经或内分泌等项目以了解孩子的生理发展是否受到了影响。

2）生长速度

对某一单项体格生长指标定期连续测量（纵向观察），将获得的该项指标在某一年龄阶段的增长值与参照人群值比较，得到该儿童该项体格生长指标的生长速度。以生长曲线表示生长速度最简单、直观，定期体检是生长速度评价的关键。儿童年龄小，生长较快，定期检查间隔时间不宜太长。生长速度的评价较发育水平更能真实了解儿童生长状况。生长速度正常的儿童生长基本正常。

3）匀称程度

匀称程度是对体格生长指标之间关系的评价，包括以下几项。

（1）体型匀称度表示体型（形态）生长的比例关系。实际工作中常选用身高与体重表示一定身高的相应体重增长范围，间接反映身体的密度与充实度。将实际测量与参照人群值比较，结果常以等级表示。

（2）身材匀称以坐高（顶臀高）/身高（长）的比值反映下肢生长状况。结果以匀称、不匀称表示。

2. 体重不足

体重不足指实测体重值小于正常体重值，受营养、环境、疾病等多种因素的影响。体重不足率常被用来作为营养不良的患病率。

体重不足和发育迟缓都会影响儿童的生理和智力发育。

工作内容与方法

一、消瘦的判断

刘某，女，23 岁，职业模特。体格测量结果：身高 175cm，体重 45kg，胸围 70cm，评价其健康状况。

1. 工作准备

电子身高计、电子体重计、软尺、评价标准。

2. 工作步骤

步骤1　询问最近饮食

询问最近饮食是否规律，食欲如何，最近经常摄取的食物种类和名称，有无患病等，以帮助判断。

步骤2　体重和身高的测量（具体操作方法略）

步骤3　计算标准体重和指数

$$标准体重(kg) = 身高(cm) - 105 = 175(cm) - 105 = 70(kg)$$

$$标准体重指数 = [实测体重(kg) - 标准体重(kg)]/标准体重(kg) \times 100\%$$
$$= [45 - 70] \div 70(kg) \times 100\% = -35.71\%$$

步骤4　计算 BMI 和 VERVAECK 指数

$$BMI = 体重(kg)/[身高(m)]^2 = 45/(1.75)^2 = 14.69(kg/m^2)$$

$$VERVAECK\ 指数 = [体重(kg) + 胸围(cm)]/身高(cm) \times 100$$
$$= [45(kg) + 70(cm)]/175(cm) \times 100 = 65.71$$

步骤5　评价（表 11 - 12）

表 11 - 12　刘某体格测量的评价结果

指标	结果	评价（正常、消瘦、中度、重度）
标准体重指数	- 35.71%	重度瘦弱
BMI	14.69	重度瘦弱
VERVAECK 指数	65.71	重度营养不良

根据表 11 - 12 的结果可以看出刘某饮食不科学导致摄入不足，出现营养不良，综合人体测量及体检观察结果，判断为重度消瘦。

步骤6　工作建议

建议刘某选择科学有效的减肥方法；均衡合理的饮食，增加食物的摄入种类；增加高能量食物的摄入。

二、成人超重和肥胖的判断

1. 工作准备

电子身高计、电子体重计、软尺、评价标准。

2. 工作步骤

步骤 1　询问

询问姓名、病史，包括食物、营养摄入史，获得相关信息。

步骤 2　测量

测量体重、身高、腰围和臀围（详见本章第一节）。

步骤 3　工作计算

根据体重、身高数据和公式，计算 BMI。根据腰围、臀围数据计算 WHR。

步骤 4　判断

根据标准体重指数判断肥胖度。

步骤 5　填表

将结果填入表 11 – 13 中，并根据标准判断是否肥胖及肥胖程度。

表 11 –13　体格评价表

指标	结果	简单评价
肥胖度		超重，肥胖，轻度，中度，重度
体质指数		超重，肥胖，一级，二级，三级
腰臀比值		腹型肥胖：是/否

步骤 6　分析

综合获得相关信息和体检结果，对被检者进行评价，并分析肥胖的可能原因（表11 –14）。

表 11 –14　成人肥胖综合评价指标及原因分析

营养评价	可能指标和原因（必须包括一个或更多）	备注
生化数据临床检验	实际静息代谢率（RMR）低于预测或估计值	如果有数据可参考
人体测量	按年龄、性别、BMI 超出规定标准；按年龄、性别、腰围超出规定标准；皮褶厚度增加	
体检观察	可见肥胖、面部、腹部脂肪堆积、腰围粗	
食物/营养史	报告或观察；摄入过多的高脂肪、高能量食品和饮料；进食太多（进食量超过推荐量的 2 倍）；能量摄入过高；缺乏运动或运动时间、强度不够；久坐，如看电视、看书、玩游戏；不了解营养相关的膳食推荐值；无法或不愿执行膳食推荐值；职业	
个人史	患有甲状腺功能低下、代谢综合征、进食不规律；残疾或运动受限；服用影响 BMR 的药物，如吡嗪类、激素类药物	

步骤7 评价

根据评价结果，给被检者提出适合的改善建议。

3. 注意事项

询问病史时应注意获取导致肥胖原因的信息；要保证体格数据的准确性和可靠性；不论何种肥胖原因，态度都要友善，不能嘲笑或讽刺。

三、儿童生长发育状况评价

对某 7 岁男童进行体格测量结果为体重 30kg，身高 115cm，胸围 60cm。评价其生长发育状况。

1. 工作准备

准备电子身高计、电子体重计、软尺、评价标准。

2. 工作步骤

步骤1 询问

询问姓名、病史，包括食物、营养摄入史，获得相关信息。

步骤2 测量

测量体重、身高、腰围（详见本章第一节）。

步骤3 计算

计算相关数据，得：BMI 为 22.68（kg/m^2）；身高体质指数为 260.87（kg/cm）；KAUP 指数为 22.68（kg/cm^2）；ROHRER 为 197.23（kg/cm^3）。

步骤4 评价（表 11 – 15）

表 11 – 15　某 7 岁男童体格测量评价结果

评价指标	计算结果	评价
BMI	22.68	肥胖
身高体重指数	260.87	大于平均值176
KAUP 指数	22.68	肥胖
ROHRER 指数	197.23	过度肥胖

步骤5 针对 7 岁男童体格测量结果，提出建议

应在保证足够的蛋白质、维生素和无机盐的前提下，适当增加纤维素的摄入；可多食用新鲜的蔬菜和水果，以保证摄入充足的维生素；适当控制高热量的食品，尽量少吃甜食及富含油脂食品；限制精细加工的碳水化合物；增加有氧运动；养成良好的生活习惯。

读者可扫描**二维码23**了解群体营养状况评价相关内容。

四、儿童生长发育迟缓的判断

女童年龄为 2 岁 3 个月，身长为 79.0cm，体重为 9.4kg。评价其生长发育情况。

1. 工作准备

相关测量器械，如身高计、体重计、记录表等。

2. 工作步骤

步骤1 熟悉儿童生长发育迟缓的相关体征或表现以及发生原因等

步骤 2　询问

询问父母儿童的年龄，儿童的饮食情况或喂养状况，如进食量、有无偏食挑食行为以及儿童的社会活动等。判断是否存在摄入量不足，消耗过大而导致的营养不良。

步骤 3　测量

准确测量身高体重，为判断是否存在体格发育迟缓做好准备。具体操作见相关章节。

步骤 4　核对身高、体重参考标准并记录身高、体重等指标

经查世界卫生组织的儿童体格发育标准，得到表中的参考标准数据（表 11 – 15）。

根据标准差法判断儿童的营养状况。

体重不足：年龄的体重（WT/A）低于参考标准体重中位数减 2 个标准差，为中度体重不足；低于参考标准体重中位数减 3 个标准差，为重度体重不足。

发育迟缓：年龄的身高（HT/A）低于参考标准身高中位数减 2 个标准差，为中度发育迟缓；年龄的身高（HT/A）低于参考标准身高中位数减 3 个标准差，为重度发育迟缓。

消瘦：身高的体重（WT/HT）低于参考标准中位数减 2 个标准差，为中度消瘦；低于参考标准中位数减 3 个标准差，为重度消瘦。

表 11 – 16　世界卫生组织儿童体格发育参考标准数

被检者		$\bar{x}-3s$	$\bar{x}-2s$	$\bar{x}-s$	$\bar{x}$	$\bar{x}+s$	$\bar{x}+2s$	$\bar{x}+3s$
女孩2岁	身高/cm	78.1	81.5	84.9	88.3	91.7	95.0	98.4
3个月	体重/kg	8.5	9.5	10.7	12.1	13.1	15.7	18.0

步骤 5　初步判断

查女表（WT/A、HT/A）2 岁 3 个月一栏中，8.5 < 实测体重（9.4）< 9.5，可评价为中度低体重，78.1 < 实测身长 79 < 81.5 为中度生长迟缓。计算该女童身高体重比为8.4，经查表得 7.8 < 8.4 ≤ 8.4 为中度消瘦。

步骤 6　原因分析

观察儿童行为动作反应，看是否有运动迟缓的表现，如能否像同龄儿一样坐、爬、行走；观察儿童的语言对话情况，看是否有语言表述迟缓的表现，如大于 5 岁的儿童是否不太会说话，语言反应差等；观察儿童的认知行为，看是否有认知障碍或智力障碍，观察儿童的社会交流能力，看是否能很好地适应环境，有无偏激行为、哭闹等。

步骤 7　综合分析

结合营养摄入史，体格检查结果和病史的相关信息作出初步判断，体格评价见表11 – 17。

表 11 – 17　体格评价表

营养评价	可能诊断指标（必须包括一个或更多）	备注
生化数据 临床检验		如果有数据可参考
人体测量	按年龄、性别、与标准对照	身高、体重
体检观察	儿童重点为运动，语言发育，皮肤，指甲，肌肉等	

续表

营养评价	可能诊断指标（必须包括一个或更多）	备注
食物/营养史	报告或观察； 不了解与营养相关的膳食推荐值； 无法或不愿意执行膳食推荐值	应向儿童家长了解
人个人史	患有消化不良；进食不规律，偏食，厌食；有身体虐待，情感虐待史；服用影响身体状况的药物，如导致吸收障碍或腹泻的药物	

步骤 8　写出报告

主要包括收集到的主、客观数据，发生发育迟缓的危险程度，可能的原因分析，提出营养建议或膳食改善计划等。

3. 注意事项

询问病史时，应注意详细询问与发育迟缓相关的信息，并逐渐引导其主动提供更多的信息。进行体格测量时，要严格按照要求进行，避免人为因素造成的误差。在进行行为动作，语言对话及认知能力的观测时，应注意采用儿童感兴趣的内容，并且注意语气和缓，不要使儿童精神紧张。在进行儿童生长发育迟缓的判断时，考虑到儿童好动，依从性差等特征，在体检测量前应与其进行沟通，获得其信任。判断时需要综合查体结果和病史资料（特别是喂养史和进餐史），按照规定的标准作出正确判断。

本章小结

本章主要以儿童和成人为营养状况测定的对象，从体格测量、实验室测量及临床检查三个方面系统讲述了营养测定与评价的方法。其中实验室检查主要涉及头发和尿液的收集知识；临床检查主要涉及体格测量的营养状况方面的评价知识。

本章编写：齐鲁医药学院　　　　　王丽宁　讲师
　　　　　　山东省潍坊市人民医院　宋桂花　副主任医师
　　　　　　山东英才学院　　　　　邬春艳　讲师

第十二章　膳食指导和评估

随着社会经济水平的不断提高，我国居民的膳食模式也在悄然变化。由于膳食结构的不合理和摄入的营养素不平衡等原因引起的营养性疾病的发病率不断上升。因此，对我国居民进行合理、科学、适度的膳食指导和评估具有十分重要的意义。本章重点从营养需求、食物选择原则以及食谱编制与调整角度讲述成人的膳食指导和评估。

第一节　营养需要和食物种类确定

判断个体摄入的营养素是否适宜，常用的衡量标准有：DRIs、AMDR、RNI、EAR、AI、PI、SPL 和 UL 共 8 组数值，这些衡量标准可用于不同人群营养素摄入量的判断并为营养配餐和膳食调查评价作出正确的指导。膳食营养素参考摄入量的 7 组数值相关知识参见第七章膳食营养指导。

■ 学习目标

- 能确定成人营养需要。
- 能进行营养素来源识别和食物选择。

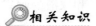 相关知识

一、成人营养需要确定

1. 成人生长发育特点

成人是指 18～65 岁的个体。这一阶段的个体，身体发展变化的特点比较平稳，已经完全发育成熟。骨骼基本停止生长、肌肉量达到高峰、反应速度快、血管弹性好、呼吸和消化功能正常、胃液分泌充沛、生殖能力旺盛。尤其是成年女性由于需要孕育新生命，所以孕妇和乳母的营养需求应特殊对待并根据实际情况合理膳食搭配。当成年人随着年龄的增加和机体功能下降，其营养需求发生改变，因此成人的营养需求应注意综合考虑。

2. 成人的营养需求

能量。成人能量消耗主要包括基础代谢、身体活动、食物热效应三个方面。同样年龄、体力活动水平、生理状态下，男性能量需要量高于女性。由于孕妇和乳母的生理特殊性，能量消耗明显增加，每日能量摄入量需增加 200～500kcal，以保证胎儿正常发育和乳汁分泌。

蛋白质。我国居民膳食结构多是以植物性食物为主，谷薯类食物和蔬菜摄入量高，肉

类、奶类等高蛋白食物摄入量少，容易引发蛋白质、矿质元素等的缺乏症。中国营养学会规定成人蛋白质的推荐摄入量是每千克体重 1.2g，膳食中总蛋白质提供的能量应占总能量的 10% ~ 15%。

脂肪。脂肪不仅是人体重要的能量来源，还可以促进神经系统的生长发育及脂溶性维生素的吸收。近年来，我国居民膳食中脂肪的摄入逐渐增加，高血压、高血脂等疾病的发病率逐年升高，为保证人体的健康，降低发病率，必须控制膳食中脂肪的摄入，膳食中脂肪提供的能量不能超过身体总能量的 30%。

碳水化合物。在以植物性食物为主的膳食结构中，能量主要由碳水化合物提供。不同人群生理状况、体力活动水平、年龄各不相同，对碳水化合物的需要量不同，为满足个体能量需要，膳食中碳水化合物提供能量应占总能量的 50% ~ 65%。但是食物中会含有一定量的不溶于水的膳食纤维，此类碳水化合物不能被氧化分解提供能量，所以在满足机体碳水化合物需要量的同时，饮食时要注意控制膳食纤维的摄入量，中国营养学会规定膳食纤维的推荐摄入量为每天 20 ~ 30g。

矿物质。根据无机盐在食物中的分布以及吸收情况，在我国人群中比较容易缺乏的矿物质有钙、铁，尤其成年妇女在月经周期会有铁的流失，故应增加铁、钙的摄入。

维生素是维持人体生命活动必需的一类有机物质，也是保持人体健康的重要活性物质。维生素大部分从食物中摄取，在体内的含量很少，但不可或缺。维生素主要参与构成辅酶或辅酶前体，对新陈代谢起调节作用。维生素的摄入量会随摄入能量的改变而变化。

水是人体含量最多的营养素，分布在人体各个组织器官中。水是维持生命的物质基础，具有安全的生理功能。一般成年人每日能量和营养素的参考摄入量见表 12 - 1。

表 12 - 1 成年女性／男性每日膳食中 EER 和 RNI

劳动分级	轻度	中度	重度
能量/kcal	1800/2250	2100/2600	2400/3000
蛋白质/g	65/75	70/80	80/90
钙/mg	800/800	800/800	800/800
铁/mg	20/12	20/12	20/12
维生素 A/μgRAE	700/800	700/800	700/800
维生素 B_1/mg	1.2/1.4	1.2/1.4	1.2/1.4
维生素 B_2/mg	1.2/1.4	1.2/1.4	1.2/1.4
维生素 B_3/mgNE	12/15	12/15	12/15
维生素 C/mg	100/100	100/100	100/100
维生素 D/mg	10/10	10/10	10/10

数据来源：DRIs（2013）。

3. 成人的食物选择原则

根据成人生长发育特点和营养需求，配餐时应选择适合其特点的食物。膳食指南（2016）提出：每天摄入食物不重复种类要不低于 12 种，每周不低于 25 种。

（1）**选择谷类时，应注意粗细搭配**。利用不同食物营养素含量不同的特点，合理搭配食物，保证膳食平衡。

（2）**膳食中鼓励多摄入蔬菜和水果**。蔬菜、水果是矿物质、维生素和膳食纤维的良好来源，推荐每日深色蔬菜摄入应占总体蔬菜摄入量的1/2以上。水果选择应以应季新鲜水果为主。

（3）**膳食中应注意动物性食物和植物性食物的搭配**。动物性食物中优质蛋白质和脂肪的含量较高，而植物性食物矿物质、维生素和膳食纤维含量较高，膳食时要做到荤素搭配，以保证机体获得全面的营养。

（4）**膳食时注意食物颜色的搭配**。在选择食物时，注意不同颜色食物的搭配除刺激食欲之外，不同颜色食物营养素不同，可保证全面摄取人体所需营养素。

（5）**膳食时适当摄入奶类及奶制品和豆类及豆制品**。奶类及奶制品和豆类及豆制品是优质蛋白的主要来源，膳食指南（2016）推荐每天应摄入相当于300g鲜奶的奶类及奶制品；豆类及豆制品的摄入量为25~35g。

（6）**同类食物互换**。为了保证食物多样，膳食中要合理选择、变换食材、调剂口味和加工方法以刺激食欲。食物选择和变换时，为了保证营养均衡，应尽量在同类食物中进行互换。

（7）**膳食时低盐、低脂饮食**。盐的摄入量与高血压的患病率关系密切，除降低盐的摄入量外，也需要控制隐形高盐食品的摄入量，如咸菜、酱油、甜酱等。成人盐的摄入每天不宜超过6g。

人体所需油脂主要从动物性食物和烹调油中获取。应尽量减少烹调用油的使用；并提倡烹调油多样化；多食用植物油并且经常更换种类；尽量减少动物性脂肪的摄入；每日食用油的使用量不超过25g。

4. 成人营养需要确定方法

根据DRIs（2013）、成人的体型和体力活动水平等确定成人的营养需要。

（1）**成人基本情况的询问**。在确定成人的营养需要之前，要先了解成人的性别、年龄、身高、体重等基本情况，为后续膳食营养工作做准备。

（2）**确定成人的体型以及体力活动水平**。主要根据成人的基本情况、计算BMI、确定体型；根据成人的描述和运动度，确定体力活动水平。

（3）**确定成人一天的能量目标，可以用查表法也可以用计算法**。查表法也就是按照成人的体力活动水平和体型，查找根据中国营养学会制定的DRIs（2013）确定该人的能量目标。计算法是根据不同体力活动水平、不同体型个体单位重量的能量需要量和标准体重，计算成人每天的能量目标。

（4）**计算一日营养素的需要量**。营养素有产能和不产能两种，其需要量要区别对待。产能营养素是指碳水化合物、脂肪和蛋白质。需要量是在一天能量目标确定的基础上，按照每种营养素的供能比例计算得到。按照下面的公式计算出营养素需要量，计算时注意三种产能营养素的供能占总能量比之和应为100%。

营养素的需要量（g）＝[一日能量需要量（kcal）×该营养素的供能比]／该营养素的能量系数（kcal/g）

营养素的供能比是指产能营养素碳水化合物、脂肪、蛋白质提供能量在一天所需要总能量中所占的比例。WHO推荐成人适宜膳食能量构成比是碳水化合物占50%～65%、脂肪占20%～30%、蛋白质占10%～15%。一般来说，蛋白质供能比按高值15%计算，脂肪供能比按中值25%计算，其余为碳水化合物。

营养素的能量系数是指单位重量营养素彻底氧化分解所释放出的能量。1g碳水化合物、蛋白质、脂肪在体内氧化分别产生4kcal、4kcal、9kcal的能量。

不产能的营养素主要指矿物质和维生素。矿物质和维生素的需要量主要通过查表法得到，查询DRIs（2013）确定或者查询表12-1确定。

二、膳食平衡原则

科学合理的搭配膳食是保证人体获得全面营养的基本原则。

（1）**品种齐全、食物多样**。一日膳食中各种营养素应品种齐全，既要包括产能营养素，又要包括矿物质、维生素、膳食纤维和水。

（2）**各种营养素的摄入量必须满足成人生长发育和生理活动的需要**。营养素的摄入量不能过多也不能过少，以降低营养不良或营养过剩的慢性疾病的发病率。

（3）**膳食摄入的各种营养素之间比例亦应适当，以降低食物营养素比例不合适引起的营养素吸收和利用障碍**。

（4）**多吃容易消化吸收的食物，提高食物的消化利用率**。

三、食物能量的识别判断方法

1. 食物类别识别

不同食物营养各有特点，按其营养特性，可分为谷薯类、蔬菜水果类、动物性食物、大豆类和坚果类以及纯能量食物五大类。同一类食物提供的营养素大致相同（表12-2）。

表12-2　不同种类食物营养价值和特点

食物种类	营养特点	主要品种
谷薯类	碳水化合物丰富，少量蛋白质、脂肪、矿质元素、维生素	细粮、粗粮、土豆、山药、红薯、芋头等
蔬菜水果类	膳食纤维、矿质元素、维生素含量丰富及少量蛋白质	各种蔬菜、水果
动物性食物	含有丰富的优质蛋白、脂肪及矿物质、维生素	鸡、鸭、鱼、肉、蛋、虾、奶等
大豆类和坚果类	含有丰富的优质蛋白、钙、膳食纤维、脂肪、维生素	豆腐、豆浆、松子、开心果、瓜子等
纯能量食物	主要作用为提供能量，植物油还有大量不饱和脂肪酸	植物油、动物油、食用糖

2. 食物营养类别识别

不同类食物营养素含量不同，提供的能量也不相同，要根据食物分类以及营养特性确定能量、营养素含量的高低，最后可查阅食物成分表（2009）进行核实。

（1）食物能量高低的识别。主要由食物所含的碳水化合物、脂肪和蛋白质决定。高蛋白、高脂肪、高碳水化合物的食物能量较高。如肉类比蔬菜和水果能量高。

（2）食物蛋白质含量的识别。主要在动物性食物和豆类食物中含量较高，能提供大量优质蛋白，蔬菜、水果、谷薯类蛋白质含量较低。

（3）食物脂肪含量的识别。是人体能量的重要来源，在动物性食物、烹调油中含量较高，蔬菜、水果、谷薯类食物脂肪含量较低。

（4）食物碳水化合物含量的识别。是能量的主要来源，也是最经济的能量来源，在谷薯类中含量较高，如麦子、大米、小米、玉米、高粱等。

（5）食物矿物质和维生素含量的识别。矿物质和维生素在蔬菜、水果中的含量较高。

四、劳动分级

人体能量的消耗主要有基础代谢、体力活动、食物特殊动力作用等，其中体力活动是机体能量消耗的主要部分。劳动强度、劳动持续时间、环境条件以及工作熟练程度不同，消耗的能量也不同。WHO 将成人职业劳动强度分为轻度、中度、重度三个等级。

75% 的时间坐或站立、25% 的时间活动为轻度。如办公室文员、计算机程序员、修理电器钟表、酒店服务员、售货员、讲课、化学实验操作等。

25% 的时间坐或站立、75% 的时间活动中度。如机动车驾驶、金属切割、学生日常活动、电工安装、车床操作金工切割。

40% 的时间坐或站立、60% 的时间从事特殊活动的为重度。如非机械化农业劳动、炼钢、舞蹈、体育运动、装卸、采矿等。

不同体力活动水平、不同体型个体的能量消耗不一样，参照表 12 - 3。

表 12 - 3　成人每日不同劳动强度下膳食能量需要量

劳动强度	能量/（kcal/kg 标准体重）			
	消瘦	正常	超重	肥胖
轻度	40	35	30	20 ~ 25
中度	45	40	35	30
重度	45 ~ 55	45	40	35

工作内容与方法

一、成人营养需要确定

1. 工作准备

相关表格、纸、笔、计算器、记录本。

2. 工作步骤

步骤 1　询问基本情况

询问被检者的姓名、性别、年龄、身高、体重、从事工作等基本情况，并填写表格

（表 12 - 4）。

表 12 - 4　成人基本情况记录表

序号	姓名	性别	年龄	身高	体重	工作	其他
1							
2							
3							

调查员：_____　　　　　　　　　　　　时间：_____

注：身高、体重也可按照第十一章身高、体重测量的程序测量被检者的身高、体重。

某女性 28 岁，身高 163cm，体重 53kg，轻体力劳动者，求该女子 BMI，确定能量需要。

步骤 2　体型判断

根据被检者的身高、体重，计算 BMI，确定被检者的体型。若有资料足以估计被检者的体型时，此步也可省略。

经计算，该女性 BMI ≈ 19. 9 体型正常，查表 12 - 3 确定该女性每千克标准体重需要的能量为 35kcal／（kg·d）

步骤 3　计算一日能量需要量

对于健康成人，可以查询 DRIs（2013）确定一日能量的需要量，也可以用计算的方法求 EER。

该女性标准体重为 58kg，一日能量需要量为 2030 kcal。

计算碳水化合物、蛋白质、脂肪需要量

$$蛋白质供能比 + 脂肪供能比 + 碳水化合物供能比 = 100\%。$$

$$营养素的需要量（g）= [一日能量需要量（kcal）× 该营养素的供能比] ／ 该营养素的能量系数（kcal/g）$$

①该女性碳水化合物的需要量（g）= 2030 × 60% ÷ 4 ≈ 305（g）

②该女性蛋白质的需要量（g）= 2030 × 15% ÷ 4 ≈ 76（g）

③该女性脂肪的需要量（g）= 2030 × 25% ÷ 9 ≈ 56（g）

矿物质和维生素需要量可查表 12 - 1 可得出该女性一日的矿物质和维生素需要量。

3. 注意事项

成人营养需要的确定是制定科学、准确、合理食谱的基础。要详细询问成人的基本情况。准确确定成人的体型及体力活动水平，准确确定成人一天的能量需要量。根据膳食指南（2016）的规定，确定碳水化合物、脂肪、蛋白质的供能比例，以准确计算三种物质的需要量。如果给成人制定一餐计划时，还应该根据成年人的生长发育特点、工作、营养需求特点等确定成人的早餐、午餐、晚餐提供的能量在总能量中的比例。制定每餐详细、精确的能量和营养素的目标。

二、食物识别

1. 工作准备

食物成分表（2009）或食物成分速查（2006），大米、虾、生菜、豆腐、苹果、豆油、牛奶等食物，记录表、笔。

2. 工作步骤

步骤 1　食物类别识别

将所准备食物按照表 12 - 2 归类，并填入表 12 - 5。

表 12 - 5　食物类别识别

食物类别	谷类	蔬菜	水果	动物性食物	奶类	豆类	纯能量食物
大米	√						
虾				√			
生菜		√					
豆腐						√	
苹果			√				
豆油							√
牛奶					√		

调查员：＿＿＿＿＿＿＿　　　　　　　　　　　　　　　　　　　时间：＿＿＿＿＿＿＿

步骤 2　食物营养类别识别

将所准备食物按照营养素、能量含量不同进行分类，并填入表 12 - 6。

表 12 - 6　食物营养类别识别

食物类别	富含蛋白质的食物	富含脂肪的食物	富含碳水化合物的食物	富含能量的食物	富含矿物质元素、维生素的食物
大米			√		
虾	√				
生菜					√
豆腐	√				
苹果					√
豆油		√			
牛奶	√				

注：为保证结果的准确，可以查阅食物成分表（2009），核实分类结果和含量识别是否正确。

3. 注意事项

一般谷类碳水化合物含量较高，奶类、豆类、肉类蛋白质含量较高。油脂类、肉类脂肪含量较高。蔬菜、水果类维生素、矿质元素含量较高。高蛋白、高脂肪、高碳水化合物的食物能量含量较高。

第二节　食谱编制

为满足成人每日营养需要，根据不同人体的生理特性及年龄、体质、职业、活动等，按照膳食宝塔和 DRIs（2013）规定的数量为人体安排每日膳食即为食谱编制。食谱编制有食物营养成分计算法和食物交换份法两种方法。本节主要介绍利用食物营养成分计算法编制成人一餐食谱的方法。

学习目标

■ 能选择主食类别和确定成人主食供给量。

■ 能选择副食类别和确定成人副食供给量。

■ 能编制成人一餐食谱。

相关知识

一、蛋白质、脂肪、碳水化合物食物应用知识

1. 三大产能营养素的作用

具体参见第三章。

2. 三大产能营养素的相互影响

三大产能营养素在体内都有其特殊的生理功能并且彼此相互影响。碳水化合物与脂肪相互转化并对蛋白质有制约作用；在碳水化合物与脂肪提供足够能量的情况下，蛋白质才能更有效地发挥作用。如果摄入能量少，不能满足机体需要，就会动用体内储存的糖原和脂肪。如果长时间能量摄入不足，就会动用体内蛋白质，大量蛋白质氧化分解释放能量，导致机体蛋白质缺乏。还可能出现消瘦、贫血、免疫力下降、水肿等营养不良症状。

摄入能量若长期高于实际消耗量则体内就会有大量剩余能量。这些剩余能量会转化为脂肪，体内血脂和胆固醇则会升高，易引发心血管疾病、脂肪肝等。脂肪大量堆积还会造成肥胖、动作迟缓、心肺负担加重等，严重影响人体功能。

因此，三者在总能量供给中应有合适的比例。年龄越小，蛋白质及脂肪供能占的比例相应增加。成人脂肪摄入量一般不宜超过总能量的30%。必须合理搭配膳食，保持三者平衡，才能使能量供给处于最佳状态。

二、成人餐饮的营养分配

1. 餐饮分配原则

按照我国人民的生活习惯，一般来说多为每日三餐。一般情况下，一天所需要的营养，应该均摊在三餐之中。

成人每餐所摄取的能量应该占全天总能量的1/3左右：由于午餐既要补充上午消耗的热量，又要为下午的工作、学习提供能量，所以午餐摄入量应多于早餐和晚餐且应合理搭配。

一日三餐的能量分配：早餐应该占25%~30%，午餐占30~40%，晚餐占30~40%，可根据职业、劳动强度等进行调整。

两餐间隔的时间要适宜：两餐间隔时间太长会影响劳动和工作效率；间隔时间如果太短，上一餐的食物在胃里还没有排空，就吃下一餐食物，会使消化器官得不到休息，消化功能就会逐步降低，影响食欲和消化。

一般混合食物在胃里停留的时间是4~5h，两餐的间隔应以4~5h比较合适。

早餐时间一般在 7 时至 8 时，午餐时间在 13 时，晚餐时间在 17 时至 19 时。

2. 三餐搭配原则

营养专家认为，早餐是一天中最重要的一餐，所以，应吃一些营养价值高、少而精的食物。及时地补充夜间消耗的营养，以满足上午工作、劳动和学习的需要。

由于上午能量消耗较大，下午还要继续工作和学习，因此，不同年龄、不同体力的人午餐热量应占总能量的 30% ~40%，所以午餐的摄入量和种类应是三餐中最多、最丰盛的。

晚餐不宜吃得太饱，可适量增加膳食纤维的摄入量，以促进内容物的排空，保证睡眠质量，如无必要，不要再吃夜宵。

三、成人食谱编制原则和方法

1. 成人食谱编制的基本原则

配餐时需要结合成人生长发育运动、劳作、年龄的特点和营养需求，制定出符合成年人特点的配餐原则。

1）膳食结构要合理

按照膳食指南（2016）的规定，制定食谱时，要根据平衡膳食宝塔或者膳食餐盘以及就餐者的基本情况选择合适的膳食结构等，保证膳食平衡。

2）营养平衡原则

（1）成年人的膳食应达到其每日膳食营养目标：即能量和各营养素的摄入量应该在 RNI（或 AI）与 UL 之间，这样可以降低因摄入不足而引起的营养缺乏症等疾病的风险。

（2）不同营养素之间相互促进、相互制约：各营养素的比例应合理，尤其是碳水化合物、脂肪、蛋白质的比例要合理，以满足机体的需要。

3）食物选择原则

食物选择应遵循品种多样，数量充足，合理搭配的原则：对于体力活动较重的成年人、孕妇、乳母还应注意合理安排加餐，满足体力活动、胚胎发育以及泌乳的需要，保证充足的水分供应。成年人每日饮水量为 1500 ~1700mL，少喝高糖、高碳酸、高添加剂的饮料。

4）膳食制度原则

针对健康成年人推荐采用"三餐制"，早餐、中餐和晚餐提供的能量在一天总能量中所占比例为 30% 、40% 、30% 。上午学习和工作时间较长，活动量比较大，为保证上午能量的需要，早上尽量吃高蛋白和高碳水化合物食物，摄入一定量的奶和奶制品，也可以在上午适当加餐。为了保证下午的工作和学习，中午要适当增加膳食摄入量。晚餐应清淡和量少，以免影响睡眠质量。

2. 成人食谱编制的基本方法

成人食谱编制的基本方法有食物营养成分计算法和食物交换份法两种。本节主要介绍采用食物营养成分计算法编制成人一餐食谱的方法。食谱编制时要根据营养与口味的要求，在主食、副食的搭配、用量以及制作方法上更科学、合理与规范。

1）确定成人主食用量

主食是能量的主要来源，能提供大量的碳水化合物，在每日膳食中所占比例较大，其每天需要量主要根据碳水化合物的需要量确定。

　　确定一餐能量需要因个体年龄、性别、体力活动水平等不同，能量和营养素需要不同。确定职业、年龄主要通过询问膳食者的基本情况来了解。确定成人每日能量和营养素目标，具体步骤如下。

　　（1）计算体重和体型，即根据 BMI 判断体型。

　　（2）能量目标的确定查阅 DRIs（2013）得到，也可以用计算法得到。

　　查表法：能量需要量根据 DRIs（2013）来确定该成年人的能量参考摄入量、碳水化合物和脂肪的供能占总能量的比值和蛋白质的 RNI，此数据作为其营养的目标数据，也是下一步营养素需要量计算的依据。

　　计算法：了解就餐者体力活动水平，确定能量和营养素供给，计算方法参照本章第一节的"工作内容与方法"中"成人营养需要确定"应用。

　　确定一餐能量需要：根据早餐、午餐、晚餐三餐能量的分配原则，确定每餐的能量需要量。一般成人的餐次比为早餐供能占总能量的比值为 30%，午餐供能占总能量的比值为 40%，晚餐供能占总能量的比值为 30%。

早餐能量（kcal）＝日能量需要量（kcal）×早餐供能比例

午餐能量（kcal）＝日能量需要量（kcal）×午餐供能比例

晚餐能量（kcal）＝日能量需要量（kcal）×晚餐供能比例

　　确定一餐营养素需要量：依据成年人的营养目标数据，按照下面的公式计算出成人一餐的营养素需要量，计算时注意 3 种产能营养素的供能比例之和应为 100%。

营养素的需要量（g）＝［一餐能量需要量（kcal）×该营养素的供能比］／
该营养素的能量系数（kcal/g）

　　公式中营养素的供能比即营养素的供能占总能量的比值。营养素的能量系数为：1g 碳水化合物在体内氧化可产生 4kcal（16.81kJ）的能量；1g 脂肪在体内氧化可产生 9kcal（37.56kJ）的能量；1g 蛋白质在体内氧化可产生 4kcal（16.81kJ）的能量。

碳水化合物需要量（g）＝［一餐能量需要量（kcal）×碳水化合物的供能比］／
碳水化合物的能量系数（kcal/g）

　　确定主食品种和数量：主食主要是指粮食类食品，如米饭、馒头、面条等，能提供大量的碳水化合物，其数量由碳水化合物的量来确定；主食的品种根据个人的饮食习惯来确定。根据膳食平衡原则的要求，每天至少吃 2 种以上食物，不要长期食用大米、白面等细粮，要粗细结合，适当食用粗粮，如糙米、全麦粉等，以增加膳食纤维、B 族维生素和其他营养素的摄入。

　　若每餐只供应一种主食，从食物成分表（2009）中查出这种主食的每 100g 的含量，计算出主食的数量；若每餐供应一种以上的主食，就需要先确定几种主食的供能比，按比例计算出每种主食的数量。需要注意的是，计算碳水化合物的摄入量时还要考虑蔬菜、水果等食物中提供的碳水化合物。有条件的地区，可以使用土豆、甘薯等，以补充谷类食物和蔬菜在营养成分方面的不足。

主食的数量＝一餐碳水化合物的需要量÷碳水化合物的百分含量

　　如 25 岁女教师午餐只吃花卷，已知午餐碳水化合物的用量为 120g，查食物成分表（2009）得知，每 100g 花卷提供碳水化合物 45.6g，按照公式计算出早餐的主食数量。

$$花卷的数量 = 120g \div 45.6\% = 263.2g$$

$$每种主食的数量 = 一餐碳水化合物的需要量 \times 该主食的供应比$$
$$\div 碳水化合物的百分含量$$

如 25 岁女教师午餐喜欢吃花卷、喝小米粥，花卷、小米粥分别提供午餐总碳水化合物量的 80% 和 20%，已知午餐碳水化合物的用量为 120g。查食物成分表（2009）得知，每 100g 花卷提供碳水化合物 45.6g，每 100g 小米提供碳水化合物 75.1g，计算小米和花卷的用量，得：

$$花卷的重量 = 120g \times 80\% \div 45.6\% = 210.5g$$

$$小米的重量 = 120g \times 20\% \div 75.1\% = 32g$$

2）确定成人副食品种和用量

副食的品种是根据就餐者饮食习惯、季节、经济条件等综合考虑，选择合适的种类；副食数量的确定应在已确定主食用量的基础上，依据副食应提供的蛋白质数量确定。方法如下。

（1）计算一餐蛋白质供给量。

一餐蛋白质需要量（g）= ［一餐能量需要量（kcal）×蛋白质的供能比］／
蛋白质的能量系数（kcal/g）

副食提供蛋白质的量（g）= 一餐蛋白质需要量（g）- 主食提供蛋白质量（g）

（2）计算肉类食物用量。动物性食物如鱼、禽、蛋等是蛋白质的主要来源，豆类也含有丰富的优质蛋白，膳食中要交替使用，合理搭配。

某种副食的用量 = 副食总蛋白质的用量 × 该副食的供应比
÷ 该副食的蛋白质的百分含量

（3）确定蔬菜种类和数量。根据膳食计算，摄入食物中维生素、矿物质摄入量较少，这些营养素在蔬菜、水果中含量较高，所以应该增加蔬菜水果的摄入。蔬菜、水果的品种和数量，结合就餐者生活习惯和习俗以及平衡膳食宝塔的要求进行搭配，尽量选择常用、应季、容易获得的食物。

（4）计算烹调用油用量。油和肉类是脂肪的主要来源，谷类也可以提供脂肪，油脂的用量可根据脂肪一餐需要量与主副食中脂肪总含量的差来确定。主副食脂肪的含量可以根据食物成分表（2009）的每种食物的百分含量，按照公式计算出油脂的用量。

油脂的用量 = 一餐脂肪需要量 - ∑主食用量 × 主食脂肪的百分含量 -
∑副食用量 × 副食脂肪的百分含量

综上所述，根据计算所得一餐的主食和副食数量，即可粗制成人一餐食谱。

（5）检查营养素差距。根据计算出来的主食、副食用量和食物成分表（2009），计算主食、副食提供的碳水化合物、蛋白质、脂肪、矿物质和维生素、膳食纤维的摄入量。计算后的结果与 DRIs（2013）进行比较，看是否能满足人体需要。若不合理则需要对食谱进行调整，直至满足人体营养目标，确定食谱。

工作内容与方法

食物营养成分计算法编制成人一餐食谱，食谱中需要的食物营养成分参照食物成分表（2009）。

一、确定成人主食用量

1. 准备工作

确定职业、年龄和体型（就餐者为女性、身高 163cm，体重 53kg，年龄 26 岁，办公室文员，为轻体力劳动者）；食物成分表（2009）；纸、笔；计算机。

2. 工作步骤

步骤 1　估算体重和体型

标准体重为 58kg。BMI 判断该女性的体型，BMI 为 19.9。

根据我国标准，BMI 低于 18.5 为消瘦，18.5 ~ 23.9 为正常，24 ~ 27.9 属于超重，大于 28 为肥胖，由此判断该女子体型为正常。

步骤 2　确定一天能量需要

参照本章第一节"成人营养需要确定"计算求得该女子能量需要量为 2030 kcal，蛋白质、脂肪、碳水化合物需要量分别为 76g、56g、305g。

步骤 3　确定午餐能量需要

根据要求为其制定午餐食谱，早餐、午餐、晚餐供能比分别为 30%、40%、30%。

午餐能量为 812kcal。

步骤 4　确定午餐碳水化合物需要量

碳水化合物需要量为 122g。

步骤 5　确定主食数量

根据该女性的饮食习惯，主食选择馒头，查找食物成分表（2009）可知，100g 面（标准粉）中碳水化合物含量为 70.9g，即馒头中碳水化合物含量为 70.9%，蛋白质含量为 15.7%。

馒头数量 = 午餐碳水化合物的需要量 ÷ 碳水化合物的质量分数 = 122 ÷ 70.9% ≈ 172g

如果该女性只进食馒头，每天应吃馒头 172g。

二、确定成人副食用量

副食品种依据个人喜好确定，主要从动物性食物和豆制品中选择，数量主要由蛋白质的量来确定。

1. 工作步骤

步骤 1　计算午餐蛋白质供给量

午餐蛋白质需要量（g）= 午餐能量需要（kcal）×蛋白质的供能比/
蛋白质的能量系数（kcal/g）
= 812 × 15% ÷ 4 ≈ 30.5g

副食提供蛋白质的量（g）= 午餐蛋白质需要量（g）− 主食提供蛋白质量（g）
= 30.5 − 172 × 15.7% ≈ 3.5g

步骤 2　计算肉类食物用量

该女性午餐喜欢吃羊肉，膳食中计划用羊肉，从食物成分表（2009）上查出羊肉的蛋白质含量为 22.8%，脂肪为 4.3%。

羊肉需要量 = 副食提供蛋白质的量÷羊肉蛋白质的质量分数 = 3.5÷22.8%≈15.4g

步骤 3　确定蔬菜种类和数量

根据膳食计算，摄入食物中没有维生素 A、维生素 C，钙的摄入量较少，应该由蔬菜水果补充。蔬菜、水果要选择常用、应季、容易获得的食物，结合就餐者生活习惯和习俗搭配蔬菜。按膳食宝塔和 DRIs（2013），选择胡萝卜 100g、油菜 150g、黄瓜 50g 等，适当增加豆类或者豆制品、奶类，补充维生素和矿物质。

步骤 4　计算烹调用油用量

馒头中脂肪的质量分数为 2.5%，羊肉中脂肪的质量分数为 4.3%。

烹调用油量（g）= 午餐脂肪需要量 − ∑ 主食用量×主食脂肪的百分含量 −
　　　　　　　　　∑ 副食用量×副食脂肪的百分含量
　　　　　　　 = 午餐脂肪需要量 − 馒头用量×馒头脂肪的百分含量 −
　　　　　　　　　羊肉用量×羊肉脂肪的百分含量
　　　　　　　 = 56×40% − 172×2.5% − 15.4×4.3%≈17.4g

步骤 5　检查营养素差距

根据计算出来的主食、副食用量和食物成分表（2009），计算主食、副食提供的碳水化合物、蛋白质、脂肪、矿物质和维生素、膳食纤维的摄入量（表 12 − 7）。与 DRIs（2013）比较，能满足人体需要。

表 12 − 7　膳食营养成分一览表

能量和营养素	主食	副食	烹调油
能量/kcal	608	79.2	156.6
碳水化合物/g	122	1.1	0
蛋白质/g	27	3.5	0
脂肪/g	4.3	6.8	17.4
维生素 A/μgRAE	0	0	0
维生素 C/mg	0	0	0
钙/mg	53.3	4.7	0
铁/mg	1.03	1.5	0

步骤 6　食谱确定

根据主食和副食的用量，确定该女性午餐食谱为：馒头 172g，胡萝卜炒羊肉（胡萝卜 100g，羊肉 27.8g，植物油 8g），清炒油菜（油菜 150g，植物油 9.4g），凉拌黄瓜（黄瓜 50g）。

三、食谱编制

食谱编制应注意以下几点。

（1）食物选择应多样化，保持食材的新鲜。对于主食也就是粮食类食物的供应，每天最好食用 3 个或者以上的种类，要粗细搭配。

（2）每天动物性食物和豆类食物的供给量要占蛋白质总供给量的 2/3，动物蛋白要占优质蛋白的 1/2。但是由于动物性食物含有大量脂肪，不宜过多使用。蔬菜在每日膳食中要达到 50% 以上，种类要多样，尽量多吃深色蔬菜和叶菜类，保证矿物质和维生素的摄入。

（3）低盐、低脂饮食。根据膳食指南（2016）的要求，烹调用油不高于 25g/d。盐用量尽量少，每日不超过 6g。

（4）副食中，肉类、蛋类、禽类、豆类蛋白质含量较高，蔬菜类尤其是叶菜类，蛋白质含量较低。为提高人体对蛋白质的利用率，不同动物性食物可搭配食用。适当增加豆类的摄入，提高优质蛋白的摄入，保证摄入蛋白质提供能量占总能量的 10% ~ 15%。

（5）油类为纯能量食物且营养价值低，要控制摄入量，防止大量能量在体内堆积。

第三节　食谱调整

能量和营养素的吸收和利用受多种因素的影响。不同个体生理特性不同对能量的需要量不同。同一个体在不同的季节、不同工作、不同生活状况下的能量和营养素需要量也是不一样的。为了满足不同个体能量和营养需要，需要及时对食谱做出调整。本节主要介绍食物交换份法对食谱进行调整。

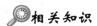 学习目标

- ■ 能用食物交换份法调整食物种类和食谱能量。
- ■ 能调整食谱口味和价格。
- ■ 能编制成人一日食谱。

相关知识

一、食物交换法原则和注意事项

食物交换份法制订食谱比食物营养成分计算法制定食谱简单、方便、快捷，且容易被非专业人员掌握并使用。该法是将常用食物按其所含营养素量的近似值归类，计算出每类食物每份所含的营养素值和食物质量，然后将每类食物的内容列出表格供交换使用，最后，根据不同能量需要，按蛋白质、脂肪和碳水化合物的合理分配比例，计算出各类食物的交换份数和实际重量，并按每份食物等值交换表选择食物，进而制定出食谱。

1. 食物交换份法的原则

食谱不是一成不变的，只有通过不断调整，才能够满足个体营养需求。膳食的调整需要根据个体年龄、身高、体重、职业、劳动强度、营养状况、季节等变化进行。用食物交换份法制备食谱时要遵循的原则有：能量一致和蛋白质等量、分量参考。对虽不是同类食物，但是营养素含量相近的食物也可以进行互换，操作较复杂。交换时要严格控制食物的量，以降低食谱营养素含量的差别和不确定性引起的误差。

2. 食物交换份法的步骤

（1）确定一日所需总能量和蛋白质、脂肪、碳水化合物需要量。

查表确定营养目标数据为成年人配餐时，需要根据 DRIs（2013）来确定成年人的能量参考摄入量、碳水化合物和脂肪的供能占总能量的比值和蛋白质 RNI，此数据作为其营养的目标数据，也是下一步营养素需要量计算的依据。

营养素的需要量见本章第一节。

（2）一日所需食物交换份数的确定。根据不同能量的各种食物需要量，参考食物交换代量表，确定一日所需的食物交换份数。

根据日能量需要量查表 12 - 8，确定相应能量下食物的交换份数，作为下一步配餐依据。

表 12 - 8　不同能量所需食物交换份数分配表

能量/kcal	总份数	谷薯类	蔬菜类	肉蛋类	奶类	水果类	油脂类
1000	12	6	1	2	2	0	1
1200	14.5	7	1	2	2	1	1.5
1400	16.5	9	1	3	2	0	1.5
1600	18.5	9	1	4	2	1	1.5
1800	21	11	1	4	2	1	2
2000	23.5	13	1	4.5	2	1	2
2200	25.5	15	1	4.5	2	1	2
2400	28.0	17	1	5	2	1	2

（3）餐次分配份数确定。根据上述确定的食谱的交换份数进行三餐的搭配，中国营养学会推荐成年人以一日三餐为宜。成年人三餐的供能比例早餐、中餐、晚餐分别为 30%、40%、30%。为了满足成年人工作的能量需要，食谱安排时也可以采取上午、下午加餐的方式，根据此比例确定三餐的食物份数。

（4）根据食物交换代量表将食物份数转换成具体数量的食物。

（5）食谱评价与调整。设计的食谱是否科学合理，需要进行分析评价。主要评价食谱中的能量和碳水化合物、脂肪、蛋白质的摄入量。

能量和营养素摄入量评价：计算食谱中能量摄入量，其允许范围为正常值的 ±5%。

计算食谱中产能营养素蛋白质、脂肪、碳水化合物摄入量。对于营养素其允许的范围为正常值的 ±10%。

根据上述食谱评价结果，对食谱进行适当调整，以满足人体的营养需要。

（6）修改后食谱的评价与调整。调整后的食谱需要进一步评价（评价方法同"食谱评价与调整"），没有不变的食谱只有适合的食谱，要对食谱进行调整，直至满足营养目标为止。

3. 食物交换份法的注意事项

食物交换时要遵守膳食平衡原则，按照膳食指南（2016）、膳食宝塔和膳食餐盘的要求，合理搭配食物。

为保证能量和营养素需要，每餐都要摄入一定量的主食、副食和烹调油。食物交换时，要注意每餐能量摄入的均衡，确定的食谱三餐提供能量应该符合三餐能量分配比例。

动物性食物含有一定量的脂肪。在进行交换时，要控制脂肪含量较高食物的交换，以符合膳食指南（2016）低盐、低脂饮食的要求。

食谱使用过程中需要监测就餐者的血糖。根据血糖调整食物的种类和数量，以保证血糖水平的稳定。

对不同类但是营养素含量相似的食物进行交换时，要特别注意能量和营养素含量的摄入与评价，以降低营养不良性疾病的诱发率。

食物交换时要注意生熟物质的交换。主要是因为食物交换时一般是用生重，而食物煮熟后重量会发生变化，要对生熟食物的重量互换关系有一定了解。

食物互换时需要注意食物的度量单位是否统一，避免人为因素造成的误差，甚至引起营养不良症状。

食物交换的目的是使食物多样化，避免因食物单一引起营养不良，以满足人体能量和营养素需要。

根据膳食指南（2016）的要求，坚决杜绝食物互换时出现"不吃主食多吃水果"或者"少吃主食多吃肉"等不科学的饮食方式。

二、食物等值交换知识

食物交换份法常将食物划分为 5 大类：第一类为谷类及薯类，主要提供碳水化合物、膳食纤维、B 族维生素和蛋白质，如稻米、小麦、玉米、小米、马铃薯等；第二类为动物性食物，主要提供蛋白质、脂肪、矿物质、维生素 A 和 B 族维生素，如猪肉、羊肉、牛肉、鱼肉等；第三类为豆类及豆制品，提供蛋白质、脂肪、膳食纤维、矿物质和 B 族维生素，如豆腐、豆浆等；第四类为蔬菜水果类、提供丰富的矿物质、膳食纤维、维生素 C 和胡萝卜素，如白菜、菠菜、结球甘蓝、空心菜、胡萝卜等；第五类纯能量食物，包括植物油、动物油、食用糖、酒类，主要提供能量、维生素 E 和必需脂肪酸。

各类食物的每单位食物交换代量见表 12 – 9 ～ 表 12 – 15。

表 12 – 9　谷类、薯类每单位食物交换代量表

每份谷薯类提供蛋白质 2g、碳水化合物 20g，热能 90kcal			
食品	重量/g	食品	重量/g
大米、小米、糯米	25	绿豆、红豆、干豌豆	25
高粱米、玉米糁	25	干粉条、干莲子	25
面粉、玉米面	25	油条、油饼、苏打饼干	25
混合面	25	烧饼、烙饼、馒头	35
燕麦片、荞麦面	25	咸面包、窝窝头	35
各种挂面、龙须面	25	生面条	35
马铃薯	100	鲜玉米	200

表 12-10 动物性食物每单位食物交换代量表

每份肉蛋类提供蛋白质 9g、脂肪 6g，热能 90kcal

食品	重量/g	食品	重量/g
熟火腿、香肠	20	鸡蛋（一个带壳）	60
半肥半瘦猪肉	25	鸭蛋、松花蛋（一个带壳）	60
叉烧肉（无糖）、午餐肉	35	鹌鹑蛋（六个带壳）	60
瘦猪、牛、羊肉	50	鸡蛋清	150
带骨排骨	50	带鱼	80
鸭肉	50	草鱼、鲤鱼、甲鱼、比目鱼	80
鹅肉	50	大黄鱼、鳝鱼、黑鲢、鲫鱼	100
兔肉	100	虾、清虾、鲜贝	100
熟酱牛肉、熟酱鸭	35	蟹肉、水浸鱿鱼	100
鸡蛋	15	水浸海参	350

表 12-11 奶及奶制品每单位食物交换代量表

每份奶制品类提供蛋白质 5g、脂肪 5g、碳水化合物 6g，热能 90kcal

食品	重量/g	食品	重量/g
奶粉	20	牛奶	160
脱脂奶粉	25	羊奶	160
奶酪	25	无糖酸奶	130

表 12-12 豆类及豆制品每单位食物交换代量表

每份大豆类提供蛋白质 9g、脂肪 4g、碳水化合物 4g，热能 90kcal

食品	重量/g	食品	重量/g
腐竹	20	北豆腐	100
大豆	25	南豆腐	150
大豆粉	25	豆浆	400
豆腐丝、豆腐干	50		

表 12-13 蔬菜类每单位食物交换代量表

每份蔬菜类提供蛋白质 5g、碳水化合物 17g，热能 90kcal

食品	重量/g	食品	重量/g
大白菜、圆白菜、菠菜	500	白萝卜、青椒、茭白、冬笋	400
韭菜、茴香	500	倭瓜、南瓜、花椰菜	350
芹菜、莴苣、油菜	500	扁豆、洋葱、蒜苗	250
葫芦、西红柿、冬瓜、苦菜	500	胡萝卜	200
黄瓜、茄子、丝瓜	500	山药、荸荠、藕	150
芥蓝	500	香菇、百合、芋头	100
苋菜、雪里蕻	500	毛豆、鲜豌豆	70
绿豆芽、鲜蘑菇	500		

表 12 – 14　水果类每单位食物交换代量表

每份水果类提供蛋白质 1g、碳水化合物 21g，热能 90kcal

食品	重量/g	食品	重量/g
柿子、香蕉、鲜荔枝	150	李子、杏	200
梨、桃、苹果（带皮）	200	葡萄（带皮）	200
橘子、橙子、柚子	200	草莓	300
猕猴桃（带皮）	200	西瓜	500

表 12 – 15　纯能量食物每单位食物交换代量表

每份油脂类提供脂肪 10g，热能 90kcal

食品	重量/g	食品	重量/g
玉米油、菜籽油	9	牛油	10
豆油	10	羊油	10
花生油、芝麻油	10	黄油	10
核桃、杏仁、花生米	15	葵花籽（带壳）	25
西瓜子（带壳）	40		

三、食物价格与营养

食物营养素组成千差万别，并不是价格越高营养价值越高。衡量食物营养价值和价格的指标是物价－营养指数。物价－营养指数是指单位金额（人民币）可以购得的单位重量（kg）食物中碳水化合物、脂肪和蛋白质的量。物价－营养指数与食物营养价值成正比。在考虑食物营养价值和价格的基础上，还要考虑食物可食用部分的比例，并且要作为食物选择的重要因素。膳食中，既要保证膳食营养素的平衡，还要兼顾饭菜适口、食物多样与摄入量适宜，更要讲求经济合理，要根据不同个体的经济能力选择适宜的食物，并保证营养需要。

四、常用味觉物质

味觉物质主要指各种调味品。这些调味品可以刺激人的味蕾，增加食物的香味，遮盖食物本身的不良气味。

1. 酸味物质

酸味物质不仅可以增加食品的风味、去腥，还能促进食欲帮助消化，减少维生素 C 的流失，促进钙、磷等无机盐的吸收。更能有效地防腐杀菌，尤其对流感病毒有极好的作用。另外，有研究表明，适量摄入食醋可以软化血管，减少胆固醇的堆积，有效预防心血管疾病的发生。酸味物质主要有以下几类。

（1）食醋根据制作工艺不同分为酿造醋和调配醋两类。

（2）番茄酱是鲜番茄经过漂洗、去皮、去籽、磨酱等工艺制作而成，营养成分与番茄类似，广泛用于酸甜味食物的调味品。

（3）乳酸泡菜、酸菜、酸奶发酵过程中产生的酸味物质。

（4）柠檬酸从柑橘类水果中提取或者经发酵制得，广泛用于酸味食物的调味。

（5）苹果酸一般经发酵制得，是酸甜点心、果冻、饮料等常用的酸味物质。

2. 甜味物质

能够赋予食品甜味的物质统称为甜味剂。主要有食用糖、蜂蜜、饴糖、糖精等。

（1）食用糖是用甘蔗、甜菜等植物加工而成的甜味调味品，主要成分是蔗糖，如白砂糖、冰糖、赤砂糖。

（2）饴糖主要成分为麦芽糖和糊精，是淀粉或者米经过发酵制得的，常用于面点和菜肴的制作，可以起到增加食物色泽和亮度的作用。

（3）蜂蜜是蜜蜂采集花蜜后经过酿造加工制成的，香气浓郁，甜味纯正。广泛用于酸甜味食物的加工。

（4）糖精是化学合成的甜味剂，又名邻苯甲酰磺酰亚胺钠，甜味高于蔗糖，若长期食用，会增加患癌症的风险。我国允许使用的糖精的最大用量不超过 0.15kg/kg，婴儿食品不允许使用糖精。

3. 咸味物质

常用咸味物质的主要成分为氯化钠（$NaCl$），主要有食盐、酱油、豆豉、酱等。

（1）食盐主要成分为 $NaCl$，对于人体生理平衡特别是体液平衡有重要作用。但是不宜多吃，食盐摄入过多会增加高血压的发病率。

（2）酱油生产过程类似食醋，可以通过大米、玉米发酵制得，也可以通过调配制得，除了含有 $NaCl$，还有蛋白质、矿物质等，起到增鲜和增香的作用。

（3）豆豉以大豆为原料，利用毛霉、曲霉等发酵制得，是我国常用调味品。

（4）酱是以富含蛋白质的大豆、蚕豆和富含淀粉的面粉、谷类为原料经过发酵制得的调味品。根据制作工艺不同又分为甜面酱、大豆酱、豆瓣酱和复合酱等。酱营养丰富，易于消化吸收，常用于食物调味，也可直接食用。

4. 苦味物质

苦味物质能够增加食物苦味，主要有生物碱类、糖苷类等。这些苦味物质不仅可以增加食物的风味，还有平衡营养、提神、抗癌之功效。

（1）生物碱类主要来自于植物的含氮有机物，结构复杂。主要的苦味食物有苦瓜、莲子、咖啡、茶、杏仁。

（2）糖苷类在柑橘等植物的皮和核仁中含有较多的糖苷。

5. 辣味物质

辣味物质主要有辣椒素。含辣椒素的食物主要有辣椒、蒜、姜及一些加工食品。

6. 鲜味物质

是指有鲜美味道，能增加食物风味的一类物质的统称。已发现的鲜味物质有 40 多种，我国目前许可使用的有谷氨酸钠（味精）、肌苷酸、鸟苷酸、琥珀酸等。

（1）谷氨酸钠（味精）添加量在 0.005% ~ 0.08% 为最佳，与食盐配合使用，效果更佳。但是谷氨酸钠热稳定性差，不能持续高温加热。

（2）肌苷酸和鸟苷酸这两种主要在食物中，食用菌、瘦肉中含量较高，有很好的提鲜作用。

（3）琥珀酸在贝类食物中含量较高，这也是贝类食物味道鲜美的主要原因。

🍲工作内容与方法

一、食物交换份法编制成人一日食谱

王某，女性，26 岁，身高 163cm，体重 55kg，教师，血脂、血糖、血压均正常，用食物交换份法为其设计一日食谱。

1. 工作步骤

步骤 1　一日所需总能量和蛋白质、脂肪、碳水化合物需要量的确定

计算方法见本章第一节。

该女性能量 RNI 为 1800kcal，蛋白质、脂肪、碳水化合物 RNI 分别为：67.5g、50g、270g。

步骤 2　一日所需食物交换份数的确定

根据不同能量的各种食物需要量，参考食物交换代量表，确定一日所需的食物交换份数（表 12 - 9）。

对于 26 岁女教师，根据表 12 - 9 确定该女教师每天所需要的食物交换份数为 21 份，其中 11 份谷类、1 份蔬菜、4 份肉、蛋、鱼等动物性食物、2 份奶类、1 份水果、2 份油脂类食物。

步骤 3　三餐食物份数的分配

按照三餐的供能比早、中、晚分别为 30%、40%、30%，同时为了满足工作的能量需要，食谱安排时采取上午、下午加餐的方式，所以确定三餐的食物份数：早餐 6 份、加餐 0.5 份，午餐 8 份，加餐 0.5 份，晚餐 6 份。

步骤 4　编制食谱

根据食物交换代量表将食物份数转换成具体数量的食物（表 12 - 16），确定王某一日食谱。

表 12 - 16　王某一日食谱

	食谱	食物重量/g	食物份数
早餐	牛奶	牛奶 320	2
	面包	面粉 75	3
	大米粥	大米 25	1
加餐	香蕉	香蕉 75	0.5
午餐	猪肉白菜水饺	半肥半瘦猪肉 50	2
		白菜 150	0.3
		花生油 6	0.6
		面粉 100	4
	芹菜炒豆干	芹菜 100	0.2
		豆腐干 25	0.5
		花生油 4	0.4
加餐	葡萄	葡萄 100	0.5

续表

食谱	食物重量/g	食物份数
杂豆米饭	大米 50	2
	红豆 25	1
晚餐	莴苣 125	0.25
莴苣炒肉片	猪瘦肉 50	1
	豆油 5	0.5
	胡萝卜 50	0.25
胡萝卜肉丝	羊肉 25	0.5
	豆油 5	0.5

调查员：＿＿＿＿＿＿＿　　　　　　　　　　　　　　　调查时间：＿＿＿＿＿＿＿

步骤5　食谱评价与调整

计算该食谱中的能量和碳水化合物、脂肪、蛋白质的摄入量记入表12－17。

表 12 - 17　王某三餐能量和产能营养素摄入量

	食物重量/g	能量/kcal	蛋白质/g	脂肪/g	碳水化合物/g
	牛奶 320	180	10	10	12
早餐	面粉 75	270	6	0	60
	大米 25	90	2	0	20
加餐	香蕉 75	45	0.5	0	10.5
	半肥半瘦猪肉 50	180	18	12	0
	白菜 150	27	1.5	0	5.1
	花生油 6	54	0	10	0
午餐	面粉 100	360	8	0	80
	芹菜 100	18	1	0	3.4
	豆腐干 25	45	4.5	2	2
	花生油 4	36	0	4	0
加餐	葡萄 100	45	0.5	0	10.3
	大米 50	180	4	0	40
	红豆 25	90	2	0	20
	莴苣 125	22.5	1.25	0	4.25
	猪瘦肉 50	90	9	6	0
晚餐	豆油 5	45	0	5	0
	胡萝卜 50	2.5	1.25	0	4.25
	羊肉 25	45	4.5	3	0
	豆油 5	45	0	5	0

调查员：＿＿＿＿＿＿＿　　　　　　　　　　　　　　　调查时间：＿＿＿＿＿＿＿

（1）能量和营养素摄入量评价。食谱中能量摄入量为 1870kcal，是推荐摄入量的 104%，其允许范围为正常值的 ±5%，为正常。

蛋白质、脂肪、碳水化合物摄入量为：74g、57g、272g，分别是推荐摄入量的 109%、114%、101%。对于营养素其允许的范围为正常值的 ±10%，所以蛋白质和脂肪的摄入相对较高，碳水化合物正常。

（2）三餐提供能量比例评价。早餐摄入能量 585kcal，占全天能量的 31.3%，午餐摄入能量 765kcal，占全天能量的 40.9%，晚餐摄入能量 520kcal，占全天能量的 27.8%。

（3）三大营养素供能比评价。蛋白质供能比为 15.8%，脂肪供能比为 27.4%，碳水化合物供能比为 58.2%，蛋白质、脂肪比例稍高。

（4）优质蛋白比例评价。优质蛋白主要是动物性食物和豆类提供的蛋白质共 46g，占总蛋白的 62.2%，符合膳食指南对优质蛋白的要求。

根据以上评价可知王某晚餐能量摄入稍低，蛋白质、脂肪偏高，尤其是脂肪摄入较高，需适当调整。也可以根据王某的饮食习惯、季节等对食谱的口味和价格进行调整，因人、因时而异。调整后食谱见表 12-18。

表 12-18　调整后王某一日食谱

	食谱	食物重量/g	能量/kcal	蛋白质/g	脂肪/g	碳水化合物/g
早餐	牛奶	牛奶 320	180	10	10	12
	面包	面粉 75	270	6	0	60
	大米粥	大米 25	90	2	0	20
加餐	香蕉	香蕉 75	45	2.5	0	5
午餐	猪肉白菜水饺	半肥半瘦猪肉 50	180	18	12	0
		白菜 150	27	1.5	0	5.1
		花生油 6	54	0	6	0
		面粉 100	360	8	0	80
	芹菜炒豆干	芹菜 100	18	1	0	3.4
		豆腐干 25	45	4.5	2	2
		花生油 4	36	0	4	0
加餐	葡萄	葡萄 100	45	0.5	0.5	
晚餐	杂豆米饭	大米 75	270	6	0	60
		红豆 25	90	2	0	20
	莴苣炒肉片	莴苣 125	22.5	1.25	0	4.25
		猪瘦肉 25	45	4.5	3	0
		豆油 2.5	22.5	0	2.5	0
	胡萝卜肉丝	胡萝卜 50	22.5	1.25	0	4.25
		羊肉 25	45	4.5	3	0
		豆油 2.5	22.5	0	2.5	0

调查员：＿＿＿＿＿＿＿＿＿＿　　　　　　　时间：＿＿＿＿＿＿＿＿＿＿

步骤6 修改后食谱的评价与调整

评价方法同"步骤5"，能量和营养素摄入均在正常值允许的范围内，符合要求。

二、食物交换法调整食物种类和食物能量

根据上一工作内容中确定的王某一日食谱，按照食物交换份法配制食谱的原则，对食谱中的食物种类和食物能量进行调换，既满足王某一日的能量需要又要保证膳食的多样性。

步骤1 食物交换份数和食物能量确定

王某食谱安排时采取上午、下午加餐的方式，根据上一工作内容中编制的成人一日食谱确定一日食物份数：早餐6份，加餐0.5份，午餐8份，加餐0.5份，晚餐6份以及食谱中能量和三大产能营养素含量（表12–19）。

表12–19　王某一日食谱及相应营养素

	食谱	食物重量/g	食物份数	能量/kcal	蛋白质/g	脂肪/g	碳水化合物/g
早餐	牛奶	牛奶320	2	180	10	10	12
	面包	面粉75	3	270	6	0	60
	大米粥	大米25	1	90	2	0	20
加餐	香蕉	香蕉75	0.5	45	2.5	0	5
午餐	猪肉白菜水饺	半肥半瘦猪肉50	2	180	18	12	0
		白菜150	0.3	27	1.5	0	5.1
		花生油6	0.6	54	0	6	0
		面粉100	4	360	8	0	80
	芹菜炒豆干	芹菜100	0.2	18	1	0	3.4
		豆腐干25	0.5	45	4.5	2	2
		花生油4	0.4	36	0	4	0
加餐	葡萄	葡萄100	0.5	45	0.5	0	10.3
晚餐	杂豆米饭	大米75	3	270	6	0	60
		红豆25	1	90	6	0	20
	莴苣炒肉片	莴苣125	0.25	22.5	1.25	0	4.25
		猪瘦肉25	0.5	45	4.5	3	0
		豆油2.5	0.25	22.5	0	2.5	0
	胡萝卜肉丝	胡萝卜50	0.25	22.5	1.25	0	4.25
		羊肉25	0.5	45	4.5	3	0
		豆油2.5	0.25	22.5	0	2.5	0

调查员：_____　　　　　　　　时间：_____

步骤 3　食物交换份法修改食物种类和数量

根据食物交换份法的原则，按照食物交换代量表，修改王某的一日食谱，见表12－20。

表 12 - 20　食物交换后王某一日食谱

食谱		食物重量/g	食物份数	能量/kcal	蛋白质/g	脂肪/g	碳水化合物/g
早餐	无糖酸奶	无糖酸奶 260	2	180	10	10	12
	鸡蛋	鸡蛋 60	1	90	9	6	0
	苏打饼干	面粉 50	2	180	4	0	40
	鲜玉米	鲜玉米 200	1	90	2	0	20
加餐	猕猴桃	猕猴桃 100	0.5	45	0.5	0	10.5
午餐	胡萝卜炒羊肉	羊肉 100	2	180	18	12	0
		胡萝卜 60	0.3	27	1.5	0	5.1
		芝麻油 8	0.8	72	0	8	0
	馒头	面粉 100	4	360	8	0	80
	清炒山药	山药 30	0.2	18	1	0	3.4
		花生油 7	0.7	63	0	7	0
加餐	苹果	苹果 100	0.5	45	0.5	0	10.5
晚餐	烧饼	面粉 140	4	360	8	0	80
	鲫鱼豆腐汤	北豆腐 50	0.5	45	4.5	2	2
		鲫鱼 50	0.5	45	4.5	3	0
		豆油 2.5	0.25	22.5	0	2.5	0
	爆炒圆白菜	圆白菜 250	0.5	45	2.5	0	8.5
		豆油 2.5	0.25	22.5	0	2.5	0

调查员：_____　　　　　　　　　　　时间：_____

步骤 4　食物交换后食谱能量评价和调整

评价方法同上一工作内容的"步骤5"，能量和营养素摄入均在正常值允许的范围内，符合要求。

三、食谱口味和价格的调整

用餐者是动态变化的个体，食谱确定后要对用餐者进行跟踪调查，随着用餐者生理特点、生活环境、口味、生活成本的变化，不断对食谱进行调整，以制定适合于用餐者的食谱。没有一成不变的食谱，只有合适的食谱。

以上一工作内容中的王某为例，根据为其制定的食谱，进行口味和价格调整。

步骤 1　用餐者口味的确定

根据用餐者的地区和民族确定用餐者的口味，因人、因地而异。

通过调查得知：王某为朝鲜族。以大米为主食，爱吃泡菜、辣椒和大酱，爱吃冷面，喝凉开水。

步骤 2　食谱口味的调整

在制定好的食谱基础上，按照用餐者口味不同，酌量添加不同的调味物质，进行口味调整，改善食谱的口味。

根据朝鲜族的饮食特点，核查该食谱，午餐和晚餐的主食均为面食，不符合朝鲜族饮食习惯，需要进行调整。调整后的食谱见 12 - 21。

表 12 - 21　食物口味调整后王某一日食谱

食谱		食物	重量/g
早餐	无糖酸奶	无糖酸奶	260
	鸡蛋	鸡蛋	60
	苏打饼干	面粉	50
	鲜玉米	鲜玉米	200
加餐	猕猴桃	猕猴桃	100
午餐	胡萝卜炒羊肉	羊肉	100
		胡萝卜	60
		芝麻油	8
	米饭	大米	100
	清炒山药	山药	30
		花生油	7
加餐	苹果	苹果	100
晚餐	杂豆米饭	大米	75
		红豆	25
	鲫鱼豆腐汤	北豆腐	50
		鲫鱼	50
		豆油	2.5
	爆炒圆白菜	圆白菜	250
		豆油	2.5

调查员：_____　　　　　　　　　　　　　时间：_____

另外，朝鲜族口味酸辣，喜食辣椒和大酱，因此在烹制菜肴时，可以适当增加辣椒和大酱等调味物质的使用。需特别注意的是大酱属于咸味物质，根据膳食指南的要求要低盐、低脂饮食，若食物中添加大酱则需酌量减少食盐的使用量，保持每日食盐的食用量不超过 6g。

步骤 3　食谱价格的调整

制定食谱时，要根据物价 - 营养指数确定食物种类，既要保证营养素和能量的需要量，又要控制成本。

以蔬菜为例，介绍食谱价格调整的方法，不同蔬菜价格和营养素含量见表 12 - 22。计算不同蔬菜物价 - 营养指数。

表 12 - 22 不同蔬菜价格和营养素含量（每100g 可食部含量）

食物名称	可食部比例（%）	价格/（元/kg）	蛋白质/g	脂肪/g	碳水化合物/g
圆白菜	86	1.5	1.5	0.2	3.6
油菜	87	3	1.8	0.5	2.7
西葫芦	73	4	0.8	0.2	3.2
胡萝卜	96	1	1	0.2	7.7
山药	83	5	1.9	0.2	11.6

上述食物的物价营养指数见表 12 - 23。

表 12 - 23 各类蔬菜物价 - 营养指数（以 1 元钱为例） 单位：g

菜品	蛋白质	脂肪	碳水化合物
圆白菜	8.6	1.1	20.6
油菜	5.1	1.5	7.7
西葫芦	1.5	0.4	5.8
胡萝卜	9.6	1.9	73.9
山药	3.1	0.3	19.2

根据上述计算可得出：胡萝卜的物价 - 营养指数最高，圆白菜、油菜、山药的较高，西葫芦的最低，因此制定食谱时优先选择胡萝卜，其次为圆白菜、油菜和山药，最后选择西葫芦，其他食物也可以用同样的方法计算物价 - 营养指数，根据指数，选择成本低、营养素含量高的食物。由于不同用餐者口味、饮食习惯不同，需要根据用餐者的个体需要进行选择。

食谱口味和价格的调整需注意几点。

（1）不同用餐者，年龄、性别、体力劳动不同，能量和营养素需要量不同；同一用餐者在不同季节、不同体力劳动、不同年龄等对能量和营养素的需要也不相同。通过计算法或者是查表准确求得用餐者的能量和营养素需要量，这是科学、合理制备食谱的前提。

准确计算用餐者一日的食物交换份数，按照个体的营养特点，合理分配三餐食物份数。

（2）食谱初步确定后，要对能量、营养素含量、优质蛋白含量等作出评价，以确定能否满足机体的营养需要。

（3）食物交换时，尽量在同类食物进行交换，并保证食物种类的多样化以及能量和营养素的需要。

（4）食谱确定后，要对用餐者进行跟踪调查，需要根据用餐者营养特点、口味、生活成本等的变化及时作出调整，以满足就餐者能量和营养素需要。

本章小结

本章系统介绍了一般成年人的膳食指导和评估过程和以成年人的营养需要为依据编制食谱并进行食谱营养评价的方式。食谱的编制部分主要涉及配餐的原则和方法；食谱的营养评价部分主要涉及食谱评价的原则和方法。

本章编写：山东英才学院 王秀丽 讲师

第十三章　食品营养评价

食物是保证人体生长发育、维持正常生命活动及完成人体各项生理功能的物质基础。每种食物在膳食中都有其独特的营养特点和营养价值，客观全面地进行食品营养价值评价和标示，对于科学合理的膳食指导具有十分重要的意义。

第一节　食物营养标签解读和制作

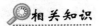 学习目标

■ 能收集和抽取样品。
■ 能解读食品原料和辅料配方。
■ 能解读营养标签。

相关知识

一、抽样方法基本知识

1. 总体和样本

总体是指由分析目的确定的同质个体所构成的全体。样本是指从总体中随机抽取出来的有代表性的个体（样品）。采样或抽样是指在大量产品或分析对象（总体）中抽取有一定代表性的样品。

同类食品是一个总体，但具体到每个食品就为个体。一般来说，总体所包含的个体数可以认为无限大，且往往是设想的或抽象的。

2. 抽样和抽样误差

抽样是从总体中抽取出部分有代表性个体的过程。由于个体之间都会存在某些差异，所以抽取出来的样品是否能够代表总体，是否会偏离总体，偏离得有多远，是抽样所遇到的最关键问题。若从同一总体多次抽样（每次抽样数量一致），可能每次抽到的个体都是不同的，那么每次分析获得的结果也可能有所差异，这种差异既反映了样品之间的差异，也反映了样品和总体之间的差异。

抽样误差是指由抽样引起的个体和总体之间以及个体与个体之间的差异。

3. 正确采样的原则

尽可能缩小抽样误差是收集食物样品的核心问题。这就要求抽样者要充分考虑食品的来源、类别、加工、保存等一切能引起食品变化的因素，并将这些信息纳入抽样设计中，以确保抽取到样品的代表性。采样应严格按照随机化原则进行设计和执行。

（1）采集的样品要均匀、有代表性，能反映全部被检食品的组成、质量和卫生状况。

（2）根据分析目的选择相应的采样方法，且要尽量简单，处理装置尺寸适当。

（3）采样过程要设法保持食品原有的理化指标，防止成分逸散（如水分、气味、挥发性酸等）。

（4）防止带入杂质或污染以影响分析结果。

4. 抽样的基本方法

根据抽样目的不同可选择不同的抽样方法，常用的随机抽样方法主要有以下几种。

（1）单纯随机抽样。即先将总体中的每个个体进行编码，然后用随机编号或抽签的方法抽取个体号。这种抽样方法能够保证总体中所有个体都有同等概率被抽中。当总体分布比较均匀时可采用该方法。

（2）分层抽样。即类型抽样，是将总体中的个体按某种属性特征分为若干类型或层，然后再在各层或类型中随机抽样的方法。

（3）等距抽样。即将总体中的个体按顺序编号，然后按等距离或间隔抽取样品。如在500份样品中每隔50个抽取1个样品。

（4）整群抽样。即从总体中成群成组地抽取样品。本法抽取的样品只能集中于若干群组中，不能平均分布于总体中，故准确性差。如将5000个样品分装于100个大包装中，成群抽取1个包装，虽也包含了50个样品，但代表性低于分层抽样。

（5）定比例抽样。即按产品批量定出抽样百分数，如抽取1%。

5. 抽样量的确定

一般来讲，抽样数量越多，样品的代表性就越好。但若抽样数量太多又会增加工作量等，所以应确定合理的抽样数量。由于样本量大小的确定与多种因素有关系，是比较复杂的问题，可参照相关的统计书籍详细学习，这里仅简单介绍常见食品采样数量的确定方法。

（1）独立包装食品或均质性食品：采样量（n）$= \sqrt{N}$（N 为总体数量）。

（2）液体散装食品：先借助工具混合均匀，然后在上、中、下层分别采样。一般每升可采样 0.2~1.0mL，但每次采样最少为 250mL。

二、食品标签内容基本知识

1. 基本概念

食品标签是指预包装食品容器上的文字、图形、符号，以及一切说明物。预包装食品是指预先包装于容器中，以备交付给消费者的食品。

2. 主要原则

不得以错误的、易引起误解的过于夸大的或欺骗性的方式描述或介绍食品。不得有直接或间接暗示性的语言、图形、符号出现。以免导致消费者将食品或食品的某一性质与另一产品混淆。必须符合国家法律法规及相应产品标准的规定。必须通俗易懂、准确、科学。

3. 食品标签标准的主要要求和注意事项

《预包装食品标签通则》是我国强制性国家标准，本标准规定了用于预包装食品的术语、相关法规、基本要求、强制标示内容和非强制标示内容。

1）强制标示内容

强制标示内容包括食品名称、配料清单、配料的定量标示、净含量和沥干物含量（固形物）、制造者、经销者的名称和地址、产品标准号、质量（品质）等级及几种特殊情况。

2）配料清单、净含量、生产日期等的标注

食品配料清单应按配料加入量的递减顺序排列；净含量应由净含量、数字和法定计量单位组成，与食品名称排在包装物或容器的同一展示版面；清晰标示食品的生产日期（或包装日期）和保质期，日期标识不得另外加贴、补印或篡改。

《预包装食品标签通则》只是作为预包装食品标签的通用标准来使用，具体到某种食品还必须结合这种食品的特殊规定，才能做到标签的规范和完整。

3）非强制标示内容

非强制标示内容规定了一些可以依据企业意愿或必要性而标示的内容，包括批号、食用方法、能量和营养素等。

三、食品原料配方基本格式

食品配料指的是公认的、安全的可食用物质，是用于生产制备某种食品并在成品中出现的任何物质。食品配料表是食品标签中的一项重要内容，它展示了一个产品的原料构成，包括名称和量化的信息。通过食品配料表熟悉和了解各类食品的原料和配比，对于理解和预测食品的营养价值高低非常有帮助，同时也是了解食品构成和特点的基础。食品配料的标示方法和要求如下。

（1）食品原料配方一般以"配料"或"配料表"为名，个别也以"原料"或"原料与辅料"为名，标注于食品标签的主要版面。

（2）食品配料一般按加入量比例的多少排列，即排在第一的是加入量最多的。

（3）如果某种配料本身是由两种或两种以上的其他配料构成的复合配料，必须在配料表中标明复合配料的名称，再在其后加括号，按加入量递减的顺序一一列出原始配料。若复合配料在国家标准或行业标准中已有规定名称，其加入量小于食品总量的25％时，则不必将原始配料标出。若使用食品添加剂，则必须列出。

（4）在食品制造或加工过程中加入的水、可食用的包装物（如糯米纸）也应在配料清单中标示。

（5）甜味剂、防腐剂、着色剂等添加剂应标示具体名称。当一种食品添加了两种以上同类别添加剂时，可以标示为某某类别添加剂，再在其后加括号，标示《食品添加剂使用卫生标准》（GB 2760—2014）规定的代码。

（6）配料的定量标示。如果在食品标签或食品说明书上特别强调添加了某种或数种有价值、有特性的配料，则应标示所强调配料的添加量。同样，如果在食品的标签上特别强调某种或数种配料的含量较低时也应注明。

四、食品添加剂的功能

食品添加剂目前正广泛应用于食品加工工艺的各个环节，并给食品加工业带来了双重影响：一方面食品添加剂可以提高食物品质，延长储藏期限，提高经济效益；另一方面也存在不当使用的问题。

食品添加剂是为改善食品品质和色、香、味以及为防腐和加工工艺的需要而加入食品中的化学合成或天然物质。其被广泛应用于加工食品中，大大促进了食品工业的发展，并被誉为现代食品工业的灵魂，其主要功能包括：改善观感、改善口感、延长保质期和提升品质几大类。

1. 改善观感

由于食品在加工过程中，可能会出现氧化、褪色、变色，会给人造成不洁或不愉快的感觉，可通过加入抗氧化剂、着色剂、发色剂、漂白剂等改善食品观感。

2. 改善口感

在食品加工过程中，需要加入一些添加剂来调节食物的酸度，改善味道。膨松剂可以使食品形成多孔疏松组织，酥脆可口。添加乳化剂可以使食物中油、水混合，使食品结构均匀，稳定性提高。增稠剂可以提高食物的黏稠性、柔软度，防止冰晶产生，减少粗硬颗粒出现。

3. 延长保质期

防腐是食品添加剂最主要的功能之一，主要用于防止各种加工食品、水果和蔬菜等在储存、流通过程中因微生物繁殖而引起的变质。抗氧化剂的添加可防止或降低食品在加工、储藏、运输过程中与氧气发生化学反应，可提高食品的稳定性。保湿剂可防止某些食品在储藏期因水分损失而干缩、变硬。

4. 提升品质

增强和补充营养成分使食品营养更加丰富、合理。

五、营养标签构成和营养素参考数值

食品营养标签是食品标签上的一项重要内容，它表达了一个食品的基本营养特性和营养信息，营养标签的正确解读有利于平衡膳食，降低营养相关疾病的发生。

1. 食品营养标签的构成

食品营养标签由三部分构成：营养成分表、营养声称及营养成分功能声称。

（1）营养成分表是对食品中各种营养素的名称和含量所做的描述。应当以每 100g（mL）每份食品中的含量数值标示。同时应标示所含营养素占 NRV 的百分比。营养成分表中包含以下三类可能会标示的营养成分。

①能量和核心营养素的标示。核心营养素指蛋白质、脂肪、碳水化合物和钠。食品企业对食品进行营养成分标示或营养声称、营养成分功能声称的标示时，应首先标示能量及 4 种核心营养素的含量。

②宜标示的营养成分指饱和脂肪（酸）、胆固醇、糖、膳食纤维、钙和维生素 A 与人体健康关系十分重要，是推荐标示的重要营养成分。

③其他营养成分如维生素 E、叶酸、烟酸（烟酰胺）以及其他维生素和矿物质。

（2）营养声称指食品营养标签上对食物营养特性的确切描述和说明，主要包括以下几种。

①含量声称指描述食物中能量或营养成分含量水平的声称。声称用语包括"含有"

"高""低"或"无"等（如低脂奶、高膳食纤维饼干等）。

②比较声称指与消费者所熟知的同类食品的营养成分含量或能量值进行比较后的声称。声称用语包括"增加""减少"等。所声称的能量或营养成分含量差异不小于25%（如普通奶粉可作为脱脂奶粉的基准食品；普通酱油可作为强化铁酱油的基准食品等）。

（3）营养成分功能声称指某营养素可以维持人体正常生长、发育和正常生理功能等作用的声称。如钙是骨骼和牙齿的主要成分，主要用于维持骨骼密度；蛋白质有助于组织的更新；脂肪提供能量和人体必需脂肪酸等。

2. 营养素含量及其标示

营养成分标示通常有两种表达形式。

（1）绝对数值即单位食品（每100mL、100g、每包装）或每食用份食品中提供的营养素种类和含量；绝对数值是营养成分标示的基本格式，在此基础上可根据需要增加相对数值的标记。

（2）相对数值即单位食品中 NRVs 的百分比。在营养成分标示时，所列营养成分的名称应采用规定的专用语，数据表达使用的单位应符合国际法定计量单位或按管理办法规定。

3. 参考标准

对标签中营养成分含量多少的比较，常以 NRVs 或 DRIs 作为参考。NRVs 是食品营养标签上比较食品营养素含量多少的参考标准，是消费者选择食品时的一种营养参照尺度。它依据 RNI 和 AI 制定，用于比较和描述能量或营养成分含量的多少，如占 NRVs%。

工作内容与方法

一、食品抽样方法

以某食品厂第一车间生产的一批产品为例，学习样品抽样的基本方法及原则。明确抽样目的、确定抽样总体。

1. 工作准备

（1）准备食品，水果、饮料等（要求来自同一产地、批号、容量大小、包装都一致）。可用不同的标识表示可能存在某种特性上的不太"均匀"。

（2）准备随机数字表。随机数字表常用于随机抽样研究、随机分组等。

（3）准备记录表。根据实验目的设计记录表头和纵横项目列。记录表应至少包括实验名称、抽样目的或目标、食品信息、抽样的日期和地点、抽样方法的选择、抽样过程的关键环节、抽样结果、抽样人和校核人等内容（表13－1）。

表 13－1　抽样方法记录表（样例）

食品名称：		生产车间：	实验号：
生产日期：		样品批号：	
抽检目的：			
食品总体特征和特点：			

续表

总体数量：	抽样地点：
抽样方法及步骤：	
抽样结果：	

抽样时间：_____　　　抽样人员：_____　　　校核人：_____

2. 工作步骤

由于抽样方法在很大程度上取决于抽样目的，因此在进行抽样前必须明确抽样目的。然后在明确目的的基础上确定抽样总体。假定某食品的生产从投料到终产品需要 5 道工序，在产品出厂之前需要检查产品的卫生指标是否合格，那么所有完成最后一道工序的产品为抽样总体，如果要检查食品在加工过程中营养成分是否稳定，那么从投料开始，每道工序完成后的中/终产品都是相应的总体，需要分别抽样。本例中抽样目的只是要检查一批产品的质量，所以抽样总体是某年某月某日生产的某批产品。

步骤 1　了解和评估食品总体的基本状况

为确保抽样的代表性，在进行抽样前需了解食品的以下基本情况。

（1）食品总体的基本情况包括食品的一般信息，如名称、来源、生产日期、批号、数量、包装情况等，如果是外来食品还要了解其运输、保存情况以及相关的证书、说明书等。

（2）食品的物理、化学性状如总体外形、硬度、黏稠度、均匀度、沉降率、酸碱度、是否易氧化、色变等。

（3）其他可能影响食品质量的因素如外部环境、食品的摆放位置等。

以上因素都可能影响抽样方法的确定，需在掌握总体信息的基础上得出对总体情况的一个初评，如总体是否均匀、有哪些可能的影响因素等。本例中的总体为第一车间生产的一批产品，假定为 1000 瓶饮料，了解这 1000 瓶饮料的产地、生产日期、批号等，观察其外形、容量、颜色、均匀度、澄清度、排放位置等。根据观察结果，对总体情况作出初评。

步骤 2　确定抽样量

根据以上介绍的抽样量估算方法，本例属于独立包装食品，总量为 1000 瓶，可估算出本例抽样量为 32 瓶。

步骤 3　选择抽样方法

本例的抽样总体分布较为均匀、个体数量不太多、有较全面的总体信息，根据这些特点，可以选用单纯随机抽样来抽取样品。

步骤 4　简单评估

按照步骤一一填写抽样记录，并对抽样结果进行简单评估。

步骤 5　讨论

（1）采用不同的抽样方法进行抽样，看结果是否有差异。

（2）选择抽样方法应考虑哪些内容。

（3）每种抽样方法的适用范围、优缺点。

（4）整群抽样和分层抽样相比各有什么特点。

（5）对于某种属性不太均匀的总体，哪种抽样方法更合理。

3. 注意事项

（1）在准备工作中应注意根据不同的研究目的确定的研究总体。是否能正确选择研究总体是关系到研究结果准确性的关键。故该步骤务必认真谨慎。

（2）在步骤1中针对不同的食品特征选用相应的抽样量估算方法。

（3）在步骤2中根据总体的特征选用合适的随机抽样方法，尽可能地增强样本的代表性。

二、解读食品原料和辅料配方

1. 工作准备

若干包装食品的标签：如饼干、方便面、乳品、饮料、营养补充剂的标签等；1～2种同类食品的标签，但配料中主料来源应不同（图13-1）；《预包装食品标签通则》（GB 778—2011）；计算器、笔、纸和记录表。

```
　　　　　　××番茄味方便面
［配料］小麦粉、脱水番茄、氢化植物油奶油、白
　　　　砂糖、精炼植物油、鸡蛋、香辛料、食用
　　　　盐、食品添加剂
［产地］天津
［净含量］250g
［生产日期］2016.11.4
［保质期］6个月
［储存方法］阴凉干燥处
［注意事项］若包装袋破损，请勿食用
```

（a）样例1

```
　　　　　　××牛肉味方便面
［配料］小麦粉、牛肉粒、鸡蛋、精炼植物油、食
　　　　用盐、味精、食品添加剂
［产地］北京
［规格］360g
［生产日期］2015.12.23
［保质期］6个月
［注意事项］若内封口处破裂，请勿食用
```

（b）样例2

图13-1　食品标签样例

2. 工作步骤

步骤1　食品采集和排放

准备不同类型的包装食品标签，要求标签清晰可见，置于桌前。

步骤2　浏览标签

（1）对照《预包装食品标签通则》首先从总体上观察食品标签格式、清晰度，是否有迷信、不科学的文字及图形。

（2）浏览食品名称包括商标号、品名和说明文字。以判断该食品类别及其相应的质量标准。

（3）观察食品名称周围是否标注有比较明显的声称文字如"高锌""低盐""高钙"等字样，以判断该食品和同类其他产品相比有哪些营养特点。

（4）阅读净含量、生产日期、批号和保质期，以了解该产品的重量和安全食用期限。

（5）阅读适宜人群的有关信息以判断该食品是适合大众人群还是只适合某一特定人群。

（6）阅读和了解食品最佳的食用方法、储藏方法和推荐食用量。

（7）了解食品的制造者、产品标准号、质量（品质）等级、规格等，一旦产品出了问题可按照这些信息进行维权。

下面以图 13-1 样例 1 中标签为例，说明从食品标签可以获得的信息（表 13-2）。

表 13-2 解读食品标签记录表

项目	阅读结果	信息分析及初步判断	特别提示
总体外观	标签清晰、醒目	符合标签的基本规定	
食品名称	××番茄味方便面	采用方便面制作工艺生产的谷物制品，有风味声称，无营养声称	没有特别强化营养，产品质量应遵循方便面标准要求
净含量	250g	对食用人群、食用量等没有特殊限制	
食用方法	无		
适宜人群	无		
生产日期	2016. 11. 4	假定购买时间为 2016.12.6，没有过保质期	购买时应注意产品密封性、储存条件是否符合要求等
保质期	6 个月		
储藏方法	阴凉干燥处		
其他信息	略		

调查员：＿＿＿＿＿＿＿ 时间：＿＿＿＿＿＿＿

步骤3 阅读配料表

（1）指出添加比例最多和最少的原料分别是什么，并根据对食品的大致认识，找出主要原料。

（2）根据配料名称判断主料来源以及优劣。

（3）根据主料初步判断该食品可能的营养特点、提供营养素的主要来源、是否存在可能不益于健康的成分等。

步骤4 将观测结果填写到记录表中，根据以上分析结果给出建议，收回记录表。

以图 13-1 展示的 2 个产品配料为例，说明配料表的解读方法（表 13-3）。

表 13-3 食品标签配料表解读

食品名称	××番茄味方便面	××牛肉味方便面
食品性质	同为以小麦粉为主料的方便面	
口味	清淡（番茄）	浓郁（牛肉）
产品及营养特征	含糖 蛋白质主要来自鸡蛋 脂肪含量相对较低	不含糖 蛋白质主要来自鸡蛋及牛肉 脂肪含量较高，未加入氢化植物油
净含量/规格	250g	360g
注意事项	（1）注意过敏原，如鸡蛋。 （2）例 1 产品含氢化植物油及糖，三高人群要控制摄入量	

调查员：＿＿＿＿＿＿＿ 时间：＿＿＿＿＿＿＿

3. 注意事项

（1）在步骤 1 中有些内容不是强制标示的，其中列举的某些内容并不是每个食品标签上都必须完备的。

（2）在步骤 2 中尽量有 2 人及以上的评估人员共同参与，以提高结果的准确性及完整性。

三、食品营养标签的解读

1. 工作准备

（1）不同类型食品的营养标签如面包、牛奶、火腿等。

（2）NRVs 表或 DRIs（2013）（4 岁以下的婴幼儿食品和孕妇食品标签除外）都可作为能量、宏量营养素、维生素、矿物质的营养素参考值（表 13 - 4）。

表 13 - 4　中国食品标签 NRVs

营养素	NRVs	营养素	NRVs	营养素	NRVs
能量	8400kJ	维生素 B_2	1.4mg	钾	2000mg
蛋白质	60g	维生素 B_6	1.4mg	镁	300mg
总脂肪	≤60g	维生素 B_{12}	2.4μg	铁	15mg
饱和脂肪酸	≤20g	维生素 C	100mg	锌	15mg
胆固醇	≤300mg	烟酸	14mg	碘	150μg
碳水化合物	300g	叶酸	400μgDFE	硒	50μg
膳食纤维	25g	泛酸	5mg	铜	1.5mg
维生素 A	800μgRAE	生物素	30μg	氟	1mg
维生素 D	5μg	胆碱	450mg	锰	3mg
维生素 E	14mg-TE	钙	800mg		
维生素 K	80μg	磷	700mg		
维生素 B_1	1.4mg	钠	2000mg		

（3）食物成分表（2009）、计算器、纸、笔。

（4）记录表（表 13 - 5）。

表 13 - 5　营养标签解读记录表样例

1. 基本信息
  名称：
  产地：
  配料表：
2. 是否有营养成分表：
  营养成分的种类：
  营养声称：
  健康声称：
3. 营养标签解读

续表

食物份量：毛重 g，份数，每份重量 g

观察内容	每100g（或每份）含量	描述或计算结果	判断
能量和三大营养素含量		脂肪提供能量 碳水化合物提供能量 蛋白质提供能量	
营养成分含量		NRV%	

4. 整体评价：

调查员：＿＿＿＿＿＿＿＿　　　　　　　　　　　　时间：＿＿＿＿＿＿＿＿

2. 工作步骤

步骤1　总体浏览

通过整体观察食品标签及配料表，获得并记录食品的基本信息。包括观察该食品标签是否有食物营养成分表；是否有营养声称、功能声称等。如果有则可据此进行营养价值的预测并记录于记录表。

步骤2　阅读食品标签的含量信息

查找食品净含量、重量、规格信息及是否含有独立小包装，如有小包装的份数应根据其重量做好记录；阅读食用方法和推荐食用量的相关信息，若有做好详细记录，如 g/d、g/餐、g/份。

步骤3　对营养成分含量及相关内容的解读

（1）明确食物营养素含量的表达单位：每100g、每100mL、每包、每粒、每份计。

（2）逐一阅读营养成分数据，并记录。某谷物制品的营养成分见表13-6。

表13-6　某谷物制品营养成分表（样例）

项目	每100g	营养素参考值（%）
能量/kJ	2130	25
蛋白质/g	6.6	11
脂肪/g	32.0	53
碳水化合物/g	48.0	16
钠/mg	270	15

调查员：＿＿＿＿＿＿＿＿　　　　　　　　　　　　时间：＿＿＿＿＿＿＿＿

（3）计算能量及其来源。根据每克蛋白质、脂肪、碳水化合物折算系数分别为17kJ、37kJ、17kJ，计算三大物质功能比，计算公式如下。

蛋白质（脂肪、碳水化合物）功能比（%）＝含量×能量换算系数/能量×100%

经过计算，本例产品蛋白质、脂肪、碳水化合物功能比分别为 5.3%、55.6% 及 38.3%。

（4）计算各营养成分含量的NRVs%，判断优势成分。其计算公式为

某营养素 NRVs% ＝ 某营养素含量/该营养素 NRVs%

本例中食品脂肪NRVs%最高，属高脂食品；另外，蛋白质、碳水化合物、钠的

NRVs% 均低于能量 NRVs% ，说明该食品属于高能量食品。

（5）根据相关知识判断产品声称用语是否真实并符合相关规定。

（6）根据产品净含量、规格、食用方法来推算摄入量。

步骤 4 营养标签评价

为更直观地理解食物营养标签，将以上步骤获得的结果进行总结（表 13 – 7）。

表 13 – 7　食品营养标签解读总结表

项目	观察重点	判断根据
标示项目	主要营养素是否齐全	GB 28050
能量供给	三大营养素供能比是否合理	NRVs 或 DRIs
脂肪	脂肪含量、供能比和胆固醇含量是否过高	NRVs 或 DRIs
微量营养素	维生素 A、碘、钙、铁、锌等营养素占日需要量百分比	NRVs 或 DRIs
钠	含量是否过高	NRVs 或 DRIs
格式	是否规范	GB 28050、GB 7718 等
其他		

调查员：_____　　　　　　　　　　　　　时间：_____

3. 注意事项

（1）在步骤 1 和步骤 2 中尽可能仔细地观察产品标签信息，尤其要注意发现该食品区别于其他同类食品的特征。

（2）在步骤 3 中进行计算时应注意单位的换算。

（3）在步骤 4 中食品营养标签解读总结表应尽可能完善，尤其要注意标注分析食品所含有的主要营养元素的种类及其含量。

第二节　食品营养价值分析

学习目标

■ 能根据食物感官判断质量。

■ 能够依据食品成分分析结果评定食品的营养学价值。

相关知识

食品营养品质检验主要包括感官检验、物理性质检验和化学特性检验 3 个方面的内容。其中，感官检验由于不需要特殊的仪器和设备，因此最为简单直接，也是比较常用的一种检验食品营养品质的方法。

一、常见食物感官判断知识

感官检验是利用人体感觉器官对食品进行分析鉴别的方法。即利用人体的味觉、嗅觉、视觉、听觉和触觉，对食品的各项指标如色泽、口味、气味、质地等做出评判，从而比较、分析和解释产品性质的一种检验方法。

1. 感官检验的作用

（1）分析型感官检验是以人的感觉器官为检验测量的工具，来评定样品的质量特性或鉴别多个样品之间的差异等。

（2）偏爱型感官检验是以样品为工具，了解人的感觉器官反应及倾向，在新产品开发的过程中对试制品的评价。在市场调查中多应用此类型的感官检验。

2. 食品感官检验的类型

（1）嗅觉检验是指通过被鉴定食品的气味作用于嗅觉器官引起的反应来评价食品的特性，如通过肉类、蔬菜和水果及豆制品等特有的气味来评价食物的品质。

（2）视觉检验是指通过肉眼来判断被鉴定食品的形态、色泽、结构、斑纹等外部特征，来评价食品的新鲜度、成熟度以及是否出现腐败变质等。

（3）味觉检验是指被鉴定食品中的可溶性呈味物质刺激舌面的味细胞（味蕾），通过味觉神经传入大脑皮层的味觉中枢而产生感觉，如酸、甜、苦、辣、咸等。

（4）听觉检验是指通过被鉴定食品作用于听觉器官所引起的反映，对食品进行评价的方法。同一个物品，当受到外来机械敲击时，发出的声音应当相同，当食品中的一些成分、结构发生变化后，敲击时发出的声音会发生变化，据此可以检验出许多产品的质量。如：敲打罐头，从敲打发出的声音可以判断出罐头的真空度高低、内容物多少和封口的紧密程度等。

（5）触觉检验是指通过手、皮肤表面接触物体时所产生的感觉来分辨、判断产品质量的一种感官评价方法，如检验食品的弹性、硬度、柔滑度、湿度、黏性、油性、粗糙度等。

3. 食品感官检验的基本方法

食品感官检验方法一般包括区别检验、描述型检验和情感检验 3 种。读者可扫描**二维码 24** 了解食品感官检验方法相关内容。

4. 食品感官检验注意事项

由于食品的感官检验是以人的感觉为基础，通过感官评价食品的各种属性的一种检验方法，因此，评价结果不但受客观条件的影响，也易受到检验人员的主观影响，所以要控制外部环境条件、参与检验的评价人员和样品制备等条件，使检验不受周围环境和个人观点的影响。检验人员要经过专业的系统培训，并且检验时使用统一判断标准。

5. 主要食品感官检验指标

由于不同食品的特性不同，因而进行感官检验时所采用的感官指标也不同，对每种食品指标我国都有相应食品卫生标准规定。以下列举部分食品的感官指标和标准号（表 13 - 8）。

表 13 - 8　部分食品感官指标和国家卫生标准

食品	项目	感官要求	标准号
灭菌纯牛（羊）乳	色泽	呈乳白色或微黄色	GB 25190
	滋味、气味	具有乳固有的香味，无异味	
	组织状态	呈均匀一致液体，无凝块、无沉淀、无正常视力可见异物	
乳粉	色泽	呈均匀一致的乳黄色	GB 19644
	滋味、气味	具有纯正的乳香味	
	组织状态	干燥均匀的粉末	
调制乳粉	色泽	具有应有的色泽	
	滋味、气味	具有应有的滋味、气味	
	组织状态	干燥均匀的粉末	
饼干	色泽	具有产品应有的正常色泽	GB 7100
	滋味、气味	无异嗅、无异味	
	状态	无霉变、无生虫及其他正常视力可见的外来异物	
糕点、面包	色泽	具有产品应有的正常色泽	GB 7099
	滋味、气味	具有产品应有的气味和滋味、无异味	
	状态	无霉变、无生虫及其他正常视力可见的外来异物	
植物油		具有正常的色泽、透明度、气味和滋味，无焦臭、酸败及其他异味	GB 2716
动物油脂	色泽	具有特有的色泽，呈白色或略带黄色、无霉斑	GB 10146
	滋味、气味	具有特有的气味、滋味，无酸败及其他异味	
	状态	无正常视力可见的外来异物	
鲜（冻）畜肉		无异味，无酸败味	GB 2707

注：更多食品卫生标准可通过卫生计生委网站查询。

二、食品检验单营养成分数据的解析要点

1. 了解食品的基本信息

进行食品营养成分数据解析时，全面了解食品的基本信息，对于评价食品的营养成分具有重要意义，包括食品的名称、生产厂家、生产日期、颜色性状、产品的原料、配料、保存条件等信息。同时要掌握该类食品的营养特征以及其各种营养成分的大致分布情况。

2. 了解食品检验单的信息

食品检验单中的数据是进行食品营养成分分析的依据，因此其检验结果的准确性直接关系到营养成分分析的正确与否。因此要全面了解检验信息，主要包括检测日期、检测单位、检测单位的资质、采用的检测方法、检测数据的完整性等信息。要确保所检验的样品

名称与送检样品一致，被检样品的检验日期在送检样品的保质期内。检验单位具有检验资质，并在检验单上盖章、签字，所采用的检验方法符合国家标准要求。

3. 统计分析食品的主要营养成分含量及比例

通过查阅食物成分表（2009）或根据掌握的各类食物的营养特征知识，统计分析该产品的营养成分数据是否与此类食品的基本营养特征相符。如果不相符，要结合该产品的配料表所列配料查找可能原因，没有明确原因，且营养成分含量明显较低的产品，可以怀疑其存在质量问题。

4. 分析被检样品营养特征

分析每种营养素在该食品中的含量和比例，给出每种营养素在该食品中的营养学评价结果，同时计算每份食品中各种营养素占 RNI 或 AI 的百分比，最后综合分析该食品的营养学特征，根据分析结果给出该食品的评价。

三、营养素及常见食物的来源

1. 营养素的种类

来自食物的营养素根据其化学性质和生理作用一般分为 7 类，即蛋白质、脂类、碳水化合物、矿物质、维生素、水和膳食纤维。

2. 各类营养素的食物来源

膳食指南（2016）中将食物分为五大类，每类食物中所含有的营养素含量和比例均不相同，因此对于每一种食物而言，其含有的各类营养素的营养价值也不相同（表 13 - 9）。

表 13 - 9　各类食物中含有的营养素

种类	营养素				
	蛋白质	脂肪	碳水化合物	矿物质	维生素
谷类	7.5% ~15%	1% ~4%	70% ~80%	磷、钙等	B 族维生素、维生素 E 等
豆类	20% ~40%	1% ~20%	25% ~60%	钙、铁等	维生素 B_1、B_2、E 等
蔬菜	1% ~2%	<1%	4%	钙、磷、铁、钾、钠、镁、铜等	维生素 C、B_2、胡萝卜素、叶酸等
水果	<1%	<1%	6% ~28%	钾、钠、钙、镁、磷、铁、锌等	维生素 C、胡萝卜素等
畜禽肉类	10% ~20%	2.5% ~90%	1% ~3%	铁、磷、硫等	B 族维生素、维生素 A 等
乳类	2.8% ~3.3%	3.0% ~5.0%	3.4% ~7.4%	钙、磷、钾、镁、钠等	B 族维生素、维生素 A 等
蛋类	>10%	8% ~12%	1% ~2%	磷、钙、钾、钠等	维生素 A、维生素 B_2 等
坚果类	12% ~25%	44% ~70%	9% ~80%	硒、钾、钙、锌、铁等	维生素 E、B 族维生素等

（1）蛋白质的食物来源。蛋白质广泛存在于动植物性食物中，动物性蛋白质质量好、利用率高，而植物性蛋白质利用率较低，由于我国居民以植物性食物为主，因此植物性食物提供的蛋白质在 50% 以上；大豆、乳及其制品也是优质蛋白质的食物来源。

（2）脂类的食物来源。膳食中脂肪主要来自于动物脂肪、植物的种子、植物油等。动物脂肪含饱和脂肪酸和单不饱和脂肪酸较多，多不饱和脂肪酸较少。海产动物和鱼中不饱和脂肪酸较多，特别是二十碳五烯酸和二十二碳六烯酸。植物种子、植物油中含不饱和脂肪酸较多，如亚油酸、α-亚麻酸。

（3）碳水化合物的食物来源。我国膳食的碳水化合物主要来源于谷薯类，全谷类食物中富含淀粉、膳食纤维；白糖、糖果、糕点、水果、含糖饮料中含有单糖和双糖；蔬菜水果中富含膳食纤维。

（4）矿物质的食物来源。矿物质广泛存在于动植物食品中，但每种食物中矿物质元素的含量和比例差别较大。钙的良好食物来源为奶及其制品、虾皮、芝麻酱、海带等；铁的良好食物来源为动物肝脏、全血、肉类、木耳等；碘的良好食物来源为海带、紫菜、海参、虾皮等；锌的良好食物来源为贝壳类海产品（如牡蛎）、红色肉类、动物内脏等；硒的良好食物来源为海产品和动物内脏。

（5）维生素的食物来源。各种维生素的结构和理化性质不同，在食物中的分布也不同。维生素 A 的良好食物来源为动物肝脏、鸡蛋、鱼肝油、牛奶等；胡萝卜素的良好食物来源为胡萝卜、红薯、菠菜等；维生素 B_1 的良好食物来源为谷类、豆类、酵母、动物内脏等；维生素 D 的良好食物来源为鱼肝油、蛋黄、肝脏等；维生素 C 的良好食物来源为新鲜蔬菜和水果。

四、常见乳类、饮料类食品营养价值

1. 乳品的营养价值及评价

乳及乳制品是营养成分齐全、组成比例适宜且容易消化吸收，营养价值较高的食品之一，主要提供优质蛋白质、维生素 A、维生素 B_2 和钙等，是婴幼儿、老年人和病人较理想的食物。

（1）乳及乳制品的分类和营养价值（详见本书第五章）

（2）液态乳的蛋白质和脂肪含量。液态乳是由生牛（羊）乳加工制成的液态产品，对于不同加工方法制备的液态乳中蛋白质和脂肪含量国家均有相关的规定标准，因此根据标准就可以获知这些乳制品中蛋白质和脂肪的大概含量（表 13-10）。

表 13-10　相关液态乳产品的蛋白质和脂肪含量标准表（%）

种类	消毒乳和灭菌乳		调味乳	
	蛋白质	脂肪	蛋白质	脂肪
全脂型	≥2.9	≥3.2	≥2.3	≥2.5
半脱脂型	≥2.9	1.0～2.0	≥2.3	0.8～1.6
全脱脂型	≥2.0	≤0.5	≥23	≤0.4

2. 饮料的营养价值及评价

随着食品加工技术和食品工业的发展，市场上出现了大量饮料，有助于补充人体的水分和相关的营养素。不同品种饮料其营养素的种类和含量相差较大，对人体的健康效应和作用也有很大的区别，针对不同的人群选择合适的饮料非常重要，这也说明正确评价各种饮料的营养价值具有重要意义。

（1）碳酸饮料是将二氧化碳气体和各种不同的香料、水、糖浆、色素等混合在一起而

形成的气泡式饮料。碳酸饮料一般可分为 4 种类型：果汁型（含有 2.5% 及以上的天然果汁）；果味型（以食用香精为赋香剂，原果汁含量低于 2.5% 的碳酸饮料）；可乐型（含有可乐、白柠檬、月桂、焦糖色素或其他类似辛香的果香混合香气的碳酸饮料）；其他型（苏打水、盐汽水、乳蛋白碳酸饮料、冰激凌汽水等）。

（2）果汁饮料是以水果为原料经过物理方法如压榨、离心、萃取等得到的产品。也有一些产品中加入糖、酸味剂等配料。各种不同产品可含有不同种类的维生素和活性物质，具有抗氧化、助消化等作用。

（3）蔬菜汁饮料是用新鲜或冷藏蔬菜（包括可食的根、茎、叶、花、果实，食用菌，食用藻类及蕨类）等为原料，经加工制成的制品；分为蔬菜汁饮料、复合果蔬汁、发酵蔬菜汁饮料、食用菌饮料、藻类饮料、蕨类饮料等；具有抗氧化、补充膳食纤维等作用，对人体健康具有重要作用。

（4）含乳饮料是指以鲜乳或乳制品为原料，经发酵或未经发酵加工制成的制品。主要分为配制型含乳饮料和发酵型含乳饮料，配制含乳饮料是以鲜乳或乳制品为主要原料，加入糖、果汁（或水、可可、食用香精等）及着色剂等配料的乳饮料；发酵型含乳饮料是鲜乳或乳制品发酵，加入糖、食用香精等配料后制成的饮料。

（5）植物蛋白饮料是以植物果仁、果肉及大豆为原料（如花生、杏仁、大豆、核桃仁、椰子等），经加工、调制后，再经灭菌或无菌包装制备的饮料。包括豆乳类饮料、椰子乳（汁）饮料、杏仁乳（露）饮料、其他植物饮料。

（6）饮用水指可以不经处理、直接供给人体饮用的水。

天然矿泉水是指在特殊地质条件下形成的，含有一定量矿物质元素和二氧化碳气体等，对人体健康具有重要意义。

饮用纯净水是以符合生活饮用水卫生标准的水为水源，采用电渗析法、蒸馏法、反渗透法、离子交换法及其他适当的加工方法，去除水中的有机成分、矿物质、有害物质及微生物等制成的水。

其他饮用水由符合生活饮用水卫生标准的、采用地下形成流至地表的泉水或高于自然水位的天然蓄水层喷出的泉水或深井水等水源加工制备的水。

（7）运动饮料是根据运动时生理消耗的特点而制备的，有针对性地补充运动时丢失的营养成分，起到保持、提高运动能力，加速运动后消除疲劳的作用。

（8）固体饮料是指以乳、乳制品、糖、果汁、蛋、蛋制品或食用植物提取物等为主要原料，添加适量的辅料或食品添加剂制成的固体制品，呈颗粒状、粉末状或块状，如速溶咖啡、麦乳精等。

（9）含醇饮料指酒精含量在 3% ~ 5%（体积比）的流质食品，如啤酒及汽水等。啤酒是以麦芽为主要原料，加入啤酒花，经酵母发酵制备的饮料。

（10）我国还有一些其他饮料如保健饮料、茶饮料和各类冷饮品饮料等。

3. 果汁饮料的营养价值

（1）果汁（浆）及果汁饮料（品）类是用新鲜或冷藏水果为原料，经加工制成的制品。包括果汁、果浆、浓缩果浆、果肉饮料、果汁饮料、果粒果汁饮料、水果饮料浓浆和水果饮料等。

（2）果汁是采用机械、渗滤或浸取等加工工艺将水果加工制成未经发酵但能发酵的汁液，具有原水果果肉的色泽、风味和可溶性固形物含量，最大限度地保留了鲜果中的各种营养成分。

（3）果浆是采用打浆工艺将水果或水果的可食部分加工制成未发酵但能发酵的浆液，具有原水果果肉的色泽、风味和可溶性固形物。

工作内容与方法

一、食用油的感官品质检验

1. 工作准备

（1）实验室环境。实验室应保持安静、照明状况良好、远离噪声、通风良好、附近无其他气味来源和其他干扰，室温以 20～22℃ 为宜，相对湿度在 50%～55%。

（2）人员要求。检验人员应身体健康，各感官功能无缺陷。

（3）样品准备。准备 3 份食用油样品，其中 1 份为对照样品（为优质油），1 份同样为优质油，1 份为质量较差发生颜色改变并有异味的样品油。将后两份油进行随机数字编码（如 27，06），以两种组合方式（27/06，06/27）进行排列。样品的制备、编号、排序等都应遵循随机化及盲标原则。除了教师知道样品来源、类型、编号外，样品的制备者、传送者、检验人员均不可以知道样品的详细信息。

（4）器皿选择。样品应盛装在清洁、无味的器皿中，应选用白色、透明、简单的器皿，也可选用一次性器皿，但不能对感觉器官有强烈刺激，器皿应该一致，器皿和样品的数量应足够。

（5）用于感官检验的工具。用于感官检验的工具包括烧杯、玻璃棒、玻璃扦油管、水浴箱等。

（6）记录表。记录表的内容应包括检验日期、检验人员姓名、组号、检验样品编号、检验结果等信息。

（7）纸、笔、计算器等。

2. 工作步骤

步骤 1　分组

将检验人员随机分为 2 组。

步骤 2　分发样品

将准备好的 3 份样品分发给检验人员，并讲明哪份为对照样品，另外 2 份样品以两种不同的组合顺序送给检验人员。要求检验人员先检验对照样品的感官检验指标，然后按照给定的组合顺序观察另两份样品，判断出另外两份样品和对照相同或不同。3 份样品全部完成一项指标的检验后，再进行下一项指标的检验。

步骤 3　感官检验

（1）色泽观察。将 3 份样品分别混匀并过滤于烧杯中，油层高度不得小于 5mm，在室温下先对着自然光观察，然后再置于白色背景前借其反射光线观察并描述观察到的颜色，如白色、灰白色、淡黄色、黄色、橙色、柠檬色、棕黄色、棕色、棕红色、棕褐色等。

（2）气味观察。将试样倒入150mL烧杯中，置于水浴箱上，加热至50℃，用玻璃棒迅速搅拌、并嗅其气味。在检验每份样品之间需间隔3min，让检验人员呼吸清新空气，以减少样品间的干扰。

（3）滋味品尝。将试样倒入150mL烧杯中，置于水浴箱上，加热至50℃，并蘸取少许试样，辨尝其滋味，按正常、焦糊、酸败、苦辣等进行描述、记录。

（4）杂质和沉淀。将洁净的玻璃扦油管插入盛油容器的底部，吸取油脂，直接观察有无沉淀物、悬浮物及其含量的多少。

（5）水分检验。从盛油容器中取出少许油脂涂抹在易燃的纸片上，点燃。如果在燃烧过程中纸面出现气泡，并且发出"吱吱"声，说明油脂中较多水分，超过标准。

步骤4　填写记录并评价

在观察前填写检验日期、检验者姓名、分组、样品编号和顺序等信息，在检验过程中每观察完一项指标就及时将观察结果记录在记录表中，并根据结果判断出哪个样品与对照样品相同，哪个样品不同，指出哪个被检样品质量不好。

表13-11　食用油感官检验评价表（3点检验评分样例）

日期： 姓名： 组别： 样品检验顺序：对照样品、27、06 或对照样品、06、27 检验结果： 样品编号　　对照样品　　　27（或06）　　　　06（或27） 　　　　色泽 　　　　气味 　　　　滋味 　　　　杂质 　　　　水分 结论（指出哪个与对照不同）：

　调查员：_____　　　　　　　　　　　　　　　　　时间：_____

注：《食用植物油卫生标准》（GB 2716—2005）中规定植物油的感官品质应具有正常的色泽、透明度、气味和滋味，无焦臭、酸败及其他异味。

二、根据食品成分分析结果评定乳制品、饮料、粮油类食品营养价值

（一）根据食品成分分析结果评定乳制品的营养价值

1. 工作准备

（1）样品的准备。从市场上选购3～5种乳制品，包括液态乳、酸乳、乳粉等不同种类。查看食品营养标签，并列出主要营养成分及含量（表13-12）。

表 13 –12　几种乳制品主要营养成分含量（样例）

营养成分	牛乳	酸乳	乳粉	乳酪
蛋白质/（g/100g）	3.4	2.7	20.1	25.7
脂肪/（g/100g）	3.9	3.2	21.2	23.5
碳水化合物/（g/100g）	5.1	12.5	49.9	3.5
维生素 A/（μg RAE/100g）	24	26	77	152
核黄素/（mg/100g）	0.14	0.15	0.28	0.91
钙/（mg/100g）	58	118	676	799
磷/（mg/100g）	89	134	475	516

（2）计算器 1 个或者营养计算软件、记录纸、笔。

2. 工作步骤

步骤 1　根据食品标签或食物成分表中的食品描述列出各种乳制品的主要营养成分。

步骤 2　根据已掌握的乳及乳制品相关知识，写出各乳制品的主要加工工艺。

步骤 3　以液态乳（牛乳）的营养成分为基础，比较各种乳制品营养素含量差异。

步骤 4　结合加工工艺写出对乳制品营养价值的评价。

本例选取牛乳、酸乳、乳粉和乳酪 4 种乳制品，其均以全脂牛乳为主要原料。乳粉在加工过程中加入了白糖和复合维生素。以牛乳中各营养素的含量为基础，比较其他乳制品的营养价值，即用其他乳制品中的营养素的含量除以牛乳中相应营养素的含量，计算其比值，将结果列表（表 13 –13）。

表 13 –13　几种乳制品营养价值评价（样例）

项目		牛乳	酸乳	乳粉	乳酪
主要原料		鲜牛乳	鲜牛乳	鲜牛乳、白糖、复合维生素等	鲜牛乳、食盐等
加工方法		消毒/灭菌	发酵	浓缩、喷雾干燥	凝乳、去乳清等
各主要营养素含量与牛乳的比值	蛋白质	1	0.79	5.91	7.56
	脂肪	1	0.82	5.44	6.03
	碳水化合物	1	2.45	9.78	0.69
	维生素 A	1	1.08	3.21	6.33
	核黄素	1	1.07	2.00	6.50
	钙	1	2.03	11.66	13.78
	磷	1	1.51	5.34	5.80

步骤 5　评价

（1）酸乳中蛋白质、脂肪、维生素 A、核黄素含量和牛乳相近，钙含量高 1 倍，磷含量也有所增高。酸乳因发酵，蛋白质、脂肪部分降解，易于消化吸收，所以酸乳营养价值要优于牛乳。

（2）乳粉中的各种营养素含量均高于牛乳，这与其采取的加工工艺有关。

（3）乳酪中蛋白质、脂肪、维生素 A、核黄素、钙的含量均比牛乳高 6 倍以上，大部分营养素的含量要高过乳粉，表明乳酪的营养价值较高。

（二）根据食品成分分析结果评定饮料的营养价值

1. 工作准备

（1）市售的几种不同种类饮料的食品标签，如果汁饮料、碳酸饮料、植物蛋白饮料、含乳饮料、运动饮料等。

（2）食物成分表（2009）或营养计算软件，记录表、笔和计算器。

（3）复习饮料的相关分类知识。

2. 工作步骤

步骤 1　根据饮料的名称、配料表，将饮料进行分类。

步骤 2　根据食品标签、配料表或食物成分表，列出各种饮料的营养成分和能量值（表 13 - 14）。

步骤 3　根据每种饮料的营养素含量和比例分析其营养特点。

步骤 4　分析不同种类的饮料适合的人群。

表 13 - 14　不同种类饮料营养价值的对比（样例）

	项目	碳酸饮料	橙汁饮料	植物蛋白饮料——杏仁露	酸乳饮料
	配料	碳酸水（水、二氧化碳）、白砂糖、焦糖色、磷酸、香料等	水、白砂糖、橙汁、维生素 C	水、杏仁、白糖	鲜牛乳、水、砂糖、乳酸、优酸乳
营养成分	能量/（kcal/100g）	43	42	51	53
	蛋白质/（g/100g）	0.1	0.3	0.8	1.3
	脂肪/（g/100g）	0	0	2.1	1.2
	碳水化合物/（g/100g）	10.6	10.2	6.8	9.2
	膳食纤/（g/100g）	—	0.2	—	—
	视黄醇当量/（μgRAE/100g）	—	46	—	5
	维生 C/（mg/100g）	—	32	—	—
	钠/（mg/100g）	3.5	2.8	62.3	48
	钾/（mg/100g）	0.8	142	3	101
	钙/（mg/100g）	2.5	10	20	31
	磷/（mg/100g）	11	12	12	30

步骤 5　评价

（1）碳酸饮料由于含糖，且其他营养素含量较低，不适宜长期饮用。

（2）橙汁饮料因为含有果肉成分，因此含有一定量的胡萝卜素、膳食纤维、维生素 C 和矿物质等，有一定营养价值，可以补充机体的维生素和矿物质。

（3）植物蛋白饮料因其含有蛋白质和脂类，所以提供的能量较高，同时还提供钙等矿物质，营养价值较高。

（4）酸乳饮料中含有乳制品成分，所以蛋白质、脂肪、矿物质含量较高。

对饮料进行评价时要注意综合考虑多方面的因素，除了饮料中的各种营养素的含量和比例外，还要考虑其中的特殊成分可能对人体健康造成的影响，如饮料中的糖、咖啡因、过敏原物质等。

步骤 6　集中讨论

（1）每种饮料的营养特点是什么？

（2）每种饮料适合的饮用人群？

（三）根据食品成分分析结果评定粮油类制器的营养价值

1. 工作准备

（1）准备 3~5 份粮油制品及其营养成分检验报告单。

下面列举两个产品的检验报告样例（表 13－15、表 13－16）。

表 13－15　××调和油营养成分检验报告（样例）

××检测中心检验报告

样品名称：××调和油	样品编号：20161001
送检单位：××食品有限公司	生产日期/批号：2016.09.29
样品包装：桶装，5kg/桶	样品性状：液态、淡黄色
存放条件：室温	送检日期：2016.10.09

检测结果

检测项目		含量
脂肪（g/100g）		99.9
脂肪酸（%脂肪）	C14：0	0.2
	C16：0	17.2
	C16：1	0.4
	C18：0	2.1
	C18：1	53.0
	C18：2	17.8
	C18：3	7.4
	C20：0	0.6
	C20：1	1.2

调查员：＿＿＿＿＿＿　　　　　　　　　　　　　　　　时间：＿＿＿＿＿＿

表 13 – 16　××馒头营养成分检验报告（样例）

××检测中心检验报告

样品名称：××馒头、豆面馒头	样品编号：20161002
送检单位：××食品有限公司	生产日期/批号：2016.09.29
样品包装：袋装，10 个/袋	样品性状：固态、白色
存放条件：室温	送检日期：2016.10.09

检测结果

项目	样品种类	
	馒头	豆面馒头
蛋白质/（g/100g）	7.9	11.2
脂肪/（g/100g）	1.2	2.9
碳水化合物/（g/100g）	49.1	43.6
水分/（g/100g）	40.5	31.6
总膳食纤维/（g/100g）	1.3	3.3
维生素 B_1/（mg/100g）	0.28	0.10
维生素 B_2/（mg/100g）	0.29	0.10

调查员：_____　　　　　　　　　　　　　　　　　　时间：_____

（2）查看粮油制品的生产单位、生产日期、配料表、性状等信息。

（3）了解营养成分检验的检验单位资质，如是否具有食品营养成分检验的资格，实验室是否通过质量认证或国家认可（CNAS、CMA 等），同时要查看其采用的营养成分分析方法和相应的国家标准。

（4）掌握各类粮油制品的营养特征以及其各种营养成分的大致分布情况。

（5）食物成分表（2009）、相应计算软件，计算器、纸、笔。

（6）设计食物营养成分检验报告解读记录表。

2. 工作准备

步骤1　信息确认

（1）检查所检验的样品名称与送检样品是否一致。

（2）检查被检样品的检验日期是否在送检样品的保质期内。

（3）检查检验单位是否具有检验资质，检验单位是否盖章和签字。

（4）检查所采用的检验方法是否符合国家标准要求。

注意：只有以上内容经过确认无误后，才能进行下一步的检验报告解析工作。

步骤2　浏览主要营养成分含量及比例

通过查阅食物成分表（2009）或根据掌握的各类食物的营养特征知识，评判该产品的营养成分数据是否基本符合此类食品的基本营养特征。如果不符合，结合该产品的配料表所列配料查找可能原因，没有明确原因，且营养成分含量明显较低的产品，可以怀疑其存在质量问题（表 13 – 17）。

表 13 – 17　食品营养成分比较（样例）

食品种类	同类食品营养学特征	检验报告数据是否与同类食品相符合	如果不符合，可能的原因
植物油	脂肪 > 99%	基本相符	
馒头	小麦粉碳水化合物 71% ~ 78%，蛋白质 10% ~ 12%，脂肪 1% ~ 2.5%	基本相符	
豆面馒头	小麦粉碳水化合物 71% ~ 78%，蛋白质 10% ~ 12%，脂肪 1% ~ 2.5%	蛋白质高	增加了豆类制品

注：由于食品在加工过程中水分会发生变化，从而导致营养素密度发生改变，因此在分析食物营养成分特征时，要将其换算成干物质后再与同类产品进行比较，换算公式如下：

$$营养成分含量（g/100g\ 干物质） = \frac{食物营养成分含量（g/100g\ 食物）}{100 - 水分含量（g/100g\ 食物）} \times 100$$

以馒头蛋白质含量为例，查食物成分表（2009），小麦粉（标准粉）中蛋白质含量为 11.2g/100g，水分含量为 12.7g/100g，折合成干物质后蛋白质含量为 12.8g；检验报告中馒头蛋白质含量为 7.8g/100g，水分含量为 40.5g/100g，折合成干物质后蛋白质含量为 13.1g，与小麦粉（标准粉）含量基本相符。

步骤 3　分析被检样品营养特征

（1）如果检测产品中碳水化合物的含量明显高于同类产品，可能是添加糖或其他高碳水化合物的物质，若确有添加要注意其对 GI 的影响情况。

（2）如果检测产品中蛋白质的含量明显高于同类产品，要分析其增高的原因；如同时检测了氨基酸含量，可以对比人体氨基酸模式，评价其蛋白质的价值。

（3）如果检测产品中脂肪含量明显高于同类产品，要分析其来源；如检测了脂肪酸，可鉴别油脂的来源和特征，评价其脂肪酸组成，并分析其对消费者健康的可能影响。

（4）如果检验报告中有维生素、矿物质、膳食纤维、功效成分等数据，可与食物成分表（2009）进行比较，评价该产品关于这些营养素的特征。

（5）通过检验所得的各种营养素含量，可以计算每份食品中各种营养素占 RNI 或 AI 的百分比。

步骤 4　评价和建议

结合产品配方营养特征分析给出产品评价，并针对本产品可能包含的营养特征提出进一步分析的建议，以便加深对产品的认识。

步骤 5　备案

将以上检测分析所得结果和建议备案（表 13 – 18）。

表 13 – 18　食物营养成分检验报告解读记录表（样例）

1. 样品信息
　　样品名称：_____　　　生产商：_____　　　生产日期/批号：_____
　　样品配料：

---

2. 检验单位：
　　检验项目检验标准

---

3. 报告解读
　　（1）检验食物的营养成分数据是否基本符合本类产品的营养学特征？如果不符合，可能的原因是什么？
　　（2）该食物提供哪些营养素？和其他同类产品相比，具有哪些营养特点？
　　（3）该食物提供的营养素占人体需要量的百分比是多少？

评价和建议：

调查员：_____　　　　　　　　　　　　　　　时间：_____

本章小结

　　本章从具体的食品营养标签入手，介绍了食品样品的抽样方法和食品标签内容基本知识食品以及原料配方基本格式。重点介绍了食品添加剂的功能，营养标签构成和营养素参考数值，并以具体标签为例，对标签的格式、营养知识进行了解读。通过不同的分析方法，解析了食品检验单的营养成分数据并对常见的食品介绍了进行初步营养评价的方法。

本章编写：山东泰山医学院　　刘雪娜　讲师
　　　　　　吉林大学　　　　　　徐　坤　副教授

第十四章　社区营养管理和营养干预

社区营养管理和营养干预，是在社区内运用营养学知识和技术，针对社区人群营养问题所开展的一项综合工作。包括对食物生产、食物供给、营养需要、膳食结构、饮食行为、社会经济、营养政策、营养教育及对营养性疾病进行预防和干预等，是实现社区营养管理科学化的基础。

第一节　营养与健康信息的收集

营养信息、健康信息的收集是社区营养管理工作的首要工作。社区营养工作者只有具备营养与健康信息收集及营养档案建立与管理的基本能力和访谈、调查和入户动员交流分析的能力，才能与社区居民面对面收集准确可靠的信息。

学习目标

■ 能进行访谈和填写调查表。
■ 能进行入户动员。

相关知识

一、人员登记与访谈技巧

1. 社区人群的特点

同一社区的人群生活在相同的地域，享有共同的生活配套设施，具有相似的人文背景、生活方式等。

（1）社区人群具有多元性。包含各个年龄阶段、各个收入阶层、各种文化层次以及不同健康或疾病状态的人群，每一类人群都有其各自的营养膳食特点。

（2）社区人群具有一定的稳定性。社区中的绝大部分居民在没有不可抗力作用存在时（如严重的自然灾害、迁徙等），在一定时期内不会有大的变动，社区人群数量和结构基本稳定，固定人群的信息是营养与健康信息收集工作的重要内容。

（3）社区人群具有一定的流动性。现代社会的人员流动性大，这一特征在经济发达的地区较明显。在社区营养工作中，要辨别社会流动人群是在本社区长期定居还是短时间阶段性居住，根据具体情况考虑是否将其纳入营养与健康信息采集人员范围。

2. 社区人群的分类

社区人群按照年龄可分为婴幼儿、学龄前儿童、学龄儿童、青少年、青年、中年人、老年人等；按照性别可分为男性人群、女性人群；按照经济收入可分为低收入人群、中等收入人群和高收入人群；按照文化程度可分为硕士研究生及以上学历、本科学历、专科学历、高中及中专学历、初中及以下学历、文盲；按照民族可分为单一民族社区和多民族聚居社区。

3. 人员登记

社区人员登记是营养与健康信息收集工作的关键环节。通过人员登记，能够修正社区原有信息，如姓名、年龄、民族、文化程度等，登记新生儿和已故人员信息等。进行社区人员登记时，需对行政区域代码、社区代码进行核实，对社区人员进行编码。

社区人员登记的内容包括核对个人信息是否正确（姓名、年龄、民族、身份证编码、婚否）、确认家庭成员关系、判断是否为社区常住居民等。职业、个人健康情况、家庭或个人的饮食、个人嗜好、家庭或个人对膳食营养的认识程度等。

社区人员登记的原则有3点：信息力求真实，坚决杜绝伪造；严谨核对信息，保持信息一致性、及时性；不漏一户、不落一人。

4. 访谈技巧

公共营养师在访谈过程中要合理运用谈话技巧、倾听技巧、反馈技巧和非语言技巧，以顺利开展访谈与调查等工作。

1）谈话技巧

谈话应面带微笑、有必要的寒暄，使用合适的称谓、规范的普通话，谈话过程中要有适当的停顿。语速适中，语言表达要简洁、明了、流畅、易懂，富有亲和力。

谈话是入户动员调查咨询的第一步，也是社区营养与健康信息收集的重要手段。谈话时，应目光柔和、与对方平视、减少不必要的手势，不要打断对方谈话，尽量看着对方的眼睛，可用点头或者微笑表示赞同。

谈话过程中应根据谈话对象的身份、文化层次选用适当的交流语言，必要时应使用平实语言和通俗易懂的习惯用语。避免晦涩难懂的词汇，以影响双方的交流。

2）倾听技巧

倾听是双方交流中的重要形式。工作人员在倾听被访谈者谈话时，应身体姿态略向前倾自然端坐，目光要与对方相视，切勿四处游移。工作人员可在倾听中正确分析并将要点进行记录。

3）反馈技巧

所谓反馈就是在沟通过程中，信息的接受者向信息的发生者做出回应的行为。常用反馈方法有三点：肯定性反馈，可用点头、微笑等非语言形式表示肯定；否定性反馈，即直截了当地否定，但此种方法往往不可取；模糊性反馈，适用于暂时回避某些敏感问题。

4）非语言技巧

非语言沟通是通过身体动作、体态、语气语调等方式交流信息、进行沟通的过程。工作人员应身着职业装，整齐、大方、庄重。

5. 访谈的注意事项

访谈顺序适当调整。入户访谈时，在把握访谈主题的前提下，对访谈顺序可按实际情况进行适当调整，不必严格按调查表顺序依次发问，可根据现场情况灵活把握交谈节奏和顺序。如可以生活交流的形式从家庭生活情况谈起，可先问被访者年龄、家庭成员情况、什么职业，再问姓名、民族、经济状况、身体状况等内容。

注意各调查项目之间的逻辑关系。在调查表中，有很多问题之间存在逻辑关系，如"婚姻状况"和"是否有子女"。一般情况下如果前者选择是"未婚"，后者就可以直接跳过。

注意敏感问题的提问方式。如调查某老年人的婚姻状况，要考虑到这个问题的敏感性。可以事先询问老人的邻居或亲属或委婉地问"您一个人在家吗，您家里其他人呢？"某些敏感问题可能会导致整个调查过程比较尴尬甚至使被调查者不配合，有的敏感问题可以通过邻居或周围的人进行询问。

注意访谈场合。如果有第三人在访谈现场时，要注意隐私问题，"收入""婚姻状况"属于个人隐私问题，这类问题尽量选择没有第三人在场时提问。

紧扣访谈主题，避免离题太远。访谈过程中，有些调查对象遇到感兴趣的话题时会滔滔不绝，甚至偏离访谈主题。遇到这种情况，应尽快找到合适机会，礼貌地把话题引回访谈主题，但不要武断制止。

6. 被调查者拒绝接受访谈的情况处理

1）被调查者对调查目的有顾虑

当被调查者对提出的调查问题和调查目的有顾虑时，工作人员应当出示自己的工作证件和相关证明，并解释进行本次营养调查的意义。如有居委会或村委会等社区工作人员陪同，社区工作人员应帮助解释，以尽快取得被调查者的信任和认可。

2）被调查者对个人信息保密程度有顾虑

当被调查者对提供的个人信息保密程度有顾虑时，应当向被调查者说明个人信息仅供研究，不会挪作他用。作为工作人员有义务和责任严格遵守国家相关法律规定，对调查者的信息严格保密。

3）被调查者不方便或没时间

工作人员若与被调查者多次相约都被对方以种种理由推辞或婉言谢绝时，则表明被调查者可能不愿参与。面对这种情况，应当迅速进入访谈话题，尽快使被调查者进入访谈气氛。如被调查者仍表示拒绝甚至冷言相对，应当礼貌告辞，再找合适的时机访谈。也可以通过社区工作人员或寻找与被调查者相熟的人再次陪同前往。经尝试多种办法后，如被调查者仍表示拒绝，应尊重其拒绝的权利。读者可扫描**二维码25**了解调查表填写相关内容。

二、填表注意事项

各种主题内容的调查表是进行社区营养管理与营养干预的最基础的内容，也是获得社区人群各类信息的直接来源。

1. 常用社区调查表

常用的调查表有《社区居民基本信息调查表》《社区居民营养状况调查表》《社区居民健康状况调查表》等。其中《社区居民基本信息调查表》是最常用的调查表，在各类调查、访谈中经常用到。

1）《社区居民基本信息调查表》

《社区居民基本信息调查表》（表14-1）主要调查社区居民的基本情况，如姓名、性别、年龄、民族、婚姻状况、职业、经济状况等，是各类调查、访谈的基础调查表。

表 14 – 1　社区居民基本信息调查表

编码（ID）：_____　　　　　　　　　　　　　　调查时间：_____

　　您好！为提高本社区居民的营养与健康水平，为本社区居民建立营养与健康档案，特进行此次调查。希望您积极配合，认真回答问题。谢谢！

　　您的个人信息将会被存入社区居民健康管理档案，我们将为您保密。

　　　　　　　　　　　　　　　　　　　　　　　　　　　×××××（单位）

　　填表说明：请在□或_____处填写

A1. 姓名：_____
A2. 家庭住址：_____
A3. 联系方式：_____
A4. 出生日期：_____
A5. 性别：
　　1. 男　　2. 女　　　　　　　　　　　　　　　　　　　　　　　□
A6. 您的民族是：□
　　1. 汉族　　2. 回族　　3. 其他_____
A7. 您的文化程度是：　　　　　　　　　　　　　　　　　　　　　　□
　　1. 文盲　　2. 小学　　3. 初中　　4. 高中、中专或技校　　5. 本科、专科
　　6. 硕士研究生及以上
A8. 您的婚姻状况是：　　　　　　　　　　　　　　　　　　　　　　□
　　1. 未婚　　2. 初婚　　3. 再婚　　4. 离异　　5. 丧偶
A9. 您的职业是：　　　　　　　　　　　　　　　　　　　　　　　　□
　　1. 国家机关、党群组织、企事业单位管理人员　　2. 国家机关、党群组织、企事业单位办事员
　　3. 专业技术人员　　4. 商业、服务业人员　　5. 教育工作者　　6. 农、林、牧、渔生产有关人员
　　7. 工人　　8. 学生　　9. 军人　　10. 个体经营者　　11. 待业　　12. 退休人员
A10. 您家里有几口人？_____
A11. 您家庭人均年收入是多少？　　　　　　　　　　　　　　　　　　□
　　1. 低于800元　　2. 800 ~ 1999元　　3. 2000 ~ 4999元　　4. 5000 ~ 9999元　　5. 10000 ~ 19999元
　　6. 20000元以上

调查员编号：_____　　　　　时间：_____　　　　　签字：_____

2.《社区居民营养膳食情况调查表》

　　《社区居民营养膳食情况调查表》（表14 – 2）的主要内容包括一般情况调查（即基本情况调查）和膳食营养情况调查。此外，营养知识掌握情况也属于营养调查常见的调查内容。

表 14 – 2　社区居民营养膳食情况调查表

编码（ID）：_____

　　您好，为了解和提高本社区居民的膳食营养状况，社区×××单位开展居民营养膳食状况调查，调查中的所有信息都是保密的，所有数据仅作分析研究，被调查人的姓名不被记录。希望得到您的支持。谢谢您的合作！

　　　　　　　　　　　　　　　　　　　　　　　　　　　×××单位落款

　　填表说明：请在□或_____处填写

一、一般情况

　　A1. 您的年龄_____岁
　　A2. 您的性别　　（1）男　　　（2）女　　　　　　　　　　　　□
　　A3. 您的民族　　　　　　　　　　　　　　　　　　　　　　　　□
　　　　（1）汉族　　（2）回族　　（3）满族　　（4）维吾尔族　　（5）其他

A4. 您的婚姻状况　　　　　　　　　　　　　　　　　　　　　　　　☐

    （1）已婚　　　（2）再婚　　　（3）离异　　　（4）丧偶　　　（5）分居　　　（6）未婚

A5. 您的文化程度　　　　　　　　　　　　　　　　　　　　　　　　☐

    （1）文盲　　　（2）小学　　　（3）初中　　　（4）高中或中专　　　（5）大专及以上

A6. 您的职业　　　　　　　　　　　　　　　　　　　　　　　　☐

    （1）国家机关及事业单位工作人员　　　　　（2）企业职工　　　（3）商业服务人员　　　（4）驾驶员

    （5）离退休人员　　　（6）医务卫生人员　　　（7）教育工作者

    （8）临时工或无业人员　　　　（9）从事农、林、渔、牧业劳动者

    （10）其他

A7. 您家每月人均收入是多少？　　　　　　　　　　　　　　　　　　☐

    （1）＜400 元　　　（2）500～800 元　　　（3）900～1400 元

    （4）1500～2000 元　　　（5）3000～5000 元　　　（6）＞8000 元

A8. 您的体重公斤（取 1 位小数）_____。

A9. 您的身高厘米（取整数）_____。

二、膳食营养情况

过去 30 天内，您平均每周有几天是吃以下食物？

B1. 新鲜的蔬菜和水果　　　　　　　　　　　　　　　　　　　　　☐

    （1）5～7 天　　　（2）3～4 天　　　（3）1～2 天　　　（4）＜1 天　　　（5）记不清

B2. 瘦肉、鱼、禽　　　　　　　　　　　　　　　　　　　　　　　☐

    （1）5～7 天　　　（2）3～4 天　　　（3）1～2 天　　　（4）＜1 天　　　（5）记不清

B3. 豆类或豆制品　　　　　　　　　　　　　　　　　　　　　　　☐

    （1）5～7 天　　　（2）3～4 天　　　（3）1～2 天　　　（4）＜1 天　　　（5）记不清

B4. 蛋类　　　　　　　　　　　　　　　　　　　　　　　　　　　☐

    （1）5～7 天　　　（2）3～4 天　　　（3）1～2 天　　　（4）＜1 天　　　（5）记不清

B5. 奶及奶制品　　　　　　　　　　　　　　　　　　　　　　　　☐

    （1）5～7 天　　　（2）3～4 天　　　（3）1～2 天　　　（4）＜1 天　　　（5）记不清

B6. 甜食，如甜点心、冰激凌、奶糖等　　　　　　　　　　　　　　　☐

    （1）5～7 天　　　（2）3～4 天　　　（3）1～2 天　　　（4）＜1 天　　　（5）记不清

B7. 含油和脂肪多的食物，如：油炸食品、肥肉等　　　　　　　　　　☐

    （1）5～7 天　　　（2）3～4 天　　　（3）1～2 天　　　（4）＜1 天　　　（5）记不清

B8. 腌制或熏制食品　　　　　　　　　　　　　　　　　　　　　　☐

    （1）5～7 天　　　（2）3～4 天　　　（3）1～2 天　　　（4）＜1 天　　　（5）记不清

B9. 过去 30 天内，您的口味与当地一般人相比　　　　　　　　　　　☐

    （1）非常咸　　　（2）稍咸　　　（3）一样　　　（4）略淡　　　（5）很淡　　　（6）不知道

B10. 过去 30 天内，您家烹调用的油是哪一种？　　　　　　　　　　☐

    （1）动物油　　　（2）植物油　　　（3）动物油和植物油各半

    （4）多动物油少植物油　　　（5）多植物油少动物油　　　（6）不知道

B11. 过去 30 天内，您吃过几次动物肝、肾、脑？　　　　　　　　　☐

    （1）＞4 次　　　（2）3～4 次　　　（3）1～2 次　　　（4）0～1 次　　　（5）记不清

三、营养知识掌握情况

下列有关合理膳食的知识，您是否知道？

C1. 下列那些食品含胆固醇高（此题可多选）　　　　　　　　　　　　☐

    （1）豆腐　　　（2）苹果　　　（3）蛋黄　　　（4）动物脑及内脏　　　（5）不知道

续表

C2. 多吃含胆固醇高的食物易患那种疾病？ ☐

    （1）冠心病   （2）肿瘤   （3）消化不良   （4）不知道

C3. 吃盐过多，对血压有什么影响？ ☐

    （1）易患高血压   （2）使血压降低   （3）血压不变   （4）不知道

C4. 哪种饮食习惯容易导致糖尿病？（此题可多选） ☐

    （1）常吃含盐多的食物   （2）常吃高脂肪的食物   （3）常吃高糖食物   （4）不知道

调查结束，谢谢您的配合！

调查员编号：＿＿＿＿＿＿   ＿＿＿＿年＿＿＿＿月＿＿＿＿日

3）《社区居民健康信息调查表》

《社区居民健康信息调查表》（表 14－3）调查内容较多，主要调查内容包括基本情况、健康状况、膳食情况、运动情况、健康相关的行为习惯、体格检查情况和疾病用药史等。

表 14－3 社区居民健康信息调查表

编码（ID）：＿＿＿＿＿＿

    您好，为了了解和提高社区居民的健康状况，现开展居民健康信息调查，您的个人信息将会被存入社区居民健康管理档案，调查中的所有信息都是保密的。谢谢您的合作！

                                        ×××单位落款

    填表说明：请在☐或＿＿＿＿处填写

一、基本情况

1. 姓名：＿＿＿＿＿＿   身份证号：☐☐☐☐☐☐☐☐☐☐☐☐☐☐☐☐☐☐

2. 性别：☐男   ☐女

3. 出生日期：☐☐☐☐☐☐☐☐

4. 民族：☐汉族   ☐回族   ☐壮族   ☐满族   ☐其他

5. 婚姻状况：☐未婚   ☐已婚   ☐离异   ☐丧偶   ☐其他

6. 文化程度：☐小学   ☐初中   ☐高中与中专   ☐大专   ☐本科以上

7. 职业：☐机关干部   ☐医药卫生   ☐公司职员   ☐科技人员   ☐金融   ☐工人   ☐农民

        ☐待业   ☐离退休   ☐教师   ☐家务   ☐其他

8. 通信地址：＿＿＿＿＿＿

9. 联系电话：＿＿＿＿＿＿

二、目前健康状况

1. 总体来讲，您的健康状况是：☐非常好   ☐好   ☐一般   ☐差

2. 您过去一段时间感到疲劳的程度：☐无疲劳   ☐稍微疲劳   ☐很疲劳   ☐非常疲劳

3. 同一年前相比，您的体重是：☐增加   ☐基本不变   ☐下降   ☐不清楚

4. 在近一年内，您曾试图减过体重吗？☐否   ☐是

5. 您近半年内测过血压吗？☐未测   ☐测过

6. 您近半年内测过血脂吗？☐未测   ☐测过

7. 是否经常有颈部、腰部、骨关节疼痛：☐否   ☐是

8. 是否有慢性腹泻、便秘、大便不正常：☐否   ☐是

9. 是否有慢性生活方式疾病史：

☐糖尿病　　　☐高血压　　　☐高脂血症　　　☐肥胖　　　☐冠心病

☐脑卒中　　　☐脂肪肝　　　☐痛风　　　☐下肢动脉闭塞　　　☐多囊卵巢综合征

10. 家族史：　父亲　☐糖尿病　　　☐高血压　　　☐高脂血症　　　☐冠心病

　　　　　　　　　　☐脑栓塞　　　☐肥胖　　　☐下肢动脉闭塞　　　☐代谢综合征

　　　　　　母亲　☐糖尿病　　　☐高血压　　　☐高脂血症　　　☐冠心病

　　　　　　　　　　☐脑栓塞　　　☐肥胖　　　☐下肢动脉闭塞　　　☐代谢综合征

三、膳食与运动

1. 膳食结构

　1.1 每日的主副食比例：　　☐主食为主　　☐主副食各半　　☐主食为辅　　☐副食为主

　1.2 豆腐和豆制品摄入量：　☐每天吃　　☐经常吃　　☐偶尔吃　　☐不吃

　1.3 奶和奶制品摄入量：　　☐每天吃　　☐经常吃　　☐偶尔吃　　☐不吃

　1.4 平均每天吃蔬菜：　　　☐≥8 两　　☐5～7 两　　☐2～4 两　　☐<2 两

　1.5 平均每天吃水果：　　　☐≥5 两　　☐3～4 两　　☐≤2 两　　☐不吃

　1.6 平均每天吃鸡蛋：　　　☐≥3 个　　☐2 个　　☐1 个　　☐<1 个

　1.7 平均每天吃鱼和肉：　　☐≥8 两　　☐5～7 两　　☐2～4 两　　☐≤1 两

　1.8 每人每月植物油消费量：☐>4 斤　　☐3～4 斤　　☐2～3 斤　　☐<2 斤

　1.9 每人每月食盐消费量：　☐≥8 两　　☐6～7 两　　☐4～5 两　　☐<4 两

　1.10 您常吃早餐吗？　　　　☐每天吃　　☐经常吃　　☐偶尔吃　　☐不吃

　1.11 您通常一日吃几餐？　　☐两餐　　☐三餐　　☐四餐　　☐五餐以上

2. 体力活动及锻炼

　2.1 工作或日常生活中（8 小时）坐着的时间：

　　　☐几乎全部　　☐多于 4 小时　　☐少于 4 小时　　☐几乎没有

　2.2 近距离（3 公里以内）外出办事，您主要的出行方式是：

　　　☐步行　　☐骑自行车　　☐乘车或开车　　☐很少外出办事

　2.3 一般情况下，外出办事您往返所用的时间大概是多少分钟？

　　　☐≤10　　☐11～30　　☐31～60　　☐>60

　2.4 日常生活中的拖地、擦窗等家务劳动：

　　　☐经常　　☐有时　　☐很少　　☐没有

　2.5 您参加体育锻炼吗？如果参加，您最常用的锻炼方式是（只选一个最常用的）：

　　　☐散步　　☐跑步　　☐自行车　　☐舞蹈或太极拳　　☐上下楼梯　　☐球类　　☐游泳　　☐其他

　2.6 您平均每周锻炼的次数？

　　　☐≤2 次　　☐3～4 次　　☐≥5 次

　2.7 平均每次锻炼时间是多少分钟？

　　　☐≤20　　☐21～40　　☐41～60　　☐>60

四、行为习惯

1. 吸烟情况

　1.1 有无被动吸烟？　☐经常　　☐偶尔　　☐很少　　☐从无

　1.2 是否吸烟：　　　☐否　　☐是　　☐偶吸　　☐已戒

　1.3 每日吸烟支数：　☐1～5 支　　☐6～10 支　　☐11～20 支　　☐20 支以上

　1.4 吸烟年数：　　　☐1 年内　　☐1～5 年　　☐6～10 年　　☐11 年以上

续表

2. 饮酒情况

2.1 是否经常饮酒：□是　　□否　　□很少　　□已戒

2.2 主要饮酒种类：□白酒　　□啤酒　　□果酒　　□其他

2.3 每日平均饮酒量：_____mL／日

3. 精神和睡眠情况

3.1 在过去一个月时间里，您精力充沛吗？

□大部分时间　　□比较多时间　　□小部分时间　　□没有此感觉

3.2 在过去一个月时间里，您生活得充实吗？

□大部分时间　　□比较多时间　　□小部分时间　　□没有此感觉

3.3 您感到垂头丧气，什么事都不能使您振作起来吗？　□是　　□否

3.4 睡眠状况：□很差　　□差　　□一般　　□良好

3.5 睡眠时间：□<6 小时　　□6~8 小时　　□9~10 小时　　□>10 小时

3.6 经常熬夜吗？□经常　　□偶尔　　□很少　　□无

五、体格检查

1. 一般检查

身高：_____ cm　　体重：_____ kg　　腰围：_____ cm　　舒张压：_____ mmHg　　收缩压：_____ mm-Hg

2. 实验室检查

总胆固醇：_____ mmol/L　甘油三酯：_____ mmol/L　　高密度脂蛋白：_____ mmol/L　低密度脂蛋白：_____ mmol/L

空腹血糖：_____ mmol/L　餐后 2 小时血糖：_____ mmol/L　　糖化血红蛋白：_____ %

3. 其他检查

B 超脂肪肝：□无　　□轻度　　□中度　　□重度

六、病史及用药情况（请在以下方框内填写）

| |
| |
| |

调查员：_____　　　　　　　　　　　　调查日期：_____

2. 填表要求

填表时应在规定位置用黑色签字笔或者钢笔填写，字迹端正清楚，不能用代号填写，使他人能够轻易辨别，便于日后调查表的整理；严格按照被调查者的回答填写，不得自行更改；对回答模糊的项目应先仔细询问清楚后，再正式填写，杜绝乱涂乱改或伪造所填信息；被调查人员的姓名、性别、身份证号等关键信息的填写登记要准确；填表过程中，若被调查者对某些问题的回答有困难，可先调查后面的问题，应用明显标志划出该问题，以防调查结束后忘记该问题；每一份调查表填写后，应与被调查者进行认真核实，并认真检查，保证问卷完整无误，无漏项、无错项、无逻辑错误、无前后不一致等情况。

3. 填表注意事项

若一人有多个调查表时，如《社区居民基本信息调查表》《社区居民健康情况调查表》等，同一人的编码信息应当准确一致，应逐一核对；有的调查表项目较多，填写过程中应防止错行，否则调查的信息为无效信息；字应大小适宜，防止难以辨识或填写空间不足；如规定的填写位置空间确实不足，可在紧临位置或其他空白位置补全调查信息，并标

注明显的调查题号；如出现填错的情况，应用简明的横线或"×"划掉错误信息，在一旁重新填写正确信息，不得乱涂乱改，影响后期整理。

三、入户动员工作常识

入户动员是以满足社区居民营养需要和增进健康为目标，发动社区居民广泛参与相关活动的过程。入户动员需要社区营养工作者与社区居民的进行良好互动，并为社区居民提供科学的营养知识。如合理饮食、平衡膳食、营养与健康的相关知识、疾病人群膳食、特定人群的膳食等，以培养社区居民建立良好的饮食习惯和生活方式。

1. 入户动员的类型

国家重大普查行动前的动员准备，如全国人口普查等；重要的宣传日、健康知识普及推广、居民营养干预等社区活动前的动员准备；全国或省市区域性社区居民健康专项调查前的动员准备。

2. 入户动员对象

包括：社区常住人口、社区基本住户的家庭成员。

3. 入户动员的准备

1）工作人员准备

包括：对入户动员的工作人员应进行专业培训，使其掌握本次活动的目的、要求、方法和步骤等；工作人员应具备良好的沟通技巧和与人交流的能力以及应答、咨询的能力；工作人员应熟悉入户调查表的填写要求，并能指导被调查者正确填写；工作人员应掌握熟练的数据整理统计和录入技术；工作人员应着装整齐（职业装），举止端庄，思路清晰；提前了解入户访谈对象的基本情况，以便于入户访谈工作的开展。

2）物品准备

包括：各种与本次入户动员有关的宣传资料等；与本次入户访谈有关的调查表；纸、笔、计算器（必要时携带录音笔）。

4. 入户动员的注意事项

由于居民对陌生人入户会产生一定戒备心理，所以在进行入户动员前，工作人员应尽量找当地居委会/村委工作人员、片长、楼长等熟悉社区的人员陪同，以增加居民对工作人员的信任感，提高入户动员工作的成功率。

入户动员与访谈调查不同，访谈调查的语言尽量客观，而入户动员可以用具有倾向性、鼓励性的语言，介绍本次活动会为居民带来的利益，鼓励对方参与活动。

入户动员后工作人员可以用本地语言和当地习惯用语与被调查者进行交流，尽可能使对方更容易理解。

如动员对象拒绝回答问题和参与活动，应尊重其拒绝的权利。

▣ 工作内容与方法

一、填写××调查表

1. 准备工作

（1）相关材料及用品：准备调查表（以表 14 – 1 为例）、介绍信或证明、信纸、笔、文件包、纪念品等。如有必要，还可以携带录音笔（若使用录音笔，在访谈前一定要告知对方，以免引起误会）。

（2）调查工作开始前，调查员要先了解本次调查的目的，阅读调查表的每一个问题、问题说明、填表说明，正确理解问题的涵义并用自己的语言能够客观表达出来。调查员之间可以相互进行预调查，以验证自己对每一个问题的掌握程度，预判在实际访问中可能出现的问题，各调查员之间应统一应对方式。

（3）在访谈之前，应通过被调查者的邻居、居委会或村委会工作人员对访谈对象进行简单了解，以便顺利开展入户访谈工作。

（4）选择调查时间和地点的应以被调查者方便为原则。调查时间应选在被调查者的空闲时间。地点一般选择在家中或住宅附近，也可以召集被调查者到指定地点（如社区或居委会办公室）参与调查。

（5）调查员之间可以相互模拟调查提问，分析可能遇到的问题，提出应对措施，练习访谈技巧，为顺利完成调查工作做好准备。

2. 工作步骤

步骤1　按时到达调查地点

工作人员应提前把各项资料准备好，并在规定时间前到达居民家中或指定的调查地点。

步骤2　调查前的沟通

调查开始时，工作人员应自我介绍，并解释调查目的，强调真实数据的重要性，承诺信息保密。如用录音设备，需告知对方，征得同意后才可使用。

步骤3　访谈并填写调查表

访问调查应按照调查表的内容进行，不可缺项、漏项或随意添项。尽可能用聊天的口气进行交谈，让问题变得生动，创造轻松的访谈气氛，使调查对象处于放松的聊天状态。提问时应循序渐进，先易后难。先问一般性问题，后问敏感性问题。要选择合适的时机提问敏感问题（如家庭收入），语气要客观、轻松、自然，使调查对象能够客观、真实地表述信息。工作人员在访问时应边问边记，确保调查问项完整性。

步骤4　复核调查表

调查表全部填完后，应立即在现场与被调查者当面复核，检查是否有缺漏和错项。如有缺漏和错项应立即向被调查者进行补问。

步骤5　结束访谈

访谈结束，向被调查者赠送纪念品，并请被调查者在调查表上签字确认。结束访问时应礼貌辞行。同时感谢调查对象的配合，然后礼貌离开，避免仓促离开。工作人员应对方的配合表示感谢，如使用"谢谢您的合作，再见"等用语。同时也为以后的访问工作做好准备。

步骤6　整理调查表并上缴归档

访谈调查表应经工作人员核准、分类后上缴给质量评价员，质量评价员进行再次审核，审核无误即可验收归档。如有录音等资料，应一并上缴归档。

3. 注意事项

工作人员应针对不同的工作内容选择对应的调查表并提前掌握表中的内容；调查时应

把握询问节奏，适时提问，避免敏感话题；记录时应详细、无遗漏、无错记；调查完毕应细心核查，现场确定模糊的答案；调查表应全部核实、收集、整理后上交。

二、入户动员

1. 准备工作

（1）准备好入户动员登记表（表 14-4）、笔、工作证、介绍信、纸等，如有必要也可准备录音笔。

（2）全面了解活动背景、主题等。调查人员不仅要了解社区营养教育工作的计划、内容、目的、时间、地点等，还应掌握活动背景、主题，以应对居民的提问。

（3）目标人群是良好的入户动员对象。不同的活动除活动主题不同外所针对的人群也不同。比如"母乳喂养"活动的目标人群是孕妇、乳母；"减盐防控高血压"活动的目标人群是高血压病人；"糖尿病膳食营养"活动的目标人群是糖尿病人。

（4）统一印制好宣传材料，如本次活动的宣传横幅、宣传海报、宣传页、宣传画册以及活动通知等。宣传材料的内容应科学合理、实事求是、通俗易懂、图文并茂，宣传主题应当醒目、引人注意。

表 14-4　　"××"活动入户动员登记表

序号	姓名	家庭住址	联系方式	是否发放宣传材料 （√或×）	是否参与活动 （√或×）	入户时间	备注
1							
2							
3							

调查员：＿＿＿＿＿＿＿＿　　　　　　　　　　　　　　　　　调查时间：＿＿＿＿＿＿＿＿

（5）营造活动氛围。进入社区开展工作前应争取社区居委会或村委会的支持。在社区宣传栏张贴开展本次活动的宣传海报、活动通知，并在显要位置悬挂宣传横幅，营造活动气氛，以提前引起被访谈目标人群的兴趣，为入户动员做好铺垫。

（6）入户访谈时间应尽量选择居民休息时间，避免影响居民的工作和生活。城市居民可选择节假日、休息日、晚间等，农村居民可选择农闲时节、晚间等。此外，也可根据目标人群的作息时间来确定。

2. 工作步骤

步骤1　入户动员

礼貌敲门，门开后，工作人员首先微笑并作简单的自我介绍，讲明来意。这个过程要彬彬有礼、自信大方。使对方产生信任感，是入户的关键。

步骤2　介绍活动内容

当工作人员与动员对象进行简单交流后，应先用简洁的语言概括活动内容并用倾向性的语言介绍动员对象参与活动的意义。当引起对方的兴趣后，再详细介绍活动的主要内容、意义、参与方式等。这个过程要条理清晰、重点明确、不紧不慢，不仅要强调活动的重要意义，还要把活动的时间、地点、活动流程告知对方。

步骤3 发放宣传材料

各种内容的宣传材料是入户动员良好的辅助材料，应简明易懂、图文并茂。发放到动员对象手中时，要提醒对方查看，"您好，这份是关于×××的宣传材料，您看看对您是否有用？"

步骤4 填写登记表

入户动员需要填写登记表和登记动员情况，以便统计动员效果和活动参与情况。若对方确定参与活动，则登记确认，再次告知活动的时间和地点，感谢对方的支持；对方如不确定是否参与或拒绝参与，则向对方表示"您如有时间可以随时参与"，同时进行登记。

步骤5 签字确认

发放纪念品，需要动员对象签字确认。可使用单独的物资签领表也可将物资签领表与入户动员登记表合并使用。

3. 注意事项

（1）入户时间不宜过长。根据动员内容的多少，一般在 5～20min，时间最长不宜超过 30min。

（2）入户动员的对象尽量针对目标人群，如目标对象沟通存在障碍，可动员其他家庭成员，目标对象为老年人时，若老年人耳背眼花，难以沟通，可动员其配偶或子女等。

（3）敲门时应注意敲门的力度要适中，敲得太轻听不见，太重显得不礼貌，而且会引起主人反感。

第二节 营养与健康档案建立与管理

社区居民健康档案的建立与管理是社区营养管理的关键环节。不仅要将居民的纸质信息整理归档，还要将收集的信息录入计算机系统，形成电子档案数据库，并对数据进行验证与核对，以最终完成营养与健康信息档案的建立与管理。

学习目标

■ 能准确录入营养与健康相关数据资料。
■ 能进行简单的数据验证和核对。

相关知识

一、常见数据表格及转换

1. 常用数据录入及分析软件

计算机软件是为完成具体功能和任务而设计的。在营养与健康信息建档与信息录入、核验、分析时应用的软件有：Execl、Access、EpiData、SAS、SPSS 等。

Excel 是微软公司出品的办公软件，它可以进行各种数据的处理、统计分析和辅助决策操作。Excel 因操作较为简单，功能强大，上手快，而被广泛应用。

Access 有强大的数据处理、统计分析能力，也是微软公司的产品。既可以进行数据录入也能够进行数据分析与管理。利用 Access 的查询功能，可以方便地进行各类汇总、平均等统计，并可灵活设置统计的条件。十几万条记录及以上的数据时速度快且操作方便。数据量大时，用 Access 较为方便快捷。

EpiData 是一款既可以用于数据录入，也可以用于数据管理的工具软件。其运行空间小、安装简单、数据录入方便，其双录入的功能在各种软件中较为突出。

SAS、SPSS 软件具有强大的数据处理与分析功能，是目前应用最为广泛的专业统计分析软件，能够使各种复杂的统计分析变得简单快捷。

2. 社区营养管理数据的特点与意义

在社区营养管理工作中收集的营养与健康数据有：居民基本情况数据、膳食营养数据、行为习惯数据、健康情况数据、慢性病情况数据等。这些数据既具有时效性也具有稳定性。所谓时效性，如：基本情况（如年龄、职业、收入等）、健康状况、膳食结构等仅能代表目前的情况，未来在相当一段时间内会发生一定变化。所谓稳定性，如：膳食结构、行为习惯、经济水平等因素发展变化较为缓慢，这些数据相对稳定，在相当一段时间内不会发生明显变化。通过分析社区营养数据能够发现居民营养问题、营养发展动态，为政府制定营养政策提供依据。

3. 常用数据表格类型

在社区营养中常用的数据表格类型有封闭型数据、开放型数据两类。

1）封闭型数据

如性别、职业、经济水平、是否有高血压等，这类数据一般都有固定的选项供选择。此外，"年龄""出生日期"等数据也相对固定，也属于封闭型数据。

2）开放型数据

如 24 小时膳食调查表中的膳食数据、"您对本次活动有什么意见？"等，此类数据没有固定选项，需要调查员根据实际情况填写（表 14 - 5）。

表 14 - 5　×××社区居民 24 小时膳食回顾调查表

编码（ID）：＿＿＿＿＿＿＿　　　　　　　　　　　　　　　　调查时间：＿＿＿＿＿＿

　　您好！为提高本社区居民的营养与健康水平，为本社区居民建立营养与健康档案，特进行此次调查，希望您积极配合，认真回答问题。谢谢！

　　您的个人信息将会被存入社区居民健康管理档案，我们将为您保密。

　　　　　　　　　　　　　　　　　　　　　　　　　　　　　　　　×××（单位）

填表说明：请在□或＿＿＿＿＿处填写

姓名：＿＿＿＿＿＿　　住址：＿＿＿＿＿＿＿＿＿＿＿＿＿＿　　　　联系电话：＿＿＿＿＿＿

餐次	食品名称	原料名称	原料编码	原料重量	进餐地点	备注
早餐						
午餐						
晚餐						
零食或加餐						

4. 数据录入与转换

常用的数据录入软件有 Excel、EpiData、Access 等，其中 Excel 操作较为简单，易上手，其他软件需要掌握一定的计算机语言。在本章中主要介绍使用 Excel 进行数据录入及核验等操作。

1）数据录入与转换

（1）封闭型数据的录入与转换较为简单，将调查表的选项结果直接录入即可，如表 14 – 6 中 A7 的"文化程度"选择"5"，在 Excel 录入数据时，直接在相应的位置录入数值即可，A8 和 A9 的录入方法同 A7。"年龄""出生日期"等直接录入调查表上记录的数据即可。

表 14 – 6　已完成的《居民基本情况调查表》（部分）

A6. 您的民族是：　　　3

　　1. 汉族　　2. 回族　　3. 其他

A7. 您的文化程度是：　　　5

　　1. 文盲　　2. 小学　　3. 初中　　4. 高中、中专或技校　　5. 本科、专科　　6. 硕士研究生及以上

A8. 您的婚姻状况是：　　　2

　　1. 未婚　　2. 初婚　　3. 再婚　　4. 离异　　5. 丧偶

A9. 您的职业是：　　　3

　　1. 国家机关、党群组织、企事业单位管理人员　　2. 国家机关、党群组织、企事业单位办事员　　3. 专业技术人员　　4. 商业、服务业人员　　5. 教育工作者　　6. 农、林、牧、渔生产有关人员　　7. 工人　　8. 学生　　9. 军人　　10. 个体经营者　　11. 待业　　12. 退休人员

（2）开放型调查表的录入相对复杂些，有的需要直接输入文本，如"您对本次活动有什么意见？"；有的需要将数据转换后再录入，表 14 – 7 中各项都没有限定选项，直接录入文本信息，计算机是无法进行数据分析的。因此，此类数据需要进行转换才能录入，如"鸡蛋"录入其编码"11101"即可，"两"需转换为标准单位"克"，录入"50"。

表 14 – 7　已完成的《24 小时膳食回顾调查表》

餐次	食品名称	原料名称	原料编码	原料重量/g	进餐地点	备注
早餐	白煮蛋 1 个	鸡蛋	111101	50	快餐店	
	白菜肉蒸包 2 个	白菜	045101	100		
		猪肉	081101	50		
		面粉	011202	50		
午餐	大米饭 1 碗	米饭（蒸）	012213	100	快餐店	
	西红柿炒鸡蛋 1 份	西红柿	043105	200		
		鸡蛋	111101	50		
晚餐	馒头 1 个	馒头	011404	100	家中	
	芹菜炒肉 1 份	芹菜	045312	200		
		瘦猪肉	081106	25		
	清炒土豆丝半份	土豆	021101	100		
零食或加餐	苹果 1 个	苹果	061101	150	家中	

调查员：＿＿＿＿＿＿＿＿　　　　　　　　　　　　　　　时间：＿＿＿＿＿＿＿＿

2）注意事项

（1）严格按照纸质调查表数据进行录入，保证数据的真实性。

（2）进行计算机录入时应防止录入数据"串行"。

（3）注意数据的单位。如营养调查工作中经常用"两"为单位填写，但是数据录入时，要求用标准单位，需要进行数据的转换。身高的单位"米"和"厘米"也需要注意区分。

（4）录入时，如发现纸质调查表中的数据有明显错误，应向上级领导汇报后再录入。

（5）录入后，应将所录入信息及时保存，对文件进行加密，以免录入信息丢失。

二、数据验证和核对方法

数据验证与核对是在资料收集后，数据分析之前，对资料进行检查核对，保证数据的准确性、完整性的重要步骤。正确无误的数据验证与核对能够有效减少录入错误，提高数据的使用价值。

数据验证与核对工作可以用人工核对和计算机处理两种方式。在实际工作中，数据核对经常与数据录入同步进行。一般是录入者先对调查表进行人工核对，然后录入数据。在录入过程中，计算机根据已设定的数据要求，进行自动检测并提示错误，录入员再进行人工核验。利用计算机进行数据验证与核查可用 Excel、EpiData、Access、SAS、SPSS 等软件。

数据验证与核对应注意以下几个要点。

（1）人工核对调查表。调查表在前期调查过程中已经由调查员、质检员进行多次检查。在录入环节，录入员应再次核对是否有缺项、错项。若存在缺项，且缺项为关键项目，可进行剔除；非关键项目缺项，录入时可跳过。存在明显错项，如选项仅有"1、2、3、4"，项目选择"5"，此类项目视为缺项。

（2）设置数据录入范围。在建立数据库时，对调查表中各数据类型和取值范围进行设定，如"性别"数值设定为 1 和 2，其中 1 代表男性、2 代表女性，录入时仅能输入 1 或 2；"身份证号码"数值设定为 18 位，输入错误导致多一位或少一位都是不允许的；设定为数值的项目，文本输入则无效。

（3）双人双录入。同一资料由两人分别录入，计算机对比两次录入数据差异，如第二个录入员录入的数据与第一个录入数据有所不同，计算机会进行提示，此时，第二个录入员应当核对原始调查表，最终使两次录入结果一致，把录入误差降低到最低。因此计算机双人双录入是较好的核查数据录入是否准确的方式。

（4）抽样检查。全部资料录完后，可抽取部分调查表进行核对，以检查录入错误、评价录入质量、确保录入准确。

三、档案整理与管理

档案整理是指将处于零乱的和需要进一步条理化的信息资料，进行基本的分类、组合、排列、编号、编制目录等，组成有序体系的过程。合理的档案建立与管理方法能够方便日后的档案查阅、新材料的归档等。

1. 档案整理与管理的基本要求

（1）文件整理要求：遵循文件材料的形成规律和特点、分类科学，信息齐全完整，便于保管与利用，保持文件内在联系。文件的内在联系包括：①时间联系，指要区分年度，不同年度的文件不得混淆；②来源联系，指按照区域划分，同一档案内区域来源一致；③内容联系，要求保持卷内文件内容的单一性和内容相近的文件之间的联系。声像资料（如调查录音等）应刻盘单独保存。

（2）归档时间要求：一般要求在活动结束后1个月内，将调查资料录入并归档。

（3）装具要求：档案盒是归档文件的装具，应采用统一的规范化的档案卷皮夹、文书档案盒、科技档案盒及归档文件目录纸、卷内文件目录纸、归档文件目录索引、案卷目录纸。文档整理常用材料有曲别针、订书机、胶水等。

（4）归档文件装盒要求：归档文件应严格按照件号的先后顺序装入档案盒。装盒时，应按照分类方法，将不同类别的归档文件装入不同的档案盒中。装盒时应视文件的厚度，选择适宜的档案盒，既不使文件弯曲受损，也不致太空。

（5）档案盒封面及盒脊填写要求：档案盒封面应使用单位全称或规范化简称，根据不同的摆放方式，在盒脊或底边准确填写各检索项。项目有：年度、主题、盒号等，以方便日后检索。主题以盒内档案材料的主题为准。盒号是指档案盒的排列顺序号。

（6）档案排架要求：一般按时间顺序、项目类别及盒号，从左至右，从上至下。

（7）专室、专柜管理：应当设立专室或者专柜（如铁皮柜）保管档案。采取有效的防火、防盗、防高温、防潮、防光、防尘、防鼠、防虫、防磁等措施，确保档案的完整与安全。

（8）专人管理：档案管理人员应按照规定集中统一管理，任何单位和个人不得在未经允许的情况下翻阅。如工作所需借阅应尽快送回。

2. 社区营养与健康信息档案整理基本流程

社区营养与健康信息档案整理基本流程如图14-1所示。

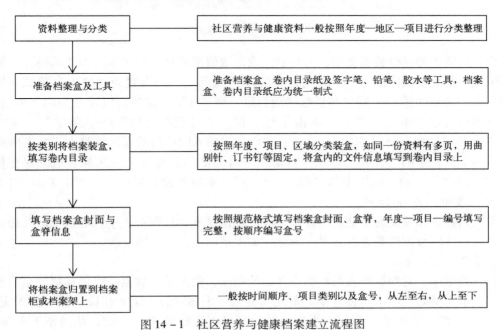

图14-1 社区营养与健康档案建立流程图

在档案整理与管理过程中，因社区居民健康档案可能涉及个人、家庭的隐私问题，无论是电子档案还是纸质档案的管理，都应充分保障当事人的权利和要求，不得以任何形式泄露。

工作内容与方法

一、数据录入

1. 准备工作

（1）已经收集完成的调查表。

（2）按照顺序分组排列调查表，检查编号是否有重复或错误。

（3）准备一台安装 Office 2003 或 Office 2010 版本软件的计算机。

（4）准备记录本和笔，随时记录问题。

2. 工作步骤

步骤1　建立数据库

（1）启动应用程序开启显示器和主机电源，单击"开始"—"所有程序"—"Microsoft Excel 2010"。

（2）建立数据库数据表格为二维表格，每一列代表调查表中的一个调查项目，每一行为一条记录。

输入字段名调查项目即"字段名"，通常依照调查表的顺序，在表的第一行逐个输入（图 14 - 2）。

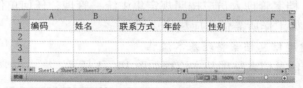

图 14 - 2　输入字段名

设置数值类型区分数据类型，要特别注意以数值形式存在的文本。如"编码"一般由数字组成，是数字组成的文本。因此首先要将"编码"一列设置为"文本"格式。操作过程：点击选定"编码"列（将鼠标移动到第一列"A"的位置，鼠标变为向下的箭头，单击，即可选定"编码"列）—单击鼠标右键—"设置单元格"—"数字"—在"分类"中选择"文本"—"确定"。注意：进行数据输入时应将数据属性改为"文本格式"。

单击工具栏中的"保存"按钮—自动弹出对话框"另存为"—选择合适的保存位置—在"文件名"处输入数据库的名称—"保存"。数据库建立完成后，单击 Excel 右上角的"×"按钮，关闭 Excel。

预录入数据库建完后不能立即使用，应进行预录入。从调查表中，随机抽取几份，进行预录入，检验数据库是否存在录入问题，如发现问题，应立即更改。

步骤2　数据录入

打开数据库，对照调查表与数据库项目的顺序，依次录入数据。将鼠标移动至需要录入的空白单元格处，单击鼠标左键，单元格变为可编辑状态，录入相应数据。输入完毕，按"Enter"键，确认输入内容。操作熟练后，可以直接按"→"键，切换至下一项目。

录入时，需区分不同的数据类型。

（1）字符型数据即不具备计算能力的文字数据类型。它包括中文字符、英文字符、数字字符等，如姓名、地址等。这类数据直接录入文本内容。

（2）数值型数据即直接使用自然数或度量衡单位进行计量的具体的数值。如年龄、身高、体重、血压等，这类数据录入数值即可，需注意单位变化。

（3）逻辑型数据即数据只能有两种数值形式，也称之为布尔型数据。如性别数据只有"男"和"女"，"是否有××疾病"数据只有"是"和"否"，这些类型的数据一般用"0"和"1"表示，也可用"1"和"2"表示。数据输入时可直接输入代表的数值即可。

（4）选项型数据即调查表给出的限定选项，可分为单选型和多选型数据。

①单选型数据，如"您的婚姻状况是：1. 未婚 2. 初婚 3. 再婚 4. 离异 5. 丧偶"，选择"2. 初婚"，录入"2"即可。

②多选型数据，如"您的疾病史是（可多选）：1. 高血压 2. 糖尿病 3. 冠心病 4. 高血脂 5. 脂肪肝"，选择1、3，若直接录入"1，3"，计算机默认该值为文本，无法统计计算，因此，此类数据需进行转换。可以将此问题转换为"您是否有高血压""您是否有糖尿病""您是否有冠心病""您是否有高血脂"和"您是否有脂肪肝"，转换后，数据就变成了5个逻辑型数据（高血压—是、糖尿病—否、冠心病—是、高血脂—否、脂肪肝—否），按照逻辑型数据的录入方法即可。

（5）日期型数据输入日期时，年、月、日之间用"/"或"－"间隔。如2016年8月1日，输入"2016/08/01"或"2016－08－01"即可。若直接输入20080801，则系统会默认为数值数据，则输入错误。

步骤3　数据保存

为防止出现断电、系统故障等问题导致数据丢失，在数据录入过程中，应随时保存数据，单击"保存"按钮或者利用快捷键"Ctrl＋S"。需要临时关闭数据库或者录入完毕关闭数据库，单击右上角"×"按钮，会弹出对话框提示"是否保存对×××的更改？"，单击"保存"即可。

二、数据验证与核对

1. 准备工作

一份已经录入完成的数据库，以图14－3所示"××社区居民健康档案数据库"为例；安装有 Microsoft Excel 2010 的计算机和笔记本和笔。

	A	B	C	D	E	F	G	H	I	J
1	编码	姓名	性别	年龄	身高（cm）	体重（kg）				
2	0001	王莉	2	34	178	388				
3	0002	马洪	1	45	180	78				
4	0003	丁力	1	26	165	67				
5	0004	张楠	2	43	175	60				
6	0005	王郦	3	56	309	59				
7	0006	李	1	39	176	75				
8	00071	吴华	1	41	159	68				
9										
10										
11										

图14－3　××社区居民健康档案数据库

2. 工作步骤

方法1 使用"排序"功能

如数据库的记录较少，可以直接使用 Excel 的"排序"功能。操作过程：选定"身高"数据（不包括标题）—单击工具栏中的"数据"—"AZ"排序—在弹出的对话框中选择"扩展选定区域"—"排序"（图 14-4）。将"身高"由小到大升序排列后，可以看出最大值"309cm"显然是异常数值（图 14-5），应再次查看相应的原调查表进行核对。其他数据均可采用此方式进行核验。

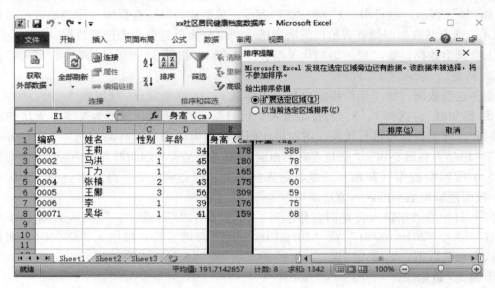

图 14-4 使用排序功能核验数据

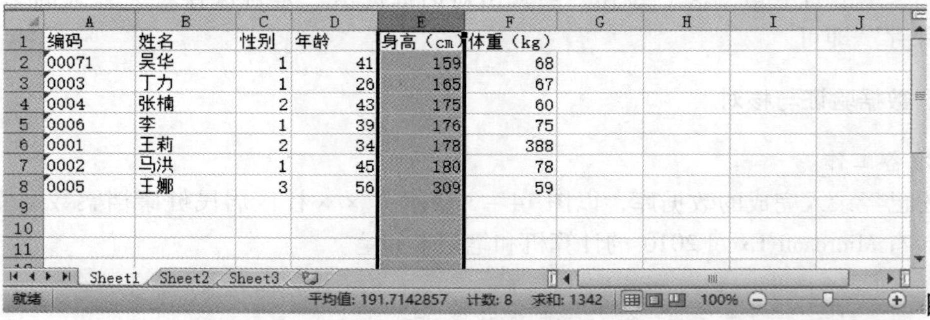

图 14-5 使用"排序"功能核验数据结果

方法2 使用"数据有效性"功能

在数据库记录非常多、数据项目也较多的情况下，若用"排序"的方法核验数据，每一项数据都需要排序、检查异常、核对问卷，工作量会比较大。这种情况下，可以使用"数据有效性"功能，操作步骤如下。

（1）分析各项数据的有效性范围。"编码"的数据是4位数值的文本；"姓名"一般为2~4个字，考虑到部分少数民族姓名较长，因此"姓名"的数据范围是大于等于2个字符的文字文本；"性别"设定为1或2的逻辑数值；"年龄"数据要依据调查人群的年龄特点确定，如本次调查是18岁及以上、60岁及以下人群，"年龄"的数据范围可定为18~60；考虑到绝大部分成年人的身高和体重，"身高"的数据范围可设定为120~230cm，"体重"的数据范围可设定为35~150kg。将数据的有效性范围记录在笔记本上。

（2）设置各项数据的有效性范围。根据记录的数据有效性范围，选定"编码"数据（不包括标题）—单击工具栏中的"数据"—"数据有效性"—在弹出的对话框中选择"设置"—"允许"选择"文本长度"—"数据"选择"等于"—"长度"输入"4"—"确定"（图14-6）。

选定"姓名"数据（不包括标题）—"数据"—"数据有效性"—在弹出的对话框中选择"设置"—"允许"选择"文本长度"—"数据"选择"大于等于"—"长度"输入"2"—"确定"。

选定"性别"数据（不包括标题）—"数据"—"数据有效性"，在弹出的对话框中选择"设置"—"允许"选择"整数"—"数据"选择"介于"—"最小值"输入"1"，"最大值"输入"2"—"确定"。

"年龄""身高"和"体重"的操作方式参照"性别"数据的操作。

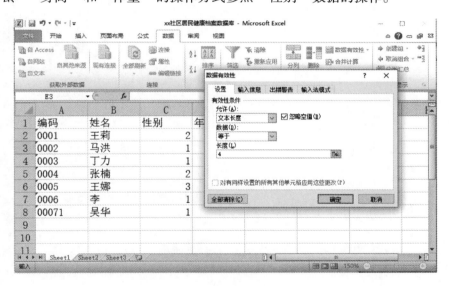

图14-6　设置数据的有效性范围

（3）核验结果。单击"数据"—"数据有效性"的下拉菜单—"圈释无效数据"，操作完成后，无效数据会被红圈自动标出（图14-7），被圈注的数据需再次审核原调查表。

在建立数据库时，应用"分析数据的有效性范围""设置数据有效性范围"步骤，可在数据录入过程及时发现错误并更正。

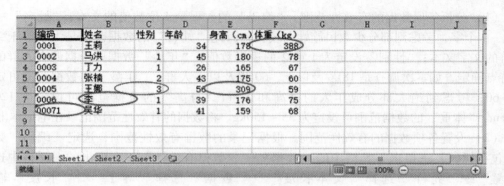

图 14 – 7　数据有效性核验结果

本章小结

　　本章通过对社区人员登记、访谈技巧调查表的填写及入户动员的工作准备和注意事项的讲述，确定了基本的营养与健康信息收集的具体方法；读者通过对调查数据的整理和分析以及对转化数据的验证和核对的操作过程，能够初步完成营养与健康档案建立与管理的基本要求。

本章编写：山东旅游职业学院　　　　高优美　讲师

山东省平度市人民医院　　孙玉平　主任医师

齐鲁理工学院　　　　　　沈　荣　教授

第三部分　公共营养师（三级）

第十五章　膳食调查和评价

膳食调查和评价是开展科学营养、合理进行膳食搭配、促进公民健康的基础工作。我国幅员辽阔，饮食习惯千差万别。因此，开展科学的膳食调查，取得最可靠的各类人群饮食营养第一手资料，并以此开展人群膳食评价是促进科学膳食、营养平衡的重要工作。

第一节　食物摄入量调查

学习目标

- ■ 能设计 24 小时回顾法和记账法食物量登记表。
- ■ 能用记账法进行人群食物消耗量调查。
- ■ 能用 24 小时回顾法进行食物摄入量调查。

相关知识

一、24 小时回顾法和记账法表格设计要点

1. 24 小时回顾法表格设计要点

24 小时回顾法又称膳食回顾法、膳食询问法，是采用调查者和调查对象面对面、电话等方式，让调查对象回顾前一天自己摄入的所有食物的数量，并对其食物摄入量进行评价的调查方法。

24 小时回顾法常使用交流访谈的方式进行。由调查员询问被调查对象，必要时可借助食物图谱、家用量具或食物模型等，对其食物摄入情况进行计算和评价。

24 小时回顾法表格设计要确定调查对象、性别、住址和调查日期等基本信息，24 小时回顾法表格设计主要包括以下 6 个方面的内容。

（1）进餐时间。确定被调查对象的进餐时间：主要包括早餐、上午小吃、午餐、下午小吃、晚餐和晚上小吃。

（2）食物名称。确定被调查对象过去 24 小时内摄入的所有食物的名称，如豆浆、米饭、馒头、白菜炒肉、苹果等。

（3）原料名称。确定被调查对象过去 24 小时内摄入的所有食物的各种原料的名称，如豆浆的原料是黄豆，米饭的原料是稻米，馒头的原料是面粉等。

（4）原料编码。确定原料的编码，可查询食物成分表（2009）。

（5）原料重量。确定各种原料的实际摄入量（原料的可食部分），可用电子食物秤进行称重。

（6）进餐地点。确定被调查对象的进餐地点，主要指在家、单位/学校、饭馆/摊点、亲戚/朋友家、幼儿园等。

2. 记账法表格设计要点

记账法多用于集体食堂等这类建有详细账目的单位。记账法通过查对账目和记录该单位一定时期内的各种食物消耗总量和就餐者的人日数，计算出平均每人每日的食物消耗量，再按照食物成分表计算这些食物所供给的能量和营养素数量。一般可统计一个月，每季度可进行一次。

记账法表格设计要明确集体食堂等设有账目记录单位的用餐人数和食物消耗总量。记账法表格设计主要包括用餐人数登记表和食物消耗总量登记表。

1）《用餐人数登记表》设计

某集体单位的用餐人数登记表应包括用餐人员的年龄、用餐时间、用餐总人数、总人日数、标准人系数、标准人日数和总标准人日数等（表 15 – 1）。

表 15 – 1　用餐人数登记表

年龄												
餐次		早	中	晚	早	中	晚	早	中	晚	早	中	晚
时间	月　　日												
	……												
	月　　日												
用餐总人数													
总人日数													
标准人系数													
标准人日数													
总标准人日数													

调查员：_____　　　　　　　　　　　　　　　　调查时间：_____

2）《食物消耗总量登记表》设计

某集体单位的食物消耗总量登记表应包括食物编码、消耗食物名称、结存数量、购入食物量、剩余数量、废弃数量和实际总消耗量等（表 15 – 2）。

表 15 – 2　食物消耗总量登记表

食物编码								
食物名称								

续表

	结存数量/g									
购入食物量	月　日									
	……									
	月　日									
	剩余数量/g									
	废弃数量/g									
	实际总消耗量/g									
	备注									

调查员：_____　　　　　　　　　　　　　　调查时间：_____

二、食物消耗量记录要点

食物消耗量数据包括个体或群体消费的食物、饮料、膳食补充剂等的数量。食物消耗量是通过对个人或人群的食物消费的调查和食物摄入量统计进行计算评估后获得的。

食物消耗量数据记录是对不同个体或人群的食物摄入量进行估算并对其进行定量评价。开展食物消耗量数据调查要确定调查内容、调查对象、调查方法，并开展现场调查和收集整理数据。膳食调查通常采用的方法有 24 小时回顾法、记账法等。

三、24 小时回顾法基本要求和技术要点

24 小时回顾法是获得个人膳食摄入量最常用的调查方法。适用于社区住户个人的食物摄入状况调查、特殊人群调查以及不同人群个体的食物摄入情况调查，还包括特殊人群调查询问方法。

实际工作中一般采用连续 3 天入户调查回顾 24 小时进餐情况，为了使调查结果能更好地反映被调查对象的一般膳食情况，3 天 24 小时回顾法通常选择两个工作日和一个休息日，连续使用开放式调查表进行面对面询问。

24 小时回顾法通常要求在 40 min 内完成，要求每个被调查对象回顾和描述 24 小时内摄入的所有食物的种类和数量。24 小时一般是指从最后一餐开始向前推 24 小时。

四、记账法基本要求和技术要点

记账法适用于大样本膳食调查，包括家庭、敬老院、幼儿园、中小学校、部队这些有精确账目记录的群体。

进行记账法膳食调查的家庭、单位等，必须有明确的伙食账目，而且数据可靠，切忌弄虚作假。调查时调查者称量食物实际消耗总量和进食人数必须是同一时期。如果被调查家庭、单位等的组成成员的劳动强度、性别、年龄不同，就不能够以大样本中人均的每种食物的摄入量来确定每人每日的营养素的摄入量，必须用混合系数来确定标准人每人每日营养素摄入量。

工作内容与方法

一、24 小时回顾法调查表的设计

1. 工作准备

确定调查的目的，调查时所用的笔、纸等。

2. 工作步骤

步骤 1　确定调查表头的内容

根据调查的地址、日期等，确定表头的内容。

步骤 2　确定调查对象的基本信息

确定调查对象的基本信息包括姓名、性别、住址和电话，以便调查时与其取得联系。

步骤 3　膳食回顾调查表内容的确定

24 小时回顾调查表的内容可以根据不同的实际需要而改变，一般应包括 6 方面的内容：进餐时间、食物名称、原料名称、原料编码、原料重量和进餐地点。不需询问进餐地点时则可省略此部分。原料编码应查询食物成分表（2009）上的编码，确定并准确填写原料编码。

步骤 4　24 小时回顾调查表格的设计

24 小时回顾调查表设计见表 15 – 3。

表 15 – 3　24 小时回顾调查表

序号	姓名	性别	年龄	电话		
进餐时间	食物名称	原料名称	原料编码	原料重量	进餐地点	备注

调查员：_____　　　　　　　　　　　　　　　　调查时间：_____

说明：进餐时间：1. 早餐；2. 上午小吃；3. 午餐；4. 下午小吃；5. 晚餐；6. 晚上小吃。

　　　进餐地点：1. 在家；2. 单位/学校；3. 饭馆/摊点；4. 亲戚/朋友家；5. 幼儿园；6. 其他。

步骤 5　编写表格的注释

24 小时回顾调查表格设计完成后，调查内容根据实际需要可进一步修改并完善，对食物原料统一规定重量单位，指导工作人员填写表格。

步骤 6　24 小时回顾调查表格的试用阶段

24 小时回顾调查表格设计完成后，需要找 2 ~ 10 个调查者试用，以检查项目的完整性和表格使用的方便性和实用性。完善后可再用投放调查。

步骤 7　修改完善 24 小时回顾调查表格

24 小时回顾调查表格的试用阶段应及时发现存在的问题并修改完善表格。通常结合膳食史调查的方法，与 24 小时回顾调查法一起记录膳食情况（表 15 – 4、表 15 – 5）。

表 15 - 4　24 小时回顾法和膳食史调查表

序号	姓名	性别	年龄	电话		
进餐时间	食物名称	原料名称	原料编码	原料重量	进餐地点	备注

调查员：_____　　　　　　　　　　　　　　　　　调查时间：_____

说明：进餐时间：1. 早餐；2. 上午小吃；3. 午餐；4. 下午小吃；5. 晚餐；6. 晚上小吃。

　　　进餐地点：1. 在家；2. 单位/学校；3. 饭馆/摊点；4. 亲戚/朋友家；5. 幼儿园；6. 其他。

表 15 - 5　膳食史调查表（一季度）

序号	食物名称	消耗量	序号	食物名称	消耗量
1	谷类		6	禽畜类	
2	薯类		7	水果类	
3	蔬菜类		8	水产品	
4	豆类及豆制品		9	蛋类	
5	油		10	奶类及奶制品	

调查员：_____　　　　　　　　　　　　　　　　　调查时间：_____

3. 注意事项

（1）24 小时回顾调查表设计过程中，调查对象的地址和电话不能忽略，以便当调查结构进行整理发现存在问题时，可与调查对象取得联系，进行核对。

（2）原料编码应对应食物成分表（2009）上的编码，确保原料编码的准确性。

二、记账法调查表的设计

1. 工作准备

（1）确定调查的目的。准备调查时所用的笔、纸等。

（2）确定调查对象（以某家庭为例）包括：该家庭的地址、联系方式，家庭成员的组成、年龄、性别以及劳动强度等。

（3）确定调查的食物种类：可选取该家庭的主要食用食物（如主食：大米、面粉；副食：豆制品、猪肉等）进行统计，也可调查所有食物。

（4）确定调查天数。一般采用连续 3 天的调查方法，也可根据调查的需要，确定调查的天数。

2. 工作步骤

步骤 1　设计《家庭成员每人每日用餐登记表》

根据调查对象的特点，在《用餐人数登记表》的基础上设计《家庭成员每人每日用餐登记表》，见表 15 – 5。

表 15 – 5　家庭成员每人每日用餐登记表

姓名													
年龄													
性别													
劳动强度													
生理状况													
餐次		早	中	晚	早	中	晚	早	中	晚	早	中	晚
时间	第一天												
	第二天												
	第三天												
用餐人次总数													
餐次比													
折合人日数													
总人日数													

调查员：_____　　　　　　　　　　　　　　　　　调查时间：_____

说明：劳动强度　1. 轻体力劳动、2. 中等体力劳动、3. 重体力劳动、4. 其他；
　　　生理状况　0. 正常、1. 孕妇、2. 乳母；
　　　用餐情况　1. 在家用餐、0. 未在家用餐。

步骤 2　设计《家庭食物消耗总量登记表》

根据某家庭消耗食物名称、结存数量、购入食物量、剩余数量、废弃数量和实际总消耗量等设计对该家庭连续 3 天进行调查的食物消耗总量登记表（表 15 – 6）。

表 15 – 6　家庭食物消耗总量登记表

食物编码								
食物名称								
结存数量/g								
购入食物量	第一天							
	第二天							
	第三天							
剩余数量/g								
废弃数量/g								
实际总消耗量/g								
备注								

调查员：_____　　　　　　　　　　　　　　　　　调查时间：_____

步骤 3　修改完善调查表格

记账法相关调查表格设计完成后，调查内容根据实际需要可进一步修改并完善。

步骤 4　记账法调查表格的试用阶段

记账法调查表格设计完成后，需要找 1 ~ 2 个调查单位试用，以检查项目的完整性和表格使用的方便性和实用性。当完善后再用于调查。

3. 注意事项

（1）记账法涉及的相关表格可根据调查对象的不同进行相应的调整，以达到调查表格的实用性和科学性。

（2）记账法设计表格要适用于大样本膳食调查，得到家庭或集体人均膳食摄入量。

三、24 小时回顾法食物摄入量的调查

1. 工作准备

24 小时回顾调查表、食物模型、食物图谱、不同类型的标准容器、食物成分表（2009）、计算器、电子食物秤、了解调查对象家中常用的容器，对调查者在调查前进行严格的培训并熟悉调查的步骤。

2. 工作步骤

步骤 1　入户访谈并说明调查的目的和内容

（1）调查者入户调查时，应先介绍自己并说明调查的目的和意义。

（2）向调查对象详细介绍 24 小时回顾调查表所包含的内容以取得合作。

（3）指导被调查者配合进行 24 小时回顾法膳食史调查。

步骤 2　入户调查询问并填写调查表

调查者根据调查表的内容详细询问调查对象 24 小时内食用的所有的食物种类和大致的数量，包括调查对象在外用餐的食物种类和数量并认真填写 24 小时回顾调查表（表15 - 3）。

步骤 3　引导调查对象回顾调查要点

调查者可利用准备好的食物模型、食物图谱、不同类型的标准容器以及调查对象家中常用的容器，帮助调查对象回顾所食用的所有的食物，避免遗漏。

步骤 4　完善调查表的数据

调查结束时，可用电子食物秤对各种调味品进行复查称量以确定准确的消耗量，完善相应的数据。群体膳食调查时需进行每人每日用餐情况登记。

步骤 5　核查所调查的数据

调查完成后要及时对调查表所填写的内容进行检查与复核。从而确保调查的准确性、科学性和全面性。

步骤 6　整理资料

调查结束后，将调查结果进行分类整理、编号、归档保存，便于下阶段的分析评价。

3. 注意事项

（1）调查者引导调查对象回顾 24 小时所食用的食物应按照进餐时间的先后顺序，从吃第一种食物开始回顾，尽量保证每餐所吃食物无遗漏。

（2）由于调查对象的回顾多依赖于短期记忆，所以调查时间一般控制在 15 ~ 40 min，不宜过长。

（3）调查者需经严格的培训，使其掌握各种调查技巧，以便正确引导，从而确保在调查过程中获得准确的数据。

四、记账法人群食物消耗量调查

1. 工作准备

食物成分表（2009）、计算器、电子食物秤、《用餐人数登记表格》《食物消耗总量记录表》、确定调查单位和调查的时间。

2. 工作步骤

步骤1 调查工作介绍

（1）调查前先与调查单位的管理人员见面，说明调查的目的和意义。

（2）向相关工作人员介绍调查过程及要求。

（3）了解膳食账目与进餐人员的数量的要求，以便得到详细的调查单位每天的用餐人数、食物的结存量、购进食物总量、废弃食物总量和剩余食物总量等。

步骤2 调查食物的结存量

掌握调查单位食物的结存量，分类别称重所有剩余的食物。

步骤3 调查进餐人数

对进餐人数应统计准确并要求按劳动强度、性别、年龄等分别登记，如果调查单位的人群（如儿童）个体差异不明显，用餐人数调查表可以简化。如调查某小学某个月一周五天的用餐人数（表15-7）。

表15-7 某小学用餐人数登记表

年龄		7 岁~			8 岁~			9 岁~			10 岁~		
餐次		早	中	晚	早	中	晚	早	中	晚	早	中	晚
时间	月　日												
	月　日												
用餐总人数													
总人日数													
标准人系数													
标准人日数													
总标准人日数													

调查员：_____　　　　　　　　　　　　　　　　调查时间：_____

步骤4 调查购进食物总量

准确记录调查期间购进的各类食物的量，必要时现场重新称重。

步骤5 食物的实际消耗总量的计算

食物的实际消耗量需每天分类别准确记录，写出具体的食物名称，并计算出每种食物的实际总消耗量。如调查某小学某个月一周五天的食物实际消耗总量（表15-8）。

表 15 – 8 某小学食物实际消耗总量登记表

食物编码								
食物名称	大米	面粉	猪肉	鱼类	白菜	豆腐	西红柿	……
结存数量/g								
购入食物量	月 日							
	月 日							
剩余数量/g								
废弃数量/g								
实际总消耗量/g								

调查员：＿＿＿＿＿＿　　　　　　　　　　　调查时间：＿＿＿＿＿＿

步骤 6 核查所调查记录的结果

调查结束后，对于所记录的各种数据要进行复查核对，填写调查人和时间。

步骤 7 对调查完成的表格进行编号，然后归档保存

将所有的调查完成的表格进行整理、编号、归档保存，以便下阶段计算食物和营养素的摄入量。

3. 注意事项

（1）如果被调查家庭、单位等的组成成员的劳动强度、性别、年龄不同，就不能以大样本中人均每种食物的摄入量来确定每人每日营养素的摄入量，而应用混合系数来确定标准人每人每日营养素摄入量。

（2）记账法中所涉及的食物结存量、购进食物总量、废弃食物总量和剩余食物总量等，是指称量记录各类食物的可食部分。

第二节　膳食营养素摄入量计算

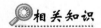

学习目标

■ 能进行标准人系数和人日数换算。

■ 能用记账法资料计算食物和营养素摄入量。

■ 能用 24 小时回顾法资料计算食物和营养素摄入量。

相关知识

一、人日数换算要点

人日数是代表被调查者用餐的天数，每个被调查者 24 小时为 1 个人日，即每个被调查者吃早、中、晚三餐为 1 个人日。在调查中，不一定能收集到整个调查期间被调查者的全部进餐次数，应根据餐次比来折算。

就餐总人日数 = 早餐人次 × 早餐餐次比 + 中餐人次 × 中餐餐次比 + 晚餐人次 × 晚餐餐次比

二、进餐人数登记要点和标准人系数计算

1. 进餐人数登记要点

对进餐人数应统计准确并要求按劳动强度、性别、年龄等分别登记，如果调查单位的人群（如儿童）个体差异不明显，其食物的摄入量可不按劳动强度、性别、年龄等进行登记。

2. 标准人系数计算

由于被调查群体内的个体差异和群体间的差异，需对群体进行食物平均摄入量的计算；同时，还需进行折合标准人系数的换算。

标准人：以体重 60 kg、从事轻体力活动的成年男子为标准，以能量需要量 2250 kcal 作为 1。

标准人折合系数 = 各类人群能量需要量（kcal）/2250 kcal

标准人日数 = 折合标准人系数 × 人日数

总标准人日数 = 某人群每个人标准人日数之和

某人群的混合系数 = ∑（某人群的标准人折合系数 × 人日数）/总人日数

即：某人群的混合系数 = 某人群总标准人日数 ÷ 总人日数。

三、食物实际消耗量计算

某人群每种食物实际消耗量 = 食物的结存量 + 购进食物的总量

－ 废弃食物的总量 － 剩余食物的总量

某人群平均每人每日每种食物摄入量 = 实际消耗总量 ÷ 总人日数

食物中某种营养素含量 = ［食物量（g）÷100 × 可食部分百分比］

× 食物中营养素含量/100

某人群某种营养素的总摄入量 = ∑（某人群摄入所有食物中的营养素的量）

平均每人每日某营养素摄入量 = 某人群某种营养素摄入量 ÷ 总人日数

标准人的每日某种食物摄入量 = 平均每人每日某种食物摄入量 ÷ 某人群的混合系数

标准人的平均每日某种营养素摄入量 = 平均每人每日某种营养素摄入量

÷ 某人群的混合系数

四、能量和营养素来源分布和摄入量的计算要点

1. 能量的来源分布和摄入量的计算

将食物分为谷薯类、蔬菜类、水果类、禽畜肉类、蛋类、水产品类、大豆和坚果类、奶及奶制品类、油脂类 9 类食物分别计算各类食物提供的能量，并将各个能量值相加得到总能量，然后用各类食物提供的能量除以总的能量就能得到各类食物提供的能量占总能量的百分比。

2. 营养素来源分布和摄入量的计算要点

碳水化合物、脂肪和蛋白质是膳食中能量的主要来源，又称为"产能营养素"，而三

者对于膳食总能量中所提供的比例不一样。通过计算碳水化合物、蛋白质、脂肪的主要食物来源和摄入量及其在膳食中提供的能量的百分比，可以了解膳食能量的摄入情况。

1）蛋白质的食物来源分布及其计算

从蛋白质来源丰富的角度将食物分成谷薯类、禽畜肉类、蛋类、水产品类、大豆和坚果类、奶及奶制品类等。若了解蛋白质的食物来源和分布情况则应分别计算每类食物提供的蛋白质摄入量及占总蛋白质的比例和计算优质蛋白质（动物性蛋白质＋豆类蛋白质）占总蛋白质的百分比。

$$膳食中总蛋白质供能 = 总蛋白质摄入量 \times 4$$

$$膳食中总蛋白质供能比 = \frac{总蛋白摄入量 \times 4}{总能量摄入量} \times 100\%$$

2）脂肪的食物来源分布及其计算

将食物分为动物性食物和植物性食物，若了解脂肪的食物来源和分布则应分别计算动物性和植物性食物脂肪的摄入量和计算各类食物提供的脂肪占总脂肪的百分比。

$$膳食中总脂肪供能 = 总脂肪摄入量 \times 9$$

$$膳食中总脂肪供能比 = \frac{总脂肪摄入量 \times 9}{总能量摄入量} \times 100\%$$

3）碳水化合物的食物来源分布计算

碳水化合物主要来自于植物性食物。

$$膳食中总碳水化合物供能 = 总碳水化合物摄入量 \times 4$$

$$膳食中总碳水化合物供能比 = \frac{总蛋白质摄入量 \times 4}{总能量摄入量} \times 100\%$$

五、数据库相关知识

数据库是按照数据结构组织在一起存放在计算机外存储器上，并能为多个用户共享与应用程序彼此独立的一组相关数据的集合。在信息化社会，充分有效地管理和利用各类信息资源，是进行科学研究和决策管理的前提条件。数据库技术是管理信息系统、办公自动化系统、决策支持系统等各类信息系统的核心部分，是进行科学研究和决策管理的重要技术手段。

数据库管理系统是专门用于管理数据库的计算机系统软件。数据库管理系统能够为数据库提供数据的定义、建立、维护、查询和统计等操作功能，并完成对数据完整性、安全性进行控制的功能。数据库管理系统提供的数据语言包括：数据定义语言，负责数据的模式定义与数据的物理存取构建；数据操纵语言，负责数据的操纵，如查询、删除、增加、修改等；数据控制语言，负责数据完整性、安全性的定义与检查以及并发控制、故障恢复等。

工作内容与方法

一、个人膳食人日数换算

1. 工作准备

草稿纸、计算器、笔等；选择调查对象（个人）进行人日数换算。如：小明连续三天早、中、晚都在家吃饭，三餐餐次比为 30%、40%、30%。

2. 工作步骤

步骤 1　确定餐次比

一般餐次比为早餐为 30%、中餐为 40%、晚餐 30%。

步骤 2　计算个人人日数

计算人日数：$3 \times 30\% + 3 \times 40\% + 3 \times 30\% = 3.0$ 人日。

3. 注意事项

进行个人膳食人日数计算时，要注意餐次比的比例。

二、集体膳食人日数换算

1. 工作准备

草稿纸、计算器、笔等；选择调查对象（集体）进行人日数换算。如：某幼儿园调查，早餐进餐人数 25 名、中餐进餐人数 30 名、晚餐进餐人数 20 名。

2. 工作步骤

步骤 1　确定餐次比

一般早餐为 30%、中晚餐各为 30% ~ 40%，也可按照儿童的三餐餐次比各占 1/3 计算。儿童餐次比可根据实际情况改变。

步骤 2　计算就餐总人日数

方法 1　若三餐的餐次比各占 1/3，总人日数 ＝（25 + 30 + 20）× 1/3 = 25 人日。

方法 2　若三餐餐次比为早餐 20%、中餐 40%、晚餐 40%，总人日数 ＝ 25 × 20% + 30 × 40% + 20 × 40% = 25 人日。

3. 注意事项

在进行集体膳食人日数的换算时，该集体人群的餐次比不是一成不变的数值。

三、标准人系数换算

1. 工作准备

草稿纸、计算器、笔等；进行不同人群折算标准人系数的换算。如：某公司人群膳食能量供给量为 2200 kcal/d 的有 30 人，2400 kcal/d 的有 40 人，2700 kcal/d 的有 20 人。

2. 工作步骤

步骤 1　确定标准人标准。

步骤 2　标准人折合系数的计算

能量供给量 2200 kcal/d 的人群折算标准人系数为：$2200/2250 = 0.978$

能量供给量 2400 kcal/d 的人群折算标准人系数为：$2400/2250 = 1.07$

能量供给量 2700 kcal/d 的人群折算标准人系数为：$2700/2250 = 1.2$

3. 注意事项

标准人系数的确定是根据年龄、性别、劳动强度来确定的，计算时要注意标准人的能量供给量。

四、用回顾法资料计算食物和营养素摄入量

1. 工作准备

草稿纸、计算器、笔等；李女士 24 小时回顾调查表（表 15 - 9）、食物成分表（2009）。

表 15 - 9　李女士 24 小时回顾调查表

餐次	食物名称	原料名称	原料编码	原料重量/g	进餐地点
早	馒头	标准粉	011405	100	家
	鸡蛋	鸡蛋	111102	50	家
中	米饭	粳米（标一）	012101	150	家
	炒黄瓜	黄瓜	043028	250	家
晚	米饭	粳米（标一）	012101	100	家
	红烧茄子	茄子	043101	150	家

调查员：_____　　　　　　　　　　　　　　　　调查时间：_____

2. 工作步骤

步骤 1　食物归类并计算摄入量

将李女士一天摄入的所有食物进行分类，李女士 24 小时的膳食归类并计算摄入量如下。

谷薯类：100 g + 150 g + 100 g = 350 g

蛋类：50 g

蔬菜类：250 g + 150 g = 400 g

步骤 2　计算三大产能营养素的摄入量

根据食物成分表得出李女士一天所摄三大产能营养素量

每 100 g 馒头（标准粉）含蛋白质 7.8 g，脂肪 1 g，碳水化合物 48.3 g；

每 100 g 米饭（粳米标一）含蛋白质 2.6 g，脂肪 0.3 g，碳水化合物 26 g；

每 100 g 鸡蛋（88 g）含蛋白质 12.8 g，脂肪 11.1 g，碳水化合物 1.3 g；

每 100 g 黄瓜（可食部分 92 g）含蛋白质 0.8 g，脂肪 0.2 g，碳水化合物 2.4 g；

每 100 g 茄子（可食部分 96 g）含蛋白质 1 g，脂肪 0.1 g，碳水化合物 3.5 g。

分别计算各类食物提供的三大产能营养素摄入量，即李女士一天中三大产能营养素的摄入量

蛋白质：$100 \times 7.8\% + 250 \times 2.6\% + 50 \times 12.8\% \times 88\% + 250 \times 0.8\% \times 92\% + 150 \times 1\% \times 96\% = 23.212$ g

脂肪：$100 \times 1\% + 250 \times 0.3\% + 50 \times 11.1\% \times 88\% + 250 \times 0.2\% \times 92\% + 150 \times 0.1\% \times 96\% = 7.238$ g

碳水化合物：$100 \times 48.3\% + 250 \times 26\% + 50 \times 1.3\% \times 88\% + 250 \times 2.4\% \times 92\% + 150 \times 3.5\% \times 96\% = 124.432$ g

3. 注意事项

计算营养素的摄入量时要注意根据各种食物的可食部进行计算。

五、用记账法资料计算食物和营养素摄入量

1. 工作准备

草稿纸、计算器、笔等；《家庭食物实际消耗总量登记表》（表 15 – 10）、食物成分表。

表 15 – 10　家庭食物实际消耗总量登记表

食物编码		011405	012101	043028
食物名称		标准粉	大米（粳米标一）	黄瓜
结存数量/g		8000	7000	
购入食物量	第一天	0	1000	0
	第二天	500	800	1000
	第三天	350	0	0
剩余数量/g		5000	6000	0
废弃数量/g		0	0	150
实际总消耗量/g		3850	2800	850

调查员：＿＿＿＿＿＿＿　　　　　　　　　　　　　　　　　　时间：＿＿＿＿＿＿＿

2. 工作步骤

步骤 1　食物归类并计算实际总消耗量

将该家庭三天内摄入的所有食物进行分类，计算该家庭三天的膳食归类并计算实际总消耗量

谷薯类：3850 g + 2800 g = 6650 g

蔬菜类：850 g

步骤 2　计算该家庭三大产能营养素的摄入量

根据食物成分表（2009）计算三大产能营养素摄入量。

每 100 g 标准粉含蛋白质 7.8 g，脂肪 1 g，碳水化合物 48.3 g；

每 100 g 大米（粳米标一）含蛋白质 2.6 g，脂肪 0.3 g，碳水化合物 26 g；

每 100 g 黄瓜（可食部分 92 g）含蛋白质 0.8 g，脂肪 0.2 g，碳水化合物 2.4 g。

分别计算各类食物提供的三大产能营养素摄入量。

即：该家庭三天中三大产能营养素的摄入量

蛋白质：$3850 \times 7.8\% + 2800 \times 2.6\% + 850 \times 0.8\% \times 92\% = 379.356$ g

脂肪：$3850 \times 1\% + 2800 \times 0.3\% + 850 \times 0.2\% \times 92\% = 48.464$ g

碳水化合物：$3850 \times 48.3\% + 2800 \times 26\% + 850 \times 2.4\% \times 92\% = 2606.318$ g

3. 注意事项

记账法调查中所涉及的食物结存量、购进食物总量、废弃食物总量和剩余食物总量等，是指称量记录各类食物的可食部分。

第三节　膳食营养分析和评价

膳食营养分析和评价的基本步骤是通过膳食调查方法（24 小时回顾法、记账法等）调查个人或单位的食物实际消耗量，从而掌握每人每日的食物消耗状况，然后将食物归类后，计算各类食物的摄入量，结合食物成分表（2009）计算出每种食物所含营养素的量，将所有食物中的各种营养素累计相加，计算 24 小时各种营养素摄入量，计算结果与 DRIs（2013）中同年龄、同性别、同劳动强度人群的水平比较，评价营养素摄入水平，以便了解能量、蛋白质、脂肪的食物来源分布，计算三餐提供能量的比例，最终进行分析和评价。

学习目标

- 能分析和评价膳食能量。
- 能分析和评价膳食营养素摄入量。
- 能进行膳食模式的分析评价和报告。
- 能建立膳食调查数据库。

相关知识

一、膳食能量和营养素的评价要点

1. 膳食能量的评价要点

通过计算碳水化合物、蛋白质、脂肪的主要食物来源和三餐能量餐次比，对了解膳食能量的摄入情况具有很大意义。

2. 膳食营养素的评价要点

膳食营养素的计算与评价是以调查对象 24 小时膳食调查结果为基础，通过各类食物的实际摄入量计算出每类食物中的营养素摄入量，尤其是三种产能营养素的含量，再求出膳食中营养素总的摄入量。然后根据调查对象的性别、年龄、劳动强度，将计算出的每种营养素总的实际摄入量与 DRIs（2013）中的数据进行比较，分析评价膳食中摄入的营养素是否达到 DRIs（2013）的标准，得到不同营养素摄入人群的人数百分比。最后根据得出的数据进行分析并提出科学的膳食营养建议。

二、膳食模式评价步骤和依据

膳食模式是指膳食中各食物的品种、数量及其比例和消费的频率，由于影响膳食结构的这些因素是逐渐变化的，所以膳食结构不是一成不变的。主要的膳食结构类型分为：以植物性食物为主的膳食结构，以动物性食物为主的膳食结构，以动植物食物平衡的膳食结构和地中海膳食结构。膳食指南（2016）推荐我国居民的膳食应种类多样化，谷类为主，多吃蔬菜水果、奶类及奶制品、大豆及豆制品，适量吃鱼、禽、畜、蛋类。

膳食模式分析是根据调查对象 24 小时膳食调查结果，计算 5 类食物，即谷薯类，蔬菜水果类，畜禽鱼蛋类，奶类、大豆和坚果类以及烹饪用油盐的摄入量。然后与膳食宝塔（2016）中的理想膳食模式进行比较，对调查对象的膳食结构进行分析（详细步骤见工作内容与方法"三、膳食模式分析评价和报告"）

膳食模式评价的依据是膳食宝塔（2016）。评价方法是依据 24 小时膳食调查结果将 5 大类食物细分为 9 类食物。评价时应首先记录各类食物的实际摄入量，将调查对象按照不同的劳动强度与膳食宝塔（2016）推荐的不同能量需要水平的平衡膳食模式和食物量进行比较后，分析判断各类食物摄入量是否满足不同人群的需要，并提出科学的膳食平衡的建议。

三、膳食调查报告撰写要点

膳食调查报告是在膳食调查和计算分析、评价后开始进行的，主要根据膳食调查的结果来分析和发现不同人群的膳食营养状况，这需要撰写者具备扎实的基础知识和分析能力。

1. 膳食调查报告主题内容

膳食调查报告主题内容包括：居民食物摄入情况；居民膳食能量、蛋白质、脂肪的来源；居民膳食能量状况与膳食指南的比较；通常采用统计分析软件进行人群数据的录入、整理、分析。

2. 膳食调查报告的格式

膳食调查报告的撰写一般包括题目、报告撰写者姓名和单位、摘要、关键词、引言、正文、参考文献、致谢等。一般篇幅要求 4000 ~ 6000 字。

四、膳食数据库相关知识

膳食数据库是依照某种数据模型组织起来并存放在二级存储器中的数据集合。数据库是数据管理的高级阶段，它是由文件管理系统发展起来的。这种数据集合的特点是：尽可能不重复；以最优方式为某个特定组织的多种应用服务；数据结构独立于使用它的应用程序；对数据的增、删、改和检索由统一软件进行管理和控制。

膳食数据库在建立过程中，不同膳食调查方法均有相应的膳食调查问卷。应该根据各种调查问卷特有的结构建立数据库结构。数据录入软件允许限定变量的取值范围，这也需要在建立数据库结构的过程中加以设定，设定取值范围可以避免数据录入错误和重复，确保数据库的科学性、可靠性，提高数据质量。

1. 建立膳食数据库确定变量和编码

依据不同的膳食调查表建立膳食数据库，膳食数据库应包括 5 个变量（编码）（表15 – 11）。

表 15 – 11　膳食数据库变量

变量	变量名（编码）	变量长度
被调查者	ID	至少 2 位
进餐时间	D1	1 位
食物种类	D2	6 位
食物质量	D3	3 位
进餐地点	D4	1 位

注：食物编码是在食物成分表（2009）中规定的编码，查表即可得到相应食物的食物编码。食物成分表（2009）是由6位数字编码组成，其中前2位数字编码的是食物的类别，第3位数字编码的是食物的亚类，最后3位数字编码的是食物在亚类中的排列序号。

2. 膳食数据库的基本结构

膳食数据库是数据管理的高级阶段，它是由文件管理系统发展起来的。膳食数据库的基本结构分为三个层次即原始数据层、概念数据层和逻辑数据层。

（1）原始数据层是用户加工的对象，由内部模式描述的指令操作处理的位串、字符、字组成。

（2）概念数据层是膳食数据库的中间一层，表示数据库的整体逻辑，指出了每个数据的逻辑定义及数据间的逻辑联系，是存储记录的集合和膳食数据库管理概念的数据。

（3）逻辑数据层是用户所看到和使用的数据库。表示了一个或一些特定用户使用的数据集合，即逻辑记录的集合。

3. 膳食数据库的主要特点

膳食数据库不同层次之间的联系是通过映射进行转换的。数据库的特点有：提供数据共享；减少大量重复的数据，从而维护数据的一致性；维护膳食数据库中逻辑结构和应用程序的相互独立；可对数据进行集中控制和管理；数据可以安全性控制、完整性控制、并发性控制以及及时发现故障和修复故障等。

4. 膳食调查数据库存档

将膳食调查得到的数据库分别命名，分类保存，并以不同形式复制留存，如纸质文档、计算机、移动硬盘，以防丢失。

工作内容与方法

一、膳食能量的分析和评价

1. 工作准备

李先生24小时回顾调查表（表15 – 12）、食物成分表（2009）、计算器、草稿纸、笔等。

表 15 - 12　李先生 24 小时回顾调查表

餐次	食物名称	原料名称	原料编码	原料重量/g	进餐地点
早	馒头	标准粉	011405	150	家
	鸡蛋	鸡蛋（白皮）	111102	50	家
中	米饭	粳米（标一）	012101	200	家
	炒冬瓜	冬瓜	043203	300	家
晚	米饭	粳米（标一）	012101	150	家
	红烧豆腐	豆腐（内酯）	031304	200	家

调查员：_____　　　　　　　　　　　　　　　时间：_____

2. 工作步骤

步骤1　食物归类并确定摄入量

首先将调查对象一天摄入的所有食物进行分类：谷薯类、蔬菜类、水果类、禽畜肉类、蛋类、水产品类、大豆和坚果类、奶及奶制品类、油脂类。

李先生 24 小时的膳食归类为：谷薯类 500 g、蛋类 50 g、大豆和坚果类 200g、蔬菜类 300g。

步骤2　计算各类食物能量摄入量

根据食物成分表（2009），分别计算各类食物提供的三大产能营养素摄入量。再计算出三大产能营养素提供的能量。

（1）查出李先生一天摄入的蛋白质为 51.0g，脂肪为 17.5g，碳水化合物为 400.5g。

（2）计算：一天的膳食中三大产能营养素提供的能量分别为

蛋白质：$51.0 \times 4 = 204.0$ kcal

脂肪：$17.5 \times 9 = 157.5$ kcal

碳水化合物：$400.5 \times 4 = 1602.0$ kcal

步骤3　计算三类营养素提供的总能量

将三类营养素提供的能量摄入量相加计算出能量总和。

如上例：全天总能量 $= 204.0 + 157.5 + 1602.0 = 1963.5$kcal

步骤4　计算食物的供能比

利用公式计算动物性食物和植物性食物提供的能量占总能量的百分比。

（1）已知全天来源于动物性食物的种类和数量，通过查阅食物成分表（2009），可知能提供 68 kcal 能量。

（2）计算：动物性提供的能量占全天能量为 $68 \div 1963.5 = 3.5\%$，则来源于植物性食物的能量是 $1963.5 - 68 = 1895.5$kcal，占全天能量的 96.5%。

步骤5　计算三大产能营养素提供的能量占总能量的比例

（1）分别计算出蛋白质、脂肪、碳水化合物三大产能营养素提供的能量占总能量的比例。

（2）计算：每种营养素提供能量百分比 = 每种营养素提供能量 ÷ 能量总和 ×100%

蛋白质的能量比例 $= 204.0 \div 1963.5 = 10.4\%$；

脂肪的能量比例 = 157.5 ÷ 1963.5 = 8.0% ;

碳水化合物的能量比例 = 1602.0 ÷ 1963.5 = 81.6% 。

步骤6　对调查对象膳食能量调查结果分析与评价

根据 DRIs（2013），蛋白质 AI 为 10% ~ 15% ，脂肪 AI 为 20% ~ 30% ，碳水化合物 AI 为 55% ~ 60% 。

从计算结果看，来源于蛋白质的能量比例为 10.4% ，基本达到要求；来源于脂肪的能量比例为 8.0% ，没有达到最低标准要求；而来源于碳水化合物的能量比例为 81.6% ，明显超过标准。

步骤7　建议

李先生每天膳食应减少碳水化合物的摄入量，适当增加脂肪和蛋白质的摄入量。

3. 注意事项

（1）明确蛋白质、脂肪、碳水化合物三种产能营养素的食物来源，尤其是蛋白质的来源。

（2）明确蛋白质、脂肪、碳水化合物三种产能营养素的能量折算系数。

二、膳食营养素摄入量分析和评价

1. 工作准备

DRIs（2013）、食物成分表（2009），某公司人群的 24 小时回顾调查结果数据、计算器、草稿纸、笔等。

2. 工作步骤

步骤1　计算某公司人群中平均每人每日各种食物的摄入量

某公司人群平均每人每日每种食物摄入量 = 实际消耗总量（g）÷ 总人日数。

步骤2　计算某公司人群混合系数

某公司人群的混合系数 = ∑（某公司人群的标准人折合系数 × 人日数）/总人日数。

即：某公司人群的混合系数 = 某公司人群总标准人日数 ÷ 总人日数。

步骤3　计算标准人的每日每种食物摄入量

标准人的每日某种食物摄入量 = 平均每人每日某种食物摄入量 ÷ 某公司人群的混合系数。

步骤4　平均每人每日营养素和能量摄入量

平均每人每日某营养素摄入量 = 某公司人群某种营养素摄入量 ÷ 总人日数。

标准人的平均每日某种营养素摄入量 = 平均每人每日某种营养素摄入量 ÷ 某公司人群的混合系数。

步骤5　膳食营养素分析和评价

将步骤3计算出的各种营养素含量与 DRIs（2013）进行比较，评价个体或群体是否达到了标准要求。

步骤6　数据归档并保存

对调查的数据进行分类编号、分装在编号号码的档案袋中，标明调查的相关基本信息，并分别以纸质和电子版本形式保存。

3. 注意事项

（1）明确混合系数和标准人日数和总人日数的关系。

（2）要根据不同人群的年龄、性别和劳动强度来进行膳食营养素的计算和评价。

三、膳食模式分析评价和报告

1. 工作准备

膳食宝塔（2016）和 DRIs（2013），张女士在 5 月 3 日晚餐到 4 日中餐的进餐情况（表 15 – 13）。

表 15 – 13　张女士 24 小时回顾调查表

张女士：40 岁　　　　身高：155 cm　　　　体重：50 kg　　　　劳动强度：轻体力劳动

饮食时间	食物名称	原料名称	原料重量
晚餐 （3 日）	小米粥	小米	100g
	凉拌黄瓜	黄瓜	100g
		花生油	20g
	西瓜	西瓜	100g
早餐 （4 日）	牛奶	牛奶	250 mL
	馒头	面粉	100g
	鸡蛋	鸡蛋	50g
中餐 （4 日）	米饭	大米	100g
	豆角炒肉	豆角	150g
		猪肉	50g
		花生油	10g
	红烧豆腐	豆腐	200g
		花生油	10g
	苹果	苹果	200g

调查员：_____　　　　　　　　　　　　　　　　　　调查时间：_____

2. 工作步骤

步骤 1　食物分类统计

常用的分类统计方法是按照食物成分表（2009）找到食物编码和分类。

步骤 2　确定膳食能量需要量

根据不同人群的性别、年龄、劳动强度，DRIs（2013）确定膳食能量需要量。根据张女士情况查表所得其膳食能量需要量为 1800 kcal。

步骤 3　确定不同能量需要水平下的食物推荐量

根据膳食宝塔（2016）所涉及的不同能量需要水平的平衡膳食模式和食物量，确定 1800 kcal 人群所需的食物推荐量并填写到表 15 – 14 中。

步骤 4　食物归类并计算摄入量

（1）把表 15 – 13 中的食物摄入情况按膳食宝塔（2016）归类。

（2）计算各类食物的摄入量填写到相应的表格位置（表 15 – 14）。

表 15 - 14 张女士 24 小时各类食物的摄入量及宝塔推荐量

食物类别	谷薯类	蔬菜类	水果类	畜禽肉类	蛋类	水产品类	大豆及坚果类	奶及奶制品类	油脂类
摄入量	300 g	250 g	300 g	50 g	50 g	0	46.2 g	250 mL	40 g
宝塔推荐量	225 g	400 g	200 g	50 g	40 g	50 g	15 g	300 g	25 g

注：食物归类时，其中有些食物要进行折算才能相加。

（3）折算：需折算的食物（豆浆、奶粉）可以乘以该产品100g的蛋白质含量，再除以大豆或鲜奶中蛋白质的含量即可。

步骤5 对比并进行分析

对比：将调查对象各类食物实际摄入量与宝塔推荐量进行比较，判断各类食物的摄入量是否达到推荐水平，膳食结构是否合理，

分析：从表 15 - 14 可以看出谷薯类、水果类、畜禽肉类、蛋类、大豆及坚果类达到食物摄入量的要求，蔬菜类、水产品类、奶及奶制品类未达到要求，油脂摄入过多。

步骤6 膳食结构的分析

膳食宝塔（2016）推荐食物的摄入量适用于一般健康成人。此外还要考虑要个人的性别、年龄和劳动强度以选择适宜的食物参考摄入量。

与膳食宝塔（2016）中的数据比较，张女士在5月3日晚餐至4日中餐进餐的食物中谷薯类、水果类、畜禽肉类、蛋类、大豆及坚果类的摄入量均达到了膳食宝塔的要求，可以满足身体的需求；但蔬菜类、奶及奶制品类摄入量不足，不能达到要求；水产品类缺乏；油脂摄入量过多；饮食结构欠平衡。

步骤7 对其膳食结构进行科学的建议

给张女士的建议是：继续保持充足的食物中谷薯类、水果类、畜禽肉类、蛋类、大豆及坚果类的摄入量，增加蔬菜类、奶及奶制品类的摄入量，补充适量的水产品类，减少油脂的摄入量。

步骤8 膳食模式分析评价报告

通过对张女士在5月3日晚餐至4日中餐进餐情况进行膳食模式调查，所得数据资料与膳食宝塔（2016）中的数据比较，张女士在5月3日晚餐至4日中餐进餐的食物中谷薯类、水果类、畜禽肉类、蛋类、大豆及坚果类的摄入量均达到要求，可以满足身体的需求；但蔬菜类、奶及奶制品类摄入量不足，不能达到要求；水产品类缺乏；油脂摄入量过多；饮食结构欠平衡。

3. 注意事项

（1）食物归类时，其中有些食物（豆制品和奶制品）要进行折算才能相加。

（2）根据不同人群的性别、年龄、劳动强度确定膳食能量需要量，然后根据确定的膳食能量需要量来确定该人群所需的食物推荐量。

四、膳食调查数据库的建立

1. 工作准备

24 小时膳食调查表、食物成分表（2009）、计算器、草稿纸、笔。

2. 工作步骤

步骤 1 熟悉和了解 24 小时膳食调查表

熟悉所要输入的 24 小时膳食调查表，明确被调查者编码、进餐时间、食物编码、食物的质量、进餐地点所涉及的变量名称和变量长度。

步骤 2 根据食物成分表确定每项编码

为了方便表格数据的录入，对调查表中每一项进行编码（表 15 – 15）。

表 15 – 15　24 小时膳食回顾调查表

调查对象编码（ID）

进餐时间 D1	食物名称	食物编码 D2	食物重量/g D3	进餐地点 D4
1	牛奶	101101	200	1
3	馒头	011404	100	2
4	米饭	012401	200	1
3	猪肉	081101	80	3
4	草鱼	121102	200	1
2	苹果	061101	180	2
3	茄子	043101	200	2
5	黄瓜	043208	120	1

调查员：＿＿＿＿＿　　　　　　　　　　　　　　　　调查时间：＿＿＿＿＿

说明：D1　1. 早餐、2. 上午小吃、3. 午餐、4. 下午小吃、5. 晚餐、6. 晚上小吃

　　　D4　1. 在家、2. 单位/学校、3. 饭馆/摊点、4. 亲戚/朋友家、5. 幼儿园、6. 其他

步骤 3 确定膳食数据库的基本结构

膳食数据库的基本结构分为三个层次，反映了观察数据库的三种不同角度。包括原始数据层、概念数据层、逻辑数据层。这三个层次是建立 24 小时膳食调查数据库的基本结构。

步骤 4 检查 24 小时膳食调查表

为确保数据录入的准确性和科学性，需对所录入的 24 小时膳食调查表进行检查，尤其应核对各类食物的编码（D2），确保准确无误。

步骤 5 数据录入和核对

将核查过的调查表的数据准确地录入到数据库中，录入过程要及时保存，录入结束后再次核对所录入数据，确保其准确无误。

步骤 6 完成膳食调查数据库的建立

所有膳食调查信息核对完成后，即完成膳食调查数据库的建立，最后保存。

3. 注意事项

（1）采用不同的调查方法应对应相应的膳食调查表格，根据不同的膳食调查表格结构建立膳食数据库结构。

（2）在建立膳食数据结构过程中，可根据数据录入软件限定变量的取值范围，以便提高数据的准确性。

五、人群膳食调查报告的撰写

1. 工作准备

草稿纸、笔、计算器，一份膳食调查结果（要求撰写人员是参与本次调查和分析计算过程的工作人员）、膳食宝塔（2016），DRIs（2013）。

2. 工作步骤

步骤 1　撰写人群膳食调查报告的提纲

人群膳食调查报告的提纲内容应包括调查的背景、调查的目标、调查的方法、调查的结论等，其中调查所得的结果最重要，其涉及调查对象的基本信息、膳食结构、能量摄入、营养素摄入分析等。

步骤 2　明确调查的背景和目的

阐述本次调查的背景、目的和意义，应结合国家食品安全和膳食营养的要求及社区人群调查的基本原则进行调查。

步骤 3　撰写调查相关方法

调查方法是实施调查的最重要的环节，科学的调查方法能够获得更准确的数据，以便更好地了解不同人群的膳食情况，如 24 小时回顾法、记账法等。

步骤 4　描述被调查的不同人群的基本情况

调查结果要明确被调查的不同人群的生活环境、年龄结构、性别比例、年收入状况、消费水平、文化程度等，一般都是用百分比来表示。

步骤 5　描述各类食物的摄入情况

按 9 类食物的摄入情况来进行分类描述。如果不同人群的劳动强度、性别、年龄不同，就不能够以大样本中人均的每种食物的摄入量来确定每人每日的营养素的摄入量，必须用混合系数来确定标准人每人每日营养素摄入量。通过描述各类食物的摄入情况，还可以得到不同人群对于各类食物的实际消费水平等结果。

步骤 6　描述居民膳食能量和三大营养素摄入情况

对能量的描述是指不同地区能量的摄入量及分布、不同性别年龄居民能量的摄入状况、不同家庭人均年收入水平居民能量的摄入状况、不同地区居民能量摄入量与 DRIs（2013）比较。

对蛋白质的描述是指不同地区蛋白质的摄入量及分布；不同性别年龄居民蛋白质的摄入状况；不同家庭人均年收入水平居民蛋白质的摄入状况；不同地区居民蛋白质摄入量与DRIs（2013）比较。

对脂肪的描述是指不同地区脂肪的摄入量及分布、不同性别年龄居民脂肪的摄入状况、不同家庭人均年收入水平居民脂肪的摄入状况。

对碳水化合物的描述是指不同地区碳水化合物的摄入量及分布、不同性别年龄居民碳水化合物的摄入状况、不同家庭人均年收入水平居民碳水化合物的摄入状况。

对维生素、常量元素、微量元素的描述是指不同地区维生素、常量元素、微量元素的摄入量及分布；不同性别年龄居民维生素、常量元素、微量元素的摄入状况、不同家庭人均年收入水平居民的维生素、常量元素、微量元素摄入状况、不同地区居民维生素、常量元索、微量元素摄入量与 DRIs（2013）比较。

步骤 7　撰写调查报告的结论和建议

调查报告最后要有结论和建议，结论可以包括对于调查结果的重点描述，建议包括对于调查结果的分析判断并提出完善的建议和措施。

步骤 8　调查报告的修改和完善

全文结束后要检查全文的结构是否完整、合理、是否具有科学性、文字是否恰当、数据是否准确、建议是否符合实际、调查结论是否正确等，进一步充实完善全文。

3. 注意事项

（1）人群膳食调查报告要具有完整性，按照膳食调查报告的格式进行撰写。

（2）撰写的报告应具有真实性及一定的实际意义。

🐟 本章小结

本章在食物摄入量调查中介绍了回顾法和记账法表格设计要点和基本要求以及技术要点；讲述了膳食营养素摄入量计算；并介绍了能量和营养素来源分布和摄入量的计算要点；讲解了膳食营养分析和评价要点，膳食能量、膳食营养素摄入量和膳食结构模式的分析与评价方法；并对膳食调查数据库的建立方法和人群膳食调查报告的撰写方法进行了详细的解释。

本章编写：齐鲁理工学院　李新军　副教授

第十六章 人体营养状况测定和评价

要提出合理的营养建议，首先要能够客观地了解机体营养状况。因此，作为合格的公共营养师必须能正确地进行人体营养状况的测定和评价，这是进行膳食指导和评估以及食谱编制的基础。本章主要从人体测量资料分析的角度对婴幼儿和成人的营养状况进行评价，包括人体体格测量、实验室指标收集和判断以及营养不良症状和体征判别等。

第一节 人体体格测量

学习目标

- 能测量婴幼儿身长、胸围、上臂围和坐高。
- 能使用皮褶计测量肱二头肌、肱三头肌、皮褶厚度。

相关知识

一、体格测量的方法、意义和标准化

1. 体格测量方法和意义

体格测量是指对人体整体及各部位的长度、宽度、围度、重量所进行的测量，是研究人体外部形态结构、生长发育和营养状况以及体质发展水平的重要方法。尤其是婴幼儿的体格测量，可以较好地反映其营养状况和生长发育的情况。针对不同年龄和不同生理状况的人，体格测量指标选用及测定方法亦有所不同。

为婴幼儿进行体格测量时，体重、身长、坐高、头围、胸围、上臂围等指标最为常用。婴幼儿的坐高和身长测量指标常用测量顶—臀长、顶足底距离来替代，因其年幼不能满足测量时标准姿势要求，故需采用卧位分别测量顶—臀长、顶足底距离来反映婴幼儿体格纵向发育情况，具体测量方法在后面详述。

为成人进行体格测量时，身高、体重、上臂围、腰围、臀围和皮褶厚度等指标最为常用。多种指标中，身高和体重可以综合反映机体及其各组成部分的发育水平和潜在能力。其测量方法已在第十一章中详述，本节重点介绍皮褶厚度的测量方法和意义。皮褶厚度指标能够有效反映人体皮下脂肪含量，进而反应机体脂肪代谢的情况，具体测量方法后面详述。

2. 标准和标准化的概念

标准是由一个公认的机构制定和批准的文件。它为活动或活动的结果规定了规则、导则或特殊值，供共同和反复使用，以实现在预定领域内最佳秩序的效果。它的本质特征就是一种"统一规定"。

标准化是指制定、发布及实施标准的过程，其实质是"通过制定、发布和实施标准，达到统一"，凡是具有多次重复使用属性的对象都可以进行标准化。标准化工作的根本目的是"在一定范围内获得最佳秩序和效益"。

在体格测量中，除测量方法选用的差异性外，还要注意测量方法的标准化。

3. 体格测量工作的标准化

标准和标准化的关键是能够普遍、重复使用。体格测量工作具备上述属性。

（1）真实值是最能反映被测个体体格的值。常用多人多次测定同一指标取平均数作为近似"真实值"。

（2）精确度是指测定结果与真实值之间的接近程度。

（3）准确度是指测定值与真值的一致程度。通过标准化使体格测量精确度和准确度均尽量接近真值。

在实际工作中，对体格测量工作进行标准化是体格测量工作质量管理的重要基础。测量标准化可对每名调查员的测量质量进行判定。从而分析和找出测量中出现的问题和原因，以提高测定的精确性，并确保体格测量工作达到规范化、系统化和科学化。

二、婴幼儿身长、顶—臀长、头围、胸围和体重的测量

1. 卧式标准量床

卧式标准量床是 3 岁以下婴幼儿测量身长、顶—臀长的一种测量工具，它有三块板（两块固定板、一块滑板）和两侧对应刻度组成，其中在中间的一块板为滑动板，可根据婴幼儿实际身长滑动调节刻度（图 16 - 1）。

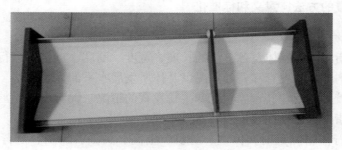

图 16 - 1　卧式标准量床（婴幼儿身高计）

2. 婴幼儿身长和顶—臀长测量

婴幼儿身长和顶—臀长是指表示婴儿头顶到足底的距离和头顶到臀部的距离，主要用于 3 岁以下婴幼儿。由于卧位时脊柱放松，站立时脊椎受压，卧位测得身长数值比站位测得的数值大 1 ~ 2.5cm。另外，测量时间选择在上午，这个时间段测量值比较准确。

3. 婴幼儿头围和胸围测量

婴幼儿头围是指自双侧眉弓上缘经枕后结节绕头一周的长度，表示头颅的围长。胸围是指从两乳头线到后面两肩胛骨下角下缘绕胸一周的长度。头围和胸围是体格测量的横向指标。胸围能反映小儿皮下脂肪、肌肉、胸廓、肺的发育。

头围和胸围发育相同，有一定的规律。出生时，一般胸围比头围小 1 ~ 2 cm，随着年

龄的增大，胸廓的横径增长迅速；1 岁左右两者数值相等；12 ~ 24 个月时，胸围超过头围，胸围赶上头围时间与婴幼儿营养状况有关。正常情况下，营养状态良好的婴幼儿，胸围赶上头围时间较早，营养不良时，由于胸廓肌肉和脂肪发育较差，所以较晚。如果到2.5 岁时，头围在正常范围以内，而胸围仍比头围小，提示营养不良或胸廓、肺发育不良，提醒家长注意。

4. 婴幼儿体重测量

体重是身体及其组成部分重量之和，婴儿可以采用婴儿秤测量。测量体重时，一般采用最大载重量为 10 ~ 50kg 的婴幼儿专用体重秤，如确实没有，也可选用成人体重计，分别测量大人抱婴幼儿的总重量和单独大人重量，取二者之差的数，即小儿体重。

三、上臂围和皮褶厚度的测量

上臂围是指上臂外侧肩峰至鹰嘴角突连线中点的臂围长。常用软尺测量，上臂肌围是反映人体肌肉蛋白营养状况的指标，是根据上臂围及三头肌皮下脂肪厚度推算出来的。该指标能够间接反映体内蛋白质的储存水平，并与血清白蛋白含量有密切关系。可作为病人营养状况好转或恶化的指标。公式为

上臂肌围（cm）＝上臂围（cm）－3.14×三头肌皮褶厚度（cm）

皮褶厚度是衡量个体营养状况和肥胖程度较好的指标，主要是测量皮下脂肪的厚度。此方法对判断肥胖和营养不良有重要价值。

1. 上臂和肩胛下角的解剖学结构

上臂是指人体肩关节到肘关节的部分。上臂肌肉有前群后群之分，前群主要有肱二头肌、喙肱肌、肱肌，后群为肱三头肌。

（1）肩峰位于肩关节上方，是肩胛骨的上外侧端，是肩部的最高点。

（2）尺骨鹰嘴位于尺骨近端后方皮下的突起。

（3）肱二头肌位于上臂前侧，整肌呈梭形，有两个头，长头起于肩胛骨盂上粗隆，短头起于肩胛骨喙突。长、短两头于肱骨中部会合为肌腹，下行至肱骨下端，集成肌腱止于桡骨粗隆和前臂筋腱膜。

（4）肱三头肌位于臂后部，有三个端。长头发自肩胛骨关节盂下方，外侧头自肱骨后面上部，内侧头自肱骨后面下部，止于尺骨鹰嘴，可至肘关节。

（5）肩胛下角为脊柱缘与腋缘会合处，平对第 7 肋或第 7 肋间隙。

2. 上臂围和皮褶厚度的测量

（1）上臂围测量时要求左臂自然下垂，用软尺测量上臂外侧肩峰至鹰嘴突连线的中点的臂围上。上臂围代表上臂骨骼肌肉、皮下脂肪和皮肤的发育。

我国男性上臂围参考值平均为 27.5 cm，女性平均为 25.8 cm。测量值为正常值 90% 以上为正常；80% ~ 90% 为轻度营养不良；60% ~ 80% 为中度营养不良；60% 以下者为重度营养不良。1 ~ 5 岁儿童上臂围大于 13.5 cm 为营养良好；12.5 ~ 13.5 cm 为营养中等；小于 12.5 cm 为营养不良。

（2）WHO 推荐进行皮褶厚度测量时选用 3 个测量点：肩胛下部，即左肩胛下方 2 cm 处；肱三头肌处，即左上臂背侧中点上约 2 cm 处；脐旁，即脐左侧 1 cm 处。

　　3 个测量点分别代表个体肢体、躯干、腹部等部分的皮下脂肪堆积情况。临床上以三头肌皮褶厚度与肩胛下皮褶厚度之和来判断营养状况。男性：10 ~ 40 mm、女性：20 ~ 50 mm 为正常，男性大于 40 mm、女性大于 50 mm 为肥胖，男性小于 10 mm、女性小于 20 mm 为消瘦。

　　（3）皮褶厚度与脂肪含量呈线性关系，相关系数在 0.7 ~ 0.9，能够有效反映人体皮下脂肪含量，可以通过对其测量反映脂肪含量状态。

　　读者可扫描二维码 26 了解不同性别和测量部位皮褶厚度计算体密度公式的参数相关内容。

　　3. 皮褶厚度计的使用方法

　　皮褶厚度计又叫皮褶计，有刻度读数的，也有直接数字显示的。不同生产厂家的产品外形有差异（图 16 - 2）。

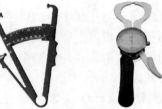

图 16 - 2　皮褶厚度计

　　（1）在使用前，对于长期放置未用的皮褶厚度计必须校正。皮褶厚度计的压力需要符合（10 g/cm²）的规定标准。

　　（2）受测试者自然站立，双臂自然下垂，充分裸露被测部位，测试者使用左手拇指和食指将皮肤连同皮下组织轻轻捏起，再用皮褶厚度计测量拇指下方约 1 cm 处的皮褶厚度。在 2s 内读数，读数记录至 0.5 mm。

　　（3）右手拇指松开皮褶厚度计卡钳钳柄，使钳尖部充分夹住皮褶。

　　（4）一般要求在同一部位测量 3 次，取平均值为测量结果。记录以毫米（mm）为单位，精确到小数点后一位。

　　使用皮褶厚度计测量时注意以下几点。

　　（1）受试者自然站立，肌肉放松，体重平均落在两腿上。

　　（2）测量者会因为测量部位认知不同、测量手法差异等因素的而出现误差，故测量前应规范培训，使测量结果具有可比性。

　　（3）测试时，皮褶厚度计的钳口连线应与皮褶走向垂直。

　　（4）夹提皮肤与皮下组织时，避免夹提肌肉。

　　（5）测量后，及时将皮褶计放入仪器箱中保存。

📐 工作内容与方法

一、婴幼儿胸围、身长、顶—臀长和体重的测量

　　1. 工作准备

　　选择场所，备好软尺、标准量床、婴幼儿体重秤或成人体重计、笔、纸。

2. 工作步骤

步骤1　检查测量工具

检查软尺是否符合要求，有无裂缝，并以 2 m 长刻度钢尺检查软尺的刻度是否准确。一般软尺长度为 2 m，如误差大于 0.5 cm，则需更换。

将卧式标准量床置于平坦位置，为便于读数，刻度面向光。仔细检查两端头板有无松动，刻度 0 点是否与头板的头顶面重合，并以钢尺检查围板上的刻度是否准确，一般为 10.0 cm 的误差不得大于 0.1 cm。

将婴幼儿体重秤或成人体重计置于平坦地面，无晃动。检查零点是否准确，如若不准则通过旋转调节螺母进行校正。用标准砝码检测测量准确度，误差不得超过 0.1%。其方法是：以备用的 10kg、20kg、30kg 标准砝码（或用等重标定重物代替）分别进行称量，检查指标读数与标准砝码误差是否在允许范围。

步骤2　测量

（1）胸围测定，被测婴幼儿取仰卧位，处于平静自然平躺状态。测量者位于婴幼儿右方，将软尺零点用左手拇指固定于被测者右侧乳头下缘，右手持尺以肩胛下角为水平绕经右侧背部，回转左侧至零点，准确记录数值，数值精确至 0.1 cm。

（2）身长测量时，将量床置于平坦地面或桌面，被测婴幼儿脱去帽、鞋、袜，穿单衣仰卧于标准量床底板中线上。由助手将婴幼儿头扶正，头顶侧与头板接触。测量者立于被测者右方，左手触其双膝，使腿处于伸直状态，右手移动滑板使其接触婴幼儿双侧足跟。读取围板上的刻度读数，保留小数点后一位（图 16－3）。

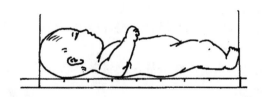

图 16－3　身长测量示意图

（3）顶—臀长测量时，将量床置于平坦地面或桌面，被测婴幼儿脱去帽、鞋、袜，穿单衣仰卧于标准量床底板中线上。由助手将婴幼儿头扶正，头顶接触顶板，滑板紧贴婴幼儿骶骨。测量者位于婴幼儿右侧，左手提婴幼儿下肢，使膝关节屈曲，大腿与底板垂直，右手移动滑板使其接触婴幼儿臀部。读取围板上的刻度读数，保留小数点后一位，连测三次取平均值。

（4）体重测量前，儿童需排空大小便。测量时，不同年龄采用不同体位，小于 1 岁者取卧位，1～3 岁者取坐位。脱去儿童外衣、鞋袜和帽子，只穿背心和短裤，按不同测试体位要求使婴幼儿安静地位于体重秤中央。读数以 kg 为单位，记录至小数点后两位，连测三次取平均值。

若被测婴儿不能配合要求进行直接测量，则宜采用减差法进行测量。做好测量前准备，去除衣帽鞋袜，仅留背心短裤，分别测量大人抱起婴幼儿的总重量和单独大人体重，取二者之差即求出婴幼儿体重。

3. 注意事项

（1）胸围测试时应避免软尺打卷并注意软尺在婴幼儿后背的位置是否准确，必要时可由助手帮助固定；软尺与皮肤各处接触，若皮下脂肪较厚，则宜与皮肤贴紧些；读数时应尽量在被测者平静呼吸之间。

（2）身长测量过程中，应防止婴幼儿出现身体扭动等现象，确保婴幼儿头顶至足跟呈一条直线。

（3）体重测定时，要安抚婴幼儿，使其放松；不能手扶婴幼儿。若有特殊原因，被测者不能按照测量前准备去除多余衣帽，则应考虑适当去除相应重量。

二、上臂围和皮褶厚度测量操作

1. 工作准备

（1）设计测量结果记录表，培训测量人员和记录人员，卷尺检查校正，皮褶厚度计。

（2）测量场地相关准备。包括测量时所需桌子、凳子，必要时准备床等（儿童腹部皮褶厚度测量需要儿童平卧在床上）；由于上臂围和皮褶厚度的测量需要尽量地裸露，在气温低的情况下测量一定要在房间内进行，并采取保暖措施。

（3）被测者相关准备，应尽量地裸露检测的部位。天气暖和时可完全裸露左上肢，天气寒冷时将外套、毛衣的左袖脱下，内衣左袖卷至肩关节处。

2. 工作步骤

步骤 1　上臂围的测量

被测者自然站立，肌肉放松，充分裸露左上肢，双臂自然下垂。

测量者立于被测者后，确定肩峰、尺骨鹰嘴等标志部位，并用记号笔标记二者连线中点处（图 16 - 4）。

将软尺零点置于标记处，水平围绕一周，测量并读取周长（图 16 - 5）。

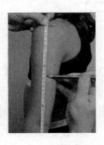
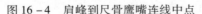
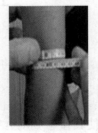

图 16 - 4　肩峰到尺骨鹰嘴连线中点　　　　　图 16 - 5　软尺测量上臂围

步骤 2　肱三头肌皮褶厚度测量

被测量者自然站立，充分裸露测量部位。测量者立于被测量者后，确定肩峰、尺骨鹰嘴等标志的部位，并用记号笔标记二者连线中点处。用左手拇指和食指、中指将被测部位皮肤和皮下组织提起。右手握皮褶计，在该皮褶提起点的下方 1 cm 处用皮褶计测量其厚度，测量时皮褶计应与上臂垂直，把右拇指松开皮褶计卡钳钳柄，使钳尖部充分夹住皮褶（图 16 - 6）。

在皮褶计指针快速回落后立即读数。记录以 mm 为单位，精确到 0.1 mm。要连续测量三次，求平均值。

步骤 3 脐旁皮褶厚度测量

受试者自然站立，被测部位充分裸露。受试者上臂放松自然下垂，测试人员取左侧脐旁 1 cm 处。

顺自然皮褶方向（垂直方向），用左手拇指和食、中指将被测部位皮肤和皮下组织夹提起来（图 16 - 7）。

步骤 4 肩胛下角皮褶厚度测量

受试者自然站立，被测部位充分裸露。测试人员确定右肩胛下角位置并用记号笔标记。

选择右肩胛骨下角下方约 1 cm 处，用左手拇指、食指和中指将此部位皮肤和皮下组织夹提起来，夹提时注意使皮褶走向与脊柱成 45°（图 16 - 8）。

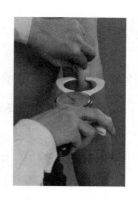

图 16 - 6 肱三头肌皮褶厚度测量

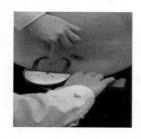

图 16 - 7 脐旁皮褶厚度测量图

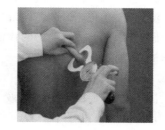

图 16 - 8 肩胛下角皮褶厚度测量

步骤 5 其他部位皮褶厚度的测量

此外，还可以测量髂脊上部（在腋中线上，髂前上脊与肋下缘连线中点处）皮褶厚度，测量时肩、臂自然放松，向内下方，与水平成 45°角进行测量。

另外，也可测量腹部（脐右侧 2 cm）皮褶厚度，垂直方向提起皮褶进行测量。

3. 注意事项

（1）测试时，双臂放松，自然下垂，使肌肉处于放松状态，肌肉紧张度增强，会使测量结果变大。

（2）测量定位必须准确，否则导致结果出现较大偏差，偏于上臂远端，会使测量结果偏小。

（3）测量时一般选左臂。

第二节　实验室指标收集和判断

学习目标

■ 能对尿液样品进行收集、保存。

■ 能对粪便样品进行收集、保存和处理。

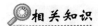相关知识

　　尿液与粪便是反映人体多种营养素摄入和代谢情况的良好指标，作为临床上重要的生物样品之一，是临床疾病诊断的重要参考依据。

一、尿液样品收集和保存知识

　　1. 尿液用于营养评价的意义

　　尿液中的营养素及其代谢产物可以间接反映人体的营养状况，蛋白质代谢产生的氨类，脂类不完全代谢产生的酮体都可以进入尿液，水溶性维生素在体内不能储存，过量摄入会从尿液排出。因此收集尿液进行检验是评价营养状况的重要手段。尿液用于营养评价的意义如下。

　　（1）测定人体蛋白质的代谢和需要量，如氨基酸代谢实验及氮平衡试验。

　　（2）测定水溶性维生素代谢和需要量，如维生素负荷实验。

　　（3）测定矿物质需要量，评价矿物质的代谢。

　　（4）研究某些药物和毒物的代谢情况。

　　2. 尿液收集和保存

　　1）防腐保存法

　　（1）福尔马林（40%甲醛溶液）保存法。每100 mL 尿液加入0.5 mL 福尔马林。用于管型、细胞检查；由于甲醛具有还原性，不适用于尿糖等化学成分检查。

　　（2）甲苯保存法。每100 mL 尿加入0.5 mL 甲苯。用于尿糖、尿蛋白的检查。

　　（3）浓盐酸保存法。每100 mL 尿加入10 mL 浓盐酸。用于钙、磷酸盐、草酸盐、尿17-酮类固醇、17-羟类固醇、肾上腺素、儿茶酚胺等成分的定量测定。除盐酸外，硼酸及冰醋酸也可用于保存。

　　（4）碳酸钠保存法。24 h 尿中加入约5 g 碳酸钠。用于卟啉、尿胆原的定量测定。

　　（5）麝香草酚保存法。每100 mL 尿加入小于0.1 g 麝香草酚。常用于尿浓缩结核杆菌检查，能抑制细菌生长，但影响尿液中有形成分的检查，加入过量可导致尿蛋白定性出现假阳性。

　　2. 低温保存法

　　（1）冷暗处保存法是指将所收集尿液远离热源、避光，用于常规检查和病房24 h 留尿检查。

　　（2）冷藏保存法是指将尿液保存在温度为4℃环境下，该方法适用于多种检查。

　　（3）冷冻保存法测要求保存温度在 -24 ~ -16℃，该方法适用于24 h 以上的保存。

二、尿液的种类和临床意义

　　尿液样品的成分不仅受食物、饮水的影响，同时也受昼夜内生理变化等因素的影响。根据尿液的收集时间不同，将尿液分为以下几类。

　　晨尿指清晨起床后、早餐前和做其他运动前排泄的尿液。早期妊娠诊断试验、疑诊肾病患者，还可用于筛查、直立性蛋白尿检查和细胞学研究。适宜于住院患者。

随机尿指随时排泄，无需患者做任何准备的尿液。适用于门诊患者常规及急诊筛查。

计时尿指特定时段内收集的尿标本（如餐后 2 h 尿、3 h 尿、12 h 尿、24 h 尿等）。常用于化学成分定量测定、廓清率试验和细胞学研究。

（1）餐后 2 h 尿。通常指餐后 2 h 收集的尿液，是病理性糖尿和蛋白尿的敏感指标。

（2）3 h 尿。收集早上 6：00 至 9：00 的全部尿液，常用于测定尿液中的有形成分，如白细胞排出率。

（3）12 h 尿。分别收集白天（早 8：00 至晚 20：00）和夜间（20：00 至次晨8：00）的 12 h 尿液。通过对比尿量和尿比重，作为心脏和肾病诊断的参考。

（4）24 h 尿。清晨 8：00 排空小便，此次尿液不收集，收集此后至次晨 8：00 所有尿液。常用于准确定量尿液中的蛋白质、肌酐、尿素等溶质。

负荷尿指被检者排空膀胱后，大剂量口服要检测的维生素，如硫胺素、核黄素、抗坏血酸等，收集服药后 4 h 内所有的尿液。常用于评价人体水溶性维生素的营养状况。

三、粪便的收集和保存知识

粪便是反映机体营养状况的重要指标，人体未吸收的蛋白质可通过粪便排出，粪便中的氮含量可以反映蛋白质的吸收情况。此外，粪便的颜色可以部分反映人体膳食结构，粪便的黏稠度可以部分反映蛋白质、水、膳食纤维的摄入情况等。

1. 粪便用于营养学研究的意义

（1）用于测定人体蛋白质的需要量（氮平衡法）。

（2）用于评价食物蛋白质的营养价值（氮平衡法）。

（3）用于测定人体矿物质（如钙、铁、锌等）的需要量。

（4）用于评价食物中矿物质的吸收率以及影响矿物元素吸收的因素。

（5）用于监测体内矿物质随粪便排泄的情况。

2. 收集粪便的种类

（1）常规粪便标本：一般取约拇指大小的粪便即可。

（2）浓缩粪便标本：24 h 内排出的所有粪便收集于同一容器送检。

3. 粪便的保存方法

（1）固定液保存采集 24 h 粪便适用于寄生虫及虫卵检测。

（2）冷藏保存用纸盒采集的粪便装入有盖玻璃容器内，然后放入冰箱冷藏保存，冷藏时间不超过 2 ~ 3 天。

（3）运送培养基保存用于腹泻病人的致病菌检测。

（4）0.05 mol/L 硫酸保存用于做氮平衡实验。

（5）冷冻保存用于矿物质代谢研究。

工作内容与方法

一、24 h 尿液样品的收集和保存

1. 工作准备

能容纳 500 mL 尿液的尿杯或盛装 3 L 以上尿液的收集瓶、冰箱和防腐剂。

2. 工作步骤

步骤 1 尿液收集

（1）在收集容器上贴上标签，包括姓名、性别、年龄等。

（2）清晨 8 时排空小便，但不收集，此后至次日 8 时的每一次小便都收集。

步骤 2 尿液状态

（1）4℃保存，并放防腐剂。

（2）测量总体积，并将 24 h 尿液混匀。

（3）取出约 60 mL 存入棕色瓶内，并写上总尿量。

3. 注意事项

（1）收集容器要求容器的容积应足够大（不少于 3 L），加盖。清洁、干燥、无化学干扰物质混入、标记明显、便于收集。收集物为一次性使用。

（2）女性尿样应避免阴道分泌物、月经、粪便等的污染。

（3）留有足够标本送检标本不少于 60 mL。

（4）保证尿液新鲜将尿液加防腐剂，4℃保存。

（5）及时送检。

二、常规粪便的收集

1. 工作准备

收集容器广口瓶、紧密封口的纸盒、有盖的塑料容器、玻璃容器等，棉签和竹签等辅助工具。

2. 工作步骤

步骤 1 写清标签

在收集容器上贴上标签，并注明姓名、性别、年龄等。

步骤 2 选取样品

用竹签或棉签挑取指头大小的一块粪便，连同竹签或棉签一并放入收集容器内。应选择有黏液、脓血等病变成分的粪便；如外观无异常的粪便则从深处取样。

3. 注意事项

（1）收集容器要求干燥、清洁无污染。

（2）保证粪便新鲜，切忌粪尿混合。粪便应直接收集在容器中，不得混有尿液，不能从便池的水中或土壤以及草地上收集，以防标本被水、尿和无关的物质污染。

（3）找寄生虫虫体及做虫卵计数时，应采集 24 h 粪便；大便隐血实验时，检查前 3 天禁食肉类及含动物血食物并禁服铁剂及维生素 C；做粪胆原定量时，连续收集 3 天的粪便；做细菌学检查时，粪便应采集于灭菌有盖的容器内；做氮平衡或矿物质平衡实验时，应使用粪便标记物（如卡红），以区分不同代谢期间的粪便。

（4）立即送检不能超过 1 h。

第三节　营养状况和体征判别

人群的营养状况的评价除了进行膳食调查（详见第十五章相关内容）和体格测量外，还需进行机体体征的检查和实验室的相关指标的检测。通过对营养性疾病的临床和实验室的检查及评价，可以为营养教育与营养干预提供可靠的参考数据。

学习目标

■能够识别蛋白质—能量营养不良基本特征并进行评价。
■能识别维生素 A、维生素 D、维生素 B_2、维生素 C、钙、铁和锌缺乏体征并进行评价。

相关知识

一、蛋白质—能量营养不良的判别

1. 概述

PEM 是指由于长期缺乏蛋白质和（或）能量而引起的一种能量代谢异常、体重下降等为特点的营养缺乏症。成年人的轻、中度蛋白质—能量营养不良一般不易发觉，因此常容易被人忽视。而婴幼儿对此却极为敏感，严重影响婴幼儿的生长发育，导致机体的免疫力低下，甚至引起一系列的并发症。

2. 临床分型及其症状与体征

在临床上，蛋白质—能量营养不良可以分为水肿型、干瘦型和混合型营养不良，三种营养不良的症状和体征如下。

1）水肿型营养不良（Kwashiorkor）

水肿型营养不良是由于蛋白质严重缺乏而引起的以周身水肿为主要特征的一种缺乏症。主要表现为凹陷性水肿、皮肤色素沉着、外观虚胖、头发稀疏、枯黄和干脆、指甲薄脆、贫血、常伴突发性感染、低体重、肌张力下降，也可发生低血压、低体温、心动过速等。

2）干瘦型营养不良（Marasmus）

干瘦型营养不良是由于能量不足而引起的以消瘦为主要特征的一种营养缺乏症。主要表现为肌肉萎缩、皮下脂肪减少、体重下降、腹泻、肌张力下降、腹部下凹或隆起如"蛙状腹"、消瘦无力、生长发育迟缓、易感染、心率缓慢、头发干枯、记忆力减退和注意力下降。

3）混合型营养不良

混合型营养不良的蛋白质—能量缺乏程度介于上述两型之间，主要表现是皮下脂肪减少、肌肉松弛、生长迟缓、腹泻、肝脾肿大，容易合并感染等。

二、矿物质缺乏症的判别

矿物质缺乏症中以铁、锌和钙等矿物质的缺乏症为普遍发生的营养性疾病，涉及的临床症状、体征和常用的实验室检验的指标如下所述。

1. 缺铁性贫血的判别

1）概述

缺铁性贫血是营养性贫血的一种，营养性贫血是指因机体血细胞生成所必需的营养物质，如铁、叶酸、维生素 D 等物质相对或绝对地减少，使血红蛋白的形成或红细胞的生成不足，以致造血功能低下的一种疾病，主要包括缺铁性贫血、巨幼红细胞性贫血。缺铁性贫血是由于体内铁缺乏，导致血红蛋白合成减少，引起的低血色素性贫血，是我国最常见的一种贫血。

2）缺铁性贫血的临床分期

第一阶段为"铁减少期"，主要表现为储存铁减少，血清铁蛋白含量下降，无明显的临床症状；第二阶段为"红细胞生成缺铁期"，主要表现为血清铁浓度下降，运铁蛋白饱和度下降和游离原卟啉浓度上升，属于亚临床阶段；第三阶段为"缺铁性贫血期"，此时血红蛋白和红细胞比积下降，出现典型的缺铁性贫血的临床症状。

3）缺铁性贫血的症状与体征

（1）缺铁性贫血在神经系统方面表现为易烦躁、易怒、注意力不集中、认知能力下降。

（2）缺铁性贫血在体质方面表现为易疲乏、无力、活动和劳动耐力下降，常伴有心慌、气短、头晕、易感染、免疫力下降、食欲下降、头发干枯发黄、皮肤与口唇黏膜变苍白、指甲缺乏光泽、变薄脆、出现直的条纹状隆起、严重者甚至出现反甲，体格检查见肝脾肿大、心率增加快等。

4）缺铁性贫血常用实验室判断指标

临床上常用血红蛋白（Hb）、血清铁蛋白（SF）或血清铁浓度等的检测以辅助临床体征的检查，进而反映机体的营养状况。我国缺铁性贫血的诊断指标一般为：成年男性 Hb ＜120 g/L，成年女性 Hb ＜110 g/L，孕妇 Hb ＜100 g/L；MCV（平均红细胞体积）＜80 fL，MCH（平均红细胞血红蛋白量）＜26 pg，MCHC（红细胞平均血红蛋白浓度）＜0.31 g/L；红细胞形态可有明显低色素表现；血清（血浆）铁＜8.95 μmol/L（60 μg/L）；血清铁蛋白（SF）＜12 μg/L 等。

2. 锌缺乏症的判别

锌缺乏症常见于营养不良、胃肠功能障碍、创伤、利尿剂或类固醇激素治疗或嗜酒者等。

1）症状和体征

味觉和嗅觉障碍味觉嗅觉减退、钝化或异常、食欲缺乏、发生异食癖。

发育障碍主要见于婴幼儿及儿童，表现为骨骼、内脏器官、生殖器官和脑的生长发育受到影响，出现精神萎靡、嗜睡、欣快感或幻觉等症状，严重还会导致胚胎畸形，侏儒症等；性成熟延迟、性功能减退，青少年出现生殖器幼稚，无第二性征，成年人出现性欲减退、阳痿等症状。

皮肤与毛发障碍皮肤干燥、粗糙、过度角化，苔藓样变化；头发干黄、无光泽，稀疏易脱落。

免疫影响免疫功能降低，出现反复感染，伤口愈合迟缓。

2）锌缺乏症常用实验室判定指标

临床上常检测发锌、血清锌或尿锌的指标来判别锌是否缺乏，我国儿童锌缺乏症的判定指标为发锌小于 70 mg/g（<1.07 mmol/L），血清锌小于 13.8 mmol/L。血清锌的水平可以反映近期锌营养状况，常作为锌缺乏症判断的常用指标。

3. 钙缺乏症的判别

1）症状和体征

（1）儿童钙缺乏症的症状和体征有：①手足抽搐直接原因为血钙水平降低，表现为肌肉抽搐，如惊跳或面部肌肉抽动，严重时可出现四肢抽动，两眼上翻，口唇发青，甚至引起喉头肌肉痉挛，导致呼吸困难、窒息等；②牙齿发育障碍牙齿钙化不全，发软，萌出延迟，易患龋齿等；③骨骼发育障碍生长延迟，骨骼变形，下肢骨弯曲，形成"X"形或"O"形腿，胸骨外凸形成鸡胸，肋骨间与肋软骨连接处形成肋骨串珠，脊柱弯曲变形，囟门闭合延迟，常称为佝偻病。

（2）成人钙缺乏症的症状和体征有：①骨质疏松骨小梁变细，骨密度下降，脊椎骨压缩变形，股骨颈与前臂腕部容易骨折；②骨软化病腰部与腿部不定位疼痛，肌无力，起坐吃力，步态呈"鸭步"，脊柱压迫性弯曲，骨盆变形，胸骨、肋骨、骨盆及大关节处压痛明显。

2）钙缺乏症常用实验室判定指标

临床上常通过血钙、骨密度与骨矿物质测量、钙平衡测量或 24 小时尿羟脯氨酸/肌酐比值等指标进行判别。常用的指标为血总钙 1.75～1.88 mmol/L，钙离子<1.0 mmol/L 可认为缺乏。

三、维生素缺乏症的判别

临床上常见的维生素的缺乏症主要有维生素 A、维生素 D、维生素 B_2 和维生素 C 等的缺乏症。

1. 维生素 A 缺乏症的判别

1）维生素 A 缺乏症的症状及体征

维生素 A 缺乏病是一种维生素 A 缺乏所致的营养障碍性疾病，主要表现为皮肤粗糙、毛囊角化、夜盲、角膜干燥和软化等，影响生长发育与免疫。

（1）眼部表现。初期患者出现暗适应能力下降，称之为眼干夜盲症；眼结膜干燥、流泪和畏光，典型者可出现毕脱氏斑，称为眼干燥症；严重者可进一步发展成角膜软化、坏死甚至失明，称之为角膜软化症。

（2）皮肤表现为上皮细胞过度角化，皮肤粗糙、干燥、脱屑，有不同程度的暗棕色圆形丘疹，皮肤鳞状化如鱼鳞，故俗称"蟾皮病"。

（3）其他表现。机体抗感染能力下降，儿童易出现反复上呼吸道感染，并伴有扁桃体、支气管疼痛；儿童发育迟缓，长骨增长迟滞，齿龈增生角化，牙釉质剥落，易出现龋齿；还可导致男性精子减少，女性不易受孕等。

2）维生素 A 缺乏常用实验室判定指标

（1）暗适应功能测定采用视觉暗适应计测定。

（2）血清视黄醇含量测定：正常成人血清视黄醇浓度为 1.05～3.15 μmol/L，小于 0.35 μmol/L 时，诊断为视黄醇缺乏，0.35～0.70 μmol/L 时，诊断为视黄醇不足。

（3）血浆视黄醇结合蛋白测定可采用酶联免疫双抗法测定。

（4）眼结膜印记细胞学法：采用醋酸纤维薄膜贴于受试者的球结膜上取样，镜检观察结膜细胞变化，当维生素 A 缺乏时，结膜上皮细胞角化，杯状细胞消失。

（5）尿液上皮细胞检查：排除尿路感染后，如果尿液中的上皮细胞计数超过 3 个/mm³，则可认为是维生素 A 缺乏。

2. 维生素 D 缺乏症的判别

1）症状和体征

维生素 D 是维持牙齿和骨骼健康重要的营养素。维生素 D 能促进钙的吸收与骨骼的正常钙化，故维生素 D 缺乏往往会伴随钙的缺乏。具体的症状和体征同钙缺乏症类似，详见钙缺乏症。

2）维生素 D 缺乏症常用实验室判定指标

检测血液中 25－（OH）D_3 的含量，正常范围在 20～150 nmol/L，当其含量低于 50 nmol/L 时可判断为明显缺乏。

3. 维生素 B_2 缺乏症的判别

1）症状及体征

维生素 B_2 早期缺乏无特异性，可出现虚弱、疲倦、口痛和触痛、眼部发烧、眼痒等症状。随着维生素 B_2 缺乏进一步发展，症状主要表现为黏膜、皮肤病变，如口角炎、唇炎、舌炎、脂溢性皮炎、男性阴囊炎、女性阴唇炎等，故又称作"口腔生殖综合征"。其他表现还有畏光、流泪、视力模糊等，严重者出现角膜血管增生、睑缘炎等眼部症状。

2）维生素 B_2 缺乏症常用实验室判定指标

临床上常通过测量红细胞核黄素含量、尿核黄素含量、尿负荷实验及全血谷胱甘肽还原酶活力系数（AC）等指标进行判定。一般诊断红细胞中核黄素含量小于 270 mmol/L 为缺乏；24 h 尿中核黄素排出量大于 300 mmol/L 为正常；在 4 h 尿中维生素 B_2 排出量 ≥3.45 mmol（≥1300 mg）为正常，1.33～3.45 mmol（500～1300 mg）为不足，≤1.33 mmol（500 mg）为缺乏；当人体缺乏维生素 B_2 时，AC 值较高。

4. 维生素 C 缺乏症的判别

1）症状和体征

维生素 C 缺乏又称坏血病，是由于长期维生素 C 缺乏所致，其主要的临床特征为：牙龈肿胀出血，牙齿易松动甚至脱落；皮肤毛囊角化、毛囊周围可出现瘀斑，皮肤粗糙，严重者可出现颅内、心包出血等。其他表现还有长期出血易引起贫血、水肿、伤口愈合慢易于感染、机体免疫力下降等。

2）维生素 C 缺乏症常用实验室判定指标

临床上可通过血浆及白细胞中维生素 C 含量测定、维生素 C 尿负荷实验测定、毛细血管脆性实验等判断维生素 C 的缺乏。血浆维生素 C 含量 ≤11.4 μmol/L（≤2.0 mg/L）为缺乏；白细胞中维生素 C <2 μg/（10^8 细胞）为缺乏；维生素 C 尿负荷实验中总维生素 C

排出量大于 10 mg 为正常，小于 3 mg 表示缺乏；毛细血管脆性实验通过加压使毛细血管壁破裂出现的出血点数目确定毛细血管受损程度。

工作内容与方法

一、蛋白质—能量营养不良的判别与评价

本部分以儿童蛋白质—能量营养不良为例，介绍其判别与评价。

1. 工作准备

相关表格和软件，如膳食调查表、食物频率表、体格测量所用记录表和膳食调查评估软件等；身高计、体重计、皮褶厚度计等体格测量相关器械。

2. 工作步骤

步骤 1　健康相关信息调查

（1）了解被检查儿童的性别、年龄、民族、籍贯等。重点关注儿童的家庭收入情况，看是否因贫困而长期处于饥饿状态。

（2）了解被检查儿童的主要症状或体征以及持续时间。重点关注是否有水肿腹泻、虚弱无力、生长迟缓、表情冷漠、突发性感染等。

（3）了解被检查儿童过去和现在曾患过的疾病，预防接种及传染病史，食物及药物过敏史。重点关注是否早产儿、是否患有肠道寄生虫病、胃肠道疾病或做过胃肠切除手术，是否有麻疹、伤寒、肝炎、结核等疾病、慢性传染病。

（4）了解膳食史。包括喂养情况调查（重点关注是否辅食添加不及时，是否长期用谷类食物喂养婴儿，是否挑食偏食，零食摄入过多）；膳食调查（通过询问法进行膳食调查，并应用膳食调查评估软件进行分析，看总能量、蛋白质摄入量是否不足）。

步骤 2　人体测量

测量身高、体重、皮褶厚度、头围、胸围、上臂围等指标，并和既往的体重作比较，判断体重的变化情况。

（1）年龄别身高代表现行生长，用同年龄参考人群身高的函数，可表示既往的或慢性的营养不良。年龄别身高不足则称为矮小。

年龄别身高 = 病人测定的身高/病人年龄的参考身高 ×100%

（2）身高别体重反映身体比例或生长协调性，主要代表当前营养状况，对区别急性营养不良的现患和慢性营养不良或既往的营养不良有意义。身高别体重不足称为消瘦（表16 – 1）。

身高别体重 = 病人测定的体重/病人身高的参考体重 ×100%

表 16 – 1　婴幼儿消瘦与矮小的分级（%）

	正常	轻度	中度	重度
身高别体重	90 ~ 110	80 ~ 89	70 ~ 79	<70 或有水肿
（缺乏 = 消瘦）	±1 Z	（ – 1.1 ~ 3 Z）	（ – 2.1 ~ 3 Z）	（ < – 3 Z）

续表

	正常	轻度	中度	重度
年龄别身高	90 ~ 105	90 ~ 94	85 ~ 89	< 85
（缺乏 = 矮小）	± 1 Z	（ − 1.1 ~ 2 Z）	（ − 2.1 ~ 3 Z）	（ < − 3 Z）

注：括号内标注是与美国国家健康统计中心数据中位数比的标准差或 Z 分。Z 分 = （观察值 − 对照人群的中位值）/年龄性别的标准差。

数据来源：《2006 世界卫生组织儿童生长发育标准》

（3）年龄别体重作为人群中营养不良程度的分级指标。1 级为理想的体重的 75% ~ 90%，2 级为 60% ~ 74%，3 级 < 60%

年龄别体重 = 病人测定的体重/病人年龄的参考体重 × 100%

步骤 3　临床检查

（1）检查头发，看毛干是否变细，是否稀软、变少、易脱落。

（2）检查皮肤，看皮肤是否有色素沉着、过度角化，是否有淤斑、溃疡、鳞样改变或剥脱。

（3）检查腹部、腿部，看有无水肿或皮下脂肪消失，全身"皮包骨"，看腹部是否下凹或凸起。

（4）检查口腔，看是否有口角炎、舌炎、舌萎缩。

步骤 4　生化检查

对于疑似蛋白质—能量营养不良的儿童，建议对以下指标进行检测：检测血清总蛋白、血红蛋白浓度、血清白蛋白、血清运铁蛋白、血清甲状腺素结合前蛋白、血浆视黄醇结合蛋白、24h 尿肌酐、24h 尿肌酐/身长指数、尿羟脯氨酸指数、氮平衡及淋巴细胞总数等。

步骤 5　分析判断

根据测量和检查结果综合分析，做出判断，给出饮食建议，如缺乏可以建议患者摄入高蛋白或高能量的膳食。

3. 注意事项

（1）体重测量前，儿童需排空大小便，着单衣裤立于体重计中心测量，如有特殊原因，被测儿童不能多脱衣物，应设法扣除衣物重量，避免人为因素造成的误差。

（2）检测 24 h 尿肌酐时，需注意收集之后 24 h 所有尿液，用于准确测定尿液中肌酐含量。

二、钙缺乏的判别与评价

1. 工作准备

膳食调查所用表格，膳食调查评估软件等。

2. 工作步骤

步骤 1　基本健康情况调查

（1）了解被检测儿童的性别、年龄、居住地等，重点关注是否居住在光照不足、多雨、多雾、大气严重污染的地区。

（2）了解儿童的主要症状或体征以及持续时间。重点关注儿童是否夜惊、多汗、易激惹，是否神情呆滞，易发生手足抽搐。

（3）了解过去与现在曾患过的疾病，预防接种及传染病史，食物及药物过敏史。重点关注是否早产儿、低出生体重，是否有胃肠道疾病、肝病。

（4）了解膳食史。包括：①喂养情况调查（重点关注是否人工喂养，是否挑食偏食，不愿吃鱼类等海产品，是否海产品获取困难，是否户外活动时间少）；②膳食调查（通过询问法对被检测者进行膳食调查，并应用膳食调查评估软件进行分析，看钙或维生素 D 摄入是否存在不足）。

步骤 2　临床检查

（1）检查头部，看有无囟门边缘软化、闭合延迟，看枕、顶骨之间有无弹性，看有无方颅等骨样组织增生。

（2）检查牙齿，看牙齿萌出是否正常、整齐，牙釉质是否发育不良。

（3）检查胸部，看有无串珠肋、鸡胸。

（4）检查腿部，看有无"O"形腿，有无"手镯"或"足镯"。

步骤 3　实验室检查

对于疑似钙缺乏的儿童，建议检测 25 –（OH）D_3 水平。血液中 25 –（OH）D_3 < 50 μmol/L 为明显缺乏。也可采用骨密度的检测，T 值低于 – 2.5 为不正常。

步骤 4　分析判断

根据检查结果综合分析，做出判断，若缺乏可建议患儿通过常晒太阳的方式促进内源性维生素 D 的产生，或食入动物性食物和鱼肝油的方式增加外源性维生素 D 的摄入量。还可摄入含钙丰富的食物。

3. 注意事项

（1）询问疾病史时需注意收集维生素 D 缺乏的原因等相关信息。

（2）体格检查和实验室生化检测时，按照测量和检测的要求规范操作，避免人为误差而影响结果的判断。

三、铁缺乏的判别与评价

1. 工作准备

相关表格和软件，如膳食调查表、食物频率表、体格测量所用记录表和膳食调查评估软件等。

2. 工作步骤

步骤 1　健康相关信息调查

（1）了解性别、年龄、婚姻、民族、工作、籍贯等。重点关注民族信仰、地域和工作情况等是否有引起膳食铁摄入量减少的可能。

（2）被检查者的主要症状或体征以及持续时间。重点关注被检查者是否有容易疲劳、心慌、气短、头晕、食欲减退、胃部不适等表述。儿童则还要关注是否有身体发育、记忆力、学习能力下降以及异食癖等描述。

（3）了解被检查者过去和现在曾患过的疾病，预防接种及传染病史，食物及药物过敏史。重点关注被检者是否有胃肠吸收不良、萎缩性胃炎、胃酸缺乏，是否服用影响铁吸收的药物或有钩虫感染等。

（4）了解膳食史。包括：①饮食偏好调查（重点询问被检查者是否素食，是否挑食偏食，不爱吃瘦肉、肝脏等铁含量高的食物，婴幼儿是否有喂养不当的情况）；②客观膳食调查（通过询问法进行膳食调查，食物频率表与膳食调查表相结合，详细调查患者近期的营养摄入情况，并通过膳食分析软件进行营养评估。重点关注被检测者是否动物性食物摄入严重不足，铁、蛋白质、维生素 C 等营养素摄入是否不足）。

步骤 2　临床检查

（1）检查面色、口唇黏膜和睑结膜，看是否苍白。

（2）检查口腔是否存在口腔炎、舌炎、舌乳头萎缩等。

（3）检查指甲和毛发，看头发是否干枯、发黄、易断，看指甲是否薄脆、无光泽、出现条纹状隆起或是舟状甲。

步骤 3　生化检查

对疑似铁乏患者，建议对以下指标进行检测，符合以下第 1 条和第 3 ~ 5 条中的任何两条以上者即可判断为铁缺乏。

（1）血红蛋白男性 Hb < 120 g/L，女性 Hb < 110 g/L；MCV < 80 fL，MCH < 26 pg，MCHC < 0.31 g/L。

（2）血清（血浆）铁 < 8.95 mmol/L（60 mg/L），总铁结合力 > 64.44 mmol/L（3.6 g/L）。

（3）运铁蛋白饱和度 < 0.15。

（4）红细胞游离原卟啉（FEP）> 0.9 mmol/L（50 mg/dL）（全血）或 FEP/Hb > 4.5 mg/gHb。

（5）血清铁蛋白（SF）< 14 mg/L。

步骤 4　分析判断

根据检查结果综合分析，做出判断，给出饮食建议，如缺乏可以建议患者摄入铁含量高的膳食，如肉、肝脏、黑木耳等。

3. 注意事项

（1）询问病史时需收集缺铁性贫血的致病因素相关信息。

（2）抽血化验前一天少食含铁高的食物，避免食物中铁的代谢对于血清铁蛋白或血清中铁含量的影响。

四、锌缺乏的判别与评价

1. 工作准备

膳食调查所用表格，膳食调查评估软件等。

2. 工作步骤

步骤 1　基本健康情况调查

（1）了解被检测者的性别、年龄、婚姻、民族、工作、籍贯等，重点关注是否从事高劳动强度和负荷的工作。

（2）了解被检测者的主要症状或体征以及持续时间。重点关注是否有异食癖，食欲、味觉减退，精神萎靡，是否容易生病，是否阳萎、性欲减退。

（3）了解过去与现在曾患过的疾病，预防接种及传染病史，食物及药物过敏史。重点关注是否处于妊娠、哺乳、快速生长发育等特殊时期，是否有胃肠、肾脏疾病。

（4）了解膳食史。包括：①饮食偏好调查（重点关注是否素食，是否挑食偏食，不愿吃红肉、贝类、坚果等富含锌的食物）；②膳食调查（通过询问法对被检测者进行膳食调查，并应用膳食调查评估软件进行分析，看锌摄入是否存在不足）。

步骤2　临床检查

（1）检查体格，看儿童有无发育迟缓，青少年第二性征发育是否正常。

（2）检查皮肤和指甲，看是否面色苍白，皮肤干燥角化，出现皮肤糜烂、水泡等皮炎，出现舟状甲。

（3）检查头发，看是否无光泽、变脆、易脱发。

步骤3　生化检查

儿童可检测血清（浆）锌，临床上血清（浆）锌的测定是比较常用的指标，正常低限 $10.0 \sim 10.7$ μmol/L（$650 \sim 700$ μg/L）以下即为缺乏；发锌可作为慢性锌缺乏的参考指标，发锌 < 70 μg/g（1.07 μmol/L）为缺乏。

步骤4　分析判断

根据检查结果综合分析，做出判断，并给饮食建议，对已经缺锌人群必须选择服用补锌制剂，尚未发生锌缺乏的人群，平时可多食用蛋黄、瘦肉、鱼、动物内脏、豆类及坚果等锌丰富的食物来加强预防。

3. 注意事项

临床上常采用检测血清锌的含量来判断机体是否缺锌；发锌的含量难以反映近期锌的动态，而且头发中的锌可能受环境污染等因素的影响较大，故不能作为判断个体锌营养状况的可靠依据，但可作为群体锌营养状况的检测指标。

五、维生素 A 缺乏的判别与评价

1. 工作准备

膳食调查所用表格、膳食调查评估软件等，维生素 A 检测的相关测量器械。

2. 工作步骤

步骤1　基本健康情况调查

（1）了解被检测者的性别、年龄、婚姻、民族、工作、籍贯等。

（2）了解被检测者的主要症状或体征以及持续时间。重点关注是否有眼干、皮肤干燥、暗视力下降等描述，儿童还需关注是否有易生病，反复呼吸道感染及腹泻等描述。

（3）了解过去与现在曾患过的疾病，预防接种及传染病史，食物及药物过敏史。重点关注是否存在慢性腹泻、结肠炎等慢性消化道疾病，是否存在胆囊炎、胰腺炎等肝胆系统疾病以及甲状腺功能低下和糖尿病等代谢障碍。

（4）了解膳食史。包括：①饮食偏好调查（重点关注是否素食，是否饮食过于清淡，不愿吃荤腥和油脂。婴幼儿还要关注是否存在辅食添加不及时，长期用面食、脱脂牛奶喂养等情况）；②膳食调查（通过询问法对被检测者进行膳食调查，并应用膳食调查评估软件进行分析，看视黄醇当量摄入是否存在不足）。

步骤 2　临床检查

（1）检查眼睛，看球结膜是否干燥无弹性，是否有毕脱氏斑。还可进行暗适应测定。

（2）检查皮肤，看是否干燥、起皱、皲裂；是否存在毛囊角化。

（3）检查牙齿，看是否龋齿过多（儿童适用）。

（4）检查体格，看身高、体重是否发育迟缓（儿童适用）。

步骤 3　生化检查

对疑似维生素缺乏的患者，建议对以下指标进行检测。

（1）血清视黄醇浓度 < 0.70 mmol/L 为不足，低于 0.35 mmol/L 为缺乏；儿童正常血浆视黄醇浓度 < 0.70 mmol/L 为缺乏，0.70 ~ 1.02 mmol/L 为边缘缺乏。

（2）尿液中的上皮细胞计数 > 3 个/mm^3 为缺乏（排除尿路感染）。

步骤 4　分析判断

根据检查结果综合分析，做出判断，并给予维生素 A 制剂或增加维生素 A 食物的摄入等饮食的建议，如摄入动物肝脏、胡萝卜等。

3. 注意事项

询问疾病史时，需要收集长期使用的药物的相关信息，以协助判别维生素 A 缺乏是药源性还是营养性。

六、儿童维生素 D 缺乏的判别与评价

1. 工作准备

膳食调查所用表格，膳食调查评估软件等。

2. 工作步骤

步骤 1　基本健康情况调查

（1）了解被检测儿童的性别、年龄、居住地等，重点关注是否居住在光照不足、多雨、多雾、空气严重污染的地区。

（2）了解儿童的主要症状或体征以及持续时间。重点关注儿童是否夜惊、多汗、易激惹，是否神情呆滞，易发生手足抽搐。

（3）了解过去与现在曾患过的疾病，预防接种及传染病史，食物及药物过敏史。重点关注是否早产儿、低出生体重，是否有胃肠道疾病、肝病。

（4）了解膳食史。包括：①喂养情况调查（重点关注是否人工喂养，是否挑食偏食，不愿吃鱼类等海产品，是否海产品获取困难，是否户外活动时间少）；②膳食调查（通过询问法对被检测者进行膳食调查，并应用膳食调查评估软件进行分析，看维生素 D 摄入是否存在不足）。

步骤 2　临床检查

（1）检查头部，看有无囟门边缘软化、闭合延迟，看枕、顶骨之间有无弹性，看有无方颅等骨样组织增生。

（2）检查牙齿，看牙齿萌出是否正常、整齐，牙釉质是否发育不良。

（3）检查胸部，看有无串珠肋、鸡胸。

（4）检查腿部，看有无"O"形腿，有无"手镯"或"足镯"。

步骤 3　生化检查

对疑似维生素 D 缺乏的儿童，建议检测 25 –（OH）D_3 指标。血液中 25 –（OH）$D_3 <$ 50 $\mu mol/L$ 为明显缺乏。

步骤 4　分析判断

根据检查结果综合分析，做出判断，若缺乏可建议患儿通过常晒太阳的方式促进内源性维生素 D 的产生或增加动物性食物和鱼肝油的摄入量。

3. 注意事项

（1）询问疾病史时需注意收集维生素 D 缺乏的原因等相关信息。

（2）体格检查和实验室生化检测时，按照测量和检测的要求规范操作，避免人为误差而影响结果的判断。

七、维生素 B_2 缺乏症的判别与评价

1. 工作准备

膳食调查所用表格，膳食调查评估软件等。

2. 工作步骤

步骤 1　基本健康情况调查

（1）了解被检测者的性别、年龄、婚姻、民族、工作、籍贯等。

（2）了解被检测者的主要症状或体征以及持续时间。重点关注是否存在虚弱疲倦、视力模糊、眼部发烧、眼痒、口痛、皮炎等描述。

（3）了解过去与现在曾患过的疾病，预防接种及传染病史，食物及药物过敏史。重点关注是否存在长期腹泻、消化道或胆道梗阻、胆汁分泌受限、胃酸分泌减少等消化道吸收功能障碍，是否酗酒，是否服用氯普吗嗪、丙咪嗪和阿密替林等干扰维生素 B_2 吸收的药物。

（4）了解膳食史。包括：①饮食偏好与烹饪习惯调查：重点关注主食摄入、动物内脏等富含维生素 B_2 的食物摄入量是否充足，是否喜吃精粮，不愿吃粗粮，是否淘洗米过度，儿童还可考虑是否存在牛奶多次煮沸等现象；②膳食调查（通过询问法对被检测者进行膳食调查，并应用膳食调查评估软件进行分析，看维生素 B_2 摄入量是否存在不足）。

步骤 2　临床检查

（1）检查眼睛，看是否畏光流泪，是否存在角膜血管增生。

（2）检查口唇，看舌头是否呈紫红色，是否存在舌裂、舌乳头肥大，是否存在地图舌，是否有溃疡、裂隙等口角炎症状。

（3）检查皮肤，看是否皮脂分泌旺盛，是否出现脂溢性皮炎。

（4）检查阴唇或阴囊，看是否存在瘙痒、渗液、糜烂等。

步骤 3　生化检查

对于疑似维生素 B_2 缺乏的患者，建议检测以下指标。

（1）红细胞中核黄素含量 > 400 $\mu mol/L$ 为正常，< 270 $\mu mol/L$ 为缺乏。

（2）24 h 尿中核黄素排出量＞300 mmol/L 为正常。

（3）尿负荷实验，4h 尿中维生素 B_2 排出量≥3.45 mmol（≥1300 mg）为正常，1.33 ~ 3.45 mmol（500 ~ 1300 mg）为不足，≤1.33 mmol（500 mg）为缺乏。

步骤4　分析判断

根据检查结果综合分析，做出判断，若为缺乏则建议患者摄入富含维生素 B_2 的食物，如肉、内脏等。

3. 注意事项

（1）询问疾病史时需注意收集维生素 B_2 缺乏的原因等相关信息。

（2）体格检查和实验室生化检测时，按照测量和检测的要求规范操作，避免人为误差而影响结果的判断。

八、维生素 C 缺乏的判别与评价

1. 工作准备

膳食调查所用表格，膳食调查评估软件等。

2. 工作准备

步骤1　基本健康情况调查

（1）了解被检测者的性别、年龄、婚姻、民族、工作、籍贯等。

（2）了解被检测者的主要症状或体征以及持续时间。重点关注是否有面色苍白、倦怠无力、食欲不振、心情抑郁、牙龈易出血、伤口不易愈合等描述。儿童还需关注是否有脾气烦躁易激惹、呕吐腹泻等描述。

（3）了解过去与现在曾患过的疾病，预防接种及传染病史，食物及药物过敏史。重点关注是否有慢性消化功能紊乱、长期腹泻等吸收障碍，是否服用雌激素、肾上腺皮质激素、四环素等影响维生素 C 代谢的药物，是否酗酒、偏食。

（4）了解膳食史。

①饮食偏好与烹饪习惯调查（重点关注是否不愿吃蔬菜和水果，是否新鲜果蔬获取困难，是否有炒菜过熟、过烂的习惯。婴幼儿还应考虑是否未添加富含维生素 C 的辅食，是否长期用谷物或纯牛乳人工喂养等）；

②膳食调查（通过询问法对被检测者进行膳食调查，并应用膳食调查评估软件进行分析，看维生素 C 摄入是否存在不足）。

步骤2　临床检查

（1）检查皮肤，看有无瘀点、瘀斑。

（2）检查口腔，看有无牙龈肿胀流血，有无牙齿松动脱落。

（3）检查骨骼，看有无坏血病串珠（儿童适用）

步骤3　生化检查

对于疑似维生素 C 缺乏的患者，建议进行以下指标的检测。

（1）血浆维生素 C 含量≤11.4 μmol/L（≤2.0 mg/L）为缺乏，白细胞维生素 C＜2 μg/10^8细胞为缺乏。

（2）尿负荷实验。

（3）束臂实验。

步骤 4　分析判断

根据检查结果综合分析，做出判断，若为缺乏则建议摄入新鲜的水果和蔬菜等。

3. 注意事项

（1）询问疾病史时需注意收集维生素 C 缺乏的原因等相关信息。

（2）体格检查和实验室生化检测时，按照测量和检测的要求规范操作，避免人为误差而影响结果的判断。

本章小结

本章从体格测量、实验室测量及临床检查三个方面系统地讲述了营养测定与评价的方法。其中实验室检查主要涉及尿液和粪便的收集、保存和处理；临床检查主要涉及营养缺乏性疾病的体征判别与评定。

本章编写：齐鲁医药学院　王丽宁　讲师

山东英才学院　邬春艳　讲师

第十七章　营养咨询和教育

营养咨询和教育是通过传播营养和食品安全相关知识，使个人和群体具备相应的营养知识能力、操作技能能力和服务能力，以改变膳食行为，降低疾病的发生，改变人群营养状况，提高整个社会的健康水平和生活质量。营养咨询和教育的主要方式是咨询和宣传。

第一节　营养与食品安全知识咨询

营养与安全是人们关注食品的两大重点，对相关知识进行咨询教育的目的是帮助各类社会人群接受食品营养知识、食品安全知识、科学膳食知识等的教育，以倡导合理的营养和科学的饮食。帮助和教育人们科学地了解食物的营养价值、寻求与掌握健康的生活方式、安全合理膳食搭配，平衡膳食指导已成为当今营养工作者的重要工作。

学习目标

- 能进行烹饪营养、平衡膳食评估并提出建议。
- 能进行健康生活方式询问和评价，并提出建议。
- 能解答食品污染、食物中毒等问题。
- 能进行身体活动和能量消耗评估。

相关知识

一、不同膳食结构的特点、存在的问题和建议

膳食结构又称膳食模式，一般将世界各国的膳食结构分为4种模式：东方膳食模式、经济发达国家膳食模式、平衡膳食模式和其他膳食模式。每种膳食模式的营养特点（参见第七章第二节），在实际生活中应当对照"合理营养、平衡膳食、促进健康"的原则，找出每种膳食模式存在的问题并给出合理化建议。

1. 东方膳食模式

此类膳食结构模式以植物性食物为主，动物性食物为辅，大多数发展中国家（如中国、印度等）的膳食属此类型。

该类膳食结构模式体现在谷物食品消费量大，动物性食品消费量小，能量基本可满足人体需要；但蛋白质、脂肪摄入量均低；主要来自动物性食物的营养素（如铁、钙、锌、维生素A等）摄入不足；营养缺乏病是这一模式人群的主要营养问题；膳食纤维充足、动物性脂肪较少，有利于冠心病和高脂血症的预防。

该类膳食结构模式调整坚持植物性食物为主，谷类、蔬菜水果类食物的摄入量稳定，增加豆类和奶类食物的摄入量，增加动物性食物的摄取，如禽类、奶类、水产类食物，从而增加优质蛋白质的摄入量，减少食盐的摄入量，节制饮酒。

2. 经济发达国家膳食模式

此类膳食结构模式以动物性食物为主，植物性食物为辅，多数欧美发达国家（如美国、西欧等）的典型膳食结构，属于营养过剩型膳食。

该类膳食结构模式体现在高能量、高脂肪、高蛋白质而膳食纤维较低。存在能量过剩，营养过剩等健康问题。

该类膳食结构模式动物性食物占有的比例大，优质蛋白质在膳食结构中所占比例高，同时动物性食物中所含的无机盐一般利用率较高，脂溶性维生素和 B 族维生素含量也较高。该膳食模式的调整应侧重于减少动物性食物和糖的摄入量，增加植物性食物的摄取，尤其增加蔬菜、水果类食物的摄入量，保证豆类和奶类的摄入量。

3. 平衡膳食模式

此类膳食结构模式动物性食物与植物性食物比例比较适当。以日本、韩国为代表。

该类膳食结构模式体现在能量满足需要，不过剩；蛋白质、脂肪和碳水化合物的比例合理；膳食纤维和矿物质均比较充足。

这种膳食模式避免了营养缺乏病和营养过剩，膳食结构基本合理，是比较理想的膳食模式，这一膳食模式对其他模式的影响越来越大。

4. 其他膳食模式

除上述 3 种类型之外，还有一些其他特点的膳食模式。如 DASH 膳食模式、地中海模式等。地中海膳食结构的特点是居住在地中海地区（如意大利、希腊）的居民所特有的。

该类膳食结构模式体现在富含植物性食物，包括谷类、水果、蔬菜、豆类、果仁等；每天食用适量的鱼、禽、少量蛋、奶酪和酸奶；每月食用畜肉（猪、牛、羊肉及其产品）的次数不多；主要的食用油是橄榄油；大部分成年人有饮用葡萄酒的习惯；饱和脂肪摄入量低，不饱和脂肪摄入摄入量高，膳食含大量复合碳水化合物，蔬菜、水果摄入量较高。

地中海膳食模式饱和脂肪酸含量低；单不饱和脂肪酸含量高；动物蛋白含量低；糖类和纤维含量高；抗氧化剂类营养素和植物化学物质含量高。该地区居民心脑血管疾病发生率很低，已引起各国的关注，并参照这种膳食模式改进自己国家膳食结构。

二、健康生活方式询问和评价原则

健康的生活方式是指有益于健康的习惯化的行为方式，具体表现为：健康饮食、适量运动、不吸烟、不酗酒、保持心理平衡、充足的睡眠、讲究日常卫生等。健康的生活方式不仅可以帮助抵御传染性疾病，更是预防和控制心脑血管病、恶性肿瘤、呼吸系统疾病、糖尿病等慢性非传染性疾病的基础。

1. 健康生活方式的内容

1）合理膳食

三餐饮食的科学搭配是人们生长发育、维持健康的营养来源。一日三餐要合理安排，科学搭配：荤素搭配、粗细搭配、动物性食物与植物性食物搭配、干稀搭配、咸甜搭配；

定时定量。

2）适量运动

适量运动不但有助于保持健康的体重和良好心情，还能够降低患高血压、中风、冠心病、结肠癌、乳腺癌和骨质疏松等慢性疾病的风险；适量运动还有助于调节心理平衡，有效消除压力，缓解抑郁和焦虑症状，改善睡眠。建议成年人每天进行累计相当于步行6000步以上的身体活动。

3）戒烟限酒

吸烟有害健康，因此应控每日吸烟量；此外饮酒不宜过量，尽可能饮用低度酒，并控制饮酒量。

4）心理平衡

良好的心理状态，是指能够恰当地评价自己、适应社会和工作环境、应对日常生活中的压力、有效率地工作和学习、对家庭和社会有所贡献。

2. 健康生活方式评价原则

现代社会诸多慢性疾病的发生，归根结底就是生活方式不科学、不健康造成的。只有倡导和坚持文明、科学、健康的生活方式，才可以降低患慢性病的几率，保证机体健康。人们可以对照膳食指南中对于健康生活方式的标准，遵从正确的健康生活方式，摈弃不健康的生活方式，达到预防疾病的目的。

三、食品污染、中毒原因及其预防方法

食品污染是指食品原料在种养殖、加工、储存、运输和销售过程中某些有毒有害物质进入食品，或者食品本身成分发生各种变化，造成食品的营养价值和卫生质量降低的过程，分为生物性污染、化学性污染、物理性污染3类。污染后的食物产生或具备了有毒有害的性质，进而对人体健康造成急性或慢性危害，摄入污染的食品会导致食源性疾病。而对于以非传染性为特征、以急性或亚急性为特征的食源性疾病通常称为食物中毒。因此，要首先知道食品污染的分类、特点、污染途径及其危害，进而防止发生食物中毒的情况（具体内容详见第六章）。

四、运动与能量消耗基础知识

人体通过营养物质的摄入和能量消耗来使能量代谢达到平衡。能量消耗主要包括基础代谢、身体活动和食物热效应三方面的内容。对于特殊的群体，能量的消耗还需增加生长发育方面的能量，如婴幼儿、儿童、青少年、孕妇和乳母人群（具体见第三章第二节）。

1. 基础代谢

基础代谢是指维持人体基本生命活动必需的能量消耗，即在22~26℃恒温下，经过空腹10~12 h和良好睡眠后，清晨静卧，没有体力和紧张的思维活动、全身肌肉松弛时所需的能量消耗。研究发现，成年人总能量消耗的60%~70%用于基础能量消耗。

2. 身体活动

身体活动是影响人体能量消耗的主要因素。机体耗氧量的增加与肌肉活动的强度呈正比关系。耗氧量最多可达到安静时的10~20倍。通常各种身体活动所消耗的能量占人体

总能量消耗的 15% ~ 30%。

3. 食物热效应

食物的热效应是指因摄食而引起的能量的额外消耗，又称食物的特殊动力作用。食物热效应的能量消耗占总能量支出的 5% ~ 10%。摄入蛋白质的热消耗相当于蛋白质所产生热能的 20% ~ 30%，碳水化合物消耗其产热的 5% ~ 10%，脂肪消耗其产热的 0 ~ 5%。混合膳食时，约为基础代谢的 10%。

五、身体活动类型和水平判断方法

运动和身体活动是健康生活方式的一种体现。根据 WHO 的定义：身体活动系指由骨骼肌肉产生的需要消耗能量的任何身体动作，其中包括工作期间的活动、游戏、家务、出行和休闲娱乐活动。保持有益的健康的身体活动，不仅能够促进身心健康，而且能够预防心血管疾病、糖尿病和癌症等慢性病患病率。

1. 身体活动类型

身体活动的类型多种多样，主动性运动主要包括有氧运动、无氧运动、抗阻力运动、关节柔韧性运动、身体平衡协调性运动和骨质增强型运动等，读者可扫描二维码 27 了解身体活动类型相关内容。

2. 身体活动水平判断方法

1）运动量和强度判断

（1）运动量，也称"运动负荷"，指人体在身体活动中所承受的生理上、心理上的负荷量以及消耗的热量，由完成练习的运动强度与持续时间以及运动频率等因素来决定运动量的大小。

（2）运动强度的判断。运动强度指身体运动对人体生理刺激的程度（表 17-1）。根据心率、自觉疲劳程度（RPE）、最大吸氧量（$VO_{2\,max}$）和代谢当量［MET，1 MET = 3.5 mL／（kg·min）］来确定。最大心率 = 220 - 年龄。在日常活动中，常以心率和自觉疲劳程度来判断身体活动/运动强度的大小。

表 17-1　运动强度的判断

运动强度	相当于最大心率百分数（%）	自觉疲劳程度（RPE）	代谢当量/MET	相当于最大吸氧量（$VO_{2\,max}$）（%）
低强度	40 ~ 60	较轻	< 3	< 40
中强度	60 ~ 70	稍累	3 ~ 6	40 ~ 60
高强度	71 ~ 85	累	7 ~ 9	60 ~ 75
极高强度	> 85	很累	10 ~ 11	> 75

2）身体活动水平判断标准

身体活动水平判断标准主要从每天平均步行的步数、每天平均运动的时间和强度、每周平均运动量来判定（表 17-2）。

表 17 - 2　身体活动水平判断标准表

判断标准	身体活动水平				
	每天平均步行的步数/步	每天平均运动的时间和强度		每周平均运动量	
		时间/min	强度	运动量	运动频率
静态	<5000	—	—		
低	5000 ~ 7499	<30	中等	不属于"中"的任何情况	
中	7500 ~ 9999	30 ~ 60	中等	每天至少 20 min 高强度运动/重体力活动	≥3d
				至少 30 min/d 步行和体力活动/中等强度运动	≥5d
				至少 30 min/d 步行	7 天
				每天步行和中等强度/高强度运动（至少 600 MET·min/周）	≥5d
较高	10000 ~ 12500	—	—		
高	>12500	>60	中等	高强度运动/体力活动（≥1500 MET·min/周）	≥3d
		>30	高	每天步行和中等强度或高强度运动/体力活动（至少达到 3000 MET·min/周）	7d

说明：MET 指能量代谢当量，是以安静、坐位时的能量消耗为基础，表达各种活动时相对能量代谢水平的常用指标。每千克体重从事 1 min 活动，消耗 3.5 mL 的氧气，这样的运动强度为 1 MET。1 MET 的活动强度只比健康成年人的基础代谢稍高一些，相当于健康成年人安静坐着时的代谢水平。

3. 有益健康的身体活动总量

合理、健康的保持有益健康的身体活动总量，可以增加能量消耗，有助于体重的控制，增加身体活动的乐趣，促进身心健康，预防慢性疾病。选择有益健康的身体活动总量，应遵循动则有益、贵在坚持、多动更好、适度量力的原则。

六、食品卫生检验常见指标和判断方法

食品卫生检验主要包括食品卫生和食品安全性有关指标的检验分析。常规的食品卫生检验主要包括两方面的指标：一是食品卫生理化指标，如有毒金属指标（铅、砷、汞、镉等）；二是食品中微生物污染指标，如菌落总数和大肠菌群最可能数。

1. 常见食品卫生理化指标

根据不同食物的类别，不同产地、不同加工方法的食品其卫生理化指标有所差别。此外，部分指标的理化形式也存在区别，比如海产品中有机砷含量较高。食品卫生理化指标主要包括食品本身腐败变质后的理化指标，有毒重金属指标，农药兽药残留指标，多环芳烃、多氯联苯、氯丙醇、亚硝酰胺等其他化学污染物指标。具体见第六章内容。以金属为例，常见食品的卫生理化指标见表 17 - 3。

表 17 - 3　常见卫生理化指标

食品	常见食品卫生指标标准 理化指标			
	铅/（mg/kg）	无机砷/（mg/kg）	汞/（mg/kg）	镉/（mg/kg）
谷类	0.2	0.1 ~ 0.2	0.02	0.1 ~ 0.2
豆类	0.2	0.1	0.02	0.2
畜禽肉类	0.2	0.05	0.05	0.1
鱼类	0.5	0.1	0.5	0.1
蔬菜类（叶菜类）	0.3	0.05	0.01	0.2
水果类	0.1	0.05	0.01	0.05

2. 常见微生物污染指标

食品中微生物污染指标主要包括菌落总数和大肠菌群最可能数。具体见第六章内容。常见食品的微生物污染指标见表 17 - 4。

表 17 - 4　常见微生物污染指标

食品		常见食品卫生指标标准 微生物指标	
		菌落总数（cfu/mL 或 cfu/g）	大肠菌群最可能数 （MPN/100 mL 或 MPN/100 g）
糕点、面包	热加工	≤1500	≤30
	冷加工	≤10000	≤300
普通肉制品		30000	90
酱油		≤30000	≤30
醋		≤10000	≤3
皮蛋		500	30
蛋黄粉		5000	40

工作内容与方法

一、烹饪营养评估与建议

1. 工作准备

准备谷薯类食物，蔬菜、水果类食物，畜、禽、鱼、蛋类食物，乳类、大豆和坚果类食物。

2. 工作步骤

步骤 1　介绍各类食物的主要营养成分及组成特点

了解谷薯类食物，蔬菜、水果类食物，畜、禽、鱼、蛋类食物，乳类、大豆和坚果类食物的主要营养成分及组成特点。

步骤 2　介绍不同烹饪方法对于食物中营养素的影响

各类蔬菜中的营养素含量受到烹饪加工方法的影响，不同烹饪方法对于食物中营养素都会产生影响，如煮会对碳水化合物及蛋白质起部分水解作用，对脂肪影响不大，但会导致水溶性维生素（如 B 族维生素、维生素 C）及矿物质（钙、磷）的流失；烧的时间太长，则维生素损失较多。烤不但使 B 族维生素，维生素 A、C 受到相当大的破坏，也损失了部分脂肪；明火直接烧烤食物，还会产生致癌物质杂环胺类或苯并（a）芘；蒸的温度比烧、烤低，可较完整地保持原料的原汁原味和大部分营养素；炸要求油温较高，而高温对各种营养素均有不同程度的破坏。

步骤 3　介绍合理烹饪、减少营养素损失的方法

介绍相关的方法和操作技巧，如先洗后切，急火快炒、上浆挂糊、勾芡、加醋等。

步骤 4　建议

（1）淘米要用凉水淘洗，不要用流水或热水淘洗。用水量和淘洗次数要尽量减少，以除去泥沙为度。米中含有维生素和无机盐，易溶于水。淘米时间太长并搓洗米，会造成表层营养流失。

（2）蔬菜应先清洗再切配，减少水溶性维生素的损失。现切现炒，要炒熟，而且加热时间要短，减少营养素的氧化损失。如四季豆的烹调加工方法不当，加热不透，内含的毒素不能被破坏，即可引起食物中毒。

（3）大部分水果都在生长阶段被喷洒了大量的农药、催生剂等，所以水果的表面附着的化学残留剂必须严格清洗干净。

（4）焯菜、制作面食时，避免用碱。

3. 注意事项

（1）可以建议将蔬菜洗净后生吃。

（2）烧烤类食物，其中所含维生素遭破坏，还会产生致癌物质，不宜多吃。

（3）对于某些食物如扁豆、土豆、一些菌菇，应注意去毒措施。

二、平衡膳食评估与建议

1. 准备工作

准备膳食结构调查表，膳食宝塔、食物成分表（2009）、DRIs（2013）、计算器、笔、草稿纸等。

2. 工作步骤

步骤 1　确定每日膳食能量需要量

根据 DRIs（2013），可以根据年龄范围、性别、劳动强度、身体活动水平等来确定 EER。

步骤 2　确定和选择食物

根据食物分组，分别选择谷类、蔬菜、水果、肉禽、蛋类、鱼虾、豆类及豆制品，奶类及奶制品、油脂，确保食物的多样性，平衡膳食。

步骤 3　确定各类食物的用量

根据膳食宝塔确定各类食物的需要量，其中食物的需要量均为食物可食部分的生

重量。

步骤4　调查不同人群各类食物的摄入量

根据24小时回顾法，连续3天（包括一天节假日）调查不同人群的各类食物的摄入量，每天填写膳食结构调查表（表17-5）。

表17-5　膳食结构调查表

姓名：　　　　　　性别：　　　　　　劳动强度：　　　　　　　　　　　　日期：

食物名称		每日各类食物的摄入量/g		
		第一天	第二天	第三天
谷类	面粉			
	大米			
蔬菜				
水果				
肉禽				
蛋类				
鱼虾				
豆类及豆制品				
奶类及奶制品				
油脂				
盐				

调查人：＿＿＿＿＿＿＿＿　　　　　　　　　　　　　　　　时间：＿＿＿＿＿＿＿＿

步骤5　确定各类食物平均日摄入量

将连续3天的每日各类食物的摄入量填写到各类食物平均日摄入量表格中（表17-6）。

表17-6　各类食物平均日摄入量表

姓名：　　　　　　性别：　　　　　　劳动强度：　　　　　　　　　　　　日期：

天数	各类食物总计的日摄入量/g									
	谷类	蔬菜	水果	肉禽	蛋类	鱼虾	豆类及豆制品	奶类及奶制品	油脂	盐
第一天										
第二天										
第三天										
总计										
平均日摄入量										

调查人：＿＿＿＿＿＿＿＿　　　　　　　　　　　　　　　　时间：＿＿＿＿＿＿＿＿

步骤6 膳食结构分析与评估

根据步骤 5 计算的结果与平衡膳食宝塔确定各类食物的需要量进行比较，通过分析，进行膳食结构的评估（表 17 - 7）。

表 17 - 7　膳食结构调查分析评估表

天数	各类食物总计的日摄入量/g									
	谷类	蔬菜	水果	肉禽	蛋类	鱼虾	豆类及豆制品	奶类及奶制品	油脂	盐
平均日摄入量										
推荐摄入量										

调查人：_____　　　　　　　　　　　　时间：_____

评估膳食结构的类型（植物性食物为主、动物性食物为主、动植物性食物均衡）。

步骤7 提出改进的建议

根据上面调查的数据，判断膳食结构的类型，给出科学的改进建议。

（1）植物性食物为主类型：建议坚持植物性食物为主，稳定谷类、蔬菜水果类食物的摄取，增加豆类和奶类食物的摄入量，增加动物性食物的摄取，比如禽类、奶类、水产类食物的摄入量，适量增加畜类食物的摄取。

（2）动物性食物为主类型：减少动物性食物的摄入量，增加植物性食物的摄取，尤其增加蔬菜、水果类食物的摄入量，保证豆类和奶类的摄入量。

（3）动植物性食物均衡类型：继续保持现在的膳食结构，维持蛋白质、脂肪和碳水化合物的合理比例以及充足的膳食纤维和矿物质摄入量。

3. 注意事项

（1）统计各类食物的需要量时，各类食物的需要量均为食物可食部分的生重量。

（2）调查所记录的数据需保证完整性、准确性，采用 24 h 回顾法记录所有食物的种类和摄入量。

三、健康生活方式咨询和评价

1. 工作准备

准备健康生活方式调查表（调查问卷）（表 17 - 8），并熟悉调查表或调查问卷，熟悉填写的要求和注意事项。

表 17 - 8　健康生活方式调查表（调查问卷）

姓名：　　性别：男□女□　　年龄：　　岁　　民族：　　职业：

对于每一个问题，请将最符合您情况的答案位置处打"√"

一、知识题

1. 全民健康生活方式行动第一阶段"健康一二一"是指：　　　　　　　　　　　　□
　　（1）日行一万步　　（2）吃动二平衡　　（3）健康一辈子　　（4）以上全是　　（5）不清楚

2. 我国将每年哪一天定为"全民健康生活方式日"？　　　　　　　　　　　　　　□
　　（1）3 月 1 日　　（2）4 月 1 日　　（3）9 月 1 日　　（4）11 月 1 日　　（5）不清楚

续表

3. 您认为下列哪项都是健康的生活方式？ □

①适量运动　②合理膳食　③戒烟限酒　④心理平衡

（1）①　　　（2）①②③④　　　（3）①③④　　　（4）①②③　　　（5）②③④　　　（6）都不是

4. 您认为下列哪些疾病和不健康的生活方式有关？ □

①心脏病　②高血压　③脑卒中　④糖尿病　⑤肿瘤

（1）①②　　　（2）①②③④　　　（3）①②③④⑤　　　（4）①②③　　　（5）②③④　　　（6）都不是

5. 您知道我国成年人一天食盐推荐摄入量是多少克？ □

（1）3 g　　　（2）6 g　　　（3）9 g　　　（4）12 g　　　（5）不清楚

6. 您知道我国成年人一天摄入食用油摄入量是多少克？ □

（1）15～30 g　　（2）20～25 g　　（3）25～30 g　　（4）30～35 g　　（5）不清楚

7. 您认为全民健康生活方式行动的"身体活动"是指 □

①家务（做饭、洗衣、清扫房间等）　　②锻炼（打球、跳舞、上下楼梯等）　　③出行（走路、骑车）

（1）①②　　　（2）①②③　　　（3）②③　　　（4）①③　　　（5）不清楚

8. 您知道"日行一万步"的含义是什么？ □

（1）累计每日各种身体活动总量相当于一万步　　（2）每天走一万步

（3）每天跑一万步　　　　　　　　　　　　　　（4）不清楚

9. 您知道健康成年人体重的评判指标是什么？ □

（1）BMI　　　（2）体重（kg）　　　（3）体质指数和体重都行　　　（4）不清楚

10. 您知道我国健康成年人的BMI范围是多少［BMI＝体重（kg）／身高²（m²）］ □

（1）16.5～21.9　　（2）18.5～23.9　　（3）20.5～25.9　　（4）22.5～27.9　　（5）不清楚

二、行为、态度题

11. 您平时对健康生活方式相关的知识 □

（1）十分关注　　（2）较为关注　　（3）有时关注　　（4）很少关注　　（5）从不关注

12. 您家里是否使用控盐勺？ □

（1）从未使用　　（2）以前用过，现在不用了　　（3）一直使用　　（4）2008年以后开始使用　　（5）不清楚

13. 您家里是否使用控油壶？ □

（1）从未使用　　（2）以前用过，现在不用了　　（3）一直使用　　（4）2008年以后开始使用　　（5）不清楚

14. 如果减少盐的用量有利于您及您家人的健康，您会改变现有的饮食习惯么？ □

（1）非常愿意　　（2）较愿意　　（3）无所谓　　（4）较不愿意　　（5）很不愿意

15. 您目前平均每天饮多少毫升牛奶？ □

（1）＜200　　（2）200～299　　（3）300～399　　（4）400～499　　（5）不喝牛奶

16. 过去7天，您平均每天蔬菜食用量大概多少？ □

（1）＜200 g　　（2）200～299 g　　（3）300～399 g　　（4）400～500 g　　（5）不吃蔬菜

17. 您目前每天的吸烟支数？ □

（1）不吸　　（2）1～5支　　（3）6～10支　　（4）11～20支　　（5）20支以上

18. 在一周内，您有几天吸入吸烟者呼出的烟雾超过15分钟？ □

（1）几乎每天　　（2）平均每周有3天以上　　（3）平均每周有1～3天

（4）平均每周不到1天　　（5）没有吸入吸烟者呼出烟雾　　（6）不清楚

19. 您认为吸烟对健康有何影响？ □

（1）严重影响健康　　（2）比较严重　　（3）不太严重　　（4）没有影响　　（5）不清楚

20. 您平均每天锻炼（锻炼指健康目的包括走路、跑步游泳、球类活动等） □

（1）不锻炼　　（2）30 min　　（3）1 h　　（4）2 h　　（5）3 h以上

调查人：_____　　　　　　　　　　　　　时间：_____

2. 工作步骤

步骤1 根据不同的人群选择或设计健康生活方式调查表或调查问卷

健康生活方式调查表或调查问卷的测评是综合性的，可针对不同的人群、不同的饮食特点，选择其中有代表性的一部分进行调查。

步骤2 调查并填写调查表或调查问卷

对被调查者说明调查的意义，介绍调查表或调查问卷的填写方法，不要遗漏调查表或调查问卷里面涉及的调查内容，进行调查并指导填写调查表或调查问卷。

步骤3 整理并分析调查表或调查问卷

根据调查表或调查问卷里面的分值分配，计算每部分的得分，并计算总分。

步骤4 对不同人群的健康生活方式进行评估

根据调查表或调查问卷的标准对于不同人群的健康生活方式进行评估（非常好、好、不好、非常不好）。

步骤5 针对不同人群的健康生活方式进行评估给出科学的建议

经常喝酒抽烟者，建议戒烟限酒；经常饮食不规律者，建议饮食的规律性，重视早餐；对于从事脑力劳动并缺乏锻炼者，建议加强身体活动锻炼等。

3. 注意事项

（1）健康生活方式的咨询和评估可根据调查对象的不同，采用调查表或者调查问卷的形式，其中里面的调查内容也可调整。

（2）对调查表或调查问卷里面的内容和填写方法，要对调查对象进行讲解，让其了解表格的内容和填写方法。

（3）引导调查对象真实、准确填写以反映真实情况。

四、食品污染咨询与评估

模拟现场：咨询、培训服务中心，公共营养师向社区居民解答食品污染的分类与预防，了解防止食品腐败变质的措施。

1. 工作准备

准备食品污染的相关知识材料。

2. 工作步骤

步骤1 介绍食品污染的概念

食品污染是指食品原料在种养殖、加工、储存、运输和销售过程中某些有毒有害物质进入食品，或者食品本身成分发生各种变化，造成食品的营养价值和卫生质量降低的过程。

步骤2 介绍食品污染的分类

根据污染途径及污染物性质，食品污染可分为生物性、化学性及物理性污染三种。生物性污染主要有食品的细菌污染、食品的霉菌与霉菌毒素污染等。化学性污染主要有食品的农药污染、食品的兽药或渔药污染、食品的有毒金属污染等。物理性污染主要有食品的放射性污染、食品的杂物污染等。

步骤3 介绍食品污染的预防措施

根据食品污染的分类，分别选取具有代表性的污染方式，介绍其预防措施。

（1）食品的细菌性污染的预防：①防止污染：严格食品原料的选择，加强对食品生产、储存、运输、销售过程中的卫生防护，防止细菌污染、保证食品卫生质量；②防止病原体繁殖以及毒素的产生；③杀灭细菌及破坏毒素：食品在烹调加工过程中，应做到烧熟煮透，彻底杀灭食品中的污染细菌。

（2）食品的农药污染的预防：①加强对农药生产和经营的管理；②安全合理使用农药；③制定和严格执行食品中农药残留限量标准；④制定适合我国的农药政策。

（3）食品的杂物污染的预防：加强监督管理，改进加工工艺和检验方法，严格执行食品卫生标准，严厉打击食品掺杂掺假行为。

步骤4 介绍食品腐败变质的原因

（1）微生物作用：这是引起食品腐败变质的重要原因。

（2）食品本身的组成和性质：包括食品本身的成分、所含水分、pH 值高低和渗透压的大小。

（3）环境因素：食品所处环境中温度、湿度、氧气以及紫外线照射等的影响。

步骤5 介绍防止食品腐败变质的措施

为了防止食品腐败变质，延长食品可供食用的期限，常对食品进行加工处理，即食品保藏。通过食品保藏可以改善食品风味，便于携带运输，其主要的食品卫生意义是防止食品腐败变质。常用的方法包括低温冷藏、冷冻，高温杀菌，脱水干燥，腌渍和烟熏，食品辐射保藏。

步骤6 询问社区居民理解情况

结合解答的食品污染相关知识，询问社区居民理解情况，对于难理解的知识可重复讲解。

3. 注意事项

通过本次的讲解，社区居民能理解常见的引起食品污染的方式及预防措施，了解食品腐败的原因和预防措施，并能够做出正确的判断。

五、食物中毒咨询与评估

某工地突发集体食物中毒事件。在将中毒人员火速送往医院后，该工地负责人封闭了食堂厨房，并向某营养咨询机构提出请求。负责人向公共营养师介绍了症状出现时间（半小时）、主要症状（口唇、指甲、全身皮肤出现紫绀，并伴有头晕、头痛、乏力等，还有心跳加速、恶心、呕吐、呼吸困难症状），想了解一下是何种食物中毒及该类食物中毒的相关预防知识。

1. 工作准备

准备食物中毒的相关知识材料。

2. 工作步骤

步骤1 询问工地工人食堂用餐食物

经初步询问，该工地工人食堂用餐食物为：未腌熟的白菜、腌卤猪肉等。

步骤2 判断食物中毒类型

从工地工人症状表现和用餐的食物初步判定是亚硝酸盐中毒。亚硝酸盐中毒发病急速，除有一般症状外，可见口唇、耳廓、指（趾），甚至结膜、面部及全身皮肤紫绀，心律加快，嗜睡或烦躁不安，呼吸困难，常称为"肠源性青紫症"，可因呼吸衰竭而死亡。

步骤3 介绍该食物中毒类型的急救措施

对重症患者应迅速予以洗胃、灌肠，可同时大量给予维生素 C。

步骤4 介绍该食物中毒的预防措施

不要将亚硝酸盐和食盐、食糖、碱面混放，避免误食。不要食用存放过久的蔬菜。不要大量食用腌制不久的咸菜。

3. 注意事项

公共营养师只是对食物中毒做出初步的判断，并不能对食物中毒进行确诊和治疗。

六、身体活动和能量消耗评估

1. 工作准备

《身体活动强度和能量消耗表》《身体活动水平判断标准表》、电子计步器等。

2. 工作步骤

步骤1 确定调查对象和调查方法

确定调查对象，落实调查对象的基本情况（如：姓名、性别、年龄、职业等），调查方法一般选用问卷调查法。

步骤2 设计《身体活动强度和能量消耗表》

表格中应包括活动项目、活动时间、活动持续时间、身体活动强度、能量消耗量等（表 17 - 9）。

表 17 - 9　身体活动强度和能量消耗表

姓名		性别		年龄		职业	
活动项目	活动时间		活动持续时间		身体活动强度（MET）		能量消耗量

注：1MET 相当于每千克体重每小时消耗 1kcal 能量 [1kcal/（kg·h）]。

调查人：＿＿＿＿＿＿＿＿＿　　　　　　　　　　　　时间：＿＿＿＿＿＿＿＿＿

步骤3 开展调查并记录数据

根据《身体活动强度和能量消耗表》中的内容，连续 7 天对调查对象进行调查，认真填写、记录调查对象 24 h 活动情况，并将调查数据填写到表 17 - 9 中。

步骤4 判断身体活动强度

根据《身体活动强度和能量消耗表》，由公共营养师确定对查对象每项活动项目的身体活动强度（低强度、中强度、高强度、极高强度等），并将判断结果填写到表 17 - 9 中。

步骤5 计算能量消耗量

能量消耗量的计算采用生活观察法。通过观察记录测定对象一日的各种生活活动，根据各种活动的能量消耗率计算出一日能量消耗量的方法。将每天各活动项目的活动时间乘以各活动项目的能量消耗率，计算出各项活动的能量消耗量，将各项活动的能量消耗量相加，得出活动能量消耗的总量。连续调查 7 天，计算其平均值作为能量消耗量的调查结果，填写到表 17 – 9 中。

步骤6　计算调查对象每天的活动水平

根据表 17 – 9 中所调查的结果，计算调查对象 7 天平均每天中强度、高强度和极高强度活动的时间，将所得时间相加除以相对应的天数，得出平均每天身体活动水平。

步骤7　身体活动水平和能量消耗评估

根据《身体活动水平判断标准表》（表 17 – 2）《身体活动强度和能量消耗表》（表 17 – 9）对调查对象进行身体活动水平和能量消耗评估。

3. 注意事项

（1）在调查过程中，能量消耗量相同或近似的活动项目，如发生在同一时间段内，可合并记录。

（2）调查需要连续 7 天记录调查对象 24 h 活动情况。

第二节　营养与食品安全知识教育

营养与食品安全知识的教育是社会营养咨询工作的重要内容。科学而全面的传播方式和传播途径的运用是指导民众合理掌握平衡膳食和食品安全知识的关键。营养教育的基本方法有讲座、小组活动、个别劝导、培训和咨询等。

学习目标

- ■能进行平衡膳食营养教育。
- ■能进行维持体重和能量平衡教育。
- ■能撰写科普文章。

相关知识

一、营养教育的基本方法和技巧

讲座是根据听众的需要，针对某一专题，有组织、有准备地面对目标人群进行的营养教育活动。主讲人应提前准备好讲座的教案或讲座提纲。

小组活动是以目标人群组成的小组为单位开展营养教育活动。活动组织者应明确主题和制定实施计划。

个别劝导是针对某一对象的不健康行为和具体情况所开展的营养与健康知识的传授，最终说服其改变态度与行为。劝导者应明确劝导对象不健康行为的具体内容，并进行针对性的面对面的说教。

培训是通过与受教育者面对面的讲解、演示等方法，促进受训对象建立健康行为的一种手段。培训人员应制定培训方案计划和培训讲授内容。

咨询是因指导个体的需要而面对面进行的、针对相关内容的智力参谋和服务的一种手段。咨询师应熟悉相关知识及灵活应变能力。形式一般包括门诊咨询、随访咨询、电话咨询、书信咨询等。

二、沟通和宣讲技巧

营养咨询和教育的传播、沟通和宣讲方式和技巧有很多种，主要包括人际传播和大众传播。

1. 人际传播

人际传播是在两个或两个以上的人之间进行的面对面或者通过信息媒介（如电话、微信等）非大众传播的一种信息交流活动。

1）人际传播技巧

（1）谈话技巧。谈话内容要明确，突出重点的内容，谈话的速度要适中，谈话过程中，注意观察谈话对象的表情、动作等非语言表现形式，以及时了解对象的理解程度，及时反馈。

（2）提问技巧。沟通过程中一般采用封闭式提问、开放式提问、探索式提问、偏向式提问和复合式提问。

（3）倾听技巧。在倾听的过程中，要专心，注意力要集中，积极参与，及时反馈，关注对方。

（4）反馈技巧。在沟通过程中，公共营养师要对对方的言行进行及时的反馈，这就要求公共营养师根据对方的正确言行、不正确言行或敏感问题等进行肯定性反馈、否定性反馈和模糊性反馈。

（5）非语言传播技巧。公共营养师通过适当的仪表服饰、体态、姿势，表示举止稳重，有助于对方的信任、接近。无言的动作传情达意等。

2）小组传播方法与技巧

小组传播是指小组成员之间相互收集信息、传递信息、共享信息以及相互沟通的传播方式，是人际传播的一种重要的形式。

在组织小组讨论过程中，公共营养师首先要把握 3 个基本问题：①理想的小组参与人数为 6 ~ 12 人为宜，最多不超过 20 人；②讨论人员的座位排列应以平等型座次为原则；③时间通常控制在 1 ~ 2 h。

在组织进行小组讨论过程中，在个人技巧方面，公共营养师还应注意掌握以下 7 个方面的技巧。

（1）充分准备，热情接待。公共营养师作为主持者，应做好充分的准备，热情接待参与者，要使参与者尽早感受现场的气氛。

（2）相互认识、打破僵局。公共营养师要会通过已掌握的参与者的相关信息，尽快找出合适的切入点来介绍各位，并使参与者感觉到在小组中的平等地位，打破因相互不熟悉所致的无人主动发言的僵局。

（3）巧妙使用引发材料。公共营养师要善于熟练运用各种引发讨论话题的材料，如一个耐人寻味的问题，故事，相片及录像等，引导讨论的顺利展开。

（4）提出开放性问题。公共营养师向讨论者提一个值得争论的开放性问题供大家议论，记录每一种意见并逐一提供给大家进行分析，最后做总结得出结论。

（5）轮流式发言。每个参与者都有发言的机会，防止"一言堂""一边倒"或"不吭声"等情况的发生。

（6）分散式议论。公共营养师在提出某种难以立即回答清楚的问题时，可考虑采用先让参与者分小组议论的方法，再汇总意见，集中讨论后得出结论。

（7）无记名提案讨论法。公共营养师让每个人将意见写在统一的纸片上，集中放在纸箱上中，然后每个人再随机抽取一张，宣读纸上写的内容，根据发现的问题进行讨论。此方法适用于对敏感问题的讨论。

2. 大众传播技巧

大众传播是指传播者通过现代化的传播媒介如报纸、广播、电视、微信、图书等，对广泛的受传者进行的传播宣讲活动。大众传播是人际传播的规模化的延伸，具有环境检测、社会协调、文化传递、娱乐、营养宣讲等社会功能。

（1）大众传播的特点有：由职业性的传播机构和人员组成传播者，并需要借助特定的传播手段与技巧；传播的信息要面向全社会不同的人群进行公开、公正的传播；传播信息扩散非常广泛、迅速；传播对象是确定的；传播具有单向性，信息反馈速度相对缓慢。

（2）大众传播媒介要遵循保证效果原则、针对性原则、传播速度快原则、可及性原则、经济性原则。

（3）营养信息的传播策略要包括无知阶段、知晓阶段、劝服阶段和决策与采纳阶段。

三、科普文章的编写

1. 营养科普文章的编写原则和要求

科普文章传播的是思想性、知识性、通俗性、趣味性和艺术性的作品，应该具有三项基本要求：科学性、思想性和艺术性。

（1）科学性原则：应符合知识正确，资料真实，逻辑严谨，数据准确的要求。

（2）思想性原则：要充满积极向上的情绪，高尚乐观的生活态度和和谐友爱的人生观念。

（3）艺术性原则：既要通俗易懂，也要富于哲理，既要引人入胜，也要回味无穷。

编写营养科普文章，要有营养学和相关学科的知识和丰富的实践经验，还要努力学习文学基础知识，要学会创作，善于创作，把深奥的理论变成通俗易懂的科学道理告诉群众。

科普文章的主题提炼要注意的有小、尖、新。

（1）小就是选材角度要小。有利于主题具体化，让人看得见；便于抓住生动材料，有利于深化主题；有利于突出文章个性，不给人雷同感。

（2）尖就是要有针对性，要紧跟形势，摸准读者的脉搏，满足读者的需求，为群众健康服务。

（3）新就是新颖，有新意。

2. 科普文章的写作技巧

科普文章的写作技巧有：讲故事、说典故、道案例；各种文学修辞方法；注重宣传技巧；注重信息表达形式的设计。

3. 科普文章的编写方法

（1）确定文章的主题和标题。一个好的标题才能激发读者阅读正文的兴趣。要想使读者阅读科普作品，科普作家必须重视标题的制作。标题制作归纳起来有新、奇、疑、趣、巧、准、变等几点。

（2）确定文章的阅读人群。选择和确定科普文章的阅读人群，针对不同的阅读人群要选择不同的科普文章。

（3）提炼关键信息和资料收集、筛选和确定主题。对于科普文章编写的主题内容，查阅大量相关的文献等资料，保证文章的准确性和科学性。

（4）确定文章传播的媒介和形式。科普文章的传播媒介可以是杂志、网络等，形式可以是叙述故事、议论文、诗歌等。

（5）完成初稿的撰写。初稿一般应包括引言、主题和结尾三个部分。

（6）试读、修改、定稿。自己或者找相关的专家对撰写的文章反复的阅读，找出其中的问题，提出反馈意见，并进行修改，最终完成定稿。

（7）交付印刷或媒体出版。

工作内容与方法

一、"平衡膳食宝塔"的营养教育——小组讨论

模拟场景：联系某一社区负责人，说明平衡膳食营养教育的意义，确定讨论会议场所，设立主持人、公共营养师和社区群众等。

1. 工作准备

准备本次营养教育的内容、预案、膳食宝塔（2016），问题卡等。

2. 工作步骤

步骤1 活动的开始（开场）

主持人首先开场白，介绍本次小组讨论的议题，说明平衡膳食营养教育的意义，相互介绍认识。

步骤2 提出相关问题

公共营养师根据以下膳食宝塔（2016）的内容提出相应的问题。

膳食宝塔共分五层，包含人们每天应吃的主要食物种类。宝塔各层位置和面积不同，这在一定程度上反映出各类食物在膳食中的地位和应占的比重。每层都包括什么食物？每层食物都应该吃多少？食盐的量应控制在什么范围？

步骤3 解答提出的相关问题

根据步骤2提出的问题，由社区群众轮流进行回答。

步骤4 结果评价

对于社区群众回答的每一个问题的情况，公共营养师都应对其回答的准确性、科学性、全面性等进行评价，并将科学的答案告之社区群众，并组织社区群众进行小组讨论，让他们深刻了解膳食宝塔的内容。

步骤5　点评与讨论

对社区群众的问题答案要给予相互的点评和讨论，判断参考标准为是否具有科学性和准确性、是否全面和重点突出、是否通俗易懂；语言是否具有艺术性及引导性；回答问题是否具有针对性；是否符合会场气氛。

步骤6　活动结束

主持人对本次小组讨论活动进行总结，致谢等。

3. 注意事项

（1）提问过程、解答过程应穿插进行。

（2）对社区群众的问题答案需给予科学的解答，解答问题应针对性强，注意有效时间内的效果。

二、维持体重和能量平衡教育——培训

模拟场景：联系某一小学负责人，说明维持体重和能量平衡教育的意义，确定并组织30个体重超重的9～10岁儿童，进行维持体重和能量平衡教育。

1. 工作准备

电子体重计、米尺、计算器、记录表格、小卡片、白纸（A4）、彩笔、小礼物等。

2. 工作步骤

步骤1　填写小卡片

组织30个儿童，每人发一张小卡片，卡片内容包括姓名、性别、年龄、身高、体重、体质指数等，先填写基本信息，其他不确定信息通过下面的步骤测得或计算得出相应的数据。

步骤2　测量儿童的身高、体重

分别用米尺、电子体重计测量30个儿童的身高和体重，并填写到小卡片的相应位置。

步骤3　计算儿童的BMI

$$BMI = 体重（kg）÷ [身高（m）]^2$$

判定标准：肥胖：$BMI \geqslant 28.0$；超重：$24.0 \leqslant BMI < 28.0$；正常：$18.5 \leqslant BMI < 24.0$；过低：$BMI < 18.5$。其中测得的3人的体重、身高的数据见表17－10。

表17－10　体重、身高、BMI数据

姓名	李林	王珂	高振
性别	男	女	男
体重/kg	66	57	63
身高/m	1.52	1.41	1.49
BMI	28.57	28.67	28.37
结果判定	肥胖	肥胖	肥胖

调查人：_____　　　　　　　　　　　时间：_____

步骤4　按照小卡片涉及的不同内容进行排位活动

将30个儿童分成男、女两组，然后分别按照小卡片中的年龄、身高、体重、体质指数的大小顺序进行排位，组织儿童讨论对于排位变化的感受。

步骤5　按照小卡片涉及的不同内容联想互动

主持人在白纸（A4）中间画一个圆圈，在圆圈中写上"体重"，让 30 个儿童将由"体重"联想到的内容写在白纸（A4）的其他位置，主持人在整个过程中要善于引导儿童思考。

步骤 6　小结

主持人介绍引起肥胖的原因，危害以及预防措施，让儿童了解维持体重和能量平衡。

步骤 7　活动结束

主持人对本次活动进行总结，鼓励等。

3. 注意事项

（1）详细介绍小卡片的内容、填写方法和要求。

（2）明确体质指数的计算方法和判定标准。

三、科普文章的撰写

1. 工作准备

纸、笔、计算机等。

2. 工作步骤

步骤 1　确定科普文章的主题和标题

一个好的标题才能激发读者阅读正文的兴趣。要想使读者阅读科普作品，作者必须重视标题的制作。标题制作归纳起来有新、奇、疑、趣、巧、准、变等几点。

步骤 2　确定科普文章的阅读人群

选择和确定科普文章的阅读人群，针对不同的阅读人群要选择不同的科普文章。

步骤 3　提炼关键信息和资料收集、筛选和确定主题

对于科普文章编写的主题内容，查阅大量相关的文献等资料，保证文章的准确性和科学性。

步骤 4　确定科普文章传播的媒介和形式

科普文章的传播媒介可以是杂志、网络等，形式可以是叙述故事、议论文、诗歌等。

步骤 5　完成初稿的撰写

初稿一般应包括引言、主题和结尾 3 部分。

步骤 6　试读、修改、定稿

自己或者找相关的专家对撰写的文章反复阅读，找出其中的问题，提出反馈意见，并进行修改，最终完成定稿。

步骤 7　交付印刷或媒体出版

针对知名度、发行量、时间、读者等选择合适的媒体印刷和出版。

3. 注意事项

科普文章的撰写要科学、准确，要针对不同的人群安排撰写内容。

本章小结

本章主要从营养与食品安全知识咨询和营养与食品安全知识教育两个方面进行介绍，讲述了不同膳食结构存在的问题和建议，健康生活方式询问和评价方法，食物污染、食物中毒的原因及其预防措施，身体的活动类型，身体活动水平的判断标准，能量消耗的内容以及食品卫生理化指标和微生物指标的内容。同时介绍营养教育的基本方法和形式，沟通与宣讲的技巧以及科普文章的编写原则，基本要求和撰写方法。

本章编写：齐鲁理工学院　李新军　副教授

齐鲁理工学院　沈　荣　教授

第十八章　膳食指导和评估

随着人民生活水平的不断提高，我国居民营养状况已有了很大的改善。但与膳食摄入不合理有关的营养失衡以及由此而引发的相关慢性病也越来越普遍。因此，如何引导居民合理膳食已成为社会各界所关注的问题。本章从营养需求、食物选择原则以及食谱编制与调整角度，重点讲述儿童和青少年的膳食指导和评估。

第一节　营养需要和食物种类确定

学习目标

- 能确定儿童和青少年营养需要。
- 能根据儿童和青少年的营养需要选择食物。
- 能确定儿童和青少年主食、副食供给量。

相关知识

一、年龄组分类知识

根据不同年龄人群的生理特点不同，将其划分为婴幼儿期、儿童期、青少年期、青年期、中年期和老年期，其中儿童根据其入学前后又可分为学龄前儿童和学龄期儿童。

二、不同性别、年龄儿童和青少年的营养需求

不同性别、年龄儿童和青少年的生理特点不同，其营养需求也不同。选择的食物种类和需要的数量也有差距。

1. 能量

随着年龄的增长，个体能量需求也随之增长，儿童和青少年的能量需要量见表 18 - 1。同一年龄组人群中，由于身体活动水平的差异，所需能量需要量有所不同；男性和女性因在生理机能和社会分工不同，能量需求量也有所不同。

表 18 - 1　儿童和青少年 EER

| 人群 | 能量/（kcal/d） | | | | | |
| | 轻体力活动 | 中体力活动 | 重体力活动 | 轻体力活动 | 中体力活动 | 重体力活动 |
	男			女		
3 岁 ~		1250			1200	
4 岁 ~		1300			1250	

续表

人群	能量/（kcal/d）					
	轻体力活动	中体力活动	重体力活动	轻体力活动	中体力活动	重体力活动
	男			女		
5 岁 ~		1400			1300	
6 岁 ~	1400	1600	1800	1250	1450	1650
7 岁 ~	1500	1700	1900	1350	1550	1750
8 岁 ~	1650	1850	2100	1450	1700	1900
9 岁 ~	1750	2000	2250	1550	1800	2000
10 岁 ~	1800	2050	2300	1650	1900	2150
11 岁 ~	2050	2350	2600	1800	2050	2300
14 岁 ~	2500	2850	3200	2000	2300	2550

2. 宏量营养素

随着年龄的增长，儿童和青少年对碳水化合物、蛋白质和脂肪的需求量是逐渐增加的，用以满足机体生长发育、学习和活动的需要。碳水化合物作为机体最经济和最主要的能量来源，满足个体对能量的需求；蛋白质作为机体主要的组成成分，可以满足机体生长发育的需要；脂类物质可以促进大脑的发育等。

儿童和青少年对宏量营养素的参考摄入量见 DIRs（2013）。

3. 微量营养素

钙和磷是骨骼和牙齿的主要成分，儿童青少年身高不断增长，都离不开体内矿物质的作用。各类维生素在人体生长中的作用更是不可替代，它是维持机体正常生理功能和细胞内代谢所必需的。各种矿物质和维生素的生理功能详见第三章第二节。

4. 食物种类和数量的确定

根据儿童和青少年的营养需求，确定食物的种类和数量。主食是一日能量摄入中碳水化合物的主要来源，主要由谷类和薯类提供。谷类包括小麦、稻米、玉米、高粱等及其制品，薯类包括马铃薯、红薯等可充当部分主食。副食为鱼、肉、蛋、菜、豆制品等，主要由蛋白质的数量来确定。

1）学龄前儿童主、副食的供给量

对于学龄前儿童而言，一天中所摄入的食物中碳水化合物提供的能量可占到55%～65%，所以饮食中大部分能量是由谷薯类提供的，这也是称之为"主食"的原因。主粮保证充足主食的摄入，既保证了生长发育所需能量的来源，也可避免脂肪的过度摄入，同时粗粮提供的膳食纤维可以促进胃肠蠕动、防止便秘，并对肥胖、心脑血管疾病和糖尿病的预防起到重要作用。副食部分，应注重鱼、禽、肉、蛋等动物性食物的摄入，保证新鲜的蔬菜和水果。

各类食物每日建议摄入量应参照膳食指南（2016）中的推荐。学龄前期儿童主副食具体供给量的确定，首先要根据儿童的性别、年龄等，按照 DRIs（2013），查询确定每日能量和营养素的需要量（表18－1、表18－2），确定餐次各产能营养素的需要量，继而选择主副食的种类，确定食物具体数量，制作一日食谱（食谱制作具体事项、步骤等详见本章第二节）。

表 18 – 2　学龄前儿童各类食物每天建议摄入量（g/d）

食物	2～3 岁	4～5 岁
谷类	85～100	100～150
薯类	适量	适量
蔬菜	200～250	250～300
水果	100～150	150
畜禽肉类		
蛋类	50～70	70～105
水产品		
大豆	5～15	15
坚果	—	适量
乳制品	500	350～500
食用油	15～20	20～25
食盐	<2	<3

数据来源：膳食指南（2016）。

2）学龄期儿童和青少年主、副食的供给量

青少年的能量需要量大，每日需要 400～500 g 的谷薯类食物，可因活动量大小而有所不同，而且宜选用加工较为粗糙，保留大部分 B 族维生素的谷类，条件允许时应适当选择杂粮及豆类。每日蔬菜和水果的总供给量约为 500 g，其中绿色蔬菜不应低于 300 g，奶类推荐摄入 300 mL，每周可摄入 70 g 左右的坚果。

不同年龄儿童青少年的膳食组成，根据膳食指南（2016）中推荐（表 18 – 3）。详细的儿童青少年的主副食量及食谱制作，同前面学龄前儿童主食、副食供给量部分阐述的方法，详见本章第二节。

表 18 – 3　不同年龄儿童青少年的膳食组成（份/d）

食物组	7 岁～	11 岁～	14 岁～
谷薯类	4.5～5.5	6～7	6.5～9
全谷物和薯类		适量	
蔬菜	3～4.5	4.5～5	4.5～6
深色蔬菜	至少 1/3		
水果	2～3	3～3.5	3～4
畜禽肉类	1	1～1.5	1.5～2
蛋类	0.5～1	1	1
水产品	1	1～1.5	1.5～2
乳类	1.5	1.5	1.5
大豆	0.5	0.5～1	1
坚果	适量	0.5	1

说明：按中等身体活动条件 EER 计算，7 岁～（1600～2000 kcal/d），11 岁～（2000～2500 kcal/d），14 岁～（2200～3000 kcal/d）。

数据来源：膳食指南（2016）。

三、儿童和青少年食物选择原则和特点

1. 学龄前儿童的食物选择原则和特点

1）饮食特点

（1）学龄前儿童饮食正在逐步从奶类食物为主过渡到谷类食物为主，但是由于此时期的儿童胃容量还很小，加上咀嚼能力和消化功能还处于发育阶段，所以不能与成人的饮食同样对待。正餐时应选用温度适宜，软硬适度的食物，但应尽量避免用汤菜代替炒菜，米粥代替米饭。

（2）应选择营养丰富、容量小、密度高的食物，但应尽量避免选择纯能量食物，如白砂糖、藕粉等。

（3）多进食动物肝脏、鱼、禽、肉、奶和豆制品。

（4）不吃油炸、膨化、腌制、熏制的食物。

（5）坚持定时定量进食原则，细嚼慢咽、不挑食、不偏食。

2）食物选择原则及注意事项

（1）应注意食物品种的选择和变换。膳食中应以谷物为主，选用适量的动物性食物及蔬菜、水果，以增加优质蛋白、矿物质、维生素和膳食纤维摄入。荤素搭配。

（2）食物的软硬应适中，不宜太精。避免加工过度，可防止米、面中的 B 族维生素、矿物质和膳食纤维流失。应注意粗细搭配。

（3）食物的温度要适宜，注重色、香、味、形俱全。这样才能引起儿童的兴趣，以促进食欲，并与其消化能力相适应。

（4）选择低盐、低糖、低脂食物。从小培养清淡饮食口味，可降低龋齿、儿童肥胖以及成年后慢性病的发生风险。

（5）科学合理地选择零食。多食用水果、坚果等零食；鱼片、肉干、巧克力等适当食用；糖果、各种膨化食物、蜜饯等限制食用。读者可扫描**二维码**28 了解零食选择的相关内容。

2. 学龄期儿童和青少年的食物选择原则和特点

在儿童和青少年中一日三餐不规律、不吃早餐的现象较为突出。三餐定时定量，保证吃好早餐对于儿童和青少年的生长发育、学习和运动是十分重要的。

1）饮食特点

（1）青少年体格生长发育速度加快，尤其是青春期，身长、体重突发性增长是其重要特征。在此期间，对能量的需要与生长速度成正比，生长发育需要能量为总能量的 20% ~ 30%，超过从事轻体力劳动的成年人。

（2）在此期间为重要的生长发育阶段，如果蛋白质供给不足，机体内的氮就会出现负平衡，引起发育迟缓、消瘦、体重过轻等症状，严重者还会出现智力障碍和营养性水肿。因此蛋白质的需要量也大大增加，而且要求以优质蛋白质为主，约占 50%。

（3）无机盐对青少年来说比成年人更为重要。在这个时期，骨骼发育仍在进行，肌肉组织细胞迅速增加，性器官逐渐成熟。如果钙、磷供给不足或比例不当，即可影响骨骼的正常发育；铁质供给不足或比例不当，则可发生贫血，尤其是女青年，由于月经失血，更需要补充铁质；如果缺乏锌，青少年的生长和性发育就会停滞，食欲不振，味

觉、嗅觉异常等。

（4）维生素 A、D、C、B$_1$、B$_2$、烟酸等也对青少年均有重要作用。日常膳食中，早餐要特别重视，应占一天总热量的 1/3，可增加一些营养丰富的食物如鸡蛋、牛奶、花生、大豆（制品）等，有条件的还可以提供一次课间加餐（一般选在上午），以保证学生们能精力充足地学习。

2）食物选择原则及注意事项

按照膳食指南（2016）的要求，儿童青少年膳食应保证营养均衡、各营养素之间的比例要适宜、搭配要合理、照顾饮食习惯等。下面从一日三餐的角度总结儿童青少年一日饮食中食物选择原则及注意事项。

（1）保证吃好早餐。早餐应食用种类多样的食物，通过早餐摄取的能量应该充足。早餐提供的能量应占全天总能量的 25% ~ 30%，早餐的食物量应相当于全天食物量的 1/4 ~ 1/3。可以根据早餐中食物的种类来评价早餐的营养是否充足。

（2）丰富多样的午餐。午餐在一日三餐中起着承上启下、最为关键的作用。它既要补充上午的热能消耗（学习、体育运动等）及各种营养素的丢失，还要为下午的学习和活动储备热能。因此，午餐的热量和各类营养素都应该是三餐中最多、最为丰富的。

午餐的热能供应可占全天的 35% ~ 40%。各类食物（谷薯类、蔬果类、动物性食物、豆类及其制品等）都应涉及，同时重视菜肴的色、香、味、形，给儿童和青少年在视觉和味觉上带来一定的放松和享受，并促进食欲。

（3）清淡易消化的晚餐。在补充了丰富的优质蛋白后，晚餐可适当摄入一些动物性食物以作生长发育的补充，但不可过量，以免引起消化不良，影响睡眠，更重要的是避免脂肪过多堆积，导致肥胖。所以，晚餐可以谷薯、蔬果和豆类为主要选择。

同时也要注意烹调方法的选用，晚饭以清炒、清炖、蒸、煮等清淡的方法为主。

（4）查漏补缺的加餐。加餐是非正餐时间吃的各种食物。合理有度的加餐不仅为儿童青少年提供一定量的能量和营养素，帮助补充体力，还可以起到缓解紧张情绪的作用。

在加餐选择上可根据饮食状况和活动水平适当选择：含糖或含脂肪较多的食品应少吃；如果三餐蔬果摄入不足，可选择蔬菜、水果作为加餐；坚果是营养丰富的食物，可作为加餐的选择，但不应过量。

此外要注意加餐的时间以两餐之间较为合适，不宜影响正餐的食欲，而且睡前半小时不宜再进食。

🍳 工作内容与方法

食谱编制前首先需要根据 DRIs（2013）确定目标个体的营养需求，并根据其营养需求选择适合其特点的食物，从而制作出健康营养的食谱。本节重点介绍儿童和青少年的营养需要和食物种类的选择，下面以青少年为例说明。

一、青少年膳食营养目标设计

1. 工作准备

DRIs（2013）、记录笔、记录本；确定青少年的性别、年龄。

2. 工作步骤

步骤1 确定膳食营养素参考摄入量

根据青少年的性别、年龄、DRIs（2013），确定各营养素参考摄入量，作为膳食设计的依据。

步骤2 确定膳食营养目标

步骤1中查阅所得数据可作为一日营养配餐目标，从而确定一周或是一月的营养目标。

例如调查对象为14岁男学生，查阅 DRIs（2013）可知：EER 为 2500 kcal，蛋白质的 RNI 为 75 g/d，脂肪占总能量的 20% ~ 30%。钙的 RNI 为 1000 mg/d，碘的 RNI 为120 μg/d，铁的 RNI 为 16 mg/d，锌的 RNI11.5 为 mg/d。维生素 A 的 RNI 为820 μgRAE/d，维生素 B_1 的 RNI 为 1.6 mg/d，维生素 B_2 的 RNI 为 1.5 mg/d，维生素 C 的 RNI 为 100 mg/d。

那么此男学生的营养需要量可参考以上数值，将其作为一日营养摄入目标，然后确定每周或每月的营养摄入目标。

3. 注意事项

（1）理论上要求每天的营养素的供应量需达到推荐的营养目标值，但在实际应用中，各营养素的供应量能在推荐营养素目标值的 ±10% 范围内即可。

（2）RNI 和 AI 常作为膳食食谱设计的依据，当 RNI 缺少时，采用 AI 值作为膳食营养目标。

二、青少年主副食供给量设计

1. 工作准备

DRIs（2013）、记录笔、记录本；确定青少年的性别、年龄。

2. 工作步骤

步骤1 确定膳食营养目标

根据青少年的性别、年龄查阅 DRIs（2013），确定各营养素参考摄入量，作为膳食营养目标。

步骤2 计算三大营养素的数量

以14岁男学生为例，查表知：能量需要量为 2500 kcal，蛋白质的 RNI 为 75g/d。

蛋白质占能量的百分比：75 g/d × 4 kcal/g ÷ 2500 kcal = 12%

查表知脂肪占能量的百分比为 20% ~ 30%，

取20%时，脂肪的供应量：2500 kcal × 20% ÷ 9 kcal/g = 55.6 g

取30%时，脂肪的供应量：2500 kcal × 30% ÷ 9 kcal/g = 83.3 g

碳水化合物供应量：（2500 - 75 × 4 - 2500 × 20%） ÷ 4 kcal/g = 425 g

（以脂肪供能比 20% 计算）

步骤3 计算主副食供给量

可根据步骤2中计算所得碳水化合物量，确定谷类食物需要量，根据蛋白质的含量确定动物食品需要量，脂肪用油来调节。

例如本例14岁学生：需要碳水化合物克数为425g，假设用面粉和大米为主食，午餐占全天能量 35% （全吃大米），早晚共占 65% （全吃面粉），通过查询食物成分表可知，面粉碳水化合物含量为 73.6%，大米碳水化合物含量为 77.9%，计算可知

大米用量：$425 \times 35\% \div 77.9\% = 191$ g

面粉用量：$425 \times 65\% \div 73.6\% = 375$ g

由此可得 14 岁男学生一日主食约为大米 191 g，面粉 257 g。其他副食食物供给量同理计算。

步骤4　列出膳食计划

根据以上步骤总结归纳出膳食计划，如

营养目标：能量 （2500 kcal）、蛋白质 （75 g）、脂肪 （55.6 ~ 83.3 g）、碳水化合物 （425 g）。

计划选择食物：面粉 （257 g）、大米 （191 g）、蔬菜类、肉蛋奶等。

3. 注意事项

根据查表可知脂肪和碳水化合物的供能比范围，其营养目标值可以根据调查对象的营养状况等来估计确定。

三、青少年食物选择设计

1. 工作准备

食物成分速查表 （2006）、记录笔、记录本，真实食物或食物模具。

2. 工作步骤

步骤1　确定用餐人群

某学校在校中学生，男女比例均衡。

步骤2　调查日常饮食

可以调查所在学校食堂的学生食谱和较大的农贸市场，初步掌握了解供应菜品种类；如学生不在学校就餐，可做家庭日常饮食调查并做记录，以便之后总结归纳。

步骤3　归类总结

将调查所得结果进行分类，如主食类、动物性食物、奶类、豆类、蔬菜水果及其他食物。参考食物成分表 （2009），对各种食物进行营养评估。

步骤4　食物选择

通过步骤3的营养分析评估，挑选能够满足青少年生长发育需要的健康食物，如豆制品、香菇、羊肝、胡萝卜、西蓝花等，为进一步制定食谱做准备。

步骤5　能量估算

针对步骤4中制定出的食谱进行能量估算，全面了解能量来源及各餐次分布。

步骤6　完善食谱

经过步骤5的能量估算，发现食谱中存在的问题并及时完善调整。

3. 注意事项

青少年食谱中食物的选择需要根据季节的变化、地区食物资源供应情况、就餐人的饮食习惯等而不断调整。

第二节　食谱编制

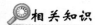相关知识

根据配餐的对象不同，食谱的编制也各有不同；根据食谱编制的方法不同，还可分为个体食谱编制和群体食谱编制。本节主要讲授儿童和青少年食谱的编制。

学习目标

■ 能编制儿童和青少年食谱。

■ 能编制幼儿园食谱。

一、学校营养餐的营养要求

学生营养午餐是指由学校食堂或饮食供应中心等为在校学生提供的符合营养要求的午餐。为了保证这部分学生能够在学校进食到营养均衡的午餐，2001 年国家经济贸易委员会（后被撤销）、教育部、卫生部（现为卫生和计划生育委员会，简称卫计委）联合印发的《关于推广学生营养餐的指导意见》中对学生的营养午餐的质量标准、营养质量控制、进餐环境和配送等做出了严格的规定。其中规定了营养午餐的标准为以一周 5 天为单位的日平均食物摄入量，午餐各类营养素的摄入量应占《推荐的每日膳食营养素供给量标准》的 40%，结合目前营养学会推荐的最新数据更新了上述标准中的数据，具体的营养要求如下。

1. 学生营养午餐的能量和各营养素摄入量应达到标准

在卫计委印发的《学生营养午餐营养供给量》中规定了学生营养午餐的摄入标准值，结合中国营养学会推荐的能量和营养素的最新数据调整后制定出午餐摄入推荐值（表18－4）。根据表中的年龄划分查找出配餐对象的能量、蛋白质、脂肪、矿物质和维生素的推荐值，依据推荐值配制午餐食谱。最后在进行食谱调整时除了对产能营养素进行评价外，还需对表中的钙、铁、锌、视黄醇、维生素 B_1、维生素 B_2 及维生素 C 进行合理性评价。

表 18－4　学生营养午餐的摄入推荐值（每人每餐）

营养素	中小学生		
	6～8 岁	9～11 岁	12～15 岁
热量/kcal	580	720	910
蛋白质/g	15	21	27
来自动物及大豆的蛋白质/g	5～10	7～14	9～18
脂肪/g	占总能量30%以下	占总能量30%以下	占总能量25%以下
钙/g	400	460	400
铁/g	5.2	6.7	6.8
锌/g	2.8	3.7	4

续表

营养素	中小学生		
	6~8 岁	9~11 岁	12~15 岁
视黄醇活性当量/μg	200	251	290
维生素 B_1/mg	0.4	0.5	0.58
维生素 B_2/mg	0.4	0.5	0.54
维生素 C/mg	26	33.5	40

2. 学生营养午餐各类食物的供给量应达到的标准

据《学生营养午餐营养供给量》中规定了学生营养午餐各类食物的供给量标准，结合中国营养学会推荐的能量和营养素的最新数据制定出表 18 – 5。根据每类食物的供给量为中小学生午餐食谱的编制提供数量上的依据和食谱评价的依据。

表 18 – 5　学生营养午餐各类食物的供给量标准（每人每餐）　　　单位：g

食物分类		小学生		初中生
		6~8 岁平均体重 21.9 kg	9~11 岁平均体重 29.1 kg	12~15 岁平均体重 40.6 kg
模式一	粮食类（包括谷类、除大豆以外的干豆类、薯类）	80	100	140
	动物性食品（包括畜肉、禽、鱼、虾、蛋、动物内脏）	48	60	80
	奶类	120	120	120
	大豆及豆制品	6	6	10
	蔬菜	120	180	200
	植物油	9	10	12
模式二	粮食类（包括谷类、除大豆以外的干豆类、薯类）	96	120	168
	动物性食品（包括畜肉、禽、鱼、虾、蛋、动物内脏）	24	30	40
	豆粉	48	48	48
	大豆及豆制品	12	12	20
	蔬菜	120	180	200
	植物油	10.8	12	14.4

注：①豆粉应调制成适量豆浆饮用；②所列数量均为可食部分；③蔬菜组成 1/2 以上为绿色蔬菜；④大豆及其制品以豆腐干为准。

3. 符合卫生标准

食物原料的卫生要求应符合相关的食品卫生标准，有毒有害及变质的食物不得使用。

4. 多样化

食物品种多样经常调换菜品增进学生的食欲。

5. 限盐量

食盐量每人每日食用量以不超过 6 g 为宜，午餐不应超过 2 g。

6. 午餐的重要性

午餐中的不饱和脂肪量最好超过总脂肪量的 2/3。午餐不得以糕点、甜食代替副食。

根据标准中学生营养午餐营养供给量要求，配制出的营养午餐能够满足学龄期中小学生平均午餐能量的需求。如初中生某日的午餐食谱（表 18-6）。

表 18-6　初中生午餐食谱

主食	副食	点心零食
米饭 125 g	家常豆腐（豆腐 75 g，油菜叶 30 g）；清炒西蓝花（西蓝花 100 g）；土豆烧牛肉（土豆 100 g，牛肉 50 g）	苹果 150 g

二、儿童和青少年配餐原则和方法

1. 儿童配餐的原则和方法

儿童一般指 3～12 岁的未成年人。给儿童配餐时，需要根据其生长发育特点和营养需求制定出合理的配餐原则，并采用合适的配餐方法，进而编制出适合该年龄段孩子的食谱。

1）儿童配餐的原则

（1）平衡膳食原则：儿童的膳食应达到其每日膳食营养目标，即能量和各营养素的摄入量应该在 RNI（或 AI）与 UL 之间，这样可以降低因摄入不足而引起缺乏症等疾病的风险；各营养素的配比应合理，进而满足机体的需要。

（2）食物选择原则。食物选择应遵循品种多样，数量充足，合理搭配的原则，对于儿童还应注意合理安排零食，足量饮水，少喝含糖量高的饮料。

（3）膳食制度原则。规律就餐是儿童获得全面营养和良好消化吸收的保障。针对儿童推荐采用三餐两点制，早餐（含早点）、中餐（含午点）和晚餐的供能比最好为 30%：（30%～40%）：（30%～40%），尤其上午学习和活动量比较大，一定要保证上午能量的需要，晚餐需清淡，避免影响睡眠。

（4）适宜的烹调方法。避免选择煎、炸等烹调方法，提高食物的消化利用率，降低因脂肪过量摄入导致肥胖症的风险；注意膳食的搭配，满足儿童对色香味的需求；膳食制作时还需依据细、烂、软的原则，提高食物的消化率。

2）儿童配餐的方法

遵循儿童配餐的原则，采用适宜的配餐方法编制食谱。一般儿童配餐方法可选用食物营养成分计算法和食物交换份法。

（1）食物营养成分计算法。食物营养成分计算法主要是通过营养素需要量的计算，将其合理分配至三餐，进而编制食谱的方法。具体步骤如下。

步骤 1　确定每日能量和营养素需要量

①查表确定营养目标数据。根据 DRIs（2013），确定该学龄前儿童的 RNI、碳水化合物和脂肪的 AI 和蛋白质 RNI，此数据作为其营养目标数据。

②营养素需要量的计算。依据儿童的营养目标数据，按照下面的公式计算出营养素需

要量，计算时注意三种产能营养素的供能占总能量比之和应为 100%。

营养素的需要量（g）=［日能量需要量（kcal）×该营养素的供能比］/
该营养素的能量系数（kcal/g）

公式中营养素的供能比，即营养素的供能占总能量的比值。营养素的能量系数为：1 g 碳水化合物、1 g 脂肪和 1 g 蛋白质在体内氧化可分别产生 4 kcal、9 kcal 和 4 kcal 的能量。

如一个 4 岁男孩的每日能量需要量为 1300 kcal/d，碳水化合物的供能比推荐为 60%，根据上述公式即可计算出碳水化合物的需要量。

碳水化合物的需要量（g）=1300×60%÷4=195 g

步骤 2　确定餐次各产能营养素的需要量

根据每日蛋白质、碳水化合物和脂肪的需要量，按照一定的比例分配到三餐中，即可确定每餐各产能营养素的需要量。

①确定餐次比。儿童的胃容量较小，而且活动量大，容易饥饿。故儿童推荐以一日三餐两点为宜。一般儿童的餐次比为早餐（含上午早点）供能占总能量的比值为 30%，午餐（含下午午点）供能占总能量的比值为 40%，晚餐（或含晚间水果、牛奶等）供能占总能量的比值为 30%。早、中、晚正餐之外的点心要适量添加，避免影响正餐的营养的摄入。

②餐次中各产能营养素的需要量。根据上述的餐次比，按照公式计算出每餐次能量、碳水化合物、蛋白质和脂肪的需要量。

每餐能量需要量=日能量需要量×餐次比
每餐营养素需要量=日营养素需要量×餐次比

如一个 4 岁男孩每日能量需要量为 1300 kcal/d，推荐早餐（含上午早点）供能比为 30%，每日碳水化合物的需要量为 195 g，根据公式即可计算出早餐能量和碳水化合物的需要量。

早餐能量需要量=1300×30%=390 kcal
早餐碳水化合物需要量=195 g×30%=58.5 g

计算结果可知，该 4 岁男孩的早餐能量需要量为 390 kcal，早餐的碳水化合物的需要量为 58.5 g。

步骤 3　确定主副食品种和数量

根据每餐碳水化合物、蛋白质和脂肪的需要量，即可确定食谱中主副食的量。主食主要是指粮食类食品，如米饭、馒头、面条等；副食是指除了米、面等主食以外的鸡、鸭、鱼肉、果蔬等食品，如牛肉、豆腐等。

①主食品种和数量的确定。主食的品种根据个人的饮食习惯来确定，主要从粮谷类食物中选择，如花卷、馒头；主食的数量依据食物中碳水化合物的需要量来确定。若每餐供应一种以上的主食，就需要先确定几种主食的供能比，按比例根据下面公式计算出每种主食的数量。需要注意的是若副食中蔬菜、水果、动物性食品中含有碳水化合物较高的食物，则应减去这部分碳水化合物的量，才能作为主食碳水化合物的供应量。

每种主食的数量=餐次碳水化合物的需要量×该主食的供应比÷碳水化合物的百分含量

如 5 岁女童早餐喜欢吃花卷和喝小米粥，并分别提供早餐总碳水化合物量的 80% 和 20%，已知早餐碳水化合物的用量为 60 g。查食物成分表（2009）得知，每 100 g 花卷提供碳水化合物 45.6 g，每 100 g 小米提供碳水化合物 75.1 g，根据公式计算出小米和花卷的用量：

$$花卷的数量 = 60g \times 80\% \div 45.6\% = 105.3 \text{ g}$$
$$小米的数量 = 60 \text{ g} \times 20\% \div 75.1\% = 16.0 \text{ g}$$

②副食品种和数量的确定。副食品种依据个人喜好确定，主要从动物性食物和豆制品中选择，如猪肉和豆腐等；副食的数量主要由蛋白质的量来确定，确定的方法如下。

主食蛋白质的数量的确定。根据上述营养素的需要量计算公式可计算出每餐蛋白质的需要量。

副食品种的确定。中国营养学会推荐副食蛋白质 2/3 由动物性食物供给，1/3 由豆制品供给，结合就餐者的喜好综合考虑选择副食。

副食数量的确定。根据副食品种查食物成分表（2009）确定蛋白质的百分含量，按照公式计算出蛋白质的用量，进而计算出副食的用量。

某副食的用量 = 副食总蛋白质的用量 × 该副食的供应比 ÷ 该副食的蛋白质的百分含量

如某一 5 岁女童的午餐蛋白质需要量为 12 g，主食蛋白质的用量为 8.0 g，推荐副食蛋白质 2/3 由动物性食物供给，1/3 由豆制品供给，根据喜好和推荐综合考虑选择猪肉和蛋白质，查表得知 100 g 猪肉（里脊）含蛋白质 20.2 g，100 g 豆腐含蛋白质 8.1 g，计算出食物的用量。

副食总蛋白质用量 = 总蛋白质量 - 主食中蛋白质的量 = 12.0 g - 8.0 g = 4.0 g

动物性食物（猪肉）蛋白质供应量 = 4.0 g × 2/3 = 2.7 g

豆制品供应量（豆腐）供应量 = 4.0 g - 2.7 g = 1.3 g

猪肉用量 = 2.7 g ÷ 20.2% = 13.4 g

豆腐用量 = 1.3 g ÷ 8.1% = 16.0 g

经计算可知，该 5 岁女童午餐食用猪肉 13.4 g，豆腐 16.0 g

步骤 4 确定蔬菜的数量

蔬菜的品种和数量由市场的供应情况、配菜的需要、平衡膳食宝塔的要求综合决定。如午餐选用青椒 50 g、菜花 50 g 等。

步骤 5 确定油脂的用量

油脂的用量可根据脂肪每日需要量与主副食中脂肪总含量的差来确定。主副食脂肪的含量可以根据食物成分表（2009）的每种食物的百分含量，按照公式计算出油脂的用量。

油脂的用量 = 日脂肪需要量 - 各主食用量 × 主食脂肪的百分含量
- 各副食用量 × 副食脂肪的百分含量

如某儿童午餐的主食（米饭）用量为 100 g，副食主要食用猪肉 12 g 和豆腐 16 g，午餐的脂肪需要量为 14 g，查食物成分表得知 100 g 猪肉含脂肪 7.9 g，100 g 豆腐含脂肪 3.7 g，100 g 粳米（标二）含脂肪 0.6 g。

植物油用量 = 14 - 100 × 0.6% - 12 × 7.9% - 16 × 3.7% = 11.9 g

根据上述的方法可以计算出三餐的主食和副食数量，即可粗制食谱（表 18 - 7）。

表 18 -7　5 岁儿童的一日食谱

餐次	食物名称	可食部用量
早点	二米粥、煮鸡蛋、豆芽小菜	大米 10 g、小米 10 g、鸡蛋 30 g、豆芽菜 10 g、植物油 5 g
早点（加餐）	牛奶、香蕉	牛奶 200 mL、香蕉 100 g
午餐	米饭、番茄蛋汤、土豆烧牛肉、清炒西蓝花	粳米 50 g、番茄 40 g、鸡蛋 10 g、瘦猪肉 25 g、土豆 50 g、西蓝花 75 g、植物油 10 g
午点（加餐）	酸奶	酸奶 200 mL
晚餐	馒头、红烧带鱼、炒西葫芦	特一粉 75 g、带鱼 50 g、西葫芦 50 g、植物油 5 g

调查员：_____　　　　　　　　　　　　　　　　　　调查时间：_____

（2）食物交换份法。食物交换份法是把食物进行分类，根据每类食物每份的供能量进行配餐，通过交换食物的份量调整食谱，进而编制食谱的方法，具体步骤如下。

①确定每日能量和营养素需要量（同食物成分计算法相关内容）。

②食谱份数的确定根据不同能量所需食物交换份数分配表（详见第十二章）。

③餐次分配份数确定根据上述确定的食谱的交换份数进行三餐的搭配，中国营养学会推荐学龄前儿童以一日三餐两点为宜，三餐供能比为 3∶4∶3，根据此比例计算出三餐分配的份数。

④食物需要量的确定。根据三餐分配比例的份数，换算成食物的量。

⑤粗制食谱。根据食物的用量粗制食谱，并进行营养成分的分析与评价，调整出比较合理的食谱。

以上两种方法均应用于儿童配餐，但是营养成分计算法要比食物交换份法更准确些，本节主要讲授营养成分计算法。需要注意的是儿童个体配餐时可按照 DRIs（2013）进行配餐，但在群体配餐就需要兼顾绝大多数儿童的营养需求。

2. 青少年配餐的原则和方法

青少年一般指 13～18 岁进入中学阶段的青少年。给青少年配餐时，需要根据其生长发育特点和营养需求制定出合理的配餐原则，并采用合适的配餐方法，进而编制出适合该年龄段孩子的食谱。

1）青少年配餐的原则

（1）营养平衡原则。青少年配餐的营养平衡原则同儿童个体配餐原则，既要达到每日膳食平均营养目标，又要满足各营养素配比合理的要求。

（2）食物选择原则。食物选择应遵循品种多样，数量充足，合理搭配的原则。青少年应注意勿在临近正餐时进食大量煎、炸等高热量零食，避免影响正餐食物的摄入或引起肥胖症；足量饮水，满足机体对水的需要，但应少喝含糖量高的饮料，避免肥胖症的发生；尽量选择富含铁和维生素 C 的食物，提高机体的免疫力，满足生长的需要；另外，青少年应不抽烟不饮酒，因为过量的酒精摄入会对肝脏有一定的损害作用，香烟对肺功能的损害作用也很明显。

（3）膳食制度原则。根据学生学习活动的特点，中国营养学会推荐采用三餐两点制。

早餐（含早点）、中餐（含午点）和晚餐的供能比最好为 3∶4∶3，尤其上午学习和活动量比较大。一定要保证上午能量的需要，晚餐需清淡，避免影响睡眠。学生还应注意定时定量地进餐，避免学习压力影响规律的进餐。

2. 青少年配餐的方法

一般青少年配餐方法可选用食物营养成分计算法和食物交换份法。食物交换份法制出的食谱相对比较粗略。因此，本部分重点介绍食物营养成分计算法，该方法的详细的计算过程已在儿童配餐的方法部分讲述，其中主要的计算流程如下。

步骤 1　确定每日能量和营养素需要量

查表确定 EER 和各产能营养素的 RNI；根据营养素的供能比确定需要量。

步骤 2　确定餐次各产能营养素的需要量

中国营养学会推荐早餐（含早点）、中餐（含午点）和晚餐的供能比最好为 3∶4∶3，按照比例计算出每餐次能量及各产能营养素的需要量。

步骤 3　确定主副食品种和数量

主食的品种根据个人的饮食习惯来确定，主要从粮谷类食物中选择，主食的数量依据食物中的碳水化合物的需要量来确定；副食品种依据个人喜好确定，主要从动物性食物和豆制品中选择，数量主要由蛋白质的量来确定。

步骤 4　蔬菜的数量

蔬菜的品种和数量由市场的供应情况、配菜的需要、平衡膳食宝塔的要求综合决定。

步骤 5　油脂的用量

油脂的用量可根据脂肪需要量与主副食中脂肪总含量的差来确定。

综上所述，根据三餐的主食和副食的数量，即可粗制食谱（表 18 - 8）。

表 18 - 8　高中生一日食谱

餐次	食物名称	EP/g
早餐	牛奶、花生米、大米粥、鸡蛋、馒头	牛奶 100、花生米 50、大米 100、鸡蛋 100、馒头 100
早点	苹果	苹果 100
午餐	米饭、家常豆腐、清炒西蓝花、土豆烧牛肉	米饭 125、豆腐 75，油菜叶 30、西蓝花 100、土豆 100、牛肉 50
午点	酸奶	酸奶 200
晚餐	米饭、红烧肉、韭黄炒肉丝、酸辣土豆丝、紫菜蛋花汤	米饭 100、红烧肉 50、韭黄 100、猪肉 50、土豆 100、鸡蛋 20、紫菜 5

制表员：_____　　　　　　　　　　　制表时间：_____

三、幼儿园食谱的编制原则

幼儿园食谱的编制属于群体配餐，编制食谱时需遵循符合该群体特点的配餐原则。

1. 营养平衡原则

营养平衡原则同儿童个体配餐原则，既要达到每日膳食平均营养目标，又要满足各营养素配比合理的要求。

　　2. 膳食制度原则

　　膳食制度原则同儿童个体配餐原则，即采用三餐两点制，幼儿园食谱中早餐（含早点）、中餐（含午点）和晚餐的供能比最好为30%∶（30% ~40%）∶（30% ~40%）。

　　3. 注意饮食习惯和饭菜口味

　　幼儿园食谱需兼顾绝大多数儿童的饮食习惯，配餐时膳食在满足营养需求的情况下尽量做到品种多样，软硬适宜，色香味俱全，这样可以增进儿童的食欲，避免厌食、偏食的现象发生。

　　4. 考虑季节和市场供应情况，兼顾经济条件

　　幼儿园食谱中食材的选择需要选择当季供应充足的果蔬、豆制品、谷物等，这样可以降低食材由于运输和储藏的过程中营养成分的损失，保证了食材的新鲜度；另外，配餐时食物选择还需兼顾幼儿园对膳食支出费用的合理性。

🎩 工作内容与方法

一、儿童食谱的编制

　　1. 工作准备

　　食物成分表（2009）、DRIs（2013）、计算器、纸和笔等；确定调查对象的年龄和性别。

　　2. 工作步骤

　　步骤1　确定一日能量和营养素的需要量

　　（1）查表确定营养目标数据。根据DRIs（2013）查找出学龄前儿童EER为1300 kcal/d，蛋白质的RNI为30 g/d，碳水化合物的供能比为50% ~65%，脂肪的供能比为20% ~30%。

　　（2）营养素需要量的计算。依据儿童的营养目标数据，按照下面的公式计算出各营养素需要量。

$$营养素的需要量（g）=日能量需要量（kcal）×该营养素的供能比$$
$$/该营养素的能量系数（kcal/g）$$

　　日蛋白质需要量：据上步骤查表知日蛋白质需要量为30 g。

　　日脂肪需要量 = 1300 kcal/d × 30% ÷ 9 kcal/g ≈ 43.3 g（根据推荐范围初步确定脂肪的供能比为30%）

　　日碳水化合物需要量 = EER ×（1 – 蛋白质供能比 – 脂肪供能比）/碳水化合物的能量系数
$$= 1300 \text{ kcal/d} × （1 – 10\% – 30\%）÷ 4 \text{ kcal/g}$$
$$≈ 195 \text{ g}$$

　　注：上式中计算碳水化合物的供能比时，需要已知蛋白质的供能比，可根据以下方法计算出

　　蛋白质的供能比为：30 g/d × 4 kcal/g ÷ 1300 kcal/d ≈ 10%

　　根据查表和计算，确定该5岁女童每日蛋白质需要量为30 g，脂肪43.3 g，碳水化合物195 g。

　　步骤2　确定餐次各产能营养素的需要量

　　儿童的餐次比采用早餐（含上午早点）、午餐（含下午午点）和晚餐（含晚间水果、

牛奶等）的供能比分别为 30%、40% 和 30%，按照比例分别计算出每餐次能量、碳水化合物、蛋白质和脂肪的需要量。

（1）早餐（含上午早点）

$$能量 = EER × 30\% = 1300 × 30\% = 390\ kcal$$

$$蛋白质需要量 = 日蛋白质需要量 × 30\% = 30 × 30\% = 9\ g$$

$$脂肪需要量 = 日脂肪需要量 × 30\% = 43.3 × 30\% ≈ 13\ g$$

$$碳水化合物需要量 = 日碳水化合物需要量 × 30\% = 195 × 30\% = 58.5\ g$$

（2）午餐（含下午午点）

$$能量 = 日能量需要量 × 40\% = 1300 × 40\% = 520\ kcal$$

$$蛋白质需要量 = 日蛋白质需要量 × 40\% = 30 × 40\% = 12\ g$$

$$脂肪需要量 = 日脂肪需要量 × 40\% = 43.3 × 40\% ≈ 17.3\ g$$

$$碳水化合物需要量 = 日碳水化合物需要量 × 40\% = 195 × 40\% = 78\ g$$

（3）晚餐供能比与早餐相同，因此，晚餐能量为 390kcal，蛋白质、脂肪和碳水化合物的需要量分别为 9 g、13 g 和 58.5 g。

步骤 3　确定主食品种和数量

根据个人的饮食习惯来确定，主要从粮谷类食物中选择，主食的数量主要依据食物中的碳水化合物的需要量来确定。

如 5 岁女童早餐喜欢吃花卷，查食物成分表（2009）得知，每 100 g 花卷提供碳水化合物 45.6 g，根据步骤 2 计算的早餐碳水化合物的总用量为 58.5 g，计算花卷的用量为

$$58.5\ g ÷ 45.6\% = 128.3\ g$$

午餐和晚餐的计算以此类推。

步骤 4　确定副食品种和数量

副食品种依据个人喜好确定，主要从动物性食物和豆制品中选择，数量主要由蛋白质的量来确定。如 5 岁女童午餐喜欢吃猪肉和豆腐，主食为米饭，副食数量的确定主要由猪肉和豆腐的蛋白质数量来确定，副食的用量计算如下。

（1）计算主食中蛋白质的需要量据上述午餐碳水化合物的用量为 78 g，查食物成分表（2009）得知，每 100 g 粳米（标二）含碳水化合物 77.7 g，含蛋白质 8.0 g，按照步骤 4 的计算方法，午餐米饭用量为：

$$米饭用量 = 78\ g ÷ 77.7\% = 100.4\ g$$

$$米饭中蛋白质的量 = 100.4\ g × 8\% = 8.0\ g$$

（2）计算副食用量。据上述午餐蛋白质需要量为 12 g，推荐副食蛋白质 2/3 由动物性食物供给，1/3 由豆制品供给，根据喜好和推荐综合考虑选择猪肉和豆腐，查食物成分表（2009）得知 100 g 猪肉（里脊）含蛋白质 20.2 g，100 g 豆腐含蛋白质 8.1 g，计算出食物的用量。

$$副食总蛋白质用量 = 总蛋白质量 - 主食中蛋白质的量 = 12\ g - 8.0\ g = 4\ g$$

$$动物性食物（猪肉）蛋白质供应量 = 4\ g × 2/3 = 2.7\ g$$

$$豆制品供应量（豆腐）供应量 = 4\ g - 2.7\ g = 1.3\ g$$

$$猪肉用量 = 2.7\ g ÷ 20.2\% = 13.4\ g$$

$$豆腐用量 = 1.3\ g ÷ 8.1\% = 16.0\ g$$

经计算午餐的猪肉用量 13.4 g，豆腐用量 16 g，早餐和晚餐副食品种和数量的计算同午餐。

步骤5 确定蔬菜品种和数量

根据配菜的需要、用餐者的喜好和膳食宝塔，选择蔬菜的品种和数量，如上述 5 岁女童午餐食谱中猪肉可以搭配蘑菇 60 g，豆腐可以搭配小白菜 40 g，还可再加入青菜西蓝花 75 g，满足维生素和矿物质的需要。

步骤6 确定油脂的用量

油脂的用量可根据脂肪需要量与主副食中脂肪总含量的差来确定。如上述计算得知 5 岁女童午餐中脂肪的供应量为 17.3，查食物成分表得知 100 g 猪肉含脂肪 7.9 g，100 g 豆腐含脂肪 3.7 g，100 g 粳米（标二）含脂肪 0.6 g。

$$植物油用量 = 17.3 - 100.4 \times 0.6\% - 13.4 \times 7.9\% - 16 \times 3.7\% = 15.0 \text{ g}$$

早餐和晚餐依此类推。

步骤7 食谱编制

根据每餐食物用量编制一日食谱（表 18 - 9）。

表 18 - 9　5 岁女童一日食谱

餐次	食物名称	可食部用量	市品
早餐	花卷	特一粉 50 g	花卷 50 g
	西红柿炒蛋	西红柿 50 g	西红柿 52 g
		鸡蛋 30 g	鸡蛋 34 g
		植物油 5 g	植物油 5 g
早点（加餐）	牛奶	牛奶 200 mL	牛奶 200 mL
午餐	米饭	粳米 60 g	粳米 60 g
	白菜豆腐汤	小白菜 40 g	小白菜 49 g
		豆腐 20 g	豆腐 20 g
		植物油 5 g	植物油 5 g
	肉片蘑菇	瘦猪肉 15 g	瘦猪肉 15 g
		鲜蘑菇 60 g	鲜蘑菇 61 g
		植物油 5 g	植物油 5 g
	清炒西蓝花	西蓝花 75 g	西蓝花 90 g
		植物油 5 g	植物油 5 g
午点（加餐）	酸奶	酸奶 125 mL	酸奶 125 mL
	苹果	苹果 114 g	苹果 150 g
晚餐	馒头	特一粉 75 g	特一粉 75 g
	红烧带鱼	带鱼 50 g	带鱼 68 g
	炒西葫芦	西葫芦 50 g	西葫芦 68 g
		植物油 5 g	植物油 5 g

调查员：_____　　　　　　　　　　　时间：_____

步骤 8 食谱分析与调整

上述粗制的食谱是否科学合理需要进行食谱的分析与调整。主要从食谱的种类数量、能量及营养素供给量、餐次能量分配及供能来源、蛋白质来源、铁来源、钙磷比和烹调方法的合理性等方面进行食谱的分析，根据分析的结果进行食谱的编制。分析调整的具体过程将在本章第三节相应内容详细介绍。

3. 注意事项

（1）在烹调方式上宜采用蒸、煮、煨、炖的烹调方法，尽量避免油炸、煎、烤的方法，提高食物的消化利用率，避免由于能量摄入过剩导致肥胖。

（2）饭菜的口味宜清淡，不应过咸，推荐学龄前儿童食盐的用量应控制在 3 g/d 以下，学龄期儿童食盐的用量应控制在 4 g/d 以下；学龄前菜品不宜过于油腻，推荐烹调油的用量应控制在 20 ~ 25 g/d；尽量少用糖精、色素等调味品，可选择新鲜的果汁（如菠菜汁、番茄汁等）和天然香料（如柠檬、香草等）进行调味。

（3）加餐的数量宜少，避免影响正餐的进食量；加餐的品种主要以奶类、水果和小点心为主，少选油炸和膨化食品；糖的摄入量每天应控制在 25 ~ 50 g。

（4）食物选择应多样化，根据季节和饮食习惯经常更换和调整食谱。

二、青少年食谱的编制

1. 工作准备

食物成分表（2009）、DRIs（2013）、计算器、纸和笔等；确定调查对象的年龄和性别。如：为 14 岁男生制定一日食谱。

2. 工作步骤

步骤 1 确定一日能量和营养素的需要量

（1）查表确定营养目标数据

根据 DRIs（2013）查得 14 岁轻体力活动的男性 EER 为 2500 kcal/d，蛋白质的 RNI 为 75 g/d，碳水化合物的供能比为 50% ~ 65%，脂肪的供能比 20% ~ 30%。

（2）营养素需要量的计算

日蛋白质需要量：据上一步查表知日蛋白质需要量为 75 g

蛋白质的供能比为：75 g/d × 4kcal/ g ÷ 2500 kcal/d ≈ 12%

日脂肪需要量 = 2500 kcal/d × 25% ÷ 9 kcal/g ≈ 69.4 g（根据推荐范围初步确定脂肪的供能比为 25%）

$$日碳水化合物需要量 = 日能量需要量 × （1 - 脂肪供能比 - 蛋白质供能比）/$$
$$碳水化合物的能量系数$$
$$= 2500 \text{ kcal} × （1 - 25\% - 12\%） ÷ 4\text{kcal/g} ≈ 393.8 \text{ g}$$

根据查表和计算，确定该 14 岁男生每日蛋白质需要量为 75 g，脂肪 69.4 g，碳水化合物 393.8 g。

步骤 2 确定餐次各产能营养素的需要量

青少年的餐次比采用早餐（含上午早点）、午餐（含下午午点）和晚餐（含晚间水果、牛奶等）的供能比分别为 30%、40% 和 30%，按照比例分别计算出每餐次能量、碳水化合物、蛋白质和脂肪的需要量。

早餐（含上午早点）的营养素需要量的计算：

能量 = 日能量需要量 ×30% = 2500 ×30% = 750 kcal

蛋白质需要量 = 日蛋白质需要量 ×30% = 75 ×30% = 22.5 g

脂肪需要量 = 日脂肪需要量 ×30% = 69.4 ×30% = 20.8 g

碳水化合物需要量 = 日碳水化合物需要量 ×30% = 393.8 ×30% = 118.1 g

午餐（含下午加餐）和晚餐的供能比分别为 40% 和 30%，计算方法同早餐，计算后得出午餐（含加餐）的能量为 1000 kcal，蛋白质、脂肪和碳水化合物的需要量分别为 30 g、27.8 g、157.5 g；晚餐的能量为 750 kal，蛋白质、脂肪和碳水化合物的需要量分别为 22.5 g、20.8 g、118.1 g。

步骤 3　确定主食品种和数量

根据个人的饮食习惯来确定，主要从粮谷类食物中选择，主食的数量主要依据食物中的碳水化合物的需要量来确定。

如 14 岁男生早餐喜欢吃面包，查食物成分表（2009）得知，每 100 g 面粉提供碳水化合物 75.2 g，根据步骤 2 计算的早餐碳水化合物的总用量为 118.1 g，计算面粉用量 = 118.1 g ÷ 75.2% = 157 g

午餐和晚餐的计算以此类推。

步骤 4　确定副食品种和数量

副食品种依据个人喜好确定，主要从动物性食物和豆制品中选择，数量主要由蛋白质的量来确定。如 14 岁男生午餐喜欢吃猪肉和豆腐干，主食为馒头，副食数量的确定主要由猪肉和豆腐干的蛋白质数量来确定，副食的用量计算如下。

（1）计算主食中蛋白质的需要量。据上述午餐碳水化合物的用量为 157.5 g，查食物成分表（2009）得知，每 100 g 面粉含碳水化合物 75.2 g，含蛋白质 10.3 g，按照步骤 3 的计算方法，午餐馒头用量为：

$$面粉用量 = 157.5 \text{ g} ÷ 75.2\% = 209.4 \text{ g}$$
$$面粉中蛋白质的量 = 209.4 \text{ g} × 10.3\% = 21.6 \text{ g}$$

（2）计算副食用量。据上述午餐蛋白质需要量为 12 g，推荐副食蛋白质 2/3 由动物性食物提供，1/3 由豆制品提供，根据喜好和推荐综合考虑选择猪肉和豆腐干，查食物成分表（2009）得知 100 g 猪肉（里脊）含蛋白质 20.2 g，100 g 豆腐含蛋白质 16.2 g，计算出食物的用量。

副食总蛋白质用量 = 总蛋白质量 − 主食中蛋白质的量 = 30 g − 21.6 g = 8.4 g

动物性食物（猪肉）蛋白质供应量 = 8.4 g × 2/3 = 5.6 g

豆制品供应量（豆腐）供应量 = 8.4 g − 5.6 g = 2.8 g

猪肉用量 = 5.6 g ÷ 20.2% = 27.7 g

豆腐用量 = 2.8 ÷ 16.2% = 17.3 g

经计算午餐的猪肉用量 27.7 g，豆腐用量 17.3 g，早餐和晚餐副食品种和数量的计算同午餐。

步骤 5　确定蔬菜品种和数量

根据配菜的需要、用餐者的喜好和膳食宝塔，选择蔬菜的品种和数量，如上述 14 岁男生午餐食谱中猪肉可以搭配青椒 150 g，豆腐干可以搭配芹菜 150 g，满足维生素和矿物质的需要。

步骤 6　确定油脂的用量

油脂的用量可根据脂肪需要量与主副食中脂肪总含量的差来确定。如上述计算得知 14 岁男生午餐中脂肪的供应量为 27.8 g，查食物成分表（2009）得知 100 g 猪肉含脂肪 7.9 g，100 g 豆腐干含脂肪 3.6 g，100 g 馒头含脂肪 1.1 g。

植物油用量 $= 27.8 - 27.7 \times 7.9\% - 17.3 \times 3.6\% - 209.4 \times 1.1\% = 22.7$ g

早餐和晚餐依此类推。

步骤 7　食谱编制

根据每餐食物用量编制一日食谱（表 18 – 10）。

表 18 – 10　14 岁男生的一日食谱

餐次	食谱	食物重量/g
早餐	牛奶	牛奶 250
	面包	面粉 150
	火腿	火腿 25
加餐	香蕉	香蕉 100
午餐	馒头	面粉 160
	青椒肉片	青椒 150
		瘦猪肉 45
		花生油 7
	芹菜炒豆干	豆腐干 10
		芹菜 150
		花生油 7
加餐	苹果	苹果 200
晚餐	米饭	大米 125
	西红柿炒鸡蛋	鸡蛋 60
		西红柿 125
		豆油 7
	韭菜豆腐汤	南豆腐 20
		韭菜 25
		豆油 5

步骤 8　食谱分析与调整

上述粗制的食谱是否科学合理需要进行食谱的分析与调整。主要从食谱的种类数量、能量及营养素供给量、餐次能量分配及供能来源、蛋白质来源、铁来源、钙磷比和烹调方法的合理性等方面进行食谱的分析，根据分析的结果进行食谱的编制。分析调整的具体过程将在本章第三节相应内容详细介绍。

3. 注意事项

（1）在烹调方式上宜采用蒸、煮、煨、炖的烹调方法，尽量避免油炸、煎、烤的方法，提高食物的消化利用率，避免由于能量摄入过剩导致肥胖。

（2）加餐的数量宜少，避免影响正餐的进食量；加餐的品种主要以奶类、水果和小点心为主，少选油炸和膨化食品；糖的摄入量每天应控制在 25～50 g。

（3）食物选择应多样化，根据季节和饮食习惯经常更换和调整食谱。

三、幼儿园食谱的编制

幼儿园食谱的编制属于群体食谱的编制，常采用食物营养成分计算法和食物交换份法相结合的方法编制食谱，首先用计算法确定食物的需要量，编制出一日食谱，然后用食物交换份法进行食物的同类互换，设计出一周或一个月的食谱。

1. 工作准备

食物成分表（2009）、DRIs（2013）计算器或营养计算软件等；确定幼儿园小朋友的年龄、性别和人数并记录；了解幼儿园的餐费支出情况等。如某幼儿园一班一共 10 人，包括 3 岁女生 2 人，男生 2 人；4 岁女生 2 人，男生 2 人；5 岁女生 2 人。

2. 工作步骤

步骤 1　确定一日能量和营养素的需要量

群体配餐的能量需要量需要兼顾不同年龄性别儿童的能量参考摄入量，首先查出不同年龄性别儿童的 EER，再根据公式计算出该幼儿园的幼儿每日能量的平均需要量。

以上述某幼儿园一班为例计算出能量的平均需要量：

$$能量的平均需要量 = [（1200 \times 2 + 1250 \times 2）+（1250 \times 2 + 1300 \times 2）+ 1300 \times 2]$$
$$\div 10 = 1260 \text{ kcal}$$

经计算，幼儿园的幼儿每日平均能量需要量为 1260 kcal。

营养素的供能比例推荐按照蛋白质 10%、脂肪 30%、碳水化合物 60%，营养素的需要量计算方法同上述儿童食谱的制定。

步骤 2　确定餐次各产能营养素的需要量

确定营养素的计算方法同儿童食谱的制定，仍然按照 3∶4∶3 的餐次比进行能量的分配。

步骤 3　确定食物品种和数量

确定食物品种和数量的方法同学龄前儿童食谱的制定，主食的数量主要由餐次的碳水化合物的用量决定，副食的品种和数量主要由餐次的蛋白质的用量来决定，注意食物数量应为用餐人数倍数的食物量。

步骤 4　食谱编制

根据上述步骤粗制幼儿园一日食谱，查《食物成分交换表》，进行食物的同类互换，确定一周食谱的种类和数量，经过食谱的调整分析后制定出幼儿园的一周食谱。某幼儿园一周食谱见表 18 - 11。

表 18 – 11　某幼儿园一周食谱　　　　　　　　　　　　　　　单位：g

	星期一	星期二	星期三	星期四	星期五
早餐	茄子肉丝面（茄子 25、猪肉 25、面条 55），鸡蛋 25	烤蛋糕 55、牛奶 100 mL	葱花卷（面粉 60），鹌鹑蛋 20，五香花生芹菜丁（花生 5、芹菜 20），小米粥（小米 15）	红豆包（面粉 55、豆沙 3），青椒拌豆腐（青椒 20、豆腐 10），五谷豆浆 100 mL	茶叶蛋 25，牛奶 100 mL，火腿卷（火腿 15、面粉 55）
早点	香蕉 100	桃 100	苹果 100	西瓜 100	苹果 100
午餐	奶香小馒头（面粉 75），排骨炖玉米（排骨 65、玉米适量），卷心菜海米（卷心菜 65），芝麻小白菜（小白菜 65、芝麻适量），西红柿鸡蛋汤，（西红柿 20、鸡蛋 5）	葡萄干发糕（面粉 70），卤翅根（翅根 65），香菇肉片（香菇 65、猪肉 20），丝瓜鸡蛋（丝瓜 70、鸡蛋 25），百合莲子粥（百合 2、莲子 2、大米 15）	麻汁花卷（面粉 70），京酱肉丝（猪肉 25），红烧茄子（茄子 70），西葫芦小饼（西葫芦 60、鸡蛋 15、面粉 20），豆腐鲫鱼汤（豆腐 20、鲫鱼 20）	紫米饭（大米 65、紫米 10），西红柿牛肉丸（西红柿 70、牛肉 25），地三鲜（土豆 40、茄子 45），炒萝卜（萝卜 30），翡翠蛋花汤（黄瓜 15、鸡蛋 5）	千层饼（面粉 75），炸里脊（里脊猪肉 40），黄瓜木耳鸡蛋（黄瓜 70、木耳 5、鸡蛋 20），红烧土豆（土豆 60），榨菜肉丝汤（榨菜 10、猪肉 5）
午点	橘子 80	蛋卷 25	枣 50	桃酥 25、酸奶 100 mL	蛋糕 50
晚餐	红小豆米饭（大米 60），炸肉丸子（猪肉 25），西红柿炒鸡蛋（西红柿 100、鸡蛋 30、木耳 20）	米饭（大米 65），萝卜排骨汤（萝卜 80、排骨 80），香酥花生 10	米饭（大米 65），黄瓜炒香肠（黄瓜 40、香肠 25），菠菜蛋汤（菠菜 20、鸡蛋 10）	花生米饭（大米 40、花生 20），胡萝卜炒鸡丁（胡萝卜 30、鸡肉 25、黄瓜 50），菠菜炒鸡蛋（菠菜 80、鸡蛋 25）	小馒头（面粉 40），炒三丝（胡萝卜 30、土豆 10、豆腐皮 30），黄瓜溜肝尖（黄瓜 80、猪肝 30）

制表员：＿＿＿＿＿＿＿　　　　　　　　　　制表时间：＿＿＿＿＿＿＿

步骤 5　食谱分析与调整

上述粗制的食谱是否科学合理需要进行食谱的分析与调整。主要从食谱的种类数量、能量及营养素供给量等方面进行食谱的分析，根据分析的结果进行食谱的编制。分析调整的具体过程详见第三节。

3. 注意事项

（1）群体配餐需注意对非均匀性群体确定每日所需能量时，应兼顾大部分人群的营养需求。不同的年龄、性别、体质、体力活动和身体素质的人所需的营养是不一样的，因此，食谱制定需要综合考虑，符合绝大多数人的营养需求。

（2）因为不同的季节、不同的生理状态、不同的环境下能量需要也是变化的，因此食谱确定后还需要定期地修改和调整。

（3）食谱编制前的相关计算应准确，数据深度全面。

第三节　食谱营养评价和调整

学习目标

■ 能对成人、青少年和儿童的食谱进行营养评价。
■ 能根据营养评价结果调整食物品种和数量。

相关知识

在实际应用中，食谱需根据配餐对象的生长发育特点、学习和生活情况及饮食习惯等不断地进行评价和调整。食谱的评价主要依据食谱评价的原则进行评价，进而微调食谱，而食品评价原则的全面性、合理性和科学性是食谱评价有效性的保障。

一、食谱营养成分计算和评价原则

1. 食谱营养成分的计算

食谱营养评价时需要通过营养成分的计算，按照评价的原则评价出编制的食谱是否合理，为下一步的食谱调整提供依据。在食谱营养成分计算时，首先要查食物成分表（2009），找出食谱中各种食物不同营养素的百分含量，按照公式计算出各种食物中营养素的供应量。

食物营养素的含量 = 食物量（g）×可食部比例×该营养素的百分含量（%）

如食谱中米饭用量 100 g，查食物成分表（2009）得知，每 100 g 粳米（标二）含碳水化合物 77.7 g，根据下述公式计算出米饭中碳水化合物的供应量。

米饭中碳水化合物供应量 = 100 g×77.7% = 77.7 g

依此类推，可以计算出食谱所有食物中各种营养素的供应量，如蛋白质、脂肪、矿物质和维生素的供应量。

2. 食谱营养评价原则

1）食谱的种类和数量的合理性

将粗制的食谱种类和数量与膳食宝塔或《不同能量需要水平的平衡膳食模式和食物量》（表 18-12）进行比较，评价食谱的种类是否齐全，是否做到了多样化，数量是否充足。食物种类选择时还需注意蛋白质互补的原则。

表 18-12　不同能量需要水平的平衡膳食模式和食物量【g/（d·人）】

食物种类	不同能量摄入水平/kcal									
	1200	1400	1600	1800	2000	2200	2400	2600	2800	3000
谷类	100	150	200	225	250	275	300	350	375	400
－全谷物及杂豆	适量		50～150						－	

续表

食物种类	不同能量摄入水平/kcal									
	1200	1400	1600	1800	2000	2200	2400	2600	2800	3000
–薯类	适量		50～100					125	125	125
蔬菜	250	300	300	400	450	450	500	500	500	600
–深色蔬菜	占所有蔬菜的1/2									
水果	150	150	200	200	200	300	300	350	350	400	400
畜禽肉类	25	40	40	50	50	75	75	75	100	100
蛋类	25	25	40	40	50	50	50	50	50	50
水产类	20	40	40	50	50	75	75	75	100	125
乳制品	500	350	300	300	300	300	300	300	300	300
大豆	15	15	15	15	15	25	25	25	25	25
坚果	适量		10	10	10	10	10	10	10	10
烹调油	20～25			25	25	25	30	30	30	35
食盐	<3	<4	<6	<6	<6	<6	<6	<6	<6	<6

数据来源：膳食指南（2016）。

2）能量及营养素供给的合理性

食谱中能量及营养素的供应量或比例与 DRIs（2013）中相应年龄的供应量或比例进行比较，变化量在 ±5% 为正常；各营养素的供应量以推荐营养素为准浮动 ±10% 即为正常，低于80% 则为体内储存量降低，可能出现缺乏的危险。

3）餐次能量分配及供能来源的合理性

根据儿童和青少年的生长发育特点和学习的需要，一般餐次供能比分配为早餐（含早点）30%，午餐（含午点）30%～40%，晚餐（含晚点）30%～40%；蛋白质、脂肪和碳水化合物的供能比需在推荐营养素的可接受范围之内，即分别为 10%～15%、20%～30% 和50%～65%，对于特殊情况可做相应的调整。

4）蛋白质来源的合理性

根据中国营养学会推荐食谱中优质蛋白质量应占膳食总蛋白总量的1/3～1/2，最好达到1/2，其中优质蛋白质主要来源为动物性食物和大豆及其制品等植物性食物，注意选择适量的动物性食物，防止脂肪摄入过高。

5）铁来源和钙磷比的合理性

一般儿童和青少年还应注意铁的来源，推荐易消化吸收的动物性来源性铁应占总铁摄入量的1/3 以上，如选用动物的内脏等；钙磷比以（1～1.5）:1 为宜。

6）烹调方法的合理性

根据食物的消化吸收利用率，尽量选择营养素损失和重量损失率较少的烹调方法，实际应用时可通过食物成分速查表（2006）中查找相关信息指导食谱编制和评价过程。如烹调时尽量选用煮、炖、煨和蒸等烹调方法，避免煎、炸、烤等。

二、食品种类和蛋白质互补评价知识

每餐食谱的合理搭配可以提高食物的消化利用率，可以通过膳食蛋白质的互补评价来确定搭配是否合理，进而调整食品的种类。蛋白质的互补作用是指两种或两种以上食物蛋白质混合食用，其中所含的必需氨基酸相互补充，从而提高蛋白质的利用率的作用。实际应用时可以采用食物的氨基酸评分法（AAS）、经消化率校正后的氨基酸评分法（PD-CAAS）和生物价（BV）等方法来评价蛋白质的营养价值，进而调整食谱，提高每餐食谱的消化利用率。本节主要介绍氨基酸评分法（AAS）。

氨基酸评分又称蛋白质化学评分，是评价蛋白质质量广为采用的方法。该方法将被测食物蛋白质的必需氨基酸与参考蛋白或推荐的理想模式的氨基酸组分进行比较，找到与参考蛋白或理想氨基酸模式比较最缺乏的氨基酸即限制性氨基酸。该食物第一限制氨基酸的评分值为蛋白质的氨基酸评分。若被测蛋白质的限制氨基酸相当于参考蛋白的70%，则其评分为70。

以某一午餐食谱为例，采用氨基酸评分法对其进行膳食蛋白质的互补评价和种类的调整，具体方法如下。

某午餐食谱：米饭（粳米标三150 g）、蒜蓉菠菜（200 g）、红烧马铃薯（100 g）。

1. 确定每种食物的氨基酸评分

查食物成分表（2009），分别查找出每100 g食物可食部中蛋白质和各种必需氨基酸的含量，换算成每克蛋白质中各种氨基酸的含量，与参考蛋白质氨基酸模式进行比较，并按下面的公式计算出氨基酸评分（AAS）。

$$AAS = 100 \times 被测蛋白质每克氮（或蛋白质）中氨基酸含量（mg）\ /$$
$$理想模式或参考蛋白质中每克氮（或蛋白质）中氨基酸含量（mg）$$

如查出100 g粳米中含蛋白质7.2 g，含异亮氨酸378 mg，

则：每克蛋白质中异亮氨酸含量 = 378 ÷ 7.2 = 52.5 mg

异亮氨酸的 AAS = 52.5 ÷ 40 × 100 = 131.3

其他氨基酸的 AAS 依此类推，填入表18 – 13。

表 18 – 13　粳米中必需氨基酸的含量和氨基酸评分

必需氨基酸	粳米氨基酸含量 （mg/100 g 可食部）	粳米氨基酸含量 （mg/g 蛋白质）	FAO/WHO 氨基酸模式 （mg/g 蛋白质）	AAS
异亮氨酸	378	52.5	40	131.3
亮氨酸	521	72.4	70	103.4
赖氨酸	229	31.8	55	57.8
蛋氨酸 + 胱氨酸	260	36.1	35	103.1
苯丙氨酸 + 酪氨酸	734	101.9	60	169.8
苏氨酸	212	29.4	40	73.5
色氨酸	129	17.9	10	179.0
缬氨酸	383	53.2	50	106.4

表 18 – 13 中数据表明：粳米中赖氨酸的氨基酸评分最低（57.8），因此第一限制氨基酸为赖氨酸，57.8 即为该蛋白质的氨基酸评分。其他的食物中氨基酸评分计算依此类推，经计算，菠菜的 AAS 为 39.4（含硫氨基酸），马铃薯的 AAS 为 63.8（苏氨酸）。

2. 确定混合膳食氨基酸评分

混合膳食氨基酸评分确定方法分三步：第一，确定混合膳食蛋白质供应比；第二，确定混合膳食氨基酸总含量；第三，计算出混合膳食氨基酸评分。具体计算步骤如下。

1）确定混合膳食蛋白质供应比

从食物成分表（2009）中查找出各种食物的百分含量，再按照下面的公式计算出混合食物蛋白质供应比，填入表 18 – 14。

混合膳食蛋白质供应比（%）＝某食物用量（g）×食物蛋白质的百分含量（%）
÷混合膳食总蛋白质的含量（g）

表 18 – 14　混合膳食蛋白质含量及供应比

食物	蛋白质含量/（g/100 g）	食物用量/g	实际蛋白质含量/g	混合食物蛋白质供应比（%）
粳米（标三）	7.2	150	10.8	60%
菠菜	2.6	200	5.2	28.9%
马铃薯	2.0	100	2.0	11.1%
合计	—	—	18.0	—

2）确定混合膳食氨基酸总含量

从食物成分表（2009）中查找出每 100 克食物可食部中蛋白质和氨基酸含量，再按照下面的公式计算出混合膳食氨基酸总含量，填入表 18 – 15。

混合膳食中某氨基酸总含量（g）＝Σ〔某食物氨基酸含量（mg/100 g）
÷该食物蛋白质含量（g/100 g）×混合食物蛋白质供应比（%）〕

表 18 – 15　午餐氨基酸含量及氨基酸评分

食物	混合膳食氨基酸含量/（mg/g 蛋白质）		
	赖氨酸	含硫氨基酸	苏氨酸
粳米（标三）	19.1	21.7	17.6
菠菜	16.3	4	12.7
马铃薯	4.6	2.5	2.8
总计	40	28.2	33.1
参考氨基酸模式	55	35	40
AAS	72.7	80.6	82.8

3）确定混合膳食氨基酸评分

按照上述氨基酸评分的公式，计算出混合膳食氨基酸评分。经计算可知赖氨酸是混合膳食的第一限制氨基酸，AAS 为 72.7。

3. 确定食谱修改后混合膳食氨基酸评分

修改后午餐食谱：米饭（粳米标三 150 g）、蒜蓉菠菜（200 g）、红烧马铃薯

（100 g）、肉末豆腐（肉末 75 g、北豆腐 100 g）。

按照上述步骤计算出修改后午餐氨基酸含量和氨基酸评分，填入表 18 - 16。

表 18 - 16　修改后午餐氨基酸含量及氨基酸评分

食物	混合后氨基酸含量/（mg/g 蛋白质）		
	赖氨酸	含硫氨基酸	苏氨酸
粳米（标三）	8.6	9.7	7.9
菠菜	7.3	1.8	5.7
马铃薯	2.1	1.1	1.3
猪肉	16.9	6.3	8.7
北豆腐	14.6	7.5	9.6
总计	49.5	26.4	33.2
参考氨基酸模式	55	35	40
AAS	90	75.4	83

对比午餐修改前后的 AAS 发现：午餐食谱修改前，食谱中只有谷薯类和蔬菜类食品，午餐的第一限制性氨基酸为赖氨酸，氨基酸评分为 72.7；食谱修改后，午餐的第一限制性氨基酸为含硫氨酸（蛋氨酸 + 胱氨酸），氨基酸评分为 75.4，而且赖氨酸的氨基酸评分提高至 90。分析认为，食谱调整后注意谷薯类与豆类食物的搭配，提高了赖氨酸的氨基酸评分，并且整体氨基酸评分较修改前均有提高，说明多种类食物同食，可以提高蛋白质的消化利用率。

三、能量营养素比例相关知识

食谱提供的每日能量与营养素比例的合理性主要依据食谱营养评价的原则来确定的。

1. 食谱能量的餐次比例

根据营养目标设计出的食谱，需要既保证一天能量和营养素的需要，又要保证膳食能量餐次的合理分布，一般三餐的能量分配为早餐（含早点）30%、午餐（含午点）30% ~ 40% 和晚餐（含晚点）30% ~ 40%，如遇特殊的情况可根据实际情况进行调整，如感冒、腹泻等。

如某 14 岁学生的一日食谱中，经计算可提供一日能量 1800kcal，三餐比分别为 20.5%、45.6%、33.9%，评价分析结果发现：每日能量比能量营养目标值偏低，早餐供能比较少，午餐供能比相对较高，三餐供能比例不合理。在食谱调整时，考虑到上午的学习任务和活动量比较大，可适当增加早餐的食物量或者加餐，这样既可增加早餐的能量，餐饮能量分配也更合理。

2. 食谱各营养素的供能比例

蛋白质、脂肪和碳水化合物的供能比需在推荐营养素的可接受范围之内，即分别为 10% ~ 15%、20% ~ 30% 和 50% ~ 65%。食谱在调整过程中经常会出现蛋白质或脂肪摄入过高或过低的现象。

（1）蛋白质摄入过高或过低时，可以通过调整食物中蛋白质的数量或优质蛋白质的比例使其达到要求。一般优质蛋白质量应占膳食总蛋白总量的比例 1/3 ~ 1/2，最好达到 1/

2。如食谱中蛋白质摄入过低时，可以增加含蛋白质高的食物的摄入量或增加优质蛋白质的比例，如动物性食物（肉、蛋、奶等）或植物性食物中大豆及其制品的数量，反之亦然。

（2）脂肪摄入过高或过低时，可以通过调整食物中脂肪的数量或烹调油的用量使其达到要求。

（3）铁摄入过低时，可以通过调整含铁丰富的食物的种类和数量使其符合要求。推荐易消化吸收的动物性来源性铁应占总铁摄入量的 1/3 以上，如选用动物的内脏等。

四、营养素损失因子相关知识

在烹调加工过程中，减少每一个环节的营养损失率，才能提高食物的有效利用率。如原材料先洗后切，现切现烹，烹调过程中加醋防止维生素的丢失，急火快炒，减少淘米的次数等。

1. 重量损失率或重量保留率

重量损失率是指食物在烹调加工的过程中因烹调加工方法的原因导致食物重量损失的变化率。如水分、碳水化合物、蛋白质或脂肪等物质的损失，通常用重量损失率（WCF）来表示烹调前后食物总重量的变化，需注意它反映的是食物烹调加工前后整体重量的变化。

$$WCF\% = \frac{烹调前食物重量（g）-烹调后食物重量（g）}{烹调前食物重量（g）} \times 100\%$$

重量保留率（WRF）是指食物在烹调加工的过程中因烹调方法的原因导致食物重量保留的变化率。

$$WRF\% = \frac{烹调后食物重量（g）}{烹调前食物重量（g）} \times 100\%$$

2. 营养素损失率

营养素损失率是指食物在烹调过程中维生素、矿物质等营养素含量的变化率。通常用营养素保留因子（VRF）来表示，它反映了某一营养素在烹调加工前后含量的变化。可通过 AR（表观保留率）或 TR（真实保留率）两种方法来计算。

$$AR\% = 烹调后食物中某种维生素含量/食物原料中该维生素含量（干重）\times 100\%$$

$$TR\% = 烹调后某维生素含量 \times 烹调后食物重量（g）/食物原料中该维生素含量$$
$$\times 烹调前食物重量（g）\times 100\%$$

🎓工作内容与方法

一、成人食谱的营养评价

以 26 岁王女士的一日食谱为例进行食谱的营养评价，具体步骤如下。

1. 工作准备

准备食物营养成分表（2009）、DRIs（2013）、《不同能量需要水平的平衡膳食模式和食物量》（表 18 - 12）、26 岁王女士一日食谱（表 18 - 17）。计算器、笔和纸等。

表 18 - 17　王女士一日食谱

餐次	食谱	食物重量/g
早餐	牛奶	牛奶 320
	面包	面粉 75
	大米粥	大米 25
早点（加餐）	香蕉	香蕉 75
午餐	猪肉白菜水饺	半肥半瘦猪肉 50
		白菜 150
		花生油 6
		面粉 100
	芹菜炒豆干	芹菜 100
		豆腐干 25
		花生油 4
午点（加餐）	葡萄	葡萄 100
晚餐	杂豆米饭	大米 50
		红豆 25
	莴苣炒肉片	莴苣 125
		猪瘦肉 50
		豆油 5
	胡萝卜肉丝	胡萝卜 50
		羊肉 25
		豆油 5

2. 工作步骤

步骤 1　食谱的种类和数量的合理性评价

首先将食谱中的食物进行归类整理，计算出各类的食物数量，并与《不同能量需要水平的平衡膳食模式和食物量》（表 18 - 12）推荐的食物用量进行比较（表 18 - 18）。

表 18 - 18　食物种类与数量比较

食物种类		食物可食部质量/g	合计/g	1800 kcal 能量食物摄入推荐水平/g
谷薯类		面粉（特一粉）175，大米（粳米）75、红豆 25	275	225
果蔬类	蔬菜	白菜 150，芹菜 100，莴苣 125，胡萝卜 50	425	400
	水果	香蕉 75、葡萄 100	175	200
肉、蛋、水产类	畜禽肉类	猪肉（肥瘦）50、猪瘦肉 50、羊肉 25	125	50
	蛋类	—	—	40
	水产类	—	—	50

续表

食物种类		食物可食部质量/g	合计/g	1800 kcal 能量食物摄入推荐水平/g
乳、豆、坚果类	乳制品	牛奶 320 mL		320
	大豆	豆腐干 25		25
	坚果	—		—
油盐类	烹调油	豆油 10 mL、花生油 10 mL		20
	食盐	5		5

制表员：_____　　　　　　　　　　　　　　　　　制表时间：_____

评价：比较分析后发现缺少蛋类、水产类和坚果类，大部分食物供应量充足。谷薯类高于推荐量；乳、豆、坚果类供应量略高；肉、蛋类、水产类及烹调油类供应略显不足。

步骤 2　能量及营养素供给的合理性评价

从食物成分表（2009）中查出每种食材的营养素含量，按照公式计算出食谱中每种食物营养素的供应量，填入表 18 – 19，并与 DRIs（2013）中相应年龄的量进行比较。

食物营养素的含量 = 食物量（g）× 可食部比例 × 该营养素的百分含量（%）

表 18 – 19　食谱营养素供给量

餐次	食物重量/g	能量/kcd	蛋白质/g	脂肪/g	碳水化合物/g
早餐	牛奶 320	180	10	10	12
	面粉 75	270	6	0	60
	大米 25	90	2	0	20
早点（加餐）	香蕉 75	45	0.5	0	10.5
午餐	猪肉（肥瘦）50	180	18	12	0
	白菜 150	27	1.5	0	5.1
	花生油 6	54	0	10	0
午餐	面粉 100	360	8	0	80
	芹菜 100	18	1	0	3.4
	豆腐干 25	45	4.5	2	2
	花生油 4	36	0	4	0
午点（加餐）	葡萄 100	45	0.5	0	10.5
晚餐	大米 50	180	4	0	40
	红豆 25	90	2	0	20
	莴苣 125	22.5	1.25	0	4.25
	瘦猪肉 50	90	9	6	0
	豆油 5	45	0	5	0
	胡萝卜 50	2.5	1.25	0	4.25
	羊肉 25	45	4.5	3	0
	豆油 5	45	0	5	0

调查员：_____　　　　　　　　　　　　　　　　　调查时间：_____

（1）将所有食材提供的能量求和，可计算出食谱总能量供应量为 1870 kcal，是推荐摄入量（1800 kcal）的 104%，在正常范围的 ±5% 之间，所以食谱的日能量供应量比较充足合理。

（2）分别将所有食材的蛋白质、脂肪、碳水化合物求和，即得出其供应量分别为：74 g、57 g、272 g，转化成能量后与总能量供应量比较，其供能比分别为：15.8%、27.4%、58.2%，与参考标准 12.2%、20%~30%、50%~65% 进行比较，蛋白质的供应量相对较高，脂肪和碳水化合物的供应量正常。

步骤 3　餐次能量分配及供能来源的合理性评价

（1）餐次能量分配合理性评价。分别将食谱中早餐（含加餐）、午餐（含加餐）和晚餐的能量求和，并与日能量供应量进行比较，结果为：早餐（含加餐）能量供应量 585 kcal，占全天能量的 31.3%，午餐（含加餐）能量供应量 765 kcal，占全天能量的 40.9%，晚餐能量供应量 520 kcal，占全天能量的 27.8%。

评价：与中国营养学会推荐的早、午、晚三餐能量比 30%、40%、30% 比较发现，晚餐能量供应明显不足，早餐能量供应略高。

（2）供能来源的合理性评价。根据步骤 2 数据，蛋白质的供应量相对较高，脂肪和碳水化合物的供应量正常。

步骤 4　蛋白质来源的合理性评价

优质蛋白质主要来源为动物性食物和大豆及其制品，计算出其摄入的总量，并与总蛋白摄入量进行比较分析。食谱中优质蛋白主要来源是牛奶、猪肉、豆腐干和羊肉，蛋白质的摄入量经计算为 46 g，总蛋白质摄入量为 74 g，优质蛋白质占总蛋白质摄入量的 62.2%，已经超过推荐的 50%，因此优质蛋白质的供应量符合要求。

综上所述，食谱中缺少蛋类、水产类和坚果类食物，大部分食物供应量充足，谷薯类高于推荐量，乳、豆、坚果类供应量略高，肉、蛋类、水产类及烹调油类供应略显不足；食谱的日能量供应量比较充足合理；蛋白质的供应量相对较高，脂肪和碳水化合物的供应量正常。晚餐能量供应明显不足，早餐能量供应略高。优质蛋白质的供应量符合要求。

3. 注意事项

（1）一般成年人的食谱营养评价可以只通过产能营养素的分析进行评价，如有需要还可进行其他维生素或矿物质供应量的评价分析，如钙磷比、铁来源评价等。

（2）不同用餐者，年龄、性别、体力劳动不同，能量和营养素需要量不同；同一用餐者在不同季节、不同体力劳动、不同年龄等对能量和营养素的需要也不相同。通过计算法或者是查表准确求得用餐者的能量和营养素需要量，这是科学、合理制备食谱的前提。

二、青少年食谱的营养评价

以 14 岁男性的一日食谱为例进行食谱的营养评价，具体步骤如下。

1. 工作准备

食物成分表（2009）、DRIs（2013）、《不同能量需要水平的平衡膳食模式和食物量》（表 18-12）、14 岁男性的一日食谱（表 18-10）、计算器、笔和纸等。

2. 工作步骤

步骤 1　食谱的种类和数量的合理性评价

首先将食谱中的食物进行归类整理并计算出各类的食物数量，并与《不同能量需要水平的平衡膳食模式和食物量》（表 18 - 12）推荐的食物用量进行比较（表 18 - 20）。

表 18 - 20　食物种类与数量比较

食物种类		食物可食部质量/g	合计/g	2500kcal 能量食物摄入推荐水平/g
谷薯类		面粉 350，大米（粳米）125	425	300 ~ 350
果蔬类	蔬菜	青椒 150，芹菜 150，西红柿 125，韭菜 25	450	500
	水果	香蕉 100，苹果 200	300	350
肉、蛋、水产类	畜禽肉类	火腿 25、瘦猪肉 45	70	75
	蛋类	鸡蛋 60	60	50
	水产类	—	—	75
乳、豆、坚果类	乳制品	牛奶 250 mL	250	300
	大豆	豆腐干 10，南豆腐 20	30	25
	坚果	—	—	10
油盐类	烹调油	豆油 12 mL、花生油 14 mL	26	30
	食盐	5	5	<6

制表员：_____　　　　　　　　　　　　　　制表时间：_____

评价：比较分析后发现食物种类不够全面，缺少水产类和坚果类食物，大部分食物供应量充足，谷薯类供应量高于推荐量，果蔬类供应略低。

步骤 2　能量及营养素供给的合理性评价

从食物成分表中查出每种食材的营养素含量，按照公式计算出食谱中每种食物营养素的供应量或比例，填入表 18 - 21，并与 DRIs（2013）中相应年龄的量或比例进行比较。

表 18 - 21　食谱营养素供给量

餐次	食物重量/g	能量/kcal	蛋白质/g	脂肪/g	碳水化合物/g	铁/mg
早餐	牛奶 250	135	7.5	8	8.5	0.8
	面粉 150	526.5	15.5	1.65	112.8	4.1
	火腿 25	82.5	4	6.9	1.2	0.6
早点（加餐）	香蕉 100	54.9	0.8	0.1	13	0.2
午餐	面粉 160	561.6	16.5	1.8	120.3	4.3
	青椒 150	30.8	1.2	0.2	6.6	1
	芹菜 150	16.8	0.8	0.1	3.9	0.8
	瘦猪肉 45	177.8	5.9	16.7	1.1	0.7
	豆腐干 10	45.1	5.8	2.3	0.4	0.1
	花生油 14	125.9	0	14	0	0.4
午点（加餐）	苹果 200	82.1	0.3	0.3	20.5	0.9

续表

餐次	食物重量/g	能量/kcal	蛋白质/g	脂肪/g	碳水化合物/g	铁/mg
晚餐	大米125	433.8	9.3	1	97.4	2.9
	西红柿125	18.8	0.8	0.1	4	0.5
	鸡蛋60	76	7	4.6	1.5	1.1
	韭菜25	6.5	0.5	0.1	1	0.4
	南豆腐20	11.4	1.2	0.5	0.5	0.3
	豆油12	107.9	0	12	0	0.2

调查员：_____　　　　　　　　　　　　　调查时间：_____

（1）将所有食材提供的能量求和，可计算出食谱总能量供应量为2493.4 kcal，是推荐摄入量（2500 kcal）的99.7%，在正常范围的±5%之间，所以食谱的日能量供应量比较充足合理。

（2）分别将所有食材的蛋白质、脂肪、碳水化合物求和，即得出其供应量分别为：77.1 g、70.4 g、392.7 g，转化成能量后与总能量供应量比较，其供能比分别为：12.4%、25.4%、63.0%，与参考标准12%、20% ~30%、50% ~65%进行比较，其供应量均在正常范围内。

步骤3　餐次能量分配及供能来源的合理性评价

（1）餐次能量分配合理性评价。分别将食谱中早餐（含加餐）、午餐（含加餐）和晚餐的能量求和，并与日能量供应量进行比较，结果为：早餐（含加餐）能量供应量798.9 kcal，占全天能量的32%，午餐（含加餐）能量供应量1040.1 kcal，占全天能量的41.7%，晚餐能量供应量654.4 kcal，占全天能量的26.2%。

评价：与中国营养学会推荐的早、午、晚三餐能量比30%、40%、30%比较发现，晚餐能量供应明显不足，早餐和午餐能量供应略高。

（2）供能来源的合理性评价。根据步骤2数据，蛋白质、脂肪和碳水化合物的供应量均在正常范围。

步骤4　蛋白质来源的合理性评价

优质蛋白质主要来源为动物性食物和大豆及其制品，计算出其摄入的总量，并与总蛋白摄入量进行比较分析。食谱中优质蛋白主要来源是牛奶、火腿、猪肉、豆腐干、南豆腐和鸡蛋，蛋白质的摄入量经计算为41.6 g，总蛋白质摄入量为77.1 g，优质蛋白质占总蛋白质摄入量的54%，已经超过推荐的50%，因此优质蛋白质的供应量符合要求。

步骤5　铁来源的合理性评价

一般青少年还应注意铁的来源，推荐易消化吸收的动物性来源的铁应占总铁摄入量的1/3以上，由表18 - 8可以计算出，动物性来源的铁仅占总铁量的16.6%，低于推荐的1/3，因此动物性铁的来源略显不足。

步骤6　烹调方法的合理性评价

根据食物的消化吸收利用率，尽量选择营养素损失率和数量损失率较少的烹调方法，食谱中避免了油炸等的烹调方法。

综上所述，食谱中食物种类不够全面，缺少水产类和坚果类食物，大部分食物供应量充足，谷薯类供应量高于推荐量，果蔬类供应略低；日能量供应量比较充足合理；蛋白质、脂肪、碳水化合物供应量均在正常范围内；晚餐能量供应明显不足，早餐和午餐能量供应略高；优质蛋白质的供应量符合要求；动物性铁的来源略显不足；食谱中避免了油炸等的烹调方法。

3. 注意事项

（1）一般青少年的食谱营养评价除了通过对能量及产能营养素的分析评价外，如有需要还可进行其他维生素或矿物质供应量的评价分析，如钙、铁、锌、视黄醇、维生素 B_1、维生素 B_2 及维生素 C 进行合理性评价。

（2）不同用餐者，年龄、性别、体力劳动不同，能量和营养素需要量不同；同一用餐者在不同季节、不同体力劳动、不同年龄等对能量和营养素的需要也不相同。通过计算法或者是查表准确求得用餐者的能量和营养素需要量，这是科学、合理制备食谱的前提。

三、儿童食谱的营养评价

以本章第二节工作内容与方法中 5 岁女童的一日食谱为例进行食谱的营养评价，具体步骤如下。

1. 工作准备

食物成分表（2009）、DRIs（2013）、《不同能量需要水平的平衡膳食模式和食物量》（表18 - 12），5 岁女童的一日食谱（表18 - 19），计算器、笔和纸等。

2. 工作步骤

步骤1 食谱的种类和数量的合理性评价

首先将食谱中的食物进行归类整理并计算出各类的食物数量，并与表《不同能量需要水平的平衡膳食模式和食物量》推荐的食物用量进行比较（表18 - 22）。

表18 - 22 食物种类与数量比较

食物种类		EP/g	合计/g	1300 kcal 能量食物摄入推荐水平/g
谷薯类		特一粉125，粳米60	185	100 ~ 150
果蔬类	蔬菜	西红柿 50，小白菜 40，鲜蘑菇 60，西蓝花 75，西葫芦 50	275	250 ~ 300
	水果	苹果114	114	150
肉、蛋、水产类	畜禽肉类	瘦猪肉15	15	25 ~ 40
	蛋类	鸡蛋30	30	25
	水产类	带鱼50	50	20 ~ 40
乳、豆、坚果类	乳制品	牛奶200 mL，酸奶125 mL	325	350 ~ 500
	大豆	豆腐20	20	15
	坚果	—	—	适量
油盐类	烹调油	植物油25 g	25	20 ~ 25
	食盐	盐4	4	3 ~ 4

制表员： _____ 制表时间： _____

评价：比较分析后发现食物种类比较齐全，大部分食物供应量充足，谷薯类供应量高于推荐量，蛋类、大豆类、水产略高，水果和畜禽肉类供应略显不足。

步骤 2　能量及营养素供给的合理性评价

从食物成分表中查出每种食材的营养素含量，按照公式计算出食谱中每种食物营养素的供应量或比例，填入表 18－23，并与中国居民膳食营养素参考摄入量中相应年龄的量或比例进行比较。

表 18－23　食谱营养素供给量

餐次	食材名称	摄入量/g	蛋白质/g	脂肪/g	碳水化合物/g	维生素 A/μgRAE	维生素 B$_2$/mg	钙/mg	铁/mg
早餐（含早点）	花卷	50	3.25	0.5	22.75	—	0.01	9.5	0.20
	西红柿	50	0.45	0.1	2.0	23	0.02	5	0.2
	鸡蛋	30	3.99	2.64	0.84	35.1	0.08	16.8	0.6
	植物油	5	—	5.0	0			0.65	0.1
	牛奶	200	6.01	6.41	6.81	24.03	0.28	208.26	0.61
	早餐小计	335	13.7	14.65	32.4	82.13	0.39	240.21	1.71
午餐（含午点）	粳米	60	4.8	0.36	46.62	—	0.03	1.8	0.24
	小白菜	40	0.6	0.12	1.1	56	0.04	36	0.76
	豆腐	20	1.63	0.74	0.84		0.01	23.92	0.38
	瘦猪肉	15	3.05	0.93	0.23	3.3	0.02	0.9	0.45
	鲜蘑菇	60	1.62	0.06	2.46	0.6	0.21	3.6	0.72
	西蓝花	75	3.08	0.45	3.23	450.75	0.1	50.25	0.75
	植物油	15	—	14.99	0			1.95	0.3
	酸奶	125	3.13	3.38	11.63	16.25	0.19	147.5	0.5
	苹果	114	0.23	0.23	15.4	1.71	0.02	4.56	0.68
	午餐小计	524	18.14	21.26	81.51	528.61	0.62	270.48	4.78
晚餐（含晚点）	特一粉	75	7.73	0.83	56.4	—	0.05	20.25	2.03
	带鱼	50	8.85	2.45	1.55	7.25	0.03	14	0.6
	西葫芦	50	0.4	0.1	1.9	1.25	0.02	7.5	0.15
	植物油	5	—	5.0	0	—		0.65	0.1
	晚餐小计	180	16.98	8.38	59.85	8.5	0.1	42.4	2.88
总计		1041	48.8	44.29	173.76	619.24	1.11	553.09	9.37
RNI 或 AI		—	30			360	0.7	800	10
摄入量/RNI（或 AI）		—	—	—	—	172.0%	158.6%	69.1%	93.7%
供能量/kcal		—	195.20	398.61	695.04	—	—	—	—

制表员：＿＿＿＿＿＿　　　　　　　　　　　　　　　　　　制表时间：＿＿＿＿＿＿

注：由于篇幅有限未列出所有营养素。

（1）能量供应量评价。根据上表数据，计算出日能量供应量，与参考日能量摄入量进行比较评价。

日能量供应量 = 195.20 + 398.61 + 695.04 ≈ 1288.9kcal

根据 DRIs（2013）5 岁女童的 EER 为 1300kcal

日能量供应量：参考日能量需要量 = 1288.9 ÷ 1300 ≈ 99.1%

评价：日能量供应量与参考日能量需要量之比 99.1% 在正常范围的 ±5% 之间，所以食谱的日能量供应量比较充足合理。

（2）营养素供给量的合理性评价。计算出各种营养素的摄入量与 RNI 或 AI 的比值或产能营养素的供能比，检查各营养素供应量是否符合参考标准，必要时参考 UL 值检查是否过量。

蛋白质的摄入量/RNI = 48.8 ÷ 30 = 162.7%

蛋白质的供能比 = 195.20 ÷ 1288.9 = 15.1%

脂肪的供能比 = 398.61 ÷ 1288.9 = 30.9%

碳水化合物的供能比 = 695.04 ÷ 1288.9 = 53.9%

钙的摄入量/RNI = 553.09 ÷ 800 = 69.1%

其他矿物质和维生素的摄入量评价方法按照同样的方法计算：①根据营养学会推荐 5 岁女童的碳水化合物的供能比为 50% ~ 65%，脂肪的供能比为 20% ~ 30%，蛋白质的供能比为 10% ~ 15%，碳水化合物的摄入量在正常范围内，蛋白质和脂肪的摄入量略高点；②食谱中钙的摄入明显不足，铁摄入比较充足，维生素 A 和维生素 B_2 摄入过多，检查限量并未超过 UL 值。

步骤 3　餐次能量分配及供能来源的合理性评价

（1）餐次能量分配情况评价

早餐供能比 = （13.7 × 4 + 14.65 × 9 + 32.4 × 4）÷ 1288.9 = 24.5%

午餐供能比 = （18.14 × 4 + 21.26 × 9 + 81.51 × 4）÷ 1288.9 = 45.8%

晚餐供能比 = （16.98 × 4 + 8.38 × 9 + 59.85 × 4）÷ 1288.9 = 29.7%

从三餐分配情况来看，早餐能量分配不足，午餐能量分配略高。

（2）供能来源的合理性评价。根据步骤 1 数据，碳水化合物的摄入在正常范围内，蛋白质和脂肪的摄入略高点。食谱中钙的摄入明显不足，铁摄入比较充足，维生素 A 和维生素 B_2 摄入过多，检查限量并未超过 UL 值。

步骤 4　蛋白质来源的合理性评价

优质蛋白质主要来源为动物性食物和大豆及其制品，计算出其摄入的总量，并与总蛋白摄入量进行比较分析。食谱中优质蛋白主要来源是鸡蛋、豆腐、瘦猪肉、带鱼、牛奶和酸奶，蛋白质的摄入量经计算为 26.66 g，总蛋白质摄入量为 48.8 g，优质蛋白占总蛋白摄入量的 54.6%，已经超过推荐的 50%，因此优质蛋白质的供应量符合要求。

步骤 5　铁来源和钙磷比的合理性评价

一般儿童还应注意铁的来源，推荐易消化吸收的动物性来源的铁应占总铁摄入量的 1/3 以上，由表 18-9 可以计算出，动物性来源的铁仅占总铁量的 29.5%，低于推荐的 1/3，因此动物性铁的来源略显不足；有的还考虑钙磷比以（1 ~ 1.5）:1 为宜。

步骤 6　烹调方法的合理性评价

根据食物的消化吸收利用率，尽量选择营养素损失率和数量损失率较少的烹调方法，食谱中避免了油炸等的烹调方法。

3. 注意事项

（1）本节工作内容与方法中重点讲述食谱的综合分析方法，也可以进行单个营养素的营养评价分析，相关内容将在十九章详述。

（2）群体有均匀性和非均匀性之分，非均匀性群体在进行食谱的分析时需要考虑就餐者的年龄、性别、人数、生理状况、活动强度分级等因素估算出营养素的目标，进而指导配餐；而均匀性群体的食谱分析只需考虑就餐者的年龄、性别和人数。

四、食谱中食物品种和数量的调整

以上述 5 岁女童的一日食谱为例，进行食谱的调整。成人和青少年食谱的调整方法同儿童。

1. 工作准备

食物成分表（2009），5 岁女童的一日食谱（表 18 – 9），计算器、笔和纸等。

2. 工作步骤

步骤 1　食谱的评价

对 5 岁女童的一日食谱进行营养评价，评价结果为：①食谱的日能量供应量比较充足合理；②碳水化合物的摄入量在正常范围内，蛋白质和脂肪的摄入量略高点；③食谱中钙的摄入明显不足，铁摄入比较充足；④维生素 A 和维生素 B_2 摄入过多；⑤优质蛋白质的供应量符合要求；⑥动物性铁的来源略显不足；⑦食谱中避免了油炸等的烹调方法。此评价结果已在工作内容与方法三中详述。

步骤 2　食谱的调整

因为早餐能量分配不足，午餐能量分配略高，建议早餐增加小米粥 30 g，这样经计算，食谱一日供能 1398.19kcal，蛋白质、脂肪、碳水化合物的供能比分别为 14.6%、29.0%、56.4%，符合营养学会推荐比例，能量分配合理；早、中、晚三餐供能比分别为 30.4%、40.2%、29.4%，三餐能量配比基本符合推荐的 30%∶（30%～40%）∶（30%～40%），说明三餐能量分配合理；铁的摄入略显不足，但在正常范围内。

调整后的 5 岁女童一日食谱见表 18 – 24。

表 18 – 24　调整后的 5 岁女童一日食谱

餐次	食物名称	EP
早点	花卷、小米粥、西红柿炒鸡蛋	特一粉 50 g、小米 30 g、西红柿 50 g、鸡蛋 30 g、植物油 5 g
早点（加餐）	牛奶	牛奶 200 mL
午餐	米饭、白菜豆腐汤、肉片蘑菇、清炒西蓝花	粳米 50 g、小白菜 40 g、豆腐 20 g、瘦猪肉 15 g、鲜蘑菇 60 g、西蓝花 75 g、植物油 10 g
午点（加餐）	酸奶、苹果	酸奶 125 mL、苹果 114 g
晚餐	馒头、红烧带鱼、炒西葫芦	特一粉 75 g、带鱼 50 g、西葫芦 50 g、植物油 5 g

制表员：＿＿＿＿＿＿　　　　　　　　　　　　　　　　制表时间：＿＿＿＿＿＿

本章小结

　　本章系统讲述了儿童和青少年的膳食指导和评估过程，以儿童和青少年的营养需要为依据编制食谱并进行食谱的营养评价及调整。食谱的编制和调整部分主要涉及配餐的原则和方法；食谱的营养评价和调整部分主要涉及食谱评价的原则和方法。

本章编写：山东省立医院　　翟建华　　营养技师

　　　　　　山东英才学院　　邬春艳　　讲师

第十九章 膳食营养评价

食品营养评价是指食品营养价值的评价，包括食物中营养素的种类、含量和质量及营养素在各种加工过程中的变化等。通过食品营养标签解读和制作、食品营养价值的分析以及食品营养资料的编写，来学习食品营养评价和编写相关资料的方法，从而客观真实地评价食品的营养特点，满足人体对各种营养素的需求。

第一节 食品营养标签制作和解读

预包装食品的食品标签是指食品包装上的文字、图形、符号及一切说明，消费者可以通过食品标签了解食品的基本来源、属性、安全食用期限和营养成分等基本信息。其中，作为食品标签的一部分，营养标签向消费者提供食品营养信息和特性的说明，包括营养成分表、营养声称和营养成分功能声称。

营养成分中，蛋白质、脂肪、碳水化合物和钠是营养标签中的核心营养素。能量和核心营养素是所有预包装食品营养标签中强制标示的成分（豁免的预包装食品除外）。除强制标示成分外，营养成分表中还可选择标示规定范围内的其他成分。

预包装食品营养标签的制作流程包括食品质量与安全检验计划、营养成分表和营养声称及营养成分功能声称等一系列内容。本节主要介绍食品营养标签和食品标签的制作。

🔩 学习目标

■ 能根据预包装食品的营养特点，制定成分分析计划。
■ 能根据分析数据制作营养标签。
■ 能撰写预包装产品标签说明书。

🔍 相关知识

一、食品检验计划的制定

食品质量与安全检验是指采用一定的检验测试手段和检验方法，测定食品原料、半成品和产品的质量特性，然后把测定的结果同规定的质量标准相比较，作出合格或不合格的判断。从营养学角度而言，食品检验的主要任务是依据国家、行业或企业制定的技术标准，运用物理、化学等分析方法，对食品的原料、辅料、食品生产的中间过程及终产品进行检验，从而对食品的品质、营养和安全状况等方面做出评价。对于食品营养标签制作而言，对终产品检验可以获得用于标示食品营养成分的基础数据。

二、产品相关配方、营养特点和标准要求

预包装食品种类繁多，根据每种食品的理化性质、营养特点，从食品安全和食品营养的角度，结合预包装食品在生产、加工、储存、流通以及食用的具体环节要求和特点，每种食品都具有特定的配方，并体现了相应的营养特点，建立了相应的标准要求，下面以饮料为例进行说明。

1. 饮料配方及主要营养特点

饮料是指经过定量包装，供直接饮用或者用水冲调饮用，乙醇含量不超过质量分数 0.5% 的制品。主要包括包装饮用水、果蔬汁类饮料、蛋白饮料（含乳饮料、植物蛋白饮料、复合蛋白饮料）、碳酸饮料、特殊用途饮料（运动饮料、营养素饮料、能量饮料、电解质饮料）、风味饮料、茶（类）饮料、咖啡（类）饮料、植物饮料、固体饮料、功能饮料等。不同的饮料，其配方中还加入糖、乳、果蔬、谷物、大豆、菌类、藻类、植物果实、种子或种仁等原料。饮料原料的营养特点简单介绍如下（详见第五章）。

乳类原料有牛乳、羊乳、乳粉等，是优质蛋白质、脂肪、脂溶性维生素（维生素 A 和维生素 D）和 B 族维生素（特别是维生素 B_2）、钙的重要来源，还可以起提香作用。

果蔬食品原料种类繁多，含有丰富的维生素、矿物质和膳食纤维是其主要的营养特点，此外还含有多种植物化学物，如多酚、皂苷等，具有特殊功效作用。

谷类食物除了提供人体充足能量和蛋白质外，同时也是矿物质和 B 族维生素的主要来源。谷类脂肪虽然少，但主要含不饱和脂肪酸，质量较好。

大豆中含有丰富的蛋白质、脂肪和碳水化合物，还含有丰富的维生素和矿物质，其中 B 族维生素和铁等的含量较高，是高血压、动脉粥样硬化等疾病患者的理想食物。

菌藻类食品原料营养价值丰富，是一类低能量、蛋白质、膳食纤维、维生素和微量元素含量丰富的食物。还富含生物活性成分，具有重要的保健作用，且味道鲜美。

植物种仁原料通常为低水分和高能量，富含各种矿物质和 B 族维生素，是维生素 E 和 B 族维生素的良好来源。富含脂肪的种仁营养素更丰富，其脂肪多为不饱和脂肪酸，富含必需脂肪酸。植物种仁中低聚糖和多糖类物质及膳食纤维含量也较高。

不同的饮料品种根据产品的特点和需求可选择不同的食品原料，不限于以上简要介绍的主要原料。比如，加糖和不加糖的饮料，加各种营养强化剂、增稠剂、乳化剂的产品等。但不论哪种食品都应该遵守相应的食品安全国家标准或其他相关标准。

2. 饮料相关食品安全标准

除了宏观的食品法规外，每种食品都有各自的食品安全标准。以饮料为例，相关食品安全国家标准和行业标准如下所列。

（1）《饮料》（GB 7101—2015）

（2）《饮料通则》（GB/T 10789—2015）

（3）《饮料生产卫生规范》（GB 12695—2016）

（4）《果蔬汁类及其饮料》（GB/T 31121—2014）

（5）《含乳饮料》（GB/T 21732—2008）

（6）《植物蛋白饮料 核桃露（乳）》（GB/T 31325—2014）

（7）《植物蛋白饮料 花生乳（露）》（QB/T 2439—1999）

（8）《植物蛋白饮料 杏仁露》（GB/T 31324—2014）

（9）《植物蛋白饮料 杏仁露》（QB/T 2438—2006）

（10）《植物蛋白饮料 椰子汁及复原椰子汁》（QB/T 2300—2006）

（11）《植物蛋白饮料 豆奶和豆奶饮料》（GB/T 30885—2014）

（12）《复合蛋白饮料》（QB/T 4222—2011）

（13）《碳酸饮料（汽水）》（GB/T 10792—2008）

（14）《运动饮料》（GB/T 15266—2009）

（15）《茶饮料》（GB/T 21733—2008）

（16）《食品工业用茶浓缩液》QB/T 4068—2010）

（17）《咖啡类饮料》（GB/T 30767—2014）

（18）《植物饮料》（GB/T 31326—2014）

（19）《谷物类饮料》QB/T 4221—2011）

（20）《固体饮料》（GB/T 29602—2013）

（21）《橙汁及橙汁饮料》（GB/T 21731—2008）

（22）《苹果醋饮料》（GB/T 30884—2014）

（23）《饮料通用分析方法》（GB/T 12143—2008）

（24）《饮用天然矿泉水》（GB/T 8537—2008）

（25）《瓶装饮用纯净水》（GB/T 17323—1998）

食品中营养成分的分析，因为食品基质不同选择的方法也会不同。通常首选国家标准方法。如果没有国家标准，可选取行业标准、地方标准或企业标准，也可参考 AOAC、CAC 等国际标准方法。选用分析方法时要注意方法的适用范围，如食品中脂肪的分析一项，国家标准有 13 个。

一般来说，生产企业制定的企业标准要高于国家标准。

三、营养成分的定义和计算

营养成分在食品标签中是指食品中的营养素和除营养素以外的具有营养和（或）生理功能的其他食物成分。

1. 营养成分表

营养成分表是标有食品营养成分名称、含量和 NRVs 百分比的规范性表格。其中，NRVs 是专用于食品营养标签，用于比较食品营养成分含量的参考值。

营养成分表应以一个"方框表"的形式表示（特殊情况除外），方框可为任意尺寸，并与包装的基线垂直，标题为"营养成分表"。所有预包装食品营养标签强制标示的内容包括能量、核心营养素的含量值及其 NRVs%。当标示其他成分时，必须采取适当形式使能量和核心营养素的标示更加醒目。除强制标示内容外，营养成分表中还可以选择标示的其他成分有：饱和脂肪（酸）、反式脂肪（酸）、单不饱和脂肪（酸）、多不饱和脂肪（酸）、胆固醇、糖（乳糖）、膳食纤维（或单体成分、或可溶性、不可溶性膳食纤维）、维生素 A、维生素 D、维生素 E、维生素 K、维生素 B_1（硫胺素）、维生素 B_2（核黄素）、

维生素 B_6、维生素 B_{12}、维生素 C（抗坏血酸）、烟酸（烟酰胺）、叶酸、泛酸、生物素、胆碱、磷、钾、镁、钙、铁、锌、碘、硒、铜、氟、锰。

2. 营养成分计算

（1）能量是指食品中的蛋白质、脂肪和碳水化合物等供能物质在机体代谢中产生的热能。

$$能量（kJ）=17×蛋白质（g）+38×脂肪（g）+17×碳水化合物（g）$$
$$+29×乙醇（酒精）（g）+13×有机酸（g）$$

（2）蛋白质蛋白质是以氨基酸为基本单元组成的含氮有机化合物。食品中蛋白质含量可通过"总氮量"乘以"氮折算系数"或食品中各氨基酸含量的总和来计算。一般食物的换算系数为 6.25。

（3）脂肪和脂肪酸由于检测方法的不同，脂肪有粗脂肪和总脂肪两种表示，在营养标签上均可标示为"脂肪"。

粗脂肪指食品试样经干燥后用无水乙醚或石油醚提取，除去无水乙醚或石油醚提取，所得残留物。主要包括甘油三酯、磷脂、固醇、色素等。

总脂肪可以通过测定食物中单个脂肪酸甘油酸酯的总和获得。

（4）碳水化合物是指食品营养标签中的碳水化合物是指每克产生能量为 17kJ/g（4kcal/g）的部分，包括糖（单糖和双糖）、寡糖及多糖。碳水化合物的含量可通过以下方法计算得到。

减法是指假设食品总质量为 100，分别减去其中蛋白质、脂肪、水分和灰分和膳食纤维的质量即是碳水化合物的量。

加法是指淀粉和糖的总和即为碳水化合物的量。

（5）膳食纤维是指植物中天然存在的、提取的或合成的碳水化合物的聚合物，其聚合度 DP≥3、不能被人体小肠消化吸收，但在大肠可以被发酵，对人体有健康意义的物质。包括纤维素、半纤维素、果胶、菊粉及其他一些膳食纤维单体成分等。

3. 营养成分含量表达及其标示要求

食品营养成分含量应以具体数值标示，数值可通过原料计算或终产品检测获得。预包装食品中能量和营养成分的含量应以每 100 克（g）和（或）每 100 毫升（mL）和（或）每份食品可食部中的具体数值来标示。当用份标示时，应标明每份食品的量。

四、数据修约

食品营养成分的含量数值往往需要经过修约后再标注于营养标签上。下面简单介绍几个概念。

1. 数值

用数字表示量的多少，称为这个量的数值。如 10 g 的"10"，100 mL 的"100"等。

2. 修约间隔

修约值的最小数值单位。

（1）指定修约间隔为 10^{-n}（n 为正整数），即将数值修约到 n 位小数。

（2）指定修约间隔为 1，即将数值修约到个数位。

3. "0" 数值表达

当某种营养成分含量数值≤"0"界限值时，表明食品中该营养成分含量低微或其摄入量对人体营养健康的影响微不足道，其含量应标示为"0"；使用"份"的计量单位时，也要同时符合每 100 g 或 100 mL 的"0"界限值的规定。能量和各营养成分名称、顺序、表达单位、修约间隔和"0"界限值（表 19 - 1）。

表 19 - 1　能量和营养成分名称、顺序、表达单位、修约间隔和"0"界限值

能量和营养成分的 名称和顺序	表达单位	修约间隔	"0"界限值 （每 100 g 或 100 mL）
能量	千焦（kJ）	1	≤17 kJ
蛋白质	克（g）	0.1	≤0.5 g
脂肪	克（g）	0.1	≤0.5 g
饱和脂肪（酸）	克（g）	0.1	≤0.1 g
反式脂肪（酸）	克（g）	0.1	≤0.3 g
单不饱和脂肪（酸）	克（g）	0.1	≤0.1 g
多不饱和脂肪（酸）	克（g）	0.1	≤0.1 g
胆固醇	毫克（mg）	1	≤5 mg
碳水化合物	克（g）	0.1	≤0.5 g
糖（乳糖）	克（g）	0.1	≤0.5 g
膳食纤维（或单体成分，或可 溶性、不可溶性膳食纤维）	克（g）	0.1	≤0.5 g
钠	毫克（mg）	1	≤5 mg
维生素 A	微克视黄醇活性当量 （μg RAE）	1	≤8 μg RAE
维生素 D	微克（μg）	0.1	≤0.1 μg
维生素 E	毫克α - 生育酚当量 （mg α - TE）	0.01	≤0.28 mg α - TE
维生素 K	微克（μg）	0.1	≤1.6 μg
维生素 B$_1$（硫胺素）	毫克（mg）	0.01	≤0.03 mg
维生素 B$_2$（核黄素）	毫克（mg）	0.01	≤0.03 mg
维生素 B$_6$	毫克（mg）	0.01	≤0.03 mg
维生素 B$_{12}$	微克（μg）	0.01	≤0.05 μg
维生素 C（抗坏血酸）	毫克（mg）	0.1	≤2.0 mg
烟酸（烟酰胺）	毫克（mg）	0.01	≤0.28 mg
叶酸	微克（μg）或微克叶酸当量 （μg DFE）	1	≤8 μg
泛酸	毫克（mg）	0.01	≤0.10 mg
生物素	微克（μg）	0.1	≤0.6 μg

（续表）

能量和营养成分的 名称和顺序	表达单位	修约间隔	"0"界限值 （每100 g或100 mL）
胆碱	毫克（mg）	0.1	≤9.0 mg
磷	毫克（mg）	1	≤14 mg
钾	毫克（mg）	1	≤20 mg
镁	毫克（mg）	1	≤6 mg
钙	毫克（mg）	1	≤8 mg
铁	毫克（mg）	0.1	≤0.3 mg
锌	毫克（mg）	0.01	≤0.30 mg
碘	微克（μg）	0.1	≤3.0 μg
硒	微克（μg）	0.1	≤1.0 μg
铜	毫克（mg）	0.01	≤0.03 mg
氟	毫克（mg）	0.01	≤0.02 mg
锰	毫克（mg）	0.01	≤0.06 mg

五、营养声称基本知识

预包装食品营养标签除了营养成分表外，当其中能量或某种营养成分满足相应条件后，还可进行营养声称和营养成分功能声称。

1. 营养声称

营养声称是指对食品营养特性的描述和声明，如能量水平、蛋白质含量水平。包括以下几项。

（1）含量声称为描述食品中能量或营养成分含量水平的声称。声称用语包括"含有""高""低"或"无"等（如高钙奶、低脂奶、高膳食纤维饼干等）。

（2）比较声称为与消费者熟知、容易理解的同类或同一属类的参考食品（基准食品）的营养成分含量或能量值进行比较以后的声称。声称用语包括"增加"或"减少"等。所声称的能量或营养成分含量差异必须≥25%（如普通奶粉可作为脱脂奶粉的基准食品；普通酱油可作为强化铁酱油的基准食品等）。

能量和营养成分含量声称的要求和条件及含量声称的同义语（表19-2、表19-3）。

表19-2 能量和营养成分含量声称的要求和条件

项目	含量声称方式	含量要求	限制性条件
能量	无能量	≤17 kJ/100 g（固体）或100 mL（液体）	其中脂肪提供的能量≤总能量的50%。
	低能量	≤170 kJ/100 g固体 ≤80 kJ/100 mL液体	

续表

项目	含量声称方式	含量要求	限制性条件
蛋白质	低蛋白质	来自蛋白质的能量≤总能量的5%	总能量指每100 g 或100 mL 或每份
	蛋白质来源，或含有蛋白质	每100 g 的含量≥10% NRV 每100 mL 的含量≥5% NRV 或者 每420 kJ 的含量≥5% NRV	
	高，或富含蛋白质	每100 g 的含量≥20% NRV 每100 mL 的含量≥10% NRV 或者 每420 kJ 的含量≥10% NRV	
脂肪	无或不含脂肪	≤0.5 g/100 g（固体）或100 mL（液体）	
	低脂肪	≤3 g/100 g 固体；≤1.5 g/100 mL 液体	
	瘦	脂肪含量≤10%	仅指畜肉类和禽肉类
	脱脂	液态奶和酸奶：脂肪含量≤0.5%； 乳粉：脂肪含量≤1.5%	仅指乳品类
	无或不含饱和脂肪	≤0.1 g/100 g（固体）或100 mL（液体）	指饱和脂肪及反式脂肪的总和
	低饱和脂肪	≤1.5 g/100 g 固体 ≤0.75 g/100 mL 液体	1. 指饱和脂肪及反式脂肪的总和； 2. 其提供的能量占食品总能量的10% 以下
	无或不含反式脂肪酸	≤0.3 g/100 g（固体）或100 mL（液体）	
胆固醇	无或不含胆固醇	≤5 mg/100 g（固体）或100 mL（液体）	应同时符合低饱和脂肪的声称含量要求和限制性条件
	低胆固醇	≤20 mg/100 g 固体； ≤10 mg/100 mL 液体	
碳水化合物（糖）	无或不含糖	≤0.5 g/100 g（固体）或100 mL（液体）	
	低糖	≤5 g/100 g（固体）或100 mL（液体）	
	低乳糖	乳糖含量≤2 g/100 g（mL）	仅指乳品类
	无乳糖	乳糖含量≤0.5 g/100 g（mL）	
膳食纤维	膳食纤维来源或含有膳食纤维	≥3 g/100 g（固体），≥1.5 g/100 mL（液体） 或≥1.5 g/420 kJ	膳食纤维总量符合其含量要求；或者可溶性膳食纤维、不溶性膳食纤维或单体成分任一项符合含量要求
	高或富含膳食纤维或良好来源	≥3 g/100 g（固体），≥1.5 g/100 mL（液体） 或≥1.5 g/420 kJ	
钠	无或不含钠	≤5 mg/100 g 或100 mL	符合"钠"声称的声称时，也可用"盐"字代替"钠"字，如"低盐""减少盐"等
	极低钠	≤40 mg/100 g 或100 mL	
	低钠	≤120 mg/100 g 或100 mL	

续表

项目	含量声称方式	含量要求	限制性条件
维生素	维生素某来源或含有维生素某	每100 g 中≥15% NRV； 每100 mL 中≥7.5% NRV；或者每420 kJ 中≥5% NRV	含有"多种维生素"指3种和（或）3种以上维生素含量符合"含有"的声称要求
	高或富含维生素某	每100 g 中≥30% NRV； 每100 mL 中≥15% NRV；或者每420 kJ 中≥10% NRV	富含"多种维生素"指3种和（或）3种以上维生素含量符合"富含"的声称要求
矿物质（不包括钠）	某来源或含有某	每100 g 中≥15% NRV； 每100 mL 中≥7.5% NRV；或每420 kJ 中≥5% NRV	含有"多种矿物质"指3种和（或）3种以上矿物质含量符合"含有"的声称要求
	高或富含某	每100 g 中≥30% NRV； 每100 mL 中≥15% NRV；或每420 kJ 中≥10% NRV	富含"多种矿物质"指3种和（或）3种以上矿物质含量符合"富含"的声称要求

说明：用"份"作为食品计量单位时，也应符合100 g（mL）的含量要求才可以进行声称。

表 19 – 3　含量声称的同义语

标准语	同义语	标准语	同义语
不含，无	零（0），没有，100% 不含，无，0%	含有，来源	提供，含，有
极低	极少	富含，高	良好来源，含丰富××、丰富（的）××，提供高（含量）××
低	少、少油*		

* "少油"仅用于低脂肪的声称。

2. 营养成分功能声称

营养成分功能声称是指能量或某种营养成分可以维持人体正常生长、发育和正常生理功能等作用的声称。如能量摄入过高、缺少运动与超重和肥胖有关；蛋白质是人体生命活动中必需的重要物质，有助于组织的形成和生长；每日膳食中脂肪提供的能量比例不宜超过总能量的30%；过多摄入反式脂肪酸可使血液胆固醇增高，从而增加心血管疾病发生的风险；膳食纤维有助于维持正常的肠道功能；钠摄入过高有害健康；钙是人体骨骼和牙齿的主要组成成分，许多生理功能也需要钙的参与；维生素 C 有抗氧化作用等。

六、食品标签格式和相关规定

1. 食品标签的作用和意义

食品标签是指食品包装上的文字、图形、符号及一切说明物。预包装食品的食品标签是对产品的具体说明，是用来提交给相关食品安全监督部门进行标签审核和监督的文件，同时也可以让消费者了解拟购买的食品的相关信息，有一定宣传功能。食品添加剂和保健食品除标签外，还附有说明书，说明书必须与标签保持良好的一致性。

2. 食品标签的基本内容

在《食品安全法》和《预包装食品标签通则》中，规定预包装食品标签的内容分为强制标示内容和推荐标示内容两部分。强制标示的内容有：食品名称、配料表、净含量和规格、生产者和（或）经销者的名称、地址和联系方式、生产日期和保质期、储存条件、食品生产许可证编号、产品标准代号、营养标签及其他需标示的内容［辐照食品、转基因食品、质量（品质）等级］。推荐标示的内容有：批号、食用方法、致敏物质等。

食品添加剂还需载明食品添加剂的使用范围、用量、使用方法，并在标签上载明"食品添加剂"字样。食品和食品添加剂的标签、说明书不得含有虚假内容，不得涉及疾病预防、治疗功能。

保健食品的标签、说明书不得涉及疾病预防、治疗功能，内容应当真实，与注册或者备案的内容相一致，载明适宜人群、不适宜人群、功效成分或者标志性成分及其含量等，并声明"本品不能代替药物"。

3. 食品标签的基本格式

食品标签应保证内容真实可靠，无虚假信息欺瞒消费者。食品标签没有严格的形式要求，生产日期、保质期等事项应当显著标注，容易辨识（表 19 - 4）。

表 19 - 4　食品标签基本内容

【食品名称】通用名称，汉语拼音

【配料表】

【规格】

【净含量】

【食用方法】

【储存条件】

【注意事项】

【生产日期】

【保质期】

【产品标准号】

【生产许可证号】

【生产企业】

【营养成分表】

企业名称：

生产地址：

邮政编码：

电话号码：

传真号码：

网址：

一、以某乳品企业新开发灭菌乳产品为例，制定成分分析计划

步骤 1　制定检验计划

（1）明确样品检验目的。食品生产全过程中，检验目的常见的有产品试制阶段的配方成分确定、稳定性、企业标准制定等；生产工艺改进对营养成分影响、色泽和口味影响等；终产品的食品标签要求、出厂检验等。本次检验目的是对终产品进行检验，确定终产品质量稳定合格，最终制作此款灭菌乳的营养标签和食品标签。

（2）根据灭菌乳的特点和生产工艺，查阅、收集相关食品安全国家标准、行业标准及地方标准等相关标准。

在我国现行的食品安全国家标准中，与食品标签密切相关的一般食品标准有：《预包装食品标签通则》（GB 7718—2011）、《预包装食品营养标签通则》、《食品营养强化剂使用标准》（GB 14880—2012）、《食品添加剂使用标准》（GB 2760—2014）、《预包装特殊膳食用食品标签通则》（GB 13432—2013）。与食品标签相关的特殊类别的食品标准有：《保健食品》（GB 16740—2014）、《婴儿配方食品》（GB 10765—2010）、《较大婴儿、幼儿配方食品》（GB 10767—2010）、《婴幼儿谷类辅助食品》（GB 10769—2010）和《婴幼儿罐装辅助食品》（GB 10770—2010）等。

（3）编制周详的检验计划。确定测量、试验的条件，明确检验样品的批次和样品的数量，对批量产品还需明确批的抽样方案（包括但不限采样地点，采样方法，采样数量等）。

对于每次分析的采样量，遵循随机抽样原则。可采用每批或每天取样的原则送三批或三天的代表样品。同一批号取样量为：包装 250 g 以上的不少于 6 件；包装 250 g 以下的不少于 10 件。如外有大包装，则按"三层、五点"原则抽小包装，再用"四分法"缩分至所需量。

（4）根据产品的原辅料名称及来源，通过查询食物成分表、辅料说明书等，初步计算和评估本款灭菌乳的能量和各种营养成分的含量。

步骤 2　检验项目的确定

选择合适的食品标准，或制定灭菌乳的企业标准。根据技术文件规定的质量特性和具体内容，确定本产品所需检验的项目和相应量值。

根据《灭菌乳》（GB 25190—2010）和《预包装食品营养标签通则》的规定，结合生产所用原料（假设本品为 80% 生牛乳，20% 牛乳粉），确定检验项目为：蛋白质、脂肪、乳糖、钠、非脂乳固体以及酸度、微生物（菌落总数、大肠菌群、沙门氏菌、金黄色葡萄球菌等）、重金属（铅、砷等）、真菌毒素（黄曲霉毒素等）、兽药残留等安全性指标。

步骤 3　检验方法的确定

灭菌乳中的各营养成分均可用 GB 5009 系列或 GB 5413 系列的检验方法进行分析。其他安全指标项目检验参照相应国家标准。如果检查方法有多种，可通过比较各方法间的优缺点以及分析结果的差异度，结合本企业产品的特点，选择精密度、准确度适合检验要求的计量器具和测试、试验及理化分析用的仪器设备。

步骤 4　营养成分项目的确定

根据原辅料的营养特性和生产工艺的特点以及《预包装食品营养标签通则》的规定，查阅食物成分表（2009）和相关文献，选择需要在营养成分表中标示的营养成分。通过此款灭菌乳各营养成分的预算，确定本品营养成分表中只标示能量和蛋白质、脂肪、碳水化合物、钠共 5 种强制标示项目。

步骤 5　落实实验室

设有分析实验室的食品生产企业可以进行自检。但为了保证营养标签的规范性和与食品安全监督抽检的一致性，分析实验室需要满足以下两点要求：一是实验室要确认各种标准检验方法；二是能通过国家或地方的计量认证或实验室认可。要以公认的检验方法（国家标准、行业标准或国际标准）为标准，以确保分析结果的真实性和可靠性。

步骤 6　制作样品检验单

将要检验分析的项目及相关信息绘制成表格，以备工作需要（表 19 - 5）。

表 19 - 5　样品检验分析单（样例）

实验室名称

样品名称	样品信息	检验项目	检验方法	检验结果	检验完成日期
×××	包括：生产批号、采样量、外观、采样人等	蛋白质			
		脂肪			
		乳糖			
		……			

检验人：＿＿＿＿＿＿＿　　　　　　　　　　　复核人＿＿＿＿＿＿＿

步骤 7　样品采集与检验

根据检验计划中确定的抽样方案中相关内容，采集样品，送到实验室或合同第三方实验室进行分析检验，记录样品相关信息填写样品检验分析单，提交检验结果报告。

二、以某乳品企业新开发灭菌乳产品为例，编写产品标签说明书

按照上述工作内容与方法一的材料，进一步对数据处理，并依照实验数据，编写标签说明书。

步骤 1　结果可疑数据检验

对所有检验结果数据进行归纳整理，对其中的可疑数据进行检验，判断是否是离群数据（异常值）。用于计算营养标签标示值的数据，至少有 6～12 次送检结果才比较可靠和稳定。

步骤 2　数据统计处理

首先计算所有检验结果的均值和标准差以及单侧 95% 的可信区间（维生素 A 和维生素 D 的含量标示允许误差为一范围，选择双侧概率界值 0.05）。然后按照各种营养成分含量的修约间隔要求，将均值和单侧 95% 可信区间的数值进行修约。读者可扫描**二维码 29**了解数据处理相关内容。

步骤3　与食品安全国家标准比较

把计算数值与《灭菌乳》（GB 25190—2010）和企业产品质量标准（如果有）进行比较，国标规定产品相关指标为：全脂灭菌乳（牛乳）脂肪含量≥3.1 g/100 g，蛋白质≥2.9 g/100 g，非脂乳固体≥8.1 g/100 g，酸度12~18°T。核对检查本款灭菌乳相关指标检验结果是否符合国家标准的要求。如不符合要求，应重新复核分析结果的正确性，并检查产品生产工艺的关键点。

步骤4　编写食品标签

（1）撰写产品名称。【食品名称】是清晰地反映食品真实属性的专用名称。《预包装食品标签通则》中规定，应在食品标签的醒目位置，清晰地标示反映食品真实属性的专用名称。《灭菌乳》GB 25190—2010中规定，在生牛（羊）乳中添加部分乳粉生产的灭菌乳应在产品名称紧邻部位标明"含××%复原乳"或"含××%复原奶"。本例中，食品名称为"××牛奶含20%复原乳"。

（2）撰写配料表。【配料表】各种配料应按照制造或加工食品时加入量的递减顺序一一排列；加入量不超过2%的配料可以不按递减顺序排列。如果某种配料是由两种或两种以上的其他配料构成的复合配料（不包括复合食品添加剂），应在配料表中标示复合配料的名称，随后将复合配料的原始配料在括号内按加入量的递减顺序标示。当某种复合配料已有国家标准、行业标准或地方标准，且其加入量小于食品总量的25%时，不需要标示复合配料的原始配料。最终产品中起工艺作用的食品添加剂应一一标示。在食品制造或加工过程中，加入的水应在配料表中标示。在加工过程中已挥发的水或其他挥发性配料不需要标示。可食用的包装物也应在配料表中标示原始配料，国家另有法律法规规定的除外。

如果在食品标签或食品说明书上特别强调添加了或含有一种或多种有价值、有特性的配料或成分，应标示所强调配料或成分的添加量或在成品中的含量。如果在食品的标签上特别强调一种或多种配料或成分的含量较低或无时，应标示所强调配料或成分在成品中的含量。食品名称中提及的某种配料或成分而未在标签上特别强调，不需要标示该种配料或成分的添加量或在成品中的含量。

（3）根据包装和工艺确定净含量和规格。【净含量】净含量的标示应由净含量、数字和法定计量单位组成。

液态食品用体积升（L）、毫升（mL）或用质量克（g）、千克（kg）；固态食品用质量克（g）、千克（kg）；半固态或黏性食品用质量克（g），千克（kg）或体积升（L）、毫升（mL）。本例中，本款灭菌乳采用盒装，"净含量240 g"。

净含量应与食品名称在包装物或容器的同一展示版面标示。

【规格】同一预包装内含有多个单件预包装食品时，大包装在标示净含量的同时还应标示规格。规格的标示应由单件预包装食品净含量和件数组成，或只标示件数，可不标示"规格"二字。单件预包装食品的规格即指净含量。本例中，10盒灭菌乳再包装为一箱，箱上标示［净含量］：2.4kg，［规格］：240 g×10盒。

（4）编写致敏物质。【致敏物质】部分食品可能导致过敏反应，如果用作配料，宜在配料表中使用易辨识的名称，或在配料表邻近位置加以提示。

（5）生产者、经销者的名称、地址和联系方式。生产者名称和地址应当是依法登记注册、能够承担产品安全质量责任的生产者的名称、地址。依法独立承担法律责任的集团公司（子公司），应标示各自的名称和地址。依法承担法律责任的生产者或经销者的联系方式应标示以下至少一项内容：电话、传真、网络联系方式等或与地址一并标示的邮政地址。

（6）按相关要求列出产品标准代号和食品生产许可证编号。【产品标准号】在国内生产并在国内销售的预包装食品（不包括进口预包装食品）应标示产品所执行的标准代号和顺序号。

【生产许可证号】标注企业获得的食品生产许可证编号。

（7）其他内容包括以下几项。

【储存条件】本例中为常温保存，避免阳光直射。

【生产日期】【保质期】日期标示不得另外加贴、补印或篡改。如日期标示采用"见包装物某部位"的形式，应标示所在包装物的具体部位。

【食用方法】对于某些有具体食用方法的食品应该注明。如有必要，可以标示容器的开启方法、食用方法、每日（每餐）食用量，烹调方法、复水再制方法等对消费者有帮助的说明。

【批号】

步骤5　分析结果存档

给检验报告及相关材料编号、存档（一般保留一年以上），并标明档案名称、日期、产品等信息。

三、以某食品企业新开发针对儿童市场的营养强化数字饼干产品为例，介绍预包装食品营养标签制作过程

步骤1　制订检验计划

（1）明确检验目的。本次检验目的是对终产品进行检验，确定终产品质量稳定合格，最终制作此款数字饼干的营养标签和食品标签。

（2）食品相关标准的准备。根据营养强化饼干的特点和生产工艺，查阅、收集相关食品安全国家标准、行业标准及地方标准等相关标准。

（3）编制检验计划

（4）产品营养成分的预算

步骤2　检验项目的确定

选择合适的食品标准，或制定饼干的企业标准。根据技术文件规定的质量特性和具体内容，确定本产品所需检验的项目和相应量值。

根据《食品安全国家标准饼干》（GB 7100—2015）、《饼干》（GB/T 20980—2007）和《预包装食品营养标签通则》（GB 28050—2011）的规定，结合本产品生产工艺，确定本款营养强化数字饼干为韧性饼干。根据本产品的配方，确定检验项目为：蛋白质、脂肪、水分、灰分、膳食纤维、钠、烟酸、钙、铁、锌以及酸价、过氧化值、微生物（菌落总数、大肠菌群、霉菌等）、重金属（铅、砷等）、真菌毒素（黄曲霉毒素等）、兽药残留等安全性指标。

步骤3　检验方法的确定

本款营养强化数字饼干的营养成分及其他食品安全指标项目检验参照相应国家标准。注意，由于饼干的原料中含有奶粉，所以脂肪的检测推荐酸水解法，而不是常用的索氏提取法。

步骤4　营养成分项目的确定

根据原辅料的营养特性和生产工艺的特点以及《预包装食品营养标签通则》的规定，查阅食物成分表（2009）和相关文献，选择需要在营养成分表中标示的营养成分。

通过此款营养强化数字饼干各种营养成分的预算，由于产品生产使用了奶粉，并添加了营养强化剂（碳酸钙、烟酸、葡萄糖酸锌、乙二酸四乙酸铁钠等），确定本营养强化数字饼干的营养检测项目为蛋白质、脂肪、碳水化合物、钠、烟酸、钙、铁、锌。

步骤5　落实实验室

步骤6　制作样品检验单

步骤7　样品采集与检验

步骤8　结果可疑数据检验

步骤9　数据统计处理

参见灭菌乳案例。

步骤10　与食品安全国家标准比较

把以上计算数值与《食品安全国家标准饼干》和企业产品质量标准（如果有）进行比较，国标规定产品相关指标为：饼干酸价（以脂肪计）（KOH）≤5 mg/g，过氧化值（以脂肪计）≤0.25 g/100 g。

步骤11　确定营养成分表标示值

此款营养强化数字饼干确定的营养成分数值和营养成分见表19-8。

表19-8　营养成分表

项目	每100 g	NRV%
能量	1611 kJ	19%
蛋白质	8.0 g	13%
脂肪	10.0 g	17%
碳水化合物	65.0 g	22%
钠	150 mg	8%
烟酸	4.00 mg	29%
钙	300 mg	38%
铁	4.0 mg	27%
锌	4.50 mg	30%

步骤12　营养声称选择

根据以上营养成分表中能量与各营养成分含量多少和营养声称的要求和限制条件，挑选相应营养成分和声称内容（表19-9）。

表 19 - 9　营养强化数字饼干营养声称的选择和判断

营养素	声称内容	声称要求	实际结果	判断
能量	低能量	≤170 kJ/100 g	1611 kJ/100 g	×
蛋白质	含有蛋白质	每 100 g 的含量≥10% NRV	13% NRV/100 g	√
	富含蛋白质	每 100 g 的含量≥20% NRV		×
脂肪	低脂肪	≤3 g/100 g 固	10.0 g/100 g	×
碳水化合物	低糖	≤5 g/100 g	65.0 g/100 g	×
钠	低钠	≤120 mg/100 g	150 mg/100 g	×
烟酸	含有烟酸	每 100 g 中≥15% NRV	29% NRV	√
	富含烟酸	每 100 g 中≥30% NRV		×
钙	钙来源	每 100 g 中≥15% NRV	38% NRV	√
	高钙	每 100 g 中≥30% NRV		√
铁	铁来源	每 100 g 中≥15% NRV	27% NRV	√
	高铁	每 100 g 中≥30% NRV		×
锌	锌来源	每 100 g 中≥15% NRV	30% NRV	√
	富含锌	每 100 g 中≥30% NRV		√

　　由表 19 - 9 中判断结果，确定本款营养强化数字饼干营养声称内容为：本品富含钙和锌，同时能提供蛋白质、烟酸和铁。同时标示营养成分功能声称：钙有助于骨骼和牙齿的发育；锌是儿童生长发育的必需元素；铁是血红细胞形成的必需元素；烟酸有助于维持神经系统的健康。

　　步骤 13　编写食品营养标签

　　见表 19 - 8 营养成分表及步骤 12 中营养声称和营养成分功能声称内容。

　　步骤 14　分析结果存档

第二节　食品营养价值分析

　　食物的营养价值体现在食物含有的营养素和能量满足人体营养需要的程度。评价食物的营养价值主要就食物含有的能量、营养素的含量和种类、营养素的质量、食物植物化学物的含量和种类等因素进行评价。

学习目标

- 能计算食品营养质量指数。
- 能进行食品蛋白质的营养评价。
- 能进行食品碳水化合物的营养评价。
- 能进行食品脂肪营养评价。

相关知识

一、食品营养质量指数计算方法和要点

1. 食品营养质量指数（INQ）

食品营养质量指数（INQ）是指某食物中营养素能满足人体营养需要的程度（营养素密度）与该食物能满足人体能量需要的程度（能量密度）的比值。食品营养质量指数是评价食物营养价值的常用指标，计算公式如下：

$$食品营养质量指数（INQ）=某营养素密度/能量密度$$
$$=（某营养素含量/该营养素参考摄入量）/$$
$$（所产生能量/能量参考摄入量）$$

2. INQ 数值含义

食品营养质量指数（INQ）=1，表示该食物营养素与能量的供给能力相当；INQ>1 表示该食物营养素的供给能力大于能量的供给能力，适合体重超重和肥胖人群；INQ<1 表示该食物营养素的供给能力小于能量的供给能力，食用该食物时间过长，可能会发生营养素不足或能量过剩；一般认为 INQ<1 的食物营养价值低，INQ≥1 的食物营养价值高。

3. 营养质量指数的评价要点

营养质量指数根据不同人群的营养需求来分别计算，同一种食物对于不同人群的营养价值也有所不同，计算营养质量指数要因人而异。

使用营养质量指数判断食物的营养价值，是在了解食物能量的基础上，将该食物的营养素和供给的能量相结合，比较食物能量和营养素的供给关系。

二、蛋白质营养评价方法和必需氨基酸相关知识

1. 氨基酸相关知识

1）氨基酸的分类

构成人体的氨基酸根据其生理作用可分为必需氨基酸、条件必需氨基酸和非必需氨基酸，详见第三章第二节。

2）氨基酸模式和限制氨基酸

（1）氨基酸模式是指蛋白质中各种必需氨基酸的构成比例。一般将蛋白质中的色氨酸含量定为 1，然后计算出其他必需氨基酸与色氨酸的比值，这些比值就是该蛋白质的氨基酸模式。

鸡蛋的氨基酸种类齐全、利用率高。1957 年 FAO 首次将鸡蛋的氨基酸组成作为评价其他食物蛋白质质量的标准。FAO/WHO 联合专家委员会于 1973 年提出了以人体氨基酸需要量为基础的氨基酸评分模式。考虑到学龄儿童对必需氨基酸的需要量高于成年人，1985 年 FAO/WHO/UNU 专家组提出不同年龄组的氨基酸评分模式，并建立不同人群的氨基酸模式（表 19 - 10）。

表 19 – 10　修改后的人体氨基酸评分模式（mg/g 蛋白质）（1985 年）

必需氨基酸	婴儿（3~4 个月）	幼儿（2 岁）	学龄儿童	成人
赖氨酸	103	27	22	12
异亮氨酸	70	31	28	10
亮氨酸	161	73	44	14
组氨酸	28	–	–	8 ~ 12
蛋氨酸 + 胱氨酸	58	27	22	13
苯丙氨酸 + 酪氨酸	125	69	27	14
色氨酸	17	12.5	3.3	3.5
苏氨酸	87	37	28	7
缬氨酸	93	38	25	10

（2）限制氨基酸。有些食物蛋白质的必需氨基酸虽然种类齐全，但其氨基酸模式与人体蛋白质的氨基酸模式差异比较大，有一种或几种必需氨基酸的含量相对较低，使其他氨基酸的利用不够充分。这些含量较低的必需氨基酸称为限制氨基酸，其中含量最低的氨基酸称为第一限制氨基酸。

2. 蛋白质的营养价值评价

1）蛋白质的含量

食物蛋白质含量最常用的方法是凯氏定氮法，先测定食物中氮的含量，再乘以由氮换算成蛋白质的折算系数。多数食物蛋白质的折算系数为 6.25。

2）蛋白质的消化率

蛋白质消化率既反映消化道内蛋白质被分解的程度，也反映消化后的氨基酸和肽被吸收的程度。一般情况下，动物性食品的蛋白质消化率高于植物性食品。蛋白质消化率的评价方法主要包括蛋白质真消化率（TD）和表观消化率（AD）。表观消化率不计粪代谢氮，操作简便，而真消化率更为精确。部分食物蛋白质的真消化率（表 19 – 11）和表现消化率的公式为：

$$AD（\%）=（食物氮 - 粪氮）/食物氮 \times 100\%$$
$$TD（\%）=[食物氮 -（粪氮 - 粪代谢氮）]/食物氮 \times 100\%$$

表 19 – 11　部分食物蛋白质的真消化率

食物名称	AD（%）	食物名称	AD（%）
鸡蛋	97	牛奶	95
鱼、肉	94	豆子	78
牛肉	98	小米	79
黑小麦	90	花生	94
全麦	91	中国混合膳食	96

3）蛋白质的利用率

（1）生物价（BV）。蛋白质生物价能够反映食物蛋白质消化吸收后被机体利用的程度。生物价的值越高，表明食物蛋白质的氨基酸主要用来合成人体蛋白、被机体利用程度越高，最大值是100。公式为：

$$生物价 = 储留氮/氮吸收量 \times 100\%$$
$$吸收氮 = 食物氮 - （粪氮 - 粪代谢氮）$$
$$储留氮 = 吸收氮 - （尿氮 - 尿内源性氮）$$

（2）蛋白质净利用率（NPU）。蛋白质净利用率同样能够反映被测食物蛋白质的利用程度，将蛋白质生物价与消化率相结合，同时考虑消化和吸收两个方面，更为安全可靠。计算公式为：

$$蛋白质净利用率（\%） = 生物价 \times 真消化率$$
$$= （储留氮/氮吸收量）\times （氮吸收量/食物氮）$$
$$= 储留氮/食物氮 \times 100\%$$

（3）蛋白质功效比值（PER）。蛋白质的功效比值用于生长阶段的幼年动物，通过体重增加（g）和摄入蛋白质量（g）的比值评价蛋白质的营养价值。该指标被广泛用来作为婴幼儿食品的蛋白质评价，对于评价肠内和肠外营养处方也极为实用。

（4）氨基酸评分（AAS）。氨基酸评分又称蛋白质化学评分，是评价蛋白质质量广为采用的方法。该方法将被测食物蛋白质的必需氨基酸与参考蛋白或推荐的理想模式的氨基酸组分进行比较，找到与参考蛋白或理想氨基酸模式比较最缺乏的氨基酸即限制性氨基酸。该食物第一限制氨基酸的评分值为蛋白质的氨基酸评分。例如，若被测蛋白质的限制氨基酸相当于参考蛋白的80%，那么它的评分为0.8。

$$AAS = 被测蛋白质每克氮（或蛋白质）中氨基酸含量（mg）$$
$$/理想模式或参考蛋白质中每克氮（或蛋白质）中氨基酸含量（mg）$$

确定某一食物中蛋白质 AAS 分两步：①计算被测蛋白质每种必需氨基酸的评分值；②在上述计算结果中，找出第一限制氨基酸的评分值，即为该蛋白质的氨基酸评分。

（5）经消化率校正后的氨基酸评分法（PDCAAS）。氨基酸评分法较为简单，但没有考虑食物蛋白质的消化率。所以，FDA 采用经消化率校正后的氨基酸评分法，将 AAS 乘以食物蛋白质的真消化率。该方法可以对除婴儿和孕妇以外的所有人群进行评价，计算公式为：

$$经消化率校正后的氨基酸评分 = AAS \times 真消化率$$

（6）其他。除上述指标和方法外，还有一些蛋白质利用率的评价指标和方法，如氮平衡指数（NBI）、净蛋白质比值（NPR）和相对蛋白质值（RPV）。

三、碳水化合物和食物血糖生成指数评价方法

碳水化合物是人类膳食能量的主要来源，其生理功能与摄入食物的碳水化合物种类和在机体内的形式相关。目前，国际上提出通过 GI 评价富含碳水化合物的食物，随后又引入 GL 的概念，从而更好地评价碳水化合物对血糖的应答。

1. 血糖生成指数的定义和评价

血糖生成指数反映食物经消化吸收引起人体血糖升高的程度，指人体摄入含50 g碳水化合物的试验食物2 h后，血糖反应曲线下的增加面积（AUC）与食用50 g葡萄糖或等量

碳水化合物标准参考物后血糖 AUC 之比。

GI = （含 50 g 碳水化合物试验食物后 2 h 血糖曲线下面积

／等量碳水化合物标准参考物餐后 2 h 血糖曲线下面积） ×100

当 GI < 55 时为低 GI 食物，GI 为 55 ~ 69 为中等 GI 食物，GI > 70 时为高 GI 食物。GI 高的食物进入胃肠道后消化吸收快，葡萄糖迅速进入血液，血糖升高幅度大。

2. 计算混合膳食的 GI

任何一种食物都可以通过试验的方法测定其 GI 值，混合食物的 GI 同样也可以测量。由于试验条件的限制，可以通过单一食物的 GI 和重量比粗略估算混合食物的 GI 值。

3. 血糖生成指数的影响因素和应用

很多因素都可以影响 GI，如咀嚼程度、胃排空速度、胰岛素敏感性等生理性因素和食物方面的物化因素。影响 GI 的食物因素有烹调和加工方式、糖类的含量、单糖成分、成熟度、颗粒大小以及淀粉性质等。一般而言，粗粮的 GI 低于细粮，豆类低于谷类，糙米低于精白米，混合食物低于纯碳水化合物食物。

血糖生成指数可以作为糖尿病病人合理选择高碳水化合物类食物的依据，也可用于高血压、高血脂和肥胖患者的营养教育和饮食管理。一般来说，可以优先选择低 GI 食物，但部分低 GI 食物脂肪含量高。另外，部分高 GI 食物营养素含量高，能量相对较低，也可以选用。

4. 食物血糖负荷

GI 主要评价食物碳水化合物的质量，而食物摄入量同样引起血糖的波动。血糖负荷则可以评价碳水化合物数量对人体血糖的影响，计算公式如下：

GL = 摄入食物可利用碳水化合物的含量 （g） ×食物 GI 值/100

一般认为 GL > 20 为高 GL 食物，GL 为 11 ~ 19 属中 GL 食物，GL < 10 为低 GL 食物。

四、脂肪酸的评价方法

脂肪不仅为机体提供能量，还是构成细胞、生物膜和激素的重要物质。但摄取脂肪过多会使体重增加，导致肥胖，增加罹患动脉硬化、糖尿病、高血压、脂肪肝和某些癌症的风险。所以，科学评价和合理利用脂肪酸有重要意义。评价脂肪酸主要从脂肪的消化、必需脂肪酸含量和脂肪酸类别等方面考虑。

1. 脂肪的消化率

食物脂肪的消化率与熔点有关，熔点越低，越容易消化。熔点低于体温的脂肪消化率高达 97% ~ 98%，高于体温的脂肪消化率大约 90%，熔点高于 50℃ 的脂肪难以消化，动物脂肪多见。一般情况下，植物脂肪的消化率比动物性脂肪高，不饱和脂肪和短链脂肪含量高的脂肪消化率较高。

2. 必需脂肪酸的含量

亚油酸和亚麻酸在人体内不能合成，称为必需脂肪酸。亚油酸在体内转变为花生四烯酸，而亚麻酸能合成 n – 3 系列的二十碳五烯酸 （EPA）、二十二碳六烯酸 （DHA）。植物油中的亚油酸和 α – 亚麻酸含量比动物脂肪高，而椰子油亚油酸含量较低。DRIs （2013） 指出，4 岁以上儿童、成人、孕妇和乳母膳食总脂肪的功能比为 20% ~ 30%。另外，DRIs

（2013）以供能比的形式分年龄段指出亚油酸、α-亚麻酸、EPA 和 DHA 的适宜摄入量。

3. 各种脂肪酸的比例

脂肪酸的比例包括饱和脂肪酸（S）、单不饱和脂肪酸（M）和多不饱和脂肪酸（P）之间的比例和 n-6、n-3 多不饱和脂肪酸之间的比例。有研究推荐 S: M: P 为 1:1:1。我国"2000 年居民膳食脂肪适宜摄入量"指出 2 岁以下及 60 岁以上人群 n-6 和 n-3 比例为 4:1，其他年龄组 n-6 和 n-3 比例为（4~6）:1。

4. 脂溶性维生素和其他天然成分

脂溶性维生素含量高的脂肪营养价值高。器官脂肪，尤其是肝脏脂肪含有丰富的维生素 A 和维生素 D，其他动物脂肪中维生素很少。植物油富含维生素 E。另外，脂肪中的反式脂肪酸和植物固醇等成分也会影响脂肪的营养价值。

工作内容与方法

一、即食纯燕麦片营养质量指数计算及营养价值评价

1. 工作准备

某市售即食纯燕麦片，其产品标签应标有能量和某营养素的含量。选择食物举例时，也可以通过查找食物成分表选择合适的食物。DRIs（2013）；纸、笔和计算器等。

2. 工作步骤

步骤 1 查找食品能量和营养素对应数值

根据产品标签和营养成分表，查找和记录能量和营养素的含量。例如，该即食纯燕麦片的能量为 393 kcal（1645 kJ），蛋白质含量为 11.0 g，脂肪含量为 9.0 g。将燕麦片营养成分表中主要营养素的含量填入表 19-12。

表 19-12 食物营养质量指数分析比较

能量/营养素	RNI/AI	即食燕麦片	
		每 100 g	INQ
能量/kcal	1800	393	—
蛋白质/g	55	11.0	0.92
脂肪/g	40~60	9.0	0.18
碳水化合物/g	225~270	60.5	1.1
维生素 B_1/mg	1.2	0.25	0.96
镁/mg	330	110	1.53
铁/mg	20	3.8	0.87
锌/mg	7.5	2.0	1.22

制表员：_____ 时间：_____

步骤 2 查找相应的营养素参考摄入量

在 DRIs（2013）表中查找成年女性轻体力劳动的营养素和能量的 RNI 或 AI，并填入表 19-12 中。

步骤3　计算营养质量指数

按公式计算营养素密度、能量密度和营养质量指数，将营养质量指数的数值填入表19－12中。例如，100 g 即食燕麦片蛋白质的 INQ 计算如下：

蛋白质密度 = 11/55 = 0.2

能量密度 = 393/1800 = 0.218

100 g 即食燕麦片 INQ = 0.2/0.218 = 0.92

步骤4　评价

以该即食纯燕麦片为例，其碳水化合物、镁和锌的 INQ 较高，表明燕麦片是富含碳水化合物、镁和锌的食物；蛋白质、维生素 B_1 和铁接近1，表明燕麦片供给蛋白质、维生素 B_1 和铁的能力与能量的供给能力相当；而脂肪的 INQ 比较低，表明燕麦片供给脂肪的能力较低。

二、采用 AAS 和 PDCAAS 方法评价小米和牛肉的蛋白质营养价值

1. 工作准备

选择市售的食物，如小米和牛肉，记录食物的产地、来源等信息，特别关注其蛋白质和氨基酸的营养标签标示或检测记录。

准备食物成分表和参考蛋白质或理想蛋白质的氨基酸模式，查找食物的蛋白质真消化率，如小米和牛肉的真消化率为79%和98%。纸、笔、计算器等。

2. 工作步骤

步骤1　确定食物的蛋白质含量

通过营养标签标示、营养成分检测或食物成分表（2009）查询，确定被测食物的蛋白质含量。如明确小米和牛肉的蛋白质含量分别为9.0 g/100 g 和20.3 g/100 g（该牛奶和牛肉在食物成分表中的编码为01－5－101和08－2－107）。

步骤2　确定必需氨基酸的含量值

通过查阅食物成分表（2009）或根据营养成分检测数据，确定被测食物的氨基酸含量，其单位统一换算成每克蛋白质中氨基酸毫克数（mg/g 蛋白质）。例如：查询食物成分表（2009）中氨基酸含量表，确定编码相同的小米和牛肉的氨基酸含量（表19－13）。单位换算公式如下：

氨基酸含量（mg/g 蛋白质）= 氨基酸含量（mg/100 g）/蛋白质含量（g/100 g）

表19－13　小米和牛肉的氨基酸含量

必需氨基酸	小米氨基酸含量		牛肉氨基酸含量	
	mg/100 g	mg/g 蛋白质	mg/100 g	mg/g 蛋白质
赖氨酸	176	20	1800	89
异亮氨酸	392	44	976	48
亮氨酸	1166	84	1700	84
蛋氨酸 + 胱氨酸	512	57	380	19
苯丙氨酸 + 酪氨酸	753	84	1342	66

续表

必需氨基酸	小米氨基酸含量		牛肉氨基酸含量	
	mg/100 g	mg/g 蛋白质	mg/100 g	mg/g 蛋白质
色氨酸	178	20	155	8
苏氨酸	327	36	925	46
缬氨酸	483	54	1022	50
合计	—	399	—	410

数据来源：食物成分表（2009）。

步骤 3 计算食物氨基酸评分

以 FAO/WHO 1973 年提出的人体氨基酸模式或 1985 年提出的针对某年龄段的人体氨基酸模式作为标准，分别计算每种必需氨基酸的评分值。本例以 1985 年 FAO/WHO/UNU 专家组提出的成人氨基酸评分模式为标准，计算小米和牛肉必需氨基酸的评分值（表19 – 14）。

表 19 – 14 小米和牛肉氨基酸评分

必需氨基酸	1985 年 FAO/WHO/UNU 成人氨基酸模式	小米氨基酸		牛肉氨基酸	
	mg/g 蛋白质	mg/g 蛋白质	AAS	mg/g 蛋白质	AAS
赖氨酸	12	20	1.67	89	7.42
异亮氨酸	10	44	4.4	48	4.8
亮氨酸	14	84	6	84	6
蛋氨酸 + 胱氨酸	13	57	4.38	19	1.46
苯丙氨酸 + 酪氨酸	14	84	6	66	4.71
色氨酸	3.5	20	5.71	8	2.29
苏氨酸	7	36	5.14	46	6.57
缬氨酸	10	54	5.4	50	5
合计	83.5	399	—	410	—

从必需氨基酸评分中找出评分值最低的必需氨基酸，即第一限制氨基酸，其评分值为被测食物的蛋白质氨基酸评分中。结果表明，小米以赖氨酸的 AAS 分最低，为 1.67，则小米的 AAS 为 1.67。同理，牛肉的 AAS 为 1.46。小米和牛肉蛋白质的氨基酸评分均高于成人的氨基酸模式。

步骤 4 计算经消化率校正后的氨基酸评分

查找蛋白质的真消化率（AD），按照公式 PDCAAS = AAS × AD 计算各氨基酸的 PDCAAS，数值最低者为该食物的 PDCAAS 评分。小米和牛肉的真消化率分别为 79% 和 98%，计算得出小米和牛肉的 PDCAAS 分别为 1.31 和 1.43。

步骤 5 评价

根据 AAS、PDCAAS 评价食物蛋白质的营养价值。小米和牛肉的 AAS 分别为 1.67 和 1.46，蛋白质质量较高。它们分别属于来源比较好的植物性蛋白和动物性蛋白。但考虑到消化率的问题，小米的消化率低，仅为79%，使小米的吸收利用程度大为降低，所以，牛肉是动物来源的优质蛋白。另外，大米和小米的限制氨基酸不同，分别是赖氨酸和含硫氨基酸，可与其他蛋白质配合食用。

3. 注意事项

（1）不同年龄组对必需氨基酸的需要量不同，同一种食物的蛋白质质量对于不同年龄段的消费者也不相同，所以采用 AAS 评价蛋白质的营养价值要正确选择氨基酸模式作为评价标准。

（2）PDCAAS 将食物蛋白质消化率纳入评分，能够更真实地反映蛋白质的营养价值。

三、计算混合食物的血糖生成指数和血糖负荷

1. 工作准备

以一餐食物为例，计算混合食物的 GI 和 GL，包括一碗米饭（100 g）、一盘清炒山药（200 g）和一杯牛奶（200 g）。

2. 工作步骤

步骤1 查阅食物成分表

找出每种食物的碳水化合物含量和膳食纤维含量，二者相减获得可利用碳水化合物的含量。米饭、山药和牛奶的可利用碳水化合物的含量分别为 25.6 g/100 g、11.6 g/100 g 和 3.4 g/100 g。

步骤2 根据每种食物的重量，计算每种食物碳水化合物的量、混合食物碳水化合物的总量和各种食物碳水化合物的重量比。

每种食物碳水化合物的量 = 食物成分表查询的可利用碳水化合物的含量 × 重量/100

米饭碳水化合物的量 = 25.6 × 100/100 = 25.6 g

山药碳水化合物的量 = 11.6 × 200/100 = 23.2 g

牛奶碳水化合物的量 = 3.4 × 200/100 = 6.8 g

混合食物碳水化合物的总量 = 25.6 + 23.2 + 6.8 = 55.6 g

米饭、山药和牛奶碳水化合物的重量比为 46%、41.7% 和 12.3%。

步骤3 计算混合食物 GI

查找食物成分表（2009）等相关资料，找出每种食物的 GI 值；GI 值乘以食物碳水化合物的重量比，得到每种食物对总 GI 值的贡献；每种食物对总 GI 值的贡献相加，计算出混合食物的 GI。该餐计算结果见表 19 – 15。

表 19 – 15　混合食物血糖生成指数的计算结果

食物	食物 GI	碳水化合物重量比（%）	对总 GI 值的贡献
米饭	83.2	46	38.3
山药	51.0	41.7	21.3
牛奶	27.6	12.3	3.4
总计	—	—	63

步骤4 计算食物 GL

GL = 摄入食物可利用碳水化合物的含量（g）× 食物 GI 值/100，则该餐 GL = 55.6 ×

$63/100 = 35$。

步骤5 评价

根据混合食物 GI 和 GL 值及分级标准对本餐饮食进行评价。该餐 GI 为 63，属于中等 GI 食物；GL 为 35，属于高 GL 食物。本餐饮食 GI 值虽然不是很高，但也不能食用过多。

3. 注意事项

除了食物来源、加工方式等因素外，膳食成分也是一个影响混合食物 GI 值高低的重要因素。通过单一食物 GI 值和碳水化合物重量比只能粗略估算出混合食物的 GI 值，并不精确。

四、计算花生油和羊油的脂肪酸比例

1. 工作准备

准备市售产品花生油和羊油，记录来源、重量、配料和食物成分数据等，判断是否可能含有反式脂肪酸。

2. 工作步骤

步骤1 计算食物总脂肪含量

根据食物成分表、食物营养标签或脂肪检验报告确定食物的总脂肪含量。混合食物按照各配料脂肪的含量和其占混合食物的重量比计算。例如，通过查询食物成分表（2009），明确本例花生油和羊油的总脂肪含量分别为 99.9 g/100 g 和 88.0 g/100 g。

步骤2 计算必需脂肪酸含量

一般情况下，脂肪酸含量以占总脂肪的百分比（%）表示。查询食物成分表（2009），找出食物含量较高或较低脂肪酸及必需脂肪酸的含量。本例花生油和羊油脂肪酸的含量见表 19-16。

脂肪酸占总脂肪百分比（%）= 食物脂肪酸含量（g/100 g）/总脂肪含量（g/100 g）× 100%

表 19-16 花生油和羊油脂肪酸的含量（占总脂肪的百分比）

食物	总脂肪含量（g/100 g）	含量较高的脂肪酸（%）	必需脂肪酸（%）	
			亚油酸	亚麻酸
花生油	99.9	40.4（油酸） 37.9（亚油酸）	37.9	0.4
羊油	88.0	37.5（油酸） 40.8（硬脂酸）	3.3	2.7

数据来源：食物成分表（2009）。

步骤3 计算脂肪酸的比例

查询食物成分表（2009），明确食物饱和脂肪酸（S）、单不饱和脂肪酸（M）和多不饱和脂肪酸（P）的含量，以占总脂肪百分比表示。以饱和脂肪酸为 1，计算 S:M:P 的比值。例如，食物成分表（2009）中花生油的 S、M、P 含量分别为 17.7 g/100 g、39 g/100 g、36.6 g/100 g，占总脂肪百分比分别为 17.7%、39% 和 36.6%，S:M:P 比值为 1:2.2:2.1；羊油的 S、M、P 含量分别为 48.2 g/100 g、30.4 g/100 g、4.5 g/100 g，占

总脂肪百分比分别为 54.8%、34.5% 和 5.1%，S:M:P 比值为 1:0.6:0.1。

步骤4　评价

根据以上计算结果对脂肪的营养价值进行评价。花生油中油酸和亚油酸的含量较高，羊油中硬脂酸的含量较高。花生油属于植物性油脂，富含亚油酸，以单不饱和脂肪酸和多不饱和脂肪酸为主；羊油属于动物性油脂，以饱和脂肪酸和单不饱和脂肪酸为主，而多不饱和脂肪酸和必需脂肪酸含量低。食用油脂可多种搭配，以使脂肪酸种类更为均衡。

3. 注意事项

（1）评价混合食物脂肪的营养价值时，也可以按照上述步骤进行。

（2）计算总脂肪酸和必需脂肪酸含量时需要采用权重法，按照各配料脂肪的含量和其占混合食物的重量比计算。

第三节　食品营养资料编写

食品营养资料的内容主要有食品营养价值的说明、营养特点、食品的品质、食品成分、食品的生产加工特点及食品生产厂家的介绍。食品营养资料是倡导居民平衡饮食，促进健康生活意识的宣传资料，主要包括食品营养标签、产品说明书、食品营养宣传资料、市场调查报告等。

学习目标

■能根据食品的营养特点撰写食品宣传资料。

■能设计市场需求调查表。

■能分析调查资料并撰写市场调查报告。

相关知识

一、食品营养宣传资料的种类

食品营养宣传资料的种类和方式很多，常用的食品营养宣传资料包括印刷品、幻灯片、录像带、光盘（可移动式存储设备）和现代信息宣传技术（如网络宣传、微博、微信、贴吧和 QQ 群）等。

二、产品消费群体定位和需求调查知识

1. 产品消费群体的定位知识

产品消费群体的定位是直接以目标消费群体为宣传对象，突出产品特点专为目标消费群体服务以获得目标消费群的认同。

产品消费群体的定位过程就是目标市场细分的过程。运用市场细分法，可以确定食品生产企业的目标市场，集中力量为目标市场服务，以适应和满足目标市场的需求。根据食品生产企业的战略目标初步判断目标产品消费群体的轮廓后，企业需要对这个目标产品消

费群体进行二次细分，从而达到确认目标产品消费群体的最优方案。根据产品关注对象的情况，按顺序重点关注最高消费潜力的消费者、为企业产品创造营销机会的消费者、购买欲望弱但被产品宣传力度或人群影响而购买的消费群体。

2. 市场需求调查知识

1) 市场需求调查的内容

市场需求调查是市场调查的一种形式，主要包括消费者需求量调查、消费者收入调查、消费结构调查、消费者行为调查，包括消费者为什么购买、购买什么、购买数量、购买频率、购买时间、购买方式、购买习惯、购买偏好和购买后的评价等。

2) 市场需求调查的原则

市场需求调查应遵循客观性原则、针对性原则、科学性原则、全面性原则和经济性原则。市场需求调查基本要求要达到明确市场调查的目的，选择有效市场需求调查方法。市场需求调查必须经常进行，要重视市场需求调查的成果，并及时付诸行动。建立完善的市场信息系统和资料库。

三、调查资料的统计和报告格式要求

1. 调查资料的统计

市场需求调查得到的资料需经过审核、整理、汇总后，再进行系统的统计分析，得到调查资料的所有信息，得出结论，提出建议。

1) 调查资料的整理

（1）调查资料整理概述。调查资料的整理主要包括文字资料的整理和数据资料的整理。其中文字资料的整理通常分为审查、分类和汇编三个步骤。数据资料的整理通常情况下分为数字资料的检验、分组、汇总和制作统计表或统计图等阶段。

（2）调查资料整理的程序

①设计调查资料整理的计划：调查统计资料整理计划是根据统计工作的目的和要求，将整理阶段的工作具体化，必须严格按照制定的计划实施，从而保证整个调查资料的整理工作按时、按量、按质完成。

②调查资料的审核：在进行调查资料整理前，需要对资料进行严格审核，确保数据的质量，目的是保证调查资料的真实性、准确性、标准性和完整性，

③调查资料的分类、汇总：从整体综合的方面，根据现象分类和本质分类方法，将调查资料进行分类，为统计汇总做准备。利用计算机进行汇总，将调查的资料数字化，转化成统计软件能识别的数字或其他符号，进行录入。

④统计表的编制、统计图的绘制：将整理好的调查资料用统计表或统计图的形式表现出来。

2) 调查资料的统计分析

（1）调查资料统计分析概述。调查资料的统计分析是指运用统计学的方法，对调查得到的资料数量特征进行系统的描述，并用数学模型解释调查资料中涉及的关系、规律以及发展趋势。调查资料的统计分析是从量的方面来分析事物之间的相互关系和相互作用，正确的统计分析是人类认识社会现象的一个重要的分析手段。

（2）调查资料统计分析的内容。调查资料统计分析的内容主要包括描述统计和推论统计。其中描述统计主要用简单的概括形式来反映出大量数据资料所包含的基本信息。推论统计主要用从调查样本所得出的数据资料来推断总体的情况。

2. 调查报告格式要求

调查报告的所撰写的内容要条理清晰，言简意赅，适合不同人群的需求。这就要求调查报告对于反映的调查结果要具有客观性、真实性和准确性；调查内容要重点突出，通俗易懂；报告的要点要重点突出结论和建议；调查报告可适当附报告所需的表格、附件或附图；整个调查报告结构完整、逻辑性强。

四、调查报告的基本要素和资料信息化

1. 市场调查报告的基本要素

市场调查报告的基本要素一般包括：标题、目录、概述、正文、结论与建议、附件等几部分。

（1）标题和报告日期、委托方、调查方，一般应打印在扉页上。有的调查报告还采用正、副标题形式，一般正标题表达调查的主题，副标题则具体表明调查的单位和问题。

（2）如果调查报告的内容、页数较多，应当对报告中涉及的主要章节等使用目录列出，目录要体现主要章节的标题以及所在起始页码，目录要求不超过一页。

（3）概述主要阐述报告的基本情况，按照市场调查报告的顺序，简要说明调查的目的、调查对象、调查内容和调查研究的方法。

（4）正文是调查报告的主体。包括叙述调查得来的事实和有关材料，对做出的分析进行综合议论，对调查研究的结果和结论进行说明。

（5）结论与建议。结论与建议是调查报告撰写的主要目的。本部分主要是对引言和正文部分提出的内容进行总结，得出相应的结论，提出指导性建议。

（6）附件是对调查报告正文内容的再充实部分，是对正文的补充说明。如正文中所提到的表格、产品介绍、说明书等。

2. 资料信息化

统计学是完成调查资料统计分析的关键，例如一个普通的调查，掌握基本的统计学知识就能够完成调查资料的统计分析，如果调查的内容多，数据繁琐，关键要掌握目前常用的统计软件（如：Excel、SPSS 等）进行数据的录入、统计分析的方法和操作。通过列表的形式，统计绘图的方式等统计信息，引起决策者的注意，收集自己需要的信息。

🖥️**工作内容与方法**

一、豆腐的宣传资料撰写

1. 工作准备

准备纸、笔、计算机。事先了解豆腐的制作方法（石膏点卤法）及营养特点。

2. 工作步骤

步骤 1 确定宣传资料的宣传重点

查阅相关食品营养资料，在了解豆腐的制作方法和营养特点的基础上，确定宣传重点为豆腐中蛋白质、钙和植物功能物的营养特点。

步骤2　关注目标消费人群

按照关注对象不同，按顺序重点关注豆腐最高消费潜力的消费者，为豆腐创造营销机会的消费者，不经常吃豆腐但被影响而吃豆腐的消费群体。

步骤3　确定食品营养宣传资料的种类

目标消费人群确定以后，可以选择适合豆腐宣传的资料进行宣传，一般选用印刷品，也可利用网络宣传。

步骤4　确定宣传内容

根据宣传重点和目标人群，结合豆腐的口味和营养价值，确定重点宣传内容。

步骤5　宣传资料的撰写

根据上面的步骤，撰写豆腐的宣传资料，形成初稿，然后讨论，完善宣传资料，随后制作成印刷品进行宣传。

3. 注意事项

宣传材料要明确目标消费群体，针对不同的目标消费人群，确定宣传材料的内容，吸引他们的注意力。宣传材料在表现形式应多样化，为广大目标人群所所接受，避免形式呆板、庸俗。针对不同的目标消费群体，宣传资料的种类要灵活多样。

二、面包市场需求调查表的设计

1. 工作准备

纸、笔、计算机，熟悉相关操作程序和软件；明确调查的目的和调查范围和方法。

2. 工作步骤

步骤1　设定问题

根据市场的需求和目标消费人群，设定相关的问题。如：调查范围是中小型城市，需了解该城市的人口分布，年龄结构，性别比例，消费水平等，也需了解目标消费人群的购买渠道和口味偏好。

步骤2　设计目标消费人群的基本信息

针对目标消费人群，可提出几个简单的问题，让其回答。

（1）您家里有几口人？

A. 2人　B. 3人　C. 4人　D. 5人及以上

（2）您的年龄？（岁）

A. 10～25　B. 26～35　C. 36～59　D. 60～75

（3）您的文化程度？

A. 小学/初中毕业　B. 高中/技校　C. 大专/本科　D. 研究生以上

（4）您的职业？

A. 工人　B. 机关、事业单位管理人员　C. 学生　D. 其他

步骤3　设计调查相关信息问题

根据调查的目的和调查范围设计有关面包市场需求的调查问题。

（1）您最喜欢的面包口味是什么？

（2）您最喜欢的面包品牌是什么？

（3）您一般多长时间或在什么时间吃一次面包？

（4）您大概多长时间购买一次面包？

（5）您一般在什么地方购买面包？

（6）您购买时最注重方面是什么？（如价格、环境、材料、包装等）

（7）您购买面包的用途是什么？

（8）您购买面包时通常会消费多少钱？

（9）您希望送货上门服务吗？

（10）您一般会在什么情况下购买面包？

步骤4　测试调查

对于调查表里涉及的问题，选择不同的目标消费人群，进行测试，找出调查问题的不足，加以修正。

步骤5　完善确定调查表

按照测试调查的后修改的内容，确定调查表（表19－17）。

表 19 – 17　面包市场需求调查表　　　　序号：

家庭成员		姓名		性别	
职业		年龄		文化程度	
调查问题	（1）您最喜欢的面包口味是什么？ （2）您最喜欢的面包品牌是什么？ （3）您一般多长时间或在什么时间吃一次面包？ （4）您大概多长时间购买一次面包？ （5）您一般在什么地方购买面包？ （6）您购买时最注重方面是什么？（如：价格、环境、材料、包装等） （7）您购买面包的用途是什么？ （8）您购买面包时通常会消费多少钱？ （9）您希望送货上门服务吗？ （10）您一般会在什么情况下购买面包？ ……				

调查人：＿＿＿＿＿＿　　　　　　　　　　　　　　时间：＿＿＿＿＿＿

3. 注意事项

调查表中设计的关键问题，调查对象应容易回忆，避免涉及调查对象个人生活隐私的问题等。调查表可根据不同的消费人群进行调整，避免一表多用。

三、分析调查资料并撰写市场调查报告

1. 工作准备

纸、笔、计算机；掌握目前常用的统计软件（如：Excel、SPSS等）进行数据的录入、统计分析的方法和操作；了解某产品的制作工艺和市场调查资料。

了解分析调查资料的意义：实现市场调查目标的途径；整个产品市场调查过程的中心环节；延伸产品市场的调查。

2. 工作步骤

步骤1 利用调查资料分析的方法进行分析

在实际工作中，根据不同产品以及其调查资料，分析方法可选择定性分析法和定量分析法。定性分析坚持用正确的理论指导，分析只能以调查资料为基础，并且分析出的结果必须用调查资料来验证，要从调查资料的全部事实出发，不能简单地从个别事实出发。定量分析主要从调查资料中涉及的事物的数量特征方面入手，运用数据处理技术进行分析，从而挖掘数量中所包含的事物本身的特性及规律性，从而挖掘数量中所包涵的的事物本身的特性。

步骤2 确定标题和目录

根据调查资料分析的结果，明确调查报告的重点，确定题目，从题目中可以看出调查报告的主题思想。如《××地区某产品的市场调查报告》。有的调查报告还采用正、副标题的形式，如《消费者眼中的〈××晚报〉——〈××晚报〉读者群研究报告》。如调查内容较多，可以设计目录。

步骤3 撰写概述

调查报告的概述应说明调查目的及所要解决的问题、调查对象的组成及数量，介绍市场背景资料和分析的方法。如样本的抽取，资料的收集、整理、分析技术等。

步骤4 撰写正文

正文是市场调查报告的主体，正文部分提出论点，即摆出自己的观点和看法，详细论证所提观点的基本理由。

步骤5 结论与建议

正文内容阐述后，应针对市场调查问题进行分析后得出结论，及时提出解决问题可供选择的建议、方案和步骤，预测可能遇到的风险、对策。

步骤6 添加附件，完善调查报告

添加附件，对调查报告正文内容再充实，对正文进行补充说明。完善调查报告。

3. 注意事项

调查报告的正文部分是报告的核心内容，所涉及的调查数据应具有科学性、准确性。附件部分可以采用具体数据、表格、图形等形式展现。

本章小结

本章主要讲述了食品营养标签解读和制作方法，制定食品成分分析计划，尤其是对营养标签和食品标签的数据计算、功能声称和具体的制作方法进行了详细的介绍；重点讲解了如何对食品进行营养价值分析，从能量和重点营养素的角度，重点介绍了对蛋白质、碳水化合物、脂肪酸的评价方法；介绍了食品营养资料编写的基本方法。

本章编写： 安徽医科大学　　　　陈文军　副教授

山东大学齐鲁医院　黄晓莉　主治医师

齐鲁理工学院　　　李新军　副教授

第二十章　社区营养管理和营养干预

社区营养管理和营养干预是指在社区内运用营养学知识和技术，针对社区人群营养问题（包括食物生产、食物供给、营养需要、膳食结构、饮食行为、社会经济、营养政策、营养教育及营养性疾病）进行的预防和干预。其目的是增进居民健康，逐步提高社区人群的生活质量，同时为国家和当地政府制定食物营养政策、经济政策及卫生保健政策提供科学的参考依据。

第一节　营养与健康信息的收集

社区营养管理和营养干预工作的前提是收集完整的营养与健康信息，并进行科学的营养状况、健康危险因素分析和相关教育工作。营养与健康信息是进行社区营养工作的基础，只有通过科学、准确、完整的信息收集才能保障后续社区营养干预工作的顺利开展。社区营养管理和营养干预工作的主要环节有：社区营养调查、社区健康信息收集与分析、社区营养干预方案制定、社区营养干预方案实施。

🎯 学习目标

- ■ 能收集社区目标人群的年龄、性别、职业等基本资料。
- ■ 能收集社区目标人群饮食习惯和体力活动水平等基本资料。
- ■ 能根据调查资料的性质设计调查表。

🔍 相关知识

一、社区营养调查方法和手段

1. 社区营养调查的定义及目的

社区营养调查是指运用科学的方法调查和收集社区人群的膳食营养情况和数据，并据此判断其膳食结构是否合理及营养状况是否良好的过程。

社区营养调查的目的是掌握社区人群与营养相关的健康因素或疾病状况的分布特征及变动趋势；探讨营养和健康的影响因素；明确和预测社区人群现在和将来可能出现的健康问题；提出积极全面的干预方案；促进健康、控制疾病、提高人群社区健康水平。

2. 社区营养调查的方法

社区营养调查工作的主要方法有：社会调查、膳食调查、人体体格测量、人体营养生化检查和临床检查。

社会调查即对被调查对象的年龄、性别、婚姻状况、学历、经济水平、工作性质等一般情况进行调查，了解不同的社会因素与营养状况的相关性。

膳食调查即对被调查对象在一段时间内的膳食情况（包括能量和营养素的摄入水平等）进行调查，以此判断膳食营养满足其需要的程度（详见第十章及第十五章）。

人体体格测量是指对不同年龄和生理状况的人群根据测量仪器和测量指标进行的一种手法测量。常用测量指标有身高、体重、胸围、臀围、皮褶厚度等，此类指标能够反映人体营养状况（详见第十一章第一节及第十六章第一节）。

人体营养生化检查是指实验室指标检测。是通过实验室生化手段检测人体营养生化指标，如血红蛋白、血糖、血脂等，可及时掌握机体营养水平的变化并为某些慢性疾病的诊断提供参考（详见第十一章第二节及第十六章第二节）。

临床检查即运用临床医学知识，通过感官检查或相关仪器检测机体状况来了解营养与健康状况（详见第十一章第三节及第十六章第三节）。

3. 调查人群的选择

社区营养调查目的的实现取决于被调查的目标人群。根据目标人群的不同可分为全体人群调查和特定人群调查。全体人群调查的调查对象是全国、省（自治区）、市、县、乡镇或街道等一定地区范围内的居民；特定人群调查的调查对象限于既定条件范围内的人员，如一定年龄阶段、性别、健康或疾病状况的人群。

社区营养管理和干预的主要调查方法是普查和抽样调查，其中抽样调查最为常用。

（1）普查是为了某种特定的目的而专门组织的一次性的全面调查。普查一般是调查一定时期内调查对象的总量，但也可以调查某些时期调查对象的总量，乃至调查一些并非总量的指标。普查涉及面广、指标多、工作量大、时间性强。为了取得准确的统计资料，普查对集中领导和统一行动的要求较高。

（2）抽样调查是一种非全面调查，它是从全部调查研究对象中，抽选一部分单位进行调查，并据此对全部调查研究对象做出估计和推断的一种调查方法。根据是否根据概率论和数理统计原理，抽样调查又分为概率抽样和非概率抽样。习惯上将概率抽样称为抽样调查。抽样调查可分为随机抽样、分层抽样、整群抽样和系统抽样等。非概率抽样是调查者根据自己主观判断抽取样本的方法，又称为不等概率抽样或非随机抽样。

二、健康信息表格设计原则

健康信息表格是社区调查中至关重要的内容。整个健康信息表格内容涉及面广、对应人群复杂、调查来源信息量大。

1. 调查表编制的基本原则

调查表编制的基本原则为相关性原则、全面性原则、适宜性原则、客观性原则、合理性原则和可比性原则。掌握并熟练的运用基本原则是编制设计科学全面的调查表的前提。

1）相关性

调查表中所说的所有问题都应与调查研究有关，否则会产生大量无效信息而干扰调查结果的准确性。

2）全面性

（1）设计表格中的问题，各变量的选择应准确、无缺失。

（2）在封闭问题中给出的答案应包括所有可能的回答。如对个人收入的问题，答案应当提供"固定收入的范围、无收入和不固定收入"等选项。如果无法列举所有答案，应在主要答案后加上"其他"之类的答案，以作补充。如锻炼方式：a. 步行 b. 骑自行车 c. 健身操 d. 广场舞 e. 其他_____。

3）适宜性

表格所设计问题的内容、用语均能让被调查者接受和理解，避免使用专业术语来提问，以免引起被调查者的误解。

4）客观性

所有问题都不允许带有暗示性、倾向性，应让被调查者做出真实的选择。

5）合理性

所有调查问题之间要有逻辑性，问题的水平由易到难，由一般到个别。

6）可比性

本次调查与其他调查结果之间，应注意其连续性、衔接性及对比性。

2. 调查表的分类

调查表根据调查内容和具体需要可分为一览表和单一表两种。一览表是将多个调查对象同时列在一个表格内；单一表是每个调查对象都需填写的调查表。

调查表按填写方式又分为询问调查表和自填调查表。

3. 调查表的内容

调查表内容一般包括表格名称、封面语、指导语、被调查者基本情况、主体问题、答案、编码、调查者编号、访问日期等。

1）封面语

封面语主要说明调查者身份、调查内容、调查目的、保密性及致谢等，是写给被调查者的列在调查表开头部分的简短文字。

封面语的篇幅不宜太长，一般在 100 字以内。封面语的内容是否贴切，直接影响着被调查者的参与程度。

2）指导语

指导语即"填表说明"，说明填表的方法、要求、注意事项等。应简略易懂，操作性强。

3）主体问题与答案

从形式上可分成开放式问题、封闭式问题和量表应答式问题。

（1）开放式问题是指不提供可选择答案，让应答者自由回答。如"您了解痛风的发病原因吗?"，此类问题回答正确率低、统计困难。

（2）封闭式问题是一种需要应答者从一系列应答项中做出选择的问题。根据应答项的多少又可以分为"单项选择题"和"多项选择题"。此类问题容易回答、省时且便于统计分析。目前的调查表多以采用封闭式问题为主。

（3）量表应答式问题是以量表形式设置的问题。从内容上看可分为调查者个人背景资料；行为和生活方式；态度、意见、看法等问题。

4. 调查表设计问题的注意事项

问卷中问题的内容要简单、直接、明确且容易被对方理解；避免双重问题或问题要求太多，以免出现模糊答案；避免问题带有暗示性、诱导性或个人主观色彩；注意对敏感问题或个人隐私问题的提问方式。

5. 调查表的修改

任何调查问卷都不可能一次设计成功，往往需要经过反复修改。可在正式调查前进行预调查，以使任何缺陷或遗漏可以随时得到纠正和弥补。

三、社区基本资料信息分类和要点

社区卫生基本资料的收集必须根据调查方法、目的和对象来确定其收集方式和方法。一般资料来源于社区历年综合信息数据或从单一家庭逐个收集后再分类，其目的是用于描述性研究或分析性研究。

1. 资料性质和分类

读者可扫描二维码30了解资料性质和分类相关内容。

2. 社区资料信息收集方法

社区调查是掌握社区人群健康或疾病的分布特征及变动趋势、探索健康的影响因素、经过综合分析明确和预测社区人群中现在或将来要出现的问题，并采取必要的干预措施以达到促进健康、控制疾病，提高社区人群健康水平目的的综合性社会工作。

1）常用收集方法

观察法是指研究者根据一定的研究目的、研究提纲或观察表，用自己的感官和辅助工具直接观察被研究对象，从而获得资料的一种方法，属于定性研究方法中的主要方法。

访谈法是指通过工作人员和受访人面对面地交谈来了解受访人的心理和行为的心理学基本研究方法（具体方法详见第十四章）。

自填问卷法又称信访法，是指调查者将调查问卷发送给（或者邮寄）被调查者，由被调查者自己阅读和填写答案，然后再由调查者收回的方法。本法优点是保密性好，适用于对一些个人隐私或不宜公开的项目（如性知识、婚姻状况、工资收入等）的调查。缺点是应答率较低，准确性也较差，调查问卷回收慢。

小组讨论法是指确定的调查人群选择固定的地方并明确 1~2 个主题，由工作人员主持，大家展开讨论各抒己见。对所提出的意见和看法工作人员应现场进行记录，待讨论结束后进行归纳总结。

四、社区卫生工作相关知识

1. 社区卫生服务概念

社区卫生服务是在政府领导下，社区参与、上级卫生机构指导、以基层卫生机构为主体，全科医生为骨干、合理使用社区资源和适宜技术；以人的健康为中心、家庭为单位、社区为范围、需求为导向；以妇女、儿童、老年人、慢性病、残疾人等为重点；以解决社区主要卫生问题、满足基本卫生服务需求为目的；集预防、医疗、保健、康复、健康教育、计划生育技术服务等为一体的、有效、经济、方便、综合、连续的基层卫生服务。

2. 社区卫生服务内容

预防服务是指包括传染病、非传染病和突发事件的防控。

医疗服务是指除开展门诊和住院服务外，根据社区居民的需要，开展家庭治疗、家庭康复、临终关怀等。

保健服务提指对社区居民开展卫生保健工作，并定期进行健康保健管理。

健康教育是指开展预防传染病、非传染病和突发事件的宣传教育。

3. 社区卫生服务对象

社区卫生服务对象包括：健康人群、亚健康人群、高危人群与重点保护人群、患者或疾病康复期人群。

工作内容与方法

一、社区基本资料收集

1. 准备工作

介绍信、录音机、纸、笔；设计调查表格，主要包括人口数、人口动态、性别、年龄结构居住分布、职业、教育程度等人口资料，社区健康状况资料等（表 20 – 1）。

表 20 – 1　社区基本资料收集

序号	社区名称		华山社区
1	总人数		
2	性别比		
3	职业构成	工人	
		农民	
		知识分子	
		其他	
4	年龄构成		
5	民族分布	汉族	
		回族	
		其他	
6	出生率		
7	死亡率		
8	人口自然增长率		
9	平均寿命		
10	新生儿死亡率		
11	孕产妇死亡率		

调查员：＿＿＿＿＿＿＿　　　　　　　　　　　　　时间：＿＿＿＿＿＿＿

资料收集来源（人口资料可从社区登记、派出所等途径获得；社区卫生状况和居民健康状况可从当地卫生行政部门统计报表、社区健康档案等中获得）。

2. 工作步骤

步骤1　入户访谈

入户访谈时应首先向对方讲明本次调查的目的和要求，并取得合作。访谈时应注意细心、耐心、把握访谈技巧（如需录音，应向对方解释清楚并征得同意后再进行）（详见第十四章）。

步骤2　说明拜访目的并征求对方意见

步骤3　整理资料

入户访谈结束双方再次核对取得的资料和信息；工作人员指导被访谈者填写调查问卷；将所得的资料或数据进行分类整理。

步骤4　核查资料

资料收集结束后，对数据进行检查、核对；填写正确或完整，以免遗漏；同时保留联系人电话以便复核。

步骤5　整理资料

根据现场笔记、录音的记录及调查问卷开始进行资料的整理。

应事先列出提纲，包括研究题目、目的、资料分析方法、发现的主要问题、经讨论分析最后写出结论及干预方案。

3. 注意事项

入户访谈时需营造良好的氛围，注意受访者所提供信息的每一个细节。交流时应注意运用通俗易懂的语言，以使对方明白并顺利合作。如受访者对某个问题回避应答或无意继续交谈，则应灵活调整交谈主题或内容。必要时尊重对方意见终止交谈。

二、根据调查需要设计调查表

1. 准备工作

确定调查主题、确定变量；纸、卡片、铅笔、橡皮、签字笔、尺子、录音笔等基本工具。

2. 工作步骤

步骤1　表头设计

根据调查内容确定的调查表名称。

步骤2　封面语设计

封面语的篇幅不宜太长，一般在100字以内。封面语的内容贴切与否，直接影响着被调查者的参与程度。

步骤3　调查初稿设计

主要调查家庭基本情况，（如性别、民族、婚姻状况、文化程度、经济状况、家庭成员、职业），社区目标人群饮食习惯和体力活动水平等基本资料等见表20-2和表20-3。

表 20 − 2　社区家庭基本信息调查表　　　　　编码（ID）□□□□□□

您好！为迎接近期开展的全市健康教育活动，特进行此调查。请您真实地回答每一个问题，您的信息会保存在社区健康档案中，我们会严格为您保密。谢谢您的配合！

××× （单位落款）

填表说明：请在□或_____处填写

A1. 姓名：_____　A2. 家庭住址：_____　联系电话：_____

A3. 出生日期（阳历）：_____年_____月_____日

A4. 性别：（1）男（2）女　　　　　　　　　　　　　　　　　　　　□

A5. 您的民族：　　　　　　　　　　　　　　　　　　　　　　　　□

（1）汉族（2）回族（3）满族（4）其他____

A6. 您的文化程度：　　　　　　　　　　　　　　　　　　　　　　□

（1）文盲（2）小学（3）初中（4）高中或技校、中专（5）专科（6）大学本科以上

A7. 您的职业：　　　　　　　　　　　　　　　　　　　　　　　　□

（1）国家机关、党群组织、企事业单位人员　　（2）专业技术人员　　（3）办事人员和有关人员

（4）商业、服务业人员　　（5）农林牧渔水利生产有关人员　　（6）生产运输设备操作人员及有关人员

（7）个体经营者　　（8）离退休人员　　（9）军人　　（10）其他劳动者

A8. 您家里有几口人：_____人，其中工作人数：_____人，非工作人数_____人

A9. 去年一年您家人均年收入是多少？　　　　　　　　　　　　　　□

（1）低于 1000 元　　（2）1000～2500 元　　（3）2600～5500 元　　（4）5600～13000 元　　（5）16000～20000 元

调查员：_____　　　　　　　　　　　　时间：_____

表 20 − 3　××社区目标人群饮食习惯和体力活动水平调查表　编码□□□□□□

您好，为了解和提高本社区居民的膳食营养状况，社区×××单位开展居民营养膳食状况调查，调查中的所有信息都是保密的，所有数据仅作分析研究，不会外泄，您的姓名将不被记录。希望得到您的支持，谢谢您的合作！

××× （单位落款）

填表说明：请在□或_____处填写

一、一般情况

　　A1. 您的年龄_____岁

　　A2. 您的性别　（1）男　（2）女　　　　　　　　　　　　　　□

　　A3. 您的民族　　　　　　　　　　　　　　　　　　　　　　□

　　（1）汉族　　（2）回族　　（3）满族　　（4）维吾尔族　　（5）其他

　　A4. 您的婚姻状况　　　　　　　　　　　　　　　　　　　　□

　　（1）初婚　　（2）再婚　　（3）离异　　（4）丧偶　　（5）分居　　（6）未婚

　　A5. 您的文化程度　　　　　　　　　　　　　　　　　　　　□

　　（1）小学　　（2）初中　　（3）高中或中专　　（4）大专　　（5）本科及以上

　　A6. 您的职业　　　　　　　　　　　　　　　　　　　　　　□

　　（1）国家机关及事业单位工作人员　　（2）企业职工　　（3）商业服务人员

　　（4）交通运输人　　（5）离退休人员

　　（6）医疗卫生人员　　（7）教育工作者　　（8）个体经营者

　　（9）从事农、林、渔、牧业劳动　　（10）其他

A7. 您家每月人均收入是多少？　　　　　　　　　　　　　　　　　　　□

（1）＜500元　　（2）500～1000元　　（3）1000～2500元　　（4）＞3000元

A8. 您的体重_____公斤（取小数点后一位）。

A9. 您的身高_____厘米（取整数）。

二、膳食营养情况

过去30天内，您平均每周有几天是吃以下食物？

B1. 新鲜的蔬菜和水果　　　　　　　　　　　　　　　　　　　　　　　□

（1）5～7天　　（2）3～4天　　（3）1～2天　　（4）＜1天　　（5）记不清

B2. 瘦肉、鱼、禽　　　　　　　　　　　　　　　　　　　　　　　　　□

（1）5～7天　　（2）3～4天　　（3）1～2天　　（4）＜1天　　（5）记不清

B3. 豆类或豆制品　　　　　　　　　　　　　　　　　　　　　　　　　□

（1）5～7天　　（2）3～4天　　（3）1～2天　　（4）＜1天　　（5）记不清

B4. 蛋类　　　　　　　　　　　　　　　　　　　　　　　　　　　　　□

（1）5～7天　　（2）3～4天　　（3）1～2天　　（4）＜1天　　（5）记不清

B5. 奶及奶制品　　　　　　　　　　　　　　　　　　　　　　　　　　□

（1）5～7天　　（2）3～4天　　（3）1～2天　　（4）＜1天　　（5）记不清

B6. 甜食，如甜点心、冰激凌、奶糖等　　　　　　　　　　　　　　　　□

（1）5～7天　　（2）3～4天　　（3）1～2天　　（4）＜1天　　（5）记不清

B7. 含油和脂肪多的食物，如：油炸食品、肥肉等　　　　　　　　　　　□

（1）5～7天　　（2）3～4天　　（3）1～2天　　（4）＜1天　　（5）记不清

B8. 腌制或熏制食品　　　　　　　　　　　　　　　　　　　　　　　　□

（1）5～7天　　（2）3～4天　　（3）1～2天　　（4）＜1天　　（5）记不清

B9. 过去30天内，您的口味与当地一般人相比　　　　　　　　　　　　　□

（1）非常咸　　（2）稍咸　　（3）一样　　（4）略淡　　（5）很淡　　（6）不知道

B10. 过去30天内，您家烹调用的油是哪一种？　　　　　　　　　　　　　□

（1）全是动物油　　（2）全是植物油　　（3）动物油和植物油各半

（4）多动物油少植物油　　（5）多植物油少动物油　　（6）不知道

B11. 过去30天内，您吃过几次动物肝、肾、脑？　　　　　　　　　　　　□

（1）＞4次　　（2）3～4次　　（3）1～2次　　（4）0～1次　　（5）记不清

三、营养知识掌握情况

下列有关合理膳食的知识，您是否知道？

C1. 下列哪些食品含胆固醇高（此题可多选）　　　　　　　　　　　　　□

（1）豆腐　　（2）苹果　　（3）蛋黄　　（4）动物脑及内脏　　（5）不知道

C2. 多吃含胆固醇高的食物易患哪种疾病？　　　　　　　　　　　　　　□

（1）冠心病　　（2）肿瘤　　（3）消化不良　　（4）不知道

C3. 吃盐过多，对血压有什么影响？　　　　　　　　　　　　　　　　　□

（1）易患高血压　　（2）使血压降低　　（3）血压不变　　（4）不知道

C4. 哪种饮食习惯容易导致糖尿病？（此题可多选）　　　　　　　　　　□

（1）常吃含盐多的食物　　（2）常吃高脂肪的食物　　（3）常吃高糖食物　　（4）不知道

四、体力活动及锻炼

D1. 您的职业体力活动是以下哪项？　　　　　　　　　　　　　　　　　□

（1）轻度活动（如家务劳动）　　（2）中度活动（如安装工）　　（3）重度活动（如农业生产）：_____

D2. 您的工作时间：
(1) 您平均每周工作____天　　　　(2) 您平均每天工作____小时
D3. 一般情况下，您的出行方式　　　　　　　　　　　　　　　　　　　　□
(1) 步行 (2) 自行车 (3) 公共汽车 (4) 自驾车 (5) 其他 (6) 基本不外出
D4. 体育锻炼
(1) 平常是否参加体育锻炼　①是　②否　　　　　　　　　　　　　　□
(2) 平均每周锻炼____次
(3) 您最常用的锻炼方式是：请注明_____
(4) 您平均每次的锻炼时间是____分钟
……

调查员：_____　　　　　　　　　　　　调查时间：_____

步骤 4　调查表初稿的检验

调查问卷初稿设计好后，通过预调查，可对问卷初稿进行试用，以便发现和修改问卷中的问题。主要检验方法有：①客观检验法，常用的指标包括回收率、有效回收率、填写错误和填答不全；②主观评价法，即请研究领域专家进行评论和修改。

步骤 5　编码和设计小样即表格的表现形式（表 20 - 3）

步骤 6　检查并印制

详细并认真检查所统计表格的内容，并注意问题是否严谨。待全面检查确定后交付印刷。

3. 注意事项

(1) 问卷中描述问题的文字要简练、直接、通俗易懂。

(2) 避免问题重复。

(3) 避免带有诱导或个人感情色彩设计问题。

(4) 注意个人隐私或敏感性问题的提问方式。

(5) 如需使用现场录音，应征求对方同意后再进行。

第二节　营养与健康档案建立和管理

社区居民营养与健康档案是记录社区居民健康资料的系统性文件，是掌握社区居民健康状况的基础性工作。社区居民健康档案，包括社区居民健康查体记录、社区居民营养记录、既往史记录、保健卡以及个人和家庭的一般情况记录等。

学习目标

■ 能建立个人健康档案。

■ 能计算人群营养缺乏发生率和患病率。

■ 能计算社区目标人群基本资料的百分比。

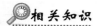相关知识

一、个人健康信息和档案的主要内容

目前，全国各城市、社区、乡镇都以当地医院、社区卫生中心为主题，为社区居民和村民建立了个人健康档案、家庭健康档案及社区健康档案，但因观察点不同而在档案中的项目略有不同。本节主要学习个人健康档案的建立。

1. 个人健康档案的主要内容

个人健康档案是以问题为导向的健康问题记录和以预防为导向的健康问题记录。前者包括个人基础资料、问题描述、健康问题随访记录、转会诊记录等内容。后者包括预防接种、健康体检、危险因素筛查及评价等内容。

1）个人基础资料

个人基础资料主要包括人口学资料、健康行为资料、生物基础资料和临床资料等。

（1）人口学资料包括：年龄、性别、文化程度、职业、婚姻状况、民族、家庭关系、家庭经济状况、宗教信仰、身份证号码、家庭住址等。

（2）健康行为资料包括：膳食习惯、体力活动及锻炼、行为习惯（个人嗜好）、精神和睡眠情况、有无慢性疾病、身体状况等。

（3）生物学基础资料包括：身高、体重、血压、血型等指标。

（4）临床资料包括：主诉、现病史、既往史、家族史、个人史、检查结果、心理评估等资料表（表20－4）。

表20－4　个人健康信息调查表

一、基本情况

1. 姓名：_____身份证号：□□□□□□□□□□□□□□□□□□

2. 性别：　□男　　　□女

3. 出生日期：□□□□□□□□

4. 民族：　　□汉族　　□回族　　□壮族　　　□满族　　□其他

5. 婚姻状况：□未婚　　□已婚　　□离异　　　□丧偶　　□其他

6. 文化程度：□小学　　□初中　　□高中与中专　□大专　　□本科以上

7. 职业：　　□机关干部　□医药卫生　□公司职员　□科技人员　□金融　□工人　　□农民

　　　　　　□待业　　　□离退休　　□教师　　　□家务　　□其他

8. 通讯地址：_____

9. 联系电话：_____

二、目前健康状况

1. 总体来讲，您的健康状况是：　　　□非常好　□好　　　　□一般　　　□差

2. 您过去一段时间感到疲劳的程度：□无疲劳　□稍微疲劳　□很疲劳　　□非常疲劳

3. 同一年前相比，您的体重是：　　　□增加　　□基本不变　□下降　　　□不清楚

4. 在近一年内，您曾试图减过体重吗？　　　　□否　　　　□是

5. 您近半年内测过血压吗？　　　　　　　　　□未测　　　□测过

6. 您近半年内测过血脂吗？　　　　　　　　　□未测　　　□测过

7. 是否经常有颈部、腰部、骨关节疼痛：　　　□否　　　　□是

8. 是否有慢性腹泻、便秘、大便不正常：　　　□否　　　　□是

9. 慢性生活方式疾病史：

　　□糖尿病　□高血压　□高脂血症　□肥胖　□冠心病　□脑卒中　□脂肪肝　□痛风　　　□下肢动脉闭塞

　　□多囊卵巢综合征

10. 家族史：　父亲　□糖尿病　　　□高血压　　　□高脂血症　　　□冠心病

　　　　　　　　　　　□脑卒中　　　□肥胖　　　　□下肢动脉闭塞　□代谢综合征

　　　　　　　母亲　□糖尿病　　　□高血压　　　□高脂血症　　　□冠心病

　　　　　　　　　　　□脑卒中　　　□肥胖　　　　□下肢动脉闭塞　□代谢综合征

三、膳食与运动

1. 膳食结构

1.1 每日的主副食比例：　　□主食为主　　　□主副食各半　　　□主食为辅　　　□副食为主

1.2 豆腐和豆制品摄入量：　□每天吃　　　　□经常吃　　　　　□偶尔吃　　　　□不吃

1.3 奶和奶制品摄入量：　　□每天吃　　　　□经常吃　　　　　□偶尔吃　　　　□不吃

1.4 平均每天吃蔬菜：　　　□≥8 两　　　　□5～7 两　　　　 □2～4 两　　　 □<2 两

1.5 平均每天吃水果：　　　□≥5 两　　　　□3～4 两　　　　 □≤2 两　　　　 □不吃

1.6 平均每天吃鸡蛋：　　　□≥3 个　　　　□2 个　　　　　　□1 个　　　　　□<1 个

1.7 平均每天吃鱼和肉：　　□≥8 两　　　　□5～7 两　　　　 □2～4 两　　　 □≤1 两

1.8 每人每月植物油消费量：□>4 斤　　　　 □3～4 斤　　　　 □2～3 斤　　　 □<2 斤

1.9 每人每月食盐消费量：　□≥8 两　　　　□6～7 两　　　　 □4～5 两　　　 □<4 两

1.10 您常吃早餐吗？　　　 □每天吃　　　　□经常吃　　　　　□偶尔吃　　　　□不吃

1.11 您通常一日吃几餐？　 □两餐　　　　　□三餐　　　　　　□四餐　　　　　□五餐以上

2. 体力活动及锻炼

2.1 工作或日常生活中（8 小时）坐着的时间：

□几乎全部　　　□多于 4 小时　　　□少于 4 小时　　　□几乎没有

2.2 近距离（3 km 以内）外出办事，您主要的出行方式是：

□步行　　　　　□骑自行车　　　　　□乘车或开车　　　□很少外出办事

2.3 一般情况下，外出办事您往返所用的时间大概是多少分钟？

□≤10　　　　　□11～30　　　　　　□31～60　　　　　□>60

2.4 日常生活中的拖地、擦窗等家务劳动：

□经常　　　　　□有时　　　　　　　□很少　　　　　　□没有

2.5 您参加体育锻炼吗？如果参加，您最常用的锻炼方式是（只选一个最常用的）：

□散步　　　　　□跑步　　　　　　　□自行车　　　　　□舞蹈或太极拳

□上下楼梯　　　□球类　　　　　　　□游泳　　　　　　□其他

2.6 您平均每周锻炼的次数？

□≤2 次　　　　 □3～4 次　　　　　　□≥5 次

2.7 平均每次锻炼时间是多少分钟？

□≤20　　　　　□21～40　　　　　　□41～60　　　　　□>60

四、行为习惯

1. 吸烟情况

1.1 有无被动吸烟？　　　　□经常　　　　□偶尔　　　　□很少　　　　□从无

1.2 是否吸烟：　　　　　　□否　　　　　□是　　　　　□偶吸　　　　□已戒

1.3 每日吸烟支数：　　　　□1～5 支　　　□6～10 支　　　□11～20 支　　□20 支以上

1.4 吸烟年数：　　　　　　□1 年内　　　 □1～5 年　　　 □6～10 年　　　□11 年以上

2. 饮酒情况

2.1 是否经常饮酒：　　　　□是　　　　　□否　　　　　□很少　　　　□已戒

2.2 主要饮酒种类：　　　　□白酒　　　　□啤酒　　　　□果酒　　　　□其他

2.3 每日平均饮酒量：_____ mL／日

续表

3. 精神和睡眠情况

3.1 在过去一个月时间里，您精力充沛吗？

□大部分时间　　　　□比较多时间　　　　□小部分时间　　　　□没有此感觉

3.2 在过去一个月时间里，您生活得充实吗？

□大部分时间　　　　□比较多时间　　　　□小部分时间　　　　□没有此感觉

3.3 您感到垂头丧气，什么事都不能使您振作起来吗？□是　　　□否

3.4 睡眠状况：　　□很差　　　　□差　　　　□一般　　　　□良好

3.5 睡眠时间：　　□<6 小时　　□6~8 小时　　□9~10 小时　　□>10 小时

3.6 经常熬夜吗？　□经常　　　　□偶尔　　　　□很少　　　　□无

五、体格检查

1. 一般检查

身高：_____cm　　体重：_____kg　　腰围：_____cm　　收缩压：_____mmHg　　舒张压：_____mmHg

2. 实验室检查

总胆固醇：_____mmol/L　甘油三酯：_____mmol/L

高密度脂蛋白：_____mmol/L　低密度脂蛋白：_____mmol/L

空腹血糖：_____mmol/L　餐后 2 小时血糖：_____mmol/L　糖化血红蛋白：_____%

3. 其他检查

B 超脂肪肝：□无　　□轻度　　□中度　　□重度

六、病史及用药情况（请在以下方框内填写）

调查员：_____　　　　　　　　　　　调查日期：_____

注：1 mmHg = 0.133 kPa。

2）既往史、家族史

既往史、家族史是指过去影响过，现在正在影响或将来还要影响病人健康的异常情况或疾病。在社区调查中，对曾患有相关疾病的居民要详细询问既往病史和家族史。记录治疗方式和转归情况，并详细登记。主要以表格形式记录，将确认后的疾病按发生的时间顺序逐一编号记入表中，分为慢性疾病、遗传性疾病和急性疾病，以方便医生对病人的了解（表 20-5、表 20-6）。

表 20-5　××社区居民疾病既往史登记表

序号	姓名	性别	年龄	既往病史	发生时间	记录时间	治疗情况
1	张××	男	75	高血压	2001 年 6 月	2016 年 8 月	药物+住院
2	王××	女	66	糖尿病	2013 年 1 月	2016 年 8 月	药物+住院
3	李××	男	70	踝扭伤	2015 年 3 月	2016 年 8 月	热敷
4	赵××	女	55	急性痢疾	2016 年 5 月	2016 年 7 月	药物+住院
5	刘××	男	82	高血压	1995 年 2 月	2016 年 7 月	药物+住院
6	范××	男	78	心脏病	1998 年 12 月	2016 年 5 月	药物+住院
7	方××	男	71	胃病	2000 年 3 月	2016 年 5 月	药物+住院
8	林××	女	69	慢性支气管炎	1998 年 11 月	2016 年 5 月	药物+住院
9	吴××	女	63	糖尿病	2008 年 4 月	2016 年 8 月	药物
10	于××	男	74	痛风	2004 年 11 月	2016 年 8 月	药物+住院

调查员：_____　　　　　　　　　　　调查时间：_____

表 20 - 6　×× 社区居民疾病家族史登记表

序号	姓名	性别	亲属称谓	疾病名称	用药史	患病时间
1	张玉林	男	爷爷	高血压	服药 + 住院	30 年
2	刘香菊	女	奶奶	脑梗塞	服药 + 住院	15 年
3	张刚	男	父亲	高血压	未服药	5 年
4	王立华	女	母亲	糖尿病	服药	8 年
5	张华民	男	儿子	高血压	未服药	2 年
6	张华萍	女	女儿	颈椎病	未服药	1 年

调查员：＿＿＿＿＿＿＿＿　　　　　　　调查时间：＿＿＿＿＿＿＿＿

　　3）疾病描述及疾病进展情况

　　疾病描述即将每一种疾病依据序号顺序以 S－O－A－P 的形式进行描述。

　　（1）S——代表病人的主观资料，如主诉、现病史、病人的态度和行为等。

　　（2）O——代表客观资料，如化验结果、影像检查结果、临床查体的体征等。

　　（3）A——代表评估，如诊断、鉴别诊断、疾病的严重程度及转归等。

　　（4）P——计划，如诊断计划、治疗计划、康复指导等。

　　疾病的进展情况也用"SOAP"方式，对疾病依据进展情况加以记录。如某一疾病有更进一步的诊断名称时，则将该疾病名称更正，并将新的资料添入各种疾病的 SOAP 内，如追踪发现新疾病，则在进展中添加新的疾病及编号。

　　4）病情记录表

　　以列表形式描述病情（或其他问题）在某段时间内的变化情况，主要包括疾病的症状、体征、检验、影像、用药、效果、行为等的动态变化（表 20 -7）。

表 20 -7　×× 社区病情记录表

姓名	刘××	年龄	81 岁	疾病	高血压
日期	血压/mmHg	心脏	眼底	尿蛋白	治疗
2016 年 2 月	180/120	异常心电图	+	+ +	药物 + 住院
2016 年 3 月	165/110	转归	—	+	药物
2016 年 4 月	150/100		—		药物
2016 年 5 月	145/95				药物

调查员：＿＿＿＿＿＿＿＿　　　　　　　调查时间：＿＿＿＿＿＿＿＿

　　2. 健康档案的建立方法

　　个人健康档案是建立社区营养健康档案的主要环节，也是公共营养师了解社区具体人群的第一手资料。完整、翔实而准确的个人健康档案可为开展社区营养问题的分析与干预、社区人群慢性病患病率的统计与治疗转归、社区人群营养与健康以及科学膳食的宣传与指导等各项工作提供全面而可靠的基本信息。读者可扫描**二维码** 31 了解健康档案的建立方法相关内容。

二、计量资料和计数资料的概念

1. 计量资料

计量资料是指对每个观察单位用定量方法测定某项指标数值的大小而得到的资料。一般有单位，为有序变量。如身高（cm）、体重（kg），血压（mmHg）等。

2. 计数资料

计数资料是指将观察单位按某种属性或类别分组，然后清点各组观察单位个数所得的资料，一般没有单位，为无序变量，如调查某人群的营养缺乏病的情况、缺铁性贫血的人数、患骨质疏松的人数等（详见本章第一节）。

三、基本资料的计算与分析

1. 比和率的概念及计算方法

构成比即表示某一事物内部各组成部分所占的比重或频率，常以百分比表示，计算公式为：

$$构成比 = \frac{某一组成部分的数值}{同一事物各组成部分的数值总值} \times 100\%$$

构成比的分子部分包含在分母内，因此构成比不能说明某事件发生的频率。

比（也称相对比），是表示两个数相除所得的值，说明两者的相对水平，常用倍数或百分数表示，计算公式为：

$$相对比 = \frac{甲指标}{乙指标}（或 \times 100\%）$$

率即在一定的条件下某现象实际发生的例数与可能发生该现象的总例数之比，用来说明单位时间内某现象发生的频率或强度。一般用百分率、万分率或十万分率来表示，计算公式为：

$$发病率 = \frac{某现象实际发生的例数}{可能发生该现象的总例数} \times K（K = 100\% 、1000\%o\cdots\cdots）$$

2. 发病率、患病率的概念及计算

发病率是指一定的时期内某特定人群中某种疾病新病例出现的频率。计算公式为：

$$发病率 = \frac{一定时期某人群中某病例新病例数}{同期暴露人口数} \times K（K = 100\% 、1000\%o\cdots\cdots）$$

患病率亦称现患率、流行率。患病率是指在特定时间内一定人群中某病新旧病例数所占的比例，计算公式为：

$$患病率 = \frac{特定时期某人群中某病例旧病例数}{同期观察人口数} \times K（K = 100\% 、1000\%o\cdots\cdots）$$

患病率与发病率的区别在于以下两项。

（1）患病率的分子为特定时间所调查人群中的某病新旧病例数，而与发病时间无关；发病率的分子是指一定时期暴露人群中新发生的病例数。

（2）患病率是由横断面调查获得的疾病频率，衡量疾病的存在或流行情况，是一种静态指标；而发病率是由发病报告或队列研究获得的疾病频率，衡量疾病的出现，为动态指标。

3. 死亡率的概念及计算

死亡率（mortality）是用来衡量一部分人口中、一定规模的人口数量、单位时间的死亡数目（整体或归因于指定因素）。死亡率通常以每年每一千人为单位来表示。计算公式为：

$$死亡率 ‰ = \frac{年内死亡人数}{年平均人口数} \times 1000‰$$

工作内容与方法

一、个人健康档案建立

1. 工作准备

计算机 1~2 台；社区健康信息调查表；纸、笔、计算器、档案盒、档案夹等。

2. 工作步骤

步骤 1　信息收集

工作人员根据入户访谈和电话调查收集健康信息，填写个人健康信息调查表（表20-4、表20-8）。

步骤 2　信息整理

将收集的健康信息按计量资料和计数资料就行分析、统计并整理。

步骤 3　信息计算

根据统计后的数据进行健康基本资料的计算（计算出构成比、相对比、发病率、患病率等）。

步骤 4　写出干预方案

根据所计算的各种数据进行该社区人群健康状况分析并写出社区人群健康与疾病干预方案。

步骤 5　核对信息

再次核对与分类各种人群的统计信息。

步骤 6　信息录入

由专人将分类信息按要求输入计算机并保存。（操作步骤详见第十四章）

步骤 7　信息分类、归档

由专人将分类信息按要求归入档案盒中，并编码、排序、分类、入文件柜。

3. 注意事项

（1）各种调查信息与数据应来源可靠，确切无误；不得虚构。

（2）相关计算应准确无误。

（3）社区健康与疾病干预方案应实事求是，符合本社区民情，并能提出切实可靠的干预措施。

各种档案资料应专人管理、注意保存、纸质文档同时注意防潮、防虫蛀。

表20-8　××社区居民健康档案封面

编号□□□□□□－□□□－□□－□□□□□

居民健康档案

姓名：　　　　　性别：　　　　　年龄：　　　　　民族：

现住址：＿＿＿＿＿＿＿＿＿＿＿＿＿＿＿＿＿＿＿＿

户籍地址：＿＿＿＿＿＿＿＿＿＿＿＿＿＿＿＿＿＿＿＿

联系电话：＿＿＿＿＿＿＿＿＿＿＿＿＿＿＿＿＿＿＿＿

乡镇（街道）名称：＿＿＿＿＿＿＿＿＿＿＿＿＿＿＿＿

村（居）委会名称：＿＿＿＿＿＿＿＿＿＿＿＿＿＿＿＿

建档单位：＿＿＿＿＿＿＿＿＿＿＿＿＿＿＿（盖章）

建档人：＿＿＿＿＿＿＿＿＿＿＿＿＿＿＿＿＿＿

责任医生：＿＿＿＿＿＿＿＿＿＿＿＿＿＿＿＿＿＿

建档日期：＿＿＿＿年＿＿＿＿月＿＿＿＿日

二、社区目标人群基本资料的百分比、营养缺乏病的发病率和患病率的计算

1. 工作准备

某街道办事处有7个小区，经对65岁以上老人的一般资料和患有骨质疏松症的情况进行统计和整理得到资料，该街道2016年60岁以上老年人口数为41767人，其中女性23878人，男性17889人（表20-9）。

表20-9　2016年××社区老年人骨质疏松症的情况

小区	年平均人口数/人	骨质疏松症发病人数/人	骨质疏松症患病人数/人
A	6367	658	2433
B	10455	890	3033
C	4778	237	1650
D	4111	213	1503
E	5391	245	1282
F	6394	546	1853
G	4271	198	1130
合计	41767	2987	12884

调查员：＿＿＿＿＿＿　　　　　　　　　　调查时间：＿＿＿＿＿＿

2. 工作步骤

步骤1 计算基本资料构成比

2016 年某街道各小区老年人患骨质疏松症人数的构成比：

A 小区 = 2423 ÷ 12884 × 100% = 18.9%；B 小区 = 3033 ÷ 12884 × 100% = 23.5%

仿照此例，可计算其他小区的患病人数构成比。

步骤2 相对比的计算

计算男性、女性人数的相对比 = 17889 ÷ 23878 × 100% = 74.9%，男性占女性人数的 74.9%。

步骤3 发病率的计算

2016 年糖尿病的发病率：A 小区 = 658 ÷ 6367 × 100% = 10.33%；B 小区 = 890 ÷ 10455 × 100% = 8.51%

仿照此例，可以计算其他小区的发病率。

步骤4 患病率的计算

2016 年糖尿病患病率：A 小区 = 2433 ÷ 6367 × 100% = 38.21%；B 小区 = 3033 ÷ 10455 × 100% = 29.01%

3. 注意事项

对观察单位数不等的几个率，不能直接相加求其平均率或是总和，以患病率为例：应当以合计患病数除以合计年平均人口数，才是平均患病率或总患病率，年平均发病率的计算与此类同。

第三节　营养干预方案设计和实施

营养干预是指在社区中有组织、有计划地开展一系列与健康营养和疾病预防有关的活动。营养干预内容和方式很多，如营养强化、营养教育、营养相关政策、营养指导行为等。

学习目标

■ 能够设计社区营养干预方案。
■ 能够设计普通人群科学运动方案。

相关知识

一、社区营养干预的内容和方法

1. 社区营养干预的内容

政策环境干预指通过制定有利于社区营养干预的政策和规定，创造政令畅通、政府支持、群众积极参与的氛围。

社区营养教育干预指通过公众信息、传播平台、人际交流等教育传播形式，提高人群对营养知识掌握水平，以促进人群膳食平衡和健康饮食观念的形成。

饮食行为干预指通过信息收集、示范、咨询等方式帮助人们了解和掌握科学的膳食平衡理念，实现促进不良饮食行为的改变和保持良好的生活方式。

食物营养干预指通过改变人们的膳食结构来达到减少营养缺乏性疾病、慢性非传染性疾病的目的（详见本章第一节）。

2. 社区营养干预的方法

社区营养干预是指在社区内有计划、有组织地开展一系列与社区营养相关的活动。

1）科学分析

在初步完成社区相关调查（即社区诊断）的基础上，科学的分析本社区目前存在的营养现状，为下一步开展社区主题活动做好基础的信息准备。

2）活动策划

活动策划包括：围绕社区相关调查的结论分析确定社区活动主题，写出本次社区活动的实施方案

3）工作人员培训

培训内容应围绕本次活动的方案开展，使工作人员掌握本次活动的内容、方法、形式、要求以及入户调查的注意事项。

4）信息收集

社区相关调查活动实施结束后，各种入户访谈和填写调查表所取得的信息将会第一时间进入收集与分析环节。

5）综合分析

工作人员紧紧围绕本次社区调查的主题，采取正确的比、率计算并与人群调查表所归纳的信息相比对，最后得出本次活动的基础结论。

6）社区诊断

社区诊断是在入户访谈、社区调查、信息收集、综合分析后的工作，也是对前一阶段工作的总结。社区诊断主要内容包括：明确本社区各类人群的分类、人群主要存在的问题、社区人群的营养及健康问题、某些慢性非传染性疾病的发病趋势，并提出针对问题的对应措施。

7）总结评价

总结评价是社区营养干预的最后阶段。此阶段应归纳全体参与本次社区活动的工作人员的思路、意见、评价和工作建议；并由主持活动者（负责人）主笔写出本社区营养干预的总结；最后应用科学和实事求是的观点针对本社区的现状提出正确、合理、可实施的营养干预方案。

3. 社区常见营养问题及营养干预

读者可扫描**二维码**32了解社区常见营养问题及营养干预相关内容。

二、社区营养干预方案设计原则与设计类型

社区营养干预方案是开展社区营养管理工作的延续，也是公共营养师完成前期社区调查和社区营养教育工作后新一轮营养管理工作的开始。

1. 营养干预方案设计的原则

在任何情况下，干预计划与所解决营养问题的相关性是制定营养干预计划的重要原则，即每个营养问题应对应相关的干预措施。

按营养问题重要性的顺序排列并得到所有参与部门的认可。

制定干预方案时应考虑到实施干预的难易程度、参与人群的认可性、成本核算、干预措施评估的难易程度和可持续发展。

2. 社区营养干预方案设计类型

随机对照试验是指在人群中进行的、前瞻性的、用于评估营养干预措施效果的实验性对照研究。除了对照和随机分组外，随机对照试验通常还遵循盲法试验的原则，可得到比较真实可信的结果，但设计和操作较复杂，费用高。

类试验是严格的科学实验应当随机分组和设立均衡可比的对照组，有干预措施，但因受实际条件限制不能随机分组或不能设立平行的对照组。其特点是研究对象不作随机分组，研究对象数量大、范围广，有时有内对照或自身对照。类试验适合于实际工作中的应用。

三、成人运动指导方式和相关知识

运动有益于健康，运动是一切生命体促进新陈代谢的直接方式。合理营养和有规律的适量运动不仅能够促进身心健康，还能够预防和控制某些慢性病。

运动对机体是一种应激原。运动形式和运动量的选择对机体会产生不同的效果。因此，应该采取什么样的方式运动、如何运动、运动多久才能达到有益于健康的目的，这些都是应该进行宣传教育的内容。

1. 有益健康的运动指导（运动量及强度适中）

适量运动的内容包括四要素：即运动类型、运动强度、运动持续时间、运动频率。不同的运动强度和形式、运动时间和频率，对促进健康产生的作用有所不同。不同人群、不同生理和身体状态，适量运动的内涵也不同。

1）针对普通成人的运动指导

（1）运动类型以有氧运动和抗阻力运动为主，如：有氧运动（如骑车、慢跑、游泳、爬山、打羽毛球、散步等）；抗阻力运动（如利用哑铃等）；柔韧性运动（如太极拳、瑜伽、舞蹈等）；骨质增强运动型运动（如举重、伏地挺身、仰卧起坐及引体向上等）。

（2）运动强度以中等运动强度为主。中等强度是指需要一些用力但是仍可以在活动时轻松地讲话的活动。

（3）运动持续时间。成人每天身体活动量相当于快走 6000 步的活动，60 岁上的女性时间可以适当延长。每次持续时间不少于 10 min，每周累计 150 min 以上。

（4）运动频率。每周 5 ~ 7 天，最好每天 1 次。

关键是养成每天都有一定身体活动的良好运动习惯，即有规律的运动。因为平时缺乏身体活动的人，只有经过一定时间规律适量的运动积累，才能出现相应的健康效应；另一方面日常有适量运动的人，如果停止规律的运动，相应的健康促进效应会逐渐消失。

2）成人安全运动注意事则

（1）运动前准备。穿着舒适的运动装备，做好充分的热身等。

（2）不宜突然剧烈运动。身体没有完全活动开，一开始剧烈运动易导致运动损伤，心率由平缓到突然加快易引发突发疾病，甚至危及生命。

（3）不宜超负荷运动。超负荷运动会使身体过于劳累，影响正常生活工作，也会使心脏循环不堪重负，甚至引发猝死。

（4）酷暑或严寒气候要避免运动。高温会引起人体体温调节功能失调，体内热量过度积蓄，易中暑，会导致头晕、恶心、呕吐等症状。严寒天气温度低，肌肉、神经处于紧张状态，热身不规则剧烈运动很容易造成运动损伤。

（5）水分的补给要充足。建议把握以下原则：①运动前30 min应先补充250～500 mL的水；②不要等到口渴才喝水，在口渴前即应补充水分；③运动中每20 min补充100～200 mL的水分，最好每10～15 min补充一次；④每小时不要超过800 mL；⑤饮用8～12℃的水会有较好的吸收效果；⑥长时间耐力运动应补充含有葡萄糖聚合物和电解质的等渗透压运动饮料；⑦运动后饮用含适量糖分的运动饮料，有利于电解质充分被细胞所吸收，并能于最短时间内迅速恢复体力。

（6）营养与睡眠充足。科学的膳食搭配是身体能量的来源，若睡前暴食或饮食过量，也会提高睡眠质量。倘若长期睡眠不足，不仅影响到生活和工作，也会影响运动效果，一些人还会出现情绪萎靡和身体疲乏等状态。

（7）身体不适时要休息。锻炼身体的目的是为了健康，原则是适度。一旦身体出现不适，应选择让身体休息。

工作内容与方法

一、社区营养干预方案设计

从所在乡镇中随机选取20个自然村，对每个自然村20～45岁育龄妇女进行血红蛋白测定，同时进行问卷调查。对收集的问卷进行编码、录入、清理、分析、确定缺铁性贫血的患病率以及影响因素，包括营养知识的知情率、饮食行为等。

1. 工作准备

计算机、数据录入和分析软件、纸、笔；当地目标人群缺铁性贫血资料或数据以及当地主要食物资源的状况；现状调查分析：目的是了解发病率和发病现况的严重程度。

2. 工作步骤

步骤1　制定缺铁性贫血干预的总体方案设计

包括背景、项目目标、营养干预内容和计划、技术路线和活动内容、项目评价、时间、预算、负责和参加人员。

步骤2　制定项目目标

目标可细分为远期目标和分目标两种。

（1）远期目标：降低育龄妇女缺铁性贫血患病率和发病率。

（2）分目标：提高广大村民（尤其是育龄妇女）对缺铁性贫血防治知识的知晓率；提高育龄妇女含铁丰富的动物性食物的摄入量；提高村民家庭强化酱油的使用率；建立育龄妇女缺铁性贫血的监测系统；提高缺铁性贫血育龄妇女的就诊率。

步骤 3　确定目标人群

育龄妇女、患缺铁性贫血的妇女。

步骤 4　制定营养干预的措施

根据当地实际情况，以营养教育为主的方式，对育龄妇女及缺铁性贫血患者进行缺铁性贫血防治知识的宣讲。提高对贫血危害的认识，加强预防，改善饮食行为，加大社会支持力度。

步骤 5　主要干预活动计划

从层次上可细分为村委会及办事处、家庭及其他。

（1）各村委会及办事处。争取上级或所在街、镇的科教文卫等部门的支持。通过各村委会及办事处进行健康教育、发放科普宣传材料等工作，向广大村民传播平衡膳食指南、膳食与缺铁性贫血的关系、缺铁性贫血的危害和防治的意义、缺铁性贫血的危险因素等知识，纠正不良饮食习惯。

鼓励家庭妇女参加科学饮食培训班、烹饪班、安排有专业知识的人员进行指导和授课。

（2）家庭。有计划地在家庭宣传和推广使用铁强化食品，如铁强化酱油、铁强化主食等。与村委和相关企业联系，降低铁强化食品的价格，提高铁强化酱油在家庭中的使用率和覆盖率。必要时建议使用铁补充剂等。

鼓励家庭养殖或种植含铁丰富的动物或农作物物，增加食物供应。

（3）其他还有：控制病因，加强餐饮业和餐厅厨房的饮食卫生治理，防治慢性腹泻和肠道寄生虫的感染；把血红蛋白测定纳入卫生防病工作中。建立育龄妇女健康档案，做好缺铁性贫血患病率和发病率、治疗率的调查和统计工作（表 20 - 10 至表 20 - 13）。对血红蛋白 100 ~ 110 g/L 的妇女，做好膳食营养调配工作；对于血红蛋白低于 100 g/L 的妇女，应到当地卫生院或诊所进行诊治，并进行重点观察。

表 20 - 10　××社区育龄妇女铁缺乏病患病率统计表

自然村	受检人数	患病人数	患病率（%）
西彩石			
……	……	……	……
合计			

调查员：＿＿＿＿＿　　　　　　　　　　　　　　　　　调查时间：＿＿＿＿＿

表 20 - 11　××社区育龄妇女缺铁性贫血患病率统计表

自然村	受检人数	患病人数	患病率（%）
西彩石			
……	……	……	……
合计			

调查员：＿＿＿＿＿　　　　　　　　　　　　　　　　　调查时间：＿＿＿＿＿

表 20 – 12　××社区育龄妇女缺铁性贫血发病率统计表

自然村	受检人数	发病人数	发病率（%）
西彩石			
……	……	……	……
合计			

调查员：_____　　　　　　　　　　　　　　　调查时间：_____

表 20 – 13　××社区育龄妇女缺铁性贫血治疗率统计表

自然村	就诊人数	治愈人数	治愈率（%）
西彩石			
……	……	……	……
合计			

调查员：_____　　　　　　　　　　　　　　　调查时间：_____

步骤 6　项目评价

营养干预的评价是社区营养干预的重要组成部分，贯穿于干预的始终，其目的是通过评价监测干预活动的进展情况和效果，进行信息反馈，及时调整计划，达到预期目标。具体方法参照干预研究的理论和方法。

缺铁性贫血干预方案评价包括以下几项。

（1）知识、态度、行为变化。育龄妇女、缺铁性贫血患者对缺铁性贫血的知识、态度（对疾病重视程度）和行为（饮食行为）的干预前后变化。如知晓富含铁的食物比例、含铁丰富食物的摄入情况、强化酱油的市场覆盖率和家庭使用率等。

（2）缺铁性贫血患病率和铁缺乏患病率的变化。

（3）干预措施是否按计划进行，进行过程中有何问题，如何解决，解决之后的效果如何等。

步骤 7　制订执行时间表

按照起始时间到结束时间制订工作计划时间配档表。

步骤 8　制定经费预算表

经费预算包括材料、业务、人员、协作、交通等费用的预算。

步骤 9　写明参加单位和人员

写明主办单位和承办单位的名称，一般主办单位是执行者，承办单位是配合单位，如当地乡镇卫生院、村委会等。参加人员包括双方主要工作人员，负责人一般 1~3 人。

二、成人运动方案设计

1. 工作准备

一般情况调查表（表 20 – 14），身体活动水平和运动习惯调查表（表 20 – 15）及 DRIs（2013）。

表 20 – 14　××社区一般情况调查表

姓名：_____　性别：□男　　□女　年龄（岁）：____　职业：_____

身高（cm）：_____　体重（kg）：_____　BMI：_____

工作情况：

工作性质：□体力为主　　　□脑力为主　　　□脑体结合

工作姿势：□坐位为主　　　□立位为主　　　□经常走动或外出

工作时间：□40 h 以下/周　□40~50 h/周　□50 h 以上/周　□8 h 以下/日　□8~10 h/日　□10 h 以上/日

工作节奏：□紧张　　□轻松　　□一般

出差情况：□经常　　□偶尔　　□否

调查员：_____　　　　　　　　　　　　　　　　　　　调查时间：_____

表 20 – 15　　××社区身体活动水平和运动习惯调查表

运动方式	运动时间/（min/日）				运动频率/（日/周）		
	0	<30	≥30	≥60	<3	3~5	>5
1. 散步	□	□	□	□	□	□	□
2. 快走	□	□	□	□	□	□	□
3. 上下楼梯	□	□	□	□	□	□	□
4. 骑自行车	□	□	□	□	□	□	□
5. 游泳	□	□	□	□	□	□	□
6. 爬山	□	□	□	□	□	□	□
7. 跳绳	□	□	□	□	□	□	□
8. 跳舞	□	□	□	□	□	□	□
9. 健美操	□	□	□	□	□	□	□
10. 乒乓球	□	□	□	□	□	□	□
11. 羽毛球	□	□	□	□	□	□	□
12. 网球	□	□	□	□	□	□	□
13. 篮球	□	□	□	□	□	□	□
14. 足球	□	□	□	□	□	□	□
15. 排球	□	□	□	□	□	□	□
16. 高尔夫球	□	□	□	□	□	□	□
17. 跑步	□	□	□	□	□	□	□
18. 保龄球	□	□	□	□	□	□	□
19. 划船	□	□	□	□	□	□	□
20. 太极拳	□	□	□	□	□	□	□
21. 家务劳动	□	□	□	□	□	□	□
22. 其他	□	□	□	□	□	□	□

请注明：_____

23. 您最喜欢的运动项目是：_____

调查员：_____　　　　　　　　　　　　　　　　　　　调查时间：_____

2. 工作步骤

步骤 1　一般情况调查

了解来访者工作性质及其工作中的身体活动状况。

步骤 2　运动习惯调查

了解目前的运动状况和身体活动水平，选择何种运动习惯，对指导成人运动有重要的参考作用。

步骤3　估计能量需要和运动水平

根据一般情况、工作性质和目前运动水平，参考调查对象的每日膳食能量和摄入量标准，计算每日膳食能量需要量。

（1）根据 BMI，判断体重是否正常。如果是超重或肥胖，应按能量负平衡原则和减肥运动处方原则设计。

（2）计算平均每天的运动时间。所有运动项目（不包括家务劳动）每周运动时间总和除以7，即平均每天运动时间。每项运动每周运动时间＝每项运动的运动时间×运动频率。根据每天运动时间［低：（<30 min）、中（30～60 min）、高：（>60 min）］，判断目前运动水平。

（3）确定每日膳食能量需要量。根据工作性质和运动水平，参考推荐的每日膳食能量摄入量标准，计算每日膳食能量需要量。

（4）确定运动能量消耗量。按上述确定的每日膳食能量摄入量的10%～20%计算。

（5）制定运动计划。包括目标、方式、强度、时间和频率等。

（6）运动指导。根据制定的运动目标以及目前的运动水平，遵循循序渐进的原则将运动量增加到推荐量。一般每周以10%～20%的速度递增。

3. 注意事项

（1）运动目标即运动消耗量的制定要考虑个体的差异，如体重、年龄、性别、身体健康水平等。

（2）运动方案的制定要考虑实用性和可行性。

（3）重视运动前准备活动（热身活动）和运动后的恢复活动。

（4）对有疾病的人，应严格遵从医生指导，确定适宜的运动方案。

（5）注意运动装备的选择，勿过紧或过松，以预防运动损伤。

（6）运动后，必须同时注意相应的饮水和饮食调整。

（7）有以下症状之一者，应立即停止运动：有高血压、心律失常、脑梗或冠心病者；运动中或运动后即刻出现胸部、上臂或咽喉部疼痛或沉重感觉者；有眩晕、轻度头痛、意识紊乱、出冷汗、晕厥者；出现严重气促或有哮喘病者；运动中身体任何一部分突然疼痛或麻木者；运动中上腹部疼痛或有"烧心"感者。

本章小结

本章重点介绍了营养与健康信息的调查方法和手段及调查表格的基本编制原则、工作内容、工作程序、注意事项等；详细阐述社区基本资料的各种收集方法及优缺点，疾病的发病率和患病率的概念及计算方法；综合讲解了社区营养干预的步骤及选择社区营养干预的基本原则。详细阐述了社区常见的营养缺乏性疾病和预防以及成人运动指导方式及相关原则。配以多组社区信息调查表强化了可操作性。

本章编写：山东省千佛山医院合作医院彩石卫生院　　何小华　主治医师
　　　　　　齐鲁理工学院　　　　　　　　　　　　　　沈　荣　教授

参考文献

［澳］基茨. 交流访谈及其互动沟通技巧［M］. 王曙光，张胜康译. 成都：四川科学技术出版社，2004.

柏树令，应大君. 系统解剖学［M］. 第 8 版. 北京：人民卫生出版社，2013.

蔡美琴. 公共营养学［M］. 北京：中国中医药出版社，2005.

葛可佑等. 中国营养科学全书［M］. 北京：人民卫生出版社，2004.

葛可佑. 公共营养师［M］. 第 2 版. 北京：中国劳动社会保障出版社，2012.

龚向前. 食品安全国际标准的法律地位及我国的应对［J］. 暨南大学学报，2012（5）.

顾景范等. 现代临床营养学［M］. 北京：科学出版社，2009.

贺伟. 健康教育［M］. 第 2 版. 北京：科学出版社，2008.

季兰芳. 临床营养护理［M］. 杭州：浙江大学出版社，2011.

季兰芳. 营养与膳食［M］. 第 3 版. 北京：人民卫生出版社，2014.

黎源倩，叶薇云. 食品理化检验［M］. 第 2 版. 北京：人民卫生出版社，2015.

李铎. 食品营养学［M］. 北京：化学工业出版社，2011.

林杰. 营养与膳食［M］. 北京：人民卫生出版社，2011.

林琳. 计算机操作员［M］. 北京：中国劳动社会保障出版社，2008.

刘晓芳. 崔香淑. 营养与膳食［M］. 北京：人民军医出版社，2012.

刘志皋. 食品营养学［M］. 第 2 版. 北京：中国轻工业出版社，2011.

吕姿之. 健康教育与健康促进［M］. 北京：北京大学医学出版社，2006.

罗国杰. 伦理学教程［M］. 北京：中国人民大学出版社，1997

罗国杰. 马克思主义伦理学［M］. 北京：人民出版社，1982

秦怀金. 国家基本卫生服务规范［M］. 北京：人民卫生出版社，2009.

孙长颢等. 营养与食品卫生学［M］. 北京：人民卫生出版社，2007.

孙长颢等. 营养与食品卫生学［M］. 第 7 版. 北京：人民卫生出版社，2012.

孙秀发. 临床营养学［M］. 第 2 版. 北京：科学出版社，2009.

涂永前. 食品安全的国际规制与法律保障［J］. 北京：中国法学，2013（4）.

王维群. 营养学［M］. 北京：高等教育出版社，2003.

王忠福等. 营养与膳食［M］. 北京：人民卫生出版社，2015.

韦莉萍. 公共营养师［M］. 广州：广东人民出版社，2016.

杨月欣. 公共营养师［M］. 北京：中国劳动社会保障出版社，2009.

杨月欣. 食物营养成分速查［M］. 北京：人民日报出版社，2006.

杨月欣. 王光亚. 潘兴昌. 中国食物成分表［M］. 北京：北京大学医学出版社，2009.

宇传华. Excel 与数据分析［M］. 第 3 版. 北京：电子工业出版社，2013.

曾庆书等. 公共营养师［M］. 北京：科技出版社，2015.

张爱珍. 临床营养学［M］. 北京：人民卫生出版社，2012.

张爱珍. 医学营养学. ［M］. 第 3 版. 北京：人民卫生出版社，2009.

张立平，曹庆景. 解剖组胚学［M］. 第 3 版. 北京：科学出版社，2012.

赵文华，丛琳. 体力活动划分：不同类型体力活动的代谢当量及体力活动的分级 [J]. 卫生研究，2004.

中国膳食指南专家委员会. 中国居民膳食指南文集 [M]. 北京：中国检察出版社，1999.

中国营养学会. 中国居民膳食营养素参考摄入量（2013 版）[M]. 北京：科学出版社，2014.

中国营养学会. 中国居民膳食指南（2016）[M]. 第 4 版. 北京：人民卫生出版社，2016.

朱大年，王庭槐. 生理学 [M]. 第 8 版. 北京：人民卫生出版社，2013.

朱国云. 社区管理与服务 [M]. 天津：天津大学出版社，2010.

缩略语

AI（Adequate Intake）：适宜摄入量

AMDR（Acceptable Macronutrient Distribution Ranges）：宏观营养素可接受范围

BEE（Basic Energy Expenditure）：基础代谢能量消耗

BM（Basal Metabolism）：基础代谢

BMR（Basal Metabolism Rate）：基础代谢率

BMI（Body Mass Index）：体质指数

DFE（Dietary Floate Equivalent）：膳食叶酸当量

DRIs（Dietary Reference Intakes）：膳食营养素参考摄入量

EAR（Estimated Average Requirement）：平均需要量

EER（Estimated Energy Requirement）：能量需要量

FAO（Food and Agriculture Organization）：联合国粮食及农业组织

GI（Glycemic Index，Glycaemic Index）：血糖生成指数、生糖指数

Hb（Hemoglobin）：血红蛋白

NE（Niacin Equivalent）：烟酸当量

NRVs（Nutrient Reference Values）：营养素参考值

RAE（Retinol Activity Equivalent）：视黄醇活性当量

RDA（Recommended Dietary Allowances）：推荐膳食供给量

RDAs（Recommended Daily Allowances）：人体每日摄取推荐量

RE（Retinol Equivalent）：视黄醇当量

RNI（Recommended Nutrient Intake）：推荐摄入量

SPL（Specific Proposed Levels）：特定建议值

α–TE（α–Tocopherol Equivalent）：α–生育酚当量

UL（Tolerable Upper Intake Level）：可耐受最高摄入量

UNICEF（United Nations International Children Emergency Fund）：联合国儿童基金会

WHO（World Health Organization）：世界卫生组织

二维码汇总

序号	章	页码	名称	二维码	序号	章	页码	名称	二维码
1	1	10	孕妇生理特点		10	4	51	中年人生理特点	
2	1	10	婴儿生理特点		11	4	51	老年人生理特点	
3	1	10	幼儿生理特点		12	4	56	药食同源	
4	4	38	备孕期妇女生理特点		13	6	83	单增孢霉烯族化合物	
5	4	39	孕期妇女生理特点		14	6	86	常用塑料制品	
6	4	42	哺乳期妇女生理特点		15	6	86	塑料添加剂	
7	4	44	新生儿生理特点		16	6	86	橡胶的毒性	
8	4	47	儿童和青少年生理特点		17	6	87	N-亚硝基化合物	
9	4	50	青年人生理特点		18	6	94	各类食品的卫生及其管理	

序号	章	页码	名称	二维码	序号	章	页码	名称	二维码
19	7	111	血糖生成指数		26	16	268	不同性别和测量部位皮褶厚度计算体密度公式的参数	
20	8	117	传播金字塔		27	17	291	身体活动类型	
21	8	120	家庭的概念与类型		28	18	311	零食的选择	
22	11	164	群体生长发育评价标准		29	19	356	数据处理	
23	11	167	群体营养状况评价		30	20	379	资料性质和分类	
24	13	207	食品感官检验方法		31	20	388	健康档案建立方法	
25	14	222	案例分析：社区居民基本情况调查表填写		32	20	393	社区常见营养问题及营养干预